よくわかって役に立つ

新 褥瘡のすべて

A New Visual Guide For Pressure Ulcers

京都大学大学院教授　**宮地良樹**
東京大学大学院教授　**真田弘美**　編著

永井書店

執筆者一覧

●編集

宮地　良樹（京都大学大学院医学研究科皮膚科学 教授）
真田　弘美（東京大学大学院医学系研究科健康科学・看護学専攻老年看護学分野 教授）

●執筆者（執筆順）

宮地　良樹（京都大学大学院医学研究科皮膚科学 教授）
髙橋　　誠（北海道大学大学院情報科学研究科生命人間情報科学専攻生体システム工学講座 助教授）
市岡　　滋（埼玉医科大学形成外科 助教授）
真田　弘美（東京大学大学院医学系研究科健康科学・看護学専攻老年看護学分野 教授）
大桑麻由美（金沢大学大学院医学系研究科保健学専攻看護科学領域臨床実践看護学講座）
田中マキ子（山口県立大学看護学部 教授）
須釜　淳子（金沢大学大学院医学系研究科保健学専攻看護科学領域臨床実践看護学講座 教授）
廣瀬　秀行（国立身体障害者リハビリテーションセンター研究所 高齢障害者福祉機器研究室長）
紺家千津子（金沢大学大学院医学系研究科保健学専攻看護科学領域臨床実践看護学講座 助教授）
大村　健二（金沢大学附属病院外科 講師）
足立香代子（せんぽ東京高輪病院 栄養管理室長）（東京都港区）
川上　重彦（金沢医科大学形成外科 教授）
島田　賢一（金沢医科大学形成外科 講師）
稲川　喜一（川崎医科大学形成外科）
森口　隆彦（川崎医科大学形成外科 教授）
福井　基成（財団法人田附興風会北野病院呼吸器内科 部長）（大阪市）
田村　敦志（群馬大学大学院医学系研究科皮膚病態学 助教授）
立花　隆夫（天理よろづ相談所病院皮膚科 部長）（奈良県天理市）
徳永　恵子（宮城大学大学院看護学研究科 教授・副学長）
中條　俊夫（医療法人財団青葉会青葉病院 院長）（東京都世田谷区）
石川　　治（群馬大学大学院医学系研究科皮膚病態学 教授）
岡　　博昭（川崎医科大学形成外科 助教授）
菅井亜由美（星ヶ丘厚生年金病院 WOC 看護認定看護師）（大阪府枚方市）
館　　正弘（東北大学大学院医学系研究科外科病態学講座形成外科学分野 助教授）
北川　敦子（東京大学大学院医学系研究科健康科学・看護学専攻老年看護学／創傷看護学専攻）
三富　陽子（京都大学医学部附属病院看護部 看護師長・WOCN）
村木　良一（わたひきクリニック 副院長）（茨城県土浦市）
矢口美恵子（まちの看護ステーションスマイルネット 所長）（茨城県土浦市）
田中　秀子（日本看護協会看護研修学校 WOC 看護学科 専任教員）
岡本　泰岳（トヨタ記念病院形成外科 部長・医療情報マネジメントグループ長）（愛知県豊田市）
田髙　悦子（東京大学大学院医学系研究科健康科学・看護学専攻老年看護学分野 講師）
大浦　武彦（北海道大学 名誉教授、医療法人社団廣仁会褥瘡・創傷治癒研究所 所長）

序　文

褥瘡ほどこの10年間で変容を遂げた疾患はない。以前は、寝たきり高齢者に不可避の合併症で看護の恥とされ、治療への熱意も湿りがちだった。1998年に当時の厚生省主導で「褥瘡の予防・治療ガイドライン」が発表され、それまでのデータとエキスパートオピニオンを統合した形で褥瘡診療の実践的知識が整理され、褥瘡に日が当たるようになった。その背景には、欧米で褥瘡治療の新しい息吹を体験した専門看護師の進取の気性や創傷治癒理論の進歩による新しい創傷治療薬の開発が大きく貢献したことを指摘すべきであろう。

　その後、1999年に日本褥瘡学会が設立され、職種を越えた学際領域の専門家が褥瘡をキーワードに糾合し、褥瘡診療は大きな展開をみせることになった。この学会は新しいが故に、エビデンスに基づく科学的な手法を用いて、異なる医療のサブスペシャリティを尊重することで急速に発展した。今日の褥瘡をめぐるチーム医療の原点がここにあることも見逃せない。2002年には褥瘡対策未実施減算施策が施行され、褥瘡は一気に医療界の関心を集めることになった。それに呼応する形で褥瘡学会は、リスク評価法、DESIGNという創面評価法を公表し、その成果は2005年策定の「科学的根拠に基づく褥瘡局所治療ガイドライン」として結実した。

　本書の前身である「よくわかって役に立つ褥瘡のすべて」はこのような潮流の中で2001年に刊行され、幸いにして江湖の好評を博した。しかし、この5年間の褥瘡をめぐる進歩は目覚ましく、ガイドラインも策定されたことから、全面改訂に踏み切って誕生したのが本書「**新・褥瘡のすべて**」である。DESIGNに準拠し、EBMに基づいて策定されたガイドラインを理解するには、褥瘡の病態と予防・管理の全容を理解する必要がある。また「予防に始まり予防に終わる」褥瘡管理のためには、局所治療のみに目を奪われるのは本意ではない。そのような視点から、本書は褥瘡の予防から治療までの全貌を明らかにし、診療現場に即応した実践的な管理方法を鳥瞰した点で、まさに「新・褥瘡のすべて」の面目躍如たるものがある。当初、全面改訂なので書名そのものも変えようとも考えたが、既に褥瘡のバイブルとして定着した感があるので敢えて「新・褥瘡のすべて」としたものである。これから10年間に拓かれる新たな褥瘡診療の地平に、本書が新たな足跡を残し、その発展に大きく寄与することを願ってやまない。

　平成18年　盛夏

宮地　良樹
真田　弘美

目　次

1　褥瘡の発症機序　　1

1■1．褥瘡はなぜできる　（宮地良樹）1
1．褥瘡の発症メカニズム　1
①直接の原因は持続性圧迫による阻血性壊死である…1　②「応力×時間」の考え方…4
③体位変換を困難にする理由の存在…4
2．褥瘡を取り巻く二次的要因　5
①局所的要因…6　②全身的要因…7　③社会的要因…8
3．褥瘡の疫学　9

1■2．力学からみた褥瘡の発症機序　（髙橋　誠）12
1．外力と応力（内力）　12
2．外力の種類　13
3．力と時間の評価基準　13
4．外力による生体への影響　14
5．これからの展望　16

1■3．生体反応からみた褥瘡の発症機序　（市岡　滋）17
1．褥瘡の原因となる力　17
①生体内の力…17　②外力に対する生体反応…17
2．組織障害に至る機序・過程　18
①外力による直接作用…18　②虚血壊死…18　③虚血再灌流障害…19
④細胞への力学的影響…20　⑤リンパ流・間質液流障害…20

2　褥瘡のリスク評価　　22

2■1．リスクアセスメント総論　（真田弘美）22
1．リスクアセスメントスケールの変遷　22
2．リスクアセスメントのエビデンスレベル　23
3．リスクアセスメントスケールの用い方　24
4．リスクアセスメントスケールの今後の課題　24

2■2．リスクアセスメントスケール各論　（大桑麻由美）26
1．ブレーデンスケール　26

①ブレーデンスケールとは…26　　②ブレーデンスケールの項目と採点方法…26
　③いつ、どのような頻度で、誰が判断するとよいか…29
　④危険点（褥瘡発生予測点）は何点か…30

2．ブレーデン・Q・スケール ────────────────────── 30
　①ブレーデン・Q・スケールとは…30　　②ブレーデン・Q・スケールの項目と採点方法…32
　③ブレーデン・Q・スケールの信頼性と妥当性…33　　④危険点（褥瘡発生予測点）は何点か…34
　⑤いつ、どのような頻度で、誰が採点するか…34

3．K式スケール ────────────────────────────── 35
　①K式スケールとは…35　　②スケールの成り立ちと項目および採点方法…36
　③K式スケールの信頼性と妥当性…40　　④いつ、どのような頻度で判断するとよいか…40
　⑤危険点は何点か…41

4．OHスケール（大浦・堀田スケール） ───────────────── 41
　①OHスケールとは…41　　②危険要因とそのスコア化…42
　③OHスコアによる患者のレベル分け…42　　④OHスコアによる褥瘡発症確率…43
　⑤OHスケールの長所・短所…43

5．厚生労働省危険因子評価 ──────────────────────── 43
　①厚生労働省危険因子評価…43　　②危険因子の項目の定義…45

3　褥瘡の予防　48

3■1．臥位での褥瘡を予防する ─────────────────────── 48

[1] ポジショニング ──────────────────────（田中マキ子）48
　1．体位変換の必要性 ──────────────────────────── 50
　　①褥瘡発生に関係する応力・時間・頻度…50　　②体位変換を困難とする要因とその仕方…51
　　③体位変換に関係する摩擦・ずれ…51
　2．ベッドでの体位 ───────────────────────────── 52
　　①体位による褥瘡発生…52　　②体位変換をする際の留意点…53
　3．摩擦・ずれの予防 ─────────────────────────── 57
　　①摩擦・ずれのメカニズム…57　　②摩擦・ずれを予防するケア：背抜きの効果…60

[2] 体圧分散寝具 ──────────────────────────（須釜淳子）62
　1．体圧分散寝具の原理 ────────────────────────── 62
　2．体圧分散寝具の構造 ────────────────────────── 63
　3．体圧分散寝具の分類 ────────────────────────── 64
　　①体圧分散からみた分類…64　　②新しい特性をもつ体圧分散寝具…66
　4．体圧分散寝具のエビデンス ────────────────────── 66
　5．体圧分散寝具選択基準 ───────────────────────── 67
　6．体位変換用具の問題点 ───────────────────────── 69
　7．圧管理の評価 ───────────────────────────── 69
　　①簡易体圧測定器による評価…69　　②反応性充血の有無による評価…70
　　③体圧分散寝具の変更…70
　8．体圧分散寝具の管理 ────────────────────────── 70

9．変形・拘縮のある高齢者の圧管理 ──────────────── 72
　　①拘縮のある高齢者の特徴…72　②どのような体圧分散ケアを行うか…72

3■2．座位での褥瘡を予防する ──────────────（廣瀬秀行）74
　1．褥瘡発生を中心とした車椅子の問題点 ─────────────── 74
　　①標準型車椅子の姿勢と褥瘡への影響…74　②姿勢における圧力発生機構の基礎…75
　2．車椅子での対応 ────────────────────────── 78
　　①車椅子の選択…78　②クッション…78　③除圧動作…81　④座位保持…82
　　⑤座位能力分類と対応…84

4　褥瘡のスキンケア　　　　　　　　　　　　　　　　　89

4■1．皮膚科学からみたスキンケアの基礎知識 ────────（宮地良樹）89
　1．スキンケアを理解するための皮膚の構造と機能 ──────────── 89
　　①表皮の構造…90　②基底膜の構造…91　③真皮の構造…92　④付属器の構造…93
　2．ドライスキンケア ───────────────────────── 94
　　①ドライスキンとは…94　②ドライスキンケア…95
　3．清潔のスキンケア ───────────────────────── 96
　4．接触皮膚炎のメカニズム ─────────────────────── 97
　　①接触皮膚炎のメカニズム…97　②接触皮膚炎を疑う…99　③原因を究明する…99
　　④治療…100

4■2．スキンケアの実際 ─────────────────（紺家千津子）102
　1．褥瘡発生の外的要因 ──────────────────────── 102
　　①摩擦・ずれ…102　②湿潤…102
　2．褥瘡発生のアセスメント ────────────────────── 103
　3．摩擦・ずれの予防 ───────────────────────── 103
　　①摩擦・ずれを予防する基本的な褥瘡ケア…103　②ギャッチアップ時の対応…105
　　③車椅子座位時の対応…106　④不随意運動があるときの対応…107
　　⑤リハビリテーション時の対応…108　⑥高齢者における留意点…108
　　⑦摩擦・ずれ予防の評価…108
　4．湿潤の予防 ──────────────────────────── 108
　　①尿失禁時の対応…108　②便失禁時の対応…112　③発汗時の対応…114
　　④湿潤ケアの評価…115
　5．スキンケア・グッズ ──────────────────────── 115
　6．足部のスキンケア ───────────────────────── 115

5 褥瘡の栄養管理 —————————————————— 119

5■1. 栄養管理総論 ————————————————（大村健二）119
1. 褥瘡の発生と低栄養 ——————————————————— 119
2. 褥瘡に対する栄養療法 —————————————————— 120
   ①低栄養と褥瘡の治癒との関係…120　②褥瘡症例に対する栄養療法の実際…120
3. 栄養投与ルートの選択 —————————————————— 123
4. 栄養療法施行時の留意事項とモニタリング ——————————— 123

5■2. 栄養管理の実際 —————————————————（足立香代子）125
1. 栄養アセスメント ———————————————————— 125
   ①身体測定と留意点…125　②主な臨床検体検査からの評価と留意点…126
2. 栄養補給方法 ———————————————————————— 129
   ①栄養素からみた補給法…129　②症状別にみた栄養補給法…135
   ③疾患別にみた栄養ケアプラン…140　④アウトカム評価とモニタリング…141

6 創傷治癒のメカニズム ——————————（川上重彦、島田賢一）142
1. 皮膚の生理機能と構造 —————————————————— 142
   ①皮膚の生理機能…142　②皮膚の構造…142
2. 一般的な皮膚創傷治癒の基本的知識 ————————————— 143
   ①再生と修復…143　②一次治癒と二次治癒…145
   ③瘢痕の肥厚と萎縮…146　④ケロイド…147
3. 創傷治癒を障害する因子 ————————————————— 148
   ①全身的要因…148　②局所的要因…149
4. 褥瘡における創傷治癒過程の問題点 ————————————— 150

7 褥瘡の分類 ——————————————（稲川喜一、森口隆彦）152
1. 急性期と慢性期 —————————————————————— 152
2. 褥瘡の重症度による分類 ————————————————— 153
3. 褥瘡の経過（相）による分類 ———————————————— 154
4. DESIGN について ————————————————————— 155
   ①重症度分類…156　②経過評価…159

8　褥瘡治療のコンセプト ━━━━━━━━━━━━━━ 164

8■1. 急性期褥瘡とその治療 ━━━━━━━━━━━ (福井基成) 164
　1. 急性期と慢性期 ━━━━━━━━━━━━━━━━ 164
　2. 急性期褥瘡の特徴 ━━━━━━━━━━━━━━━ 165
　3. 急性期褥瘡の経過 ━━━━━━━━━━━━━━━ 166
　4. 急性期と慢性期の分岐点 ━━━━━━━━━━━━ 166
　5. 発赤（紅斑）について ━━━━━━━━━━━━━ 167
　6. 急性期褥瘡の管理と治療 ━━━━━━━━━━━━ 167

8■2. 慢性期褥瘡治療の基本スキーム ━━━━━━━ (福井基成) 170
　1. 褥瘡の発生原因を取り除く ━━━━━━━━━━━ 170
　2.「浅い褥瘡」と「深い褥瘡」の治癒過程 ━━━━━━ 171
　3.「浅い褥瘡」の局所治療 ━━━━━━━━━━━━ 171
　4.「深い褥瘡」の局所治療 ━━━━━━━━━━━━ 172
　　①N→n（壊死組織の除去）…173　②G→g（肉芽形成の促進）…173
　　③S→s（創の縮小）…174　　　④I→i（感染の制御）…174
　　⑤E→e（浸出液の制御）…174　⑥P→（－）（ポケットの解消）…175

9　慢性期褥瘡治療の実際 ━━━━━━━━━━━━━ 176

9■1. Wound bed preparation のコンセプトと実際 ━━━ (田村敦志) 176
　1. 壊死組織除去：Nをnにする ━━━━━━━━━━ 177
　　①外科的デブリドマン…178　②化学的デブリドマン…181　③自己融解…182
　　④物理的デブリドマン…184　⑤その他のデブリドマン…184
　2. 感染対策：Iをiにする ━━━━━━━━━━━━ 185
　　①消毒…185　②洗浄…187　③抗菌薬の投与…188
　3. 浸出液の管理：Eをeにする ━━━━━━━━━━ 189
　4. 創縁の処理：Pをなくす ━━━━━━━━━━━━ 191

9■2. Moist wound healing のコンセプトと実際 ━━━━ (立花隆夫) 193
　1. なぜdryよりmoist wound healingがよいのか ━━━ 193
　2. 創傷被覆材について ━━━━━━━━━━━━━━ 194
　　①ガーゼ…194　②ドレッシング材…195
　3. Moist wound healingを目指した局所治療 ━━━━━ 196

10 ドレッシング材 — 201

10■1. 理論と分類 — （徳永恵子）201

1. ドレッシング材の歴史 — 202
① ドレッシング材はいつ頃から使用されたのか…202
② 「創傷管理の暗黒時代」におけるドレッシング材…203
③ Moist wound healing 理論に基づくドレッシング材の開発…204
④ 皮膚保護材の褥瘡ケアへの応用…205
⑤ 近代ドレッシング材の開発…206

2. ドレッシング材の特徴と使用上の注意 — 207
① 皮膚保護として予防に使用（保険適応なし）…207
② 治療環境をつくるドレッシング材（皮膚欠損用創傷被覆材：保険適用）…209

3. ドレッシング材の機能別分類 — 213
① 創面を閉鎖し創に湿潤環境を形成するドレッシング材…214
② 乾燥した創を湿潤させるドレッシング材…214
③ 浸出液を吸収し保持するドレッシング材…214
④ その他…215

10■2. ドレッシング材の使用方法―実践編 — （中條俊夫）217

1. 深く大きな褥瘡 — 218
症例① ポリウレタンフォーム材＋陰圧療法…219
症例② ハイドロサイトキャビティ®…220
症例③ ハイドロファイバー®…221
症例④ アルギン酸塩…222
症例⑤ ポリウレタンフォーム材…223

2. 浸出液が多量ではない褥瘡、周囲皮膚炎を伴う褥瘡 — 224
症例⑥ ハイドロジェル…224
症例⑦ イントラサイト・コンフォーマブル®…225
症例⑧ イントラサイト・コンフォーマブル®…225

3. ステージⅢの褥瘡 — 226
症例⑨ ポリウレタンフォーム材…226
症例⑩ ハイドロコロイド材…228

4. 真皮を越えない褥瘡 — 229
症例⑪ 真皮に至る創傷用ハイドロコロイド材…229

11 難治性褥瘡の治療 — （石川 治）231

1. ポケットを有する褥瘡 — 231
① 難治化する原因…231　② ポケットができる機序…232
③ ポケットを有する褥瘡の治療…234　④ ポケットをつくらないためのケアと処置…237

2. 不良肉芽 — 238
① 不良肉芽が生じる原因…238　② 不良肉芽への対処法…239
③ 不良肉芽の鑑別疾患―有棘細胞癌…239

3. 創辺縁の変化―堤防状隆起、周囲皮膚との段差および浸軟 ———— 240
　①原因…240　②対処法…241
4. 踵部、大転子部の褥瘡 ———————————————————— 242
　①難治化する原因…242　②踵部、大転子部の褥瘡への対処法…242
5. 感染 ————————————————————————————— 243
　①感染とは…243　②感染への対処法…244

12 褥瘡の外科的治療 — 246

12■1. 外科的治療（手術療法） ———————————（岡　博昭）246
1. 手術適応について ————————————————————— 246
　①全身的要因…246　②局所的要因…247　③社会的要因…247
2. 手術時期・術前管理について ———————————————— 248
　①全身管理…248　②局所管理…249
3. 手術手技について ————————————————————— 250
　①褥瘡部の処理、デブリドメント…250　②再建方法について…251
4. 術後管理について ————————————————————— 258
　①圧迫、ずれの管理…258　②手術創の管理…258

12■2. 術前術後の看護 ———————————————（菅井亜由美）260
1. 術前の看護 ———————————————————————— 260
　①全身の管理…260　②局所の管理…262
2. 術後の看護 ———————————————————————— 262
3. 再発予防のための看護 ——————————————————— 265
　①患者教育…266　②変化する状況に対応できる継続的な支援システム…267

13 褥瘡の物理療法 ———————————————（館　正弘）268
1. 物理療法の位置づけ・種類 ————————————————— 268
2. 各物理療法の解説 ————————————————————— 269
　①陰圧閉鎖療法…269　②電気刺激療法…274　③非接触性・常温療法…276
　④水治療法…277　⑤光線療法…278　⑥高圧酸素療法…279
　⑦超音波療法…279　⑧電磁波療法…279

14 褥瘡発症後のケア ———————————（北川敦子、真田弘美）281
1. 褥瘡発生に至った要因を見極める —————————————— 281
　①全身状態のアセスメント…281　②局所状態のアセスメント…282
2. 褥瘡の治療目標の設定 ——————————————————— 285

3. 褥瘡の局所ケア方法 ―――― 286
　①創部局所圧力の管理…286　②創部局所のずれ力の回避…288
　③創部局所の湿潤・汚染の防止…289　④栄養状態の改善…289
　⑤局所のケア技術…289

15　褥瘡のチーム医療―急性期病院を例に ―――― (三富陽子) 294
1. 京都大学医学部附属病院の特徴 ―――― 294
2. 褥瘡対策チームの構成と運営 ―――― 295
　①褥瘡予防アセスメント…295　②褥瘡診療計画書システム…296
　③体圧分散寝具の選択基準…296　④体圧分散寝具の管理…298
3. 京大病院における褥瘡対策の変遷 ―――― 298
4. チーム医療 ―――― 302
5. チーム内の各専門職の役割 ―――― 302
　①管理栄養士…302　②薬剤師…303　③理学療法士…303　④形成外科医師…304
　⑤皮膚科医師…304
6. チーム医療でかかわった事例紹介 ―――― 304
　事例◎30代、男性、病名：悪性リンパ腫…304

16　在宅での褥瘡ケア―予防・治療・介護 ―――― (村木良一、矢口美恵子) 310
1. 栄養管理と食事の工夫、口腔ケア ―――― 311
　①栄養管理の目安…311　②栄養分を十分摂るために…312　③口腔ケア…315
2. 日常生活動作（ADL）、QOL拡大のための工夫 ―――― 317
　①ADLの拡大、リハビリテーションの必要性…317
　②在宅でのリハビリテーション…318
3. 褥瘡部の観察と処置、スキンケア、褥瘡感染への対応 ―――― 318
　①褥瘡部の観察・評価と局所のケア…318　②褥瘡の処理、デブリドマン…320
　③褥瘡感染への対応…323　④スキンケアについて…327
4. 褥瘡予防用具（エアマットレスなど）の活用 ―――― 328
　①褥瘡予防用具の必要性…328　②褥瘡予防用具の選択…329
　③褥瘡予防用具の使用にあたって…330
5. 在宅ケアでの介護者への支援と医療・福祉サービスの連携 ―――― 331
　①介護者への支援と配慮…331　②ケアチームの連携の重要性…332

17　患者家族の教育 ―――― (田中秀子) 340
1. 褥瘡ケア教育の意義 ―――― 340
2. 患者と家族のアセスメント ―――― 340
　①入院中データベースの収集…341　②褥瘡・褥瘡周辺の皮膚の状態の観察…342
　③褥瘡の発生要因の確認…342　④記録…342

3．患者家族の教育 ———————————————————————— 344
　①セルフケア（家族ケア）を進めるうえで，医療者が理解しておくこと…344
　②指導の内容と方法…344

18 褥瘡患者のクリニカルパス ———————————（岡本泰岳）350
　1．クリニカルパスとは ———————————————————————— 350
　2．褥瘡対策にクリニカルパスを導入する意義 ———————————— 351
　3．褥瘡クリニカルパスの作成 ———————————————————— 353
　4．褥瘡クリニカルパスの実例 ———————————————————— 355

19 褥瘡ケアの質の保証 ————————————————（田髙悦子）362
　1．ケアの構造（structure） ———————————————————— 363
　　①構造とは…363　　②構造の質評価…363　　③構造の質評価の課題…363
　2．ケアの過程（process） ———————————————————— 363
　　①過程とは…363　　②過程の質評価…364　　③過程の質評価の課題…364
　3．ケアの成果（outcome） ———————————————————— 366
　　①成果とは…366　　②成果の質評価…366　　③成果の質評価の課題…369

20 褥瘡をめぐる今後の展望 ——————————————（大浦武彦）371
　1．褥瘡治療の現状 ———————————————————————— 371
　　①褥瘡が治ることを医療スタッフが認識し始めた…371
　　②本邦の褥瘡危険要因と創の見方，DESIGN…373
　　③減算システムの影響…375　　④大規模実態調査…375　　⑤褥瘡ハイリスク患者加算…377
　2．今後の展望 ———————————————————————————— 378
　　①在宅医療における問題…378　　②栄養と褥瘡…378　　③手術と褥瘡…379
　　④リハビリテーションとの連携…379

1 Pressure Ulcers

褥瘡の発症機序

1-1 褥瘡はなぜできる

1. 褥瘡の発症メカニズム

　褥瘡の発症には、発症部位である皮膚局所における機序と持続的圧迫を余儀なくされる全身的要因の2つが介在するので、両者を分けて考える必要がある。また従来、慢性期病院における高齢者の褥瘡を念頭に発症メカニズムが語られてきたが、褥瘡対策未実施減算施策により図らずも、急性期病院の周手術期における褥瘡発症機序が注目を集めるようになった[1]。

1● 直接の原因は持続性圧迫による阻血性壊死である

　身体に加わった外力は骨と皮膚表層の間の軟部組織の血流を低下、あるいは停止させる。この状況が一定時間持続されると組織は不可逆的な阻血性障害に陥り褥瘡となる。骨突起部などに体圧が集中すると、皮膚は骨とベッドや車椅子のシートとの間に挟まれる（図1）。特に、やせなどにより病的骨突出がみられると、体圧の集中は助長される。例えば硬いベッド上の仰臥位では仙骨部に150mmHg前後の体圧が集中するが、通常この部位の毛細血管圧は30mmHg前後とされているので、当然、仙骨部皮膚の血流は途絶することになる。図2に示すように、200mmHg以上の持続性圧迫が2時間以上加

わると、皮膚には壊死が生じる。看護の領域で2時間ごとの体位変換が強調されてきた理由はここにある。実際には、血流が戻るためには一定の時間がかかるので、この阻血時間はさらに短くても壊死を起こし得ると考えられる。逆に、最近の体圧分散寝具の普及で、体圧の集中はかなり軽減されているので、体圧分散寝具使用下で体位変換をどの程度の頻度で行うべきかは今後の研究を要するテーマである。急性期病院においても、長時間の手術などで、特に危険要因のない患者にも褥瘡が発症し得ることに留意すべきである。

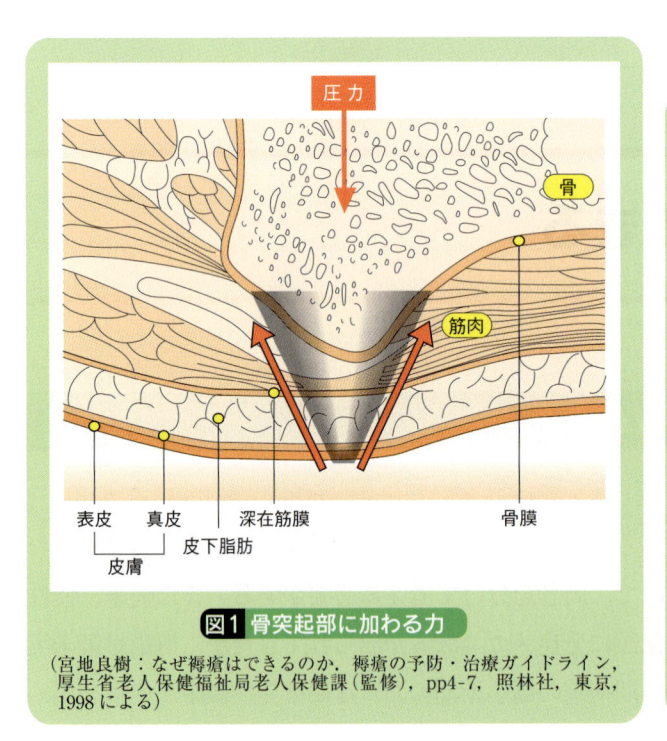

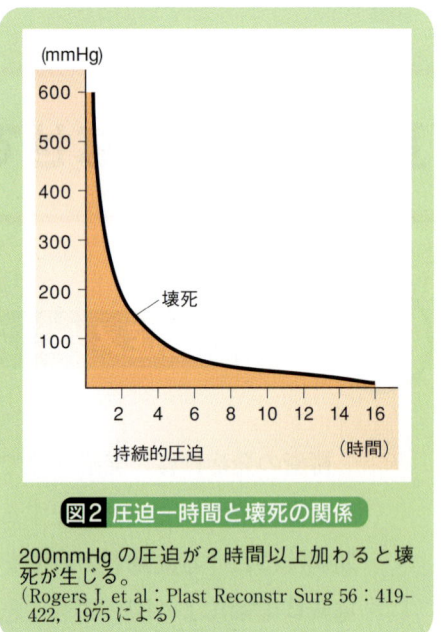

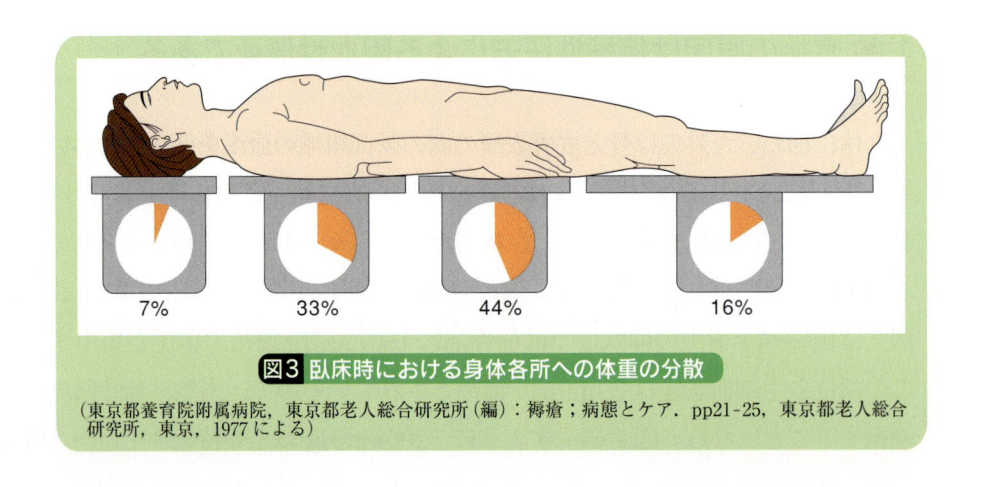

図1 骨突起部に加わる力

（宮地良樹：なぜ褥瘡はできるのか．褥瘡の予防・治療ガイドライン，厚生省老人保健福祉局老人保健課（監修），pp4-7，照林社，東京，1998による）

図2 圧迫-時間と壊死の関係

200mmHgの圧迫が2時間以上加わると壊死が生じる。
(Rogers J, et al：Plast Reconstr Surg 56：419-422, 1975による)

図3 臥床時における身体各所への体重の分散

7%　33%　44%　16%

（東京都養育院附属病院，東京都老人総合研究所（編）：褥瘡；病態とケア．pp21-25, 東京都老人総合研究所，東京，1977による）

1. 褥瘡の発症機序 ❶褥瘡はなぜできる

多くの患者は仰臥位で臥床しているが、この体位では仙骨部に体重の約44%が集中する（図3）。仙骨部が褥瘡の好発部位になるのはこのためである。われわれの調査でも[2]、入院群、在宅群とも褥瘡の50～60%ほどが仙骨部に生じている（図4）。しかし、体位によって体圧の集中する部位が異なるので、側臥位では腸骨稜部、大転子部などに、腹臥位では膝などの思いがけない部位に褥瘡が発生することはあり得る（図5）。急性期病院では手術の体位により、好発部位が多少異なることがある。

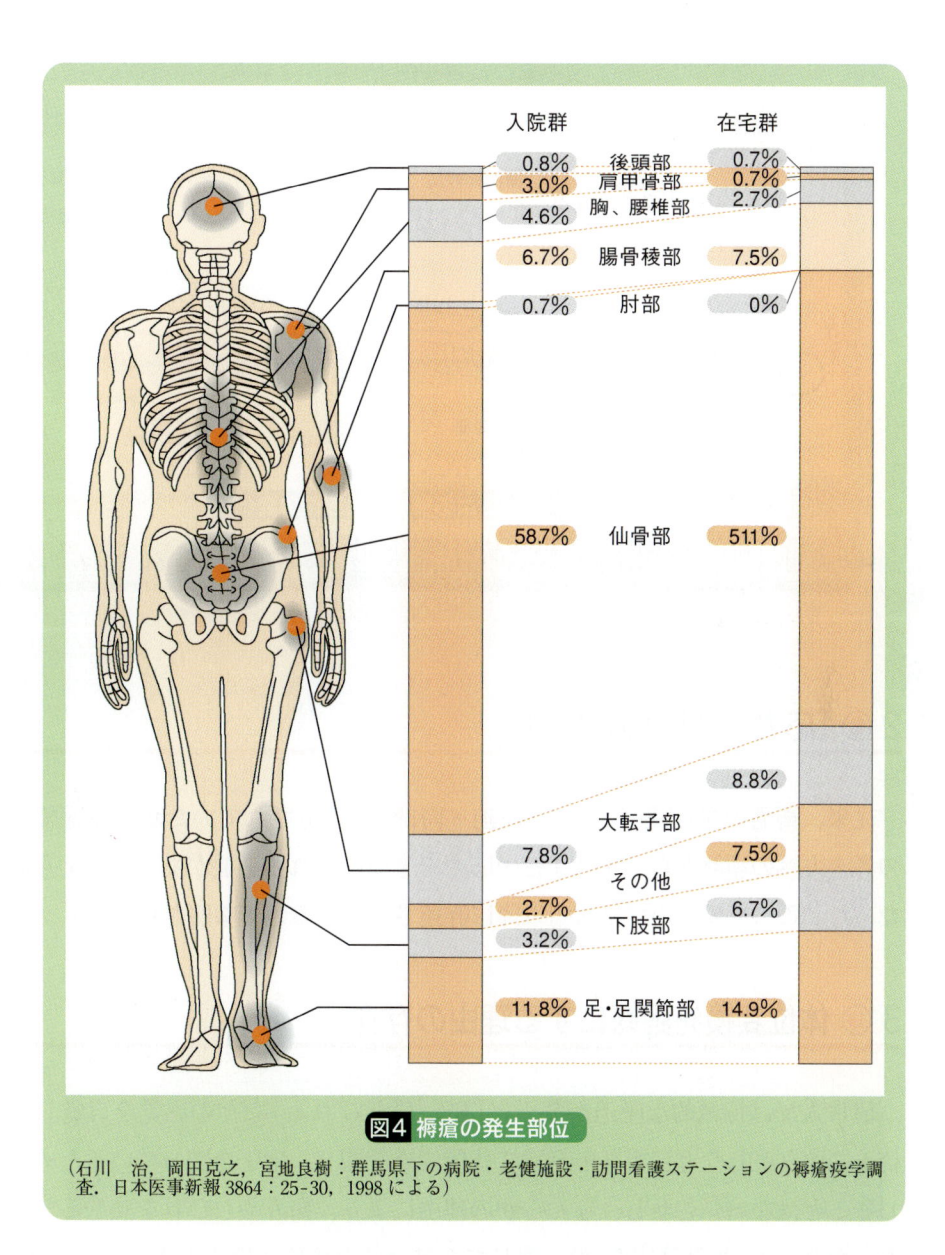

部位	入院群	在宅群
後頭部	0.8%	0.7%
肩甲骨部	3.0%	0.7%
胸、腰椎部	4.6%	2.7%
腸骨稜部	6.7%	7.5%
肘部	0.7%	0%
仙骨部	58.7%	51.1%
大転子部		8.8%
その他	7.8%	7.5%
下肢部	2.7%	6.7%
	3.2%	
足・足関節部	11.8%	14.9%

図4 褥瘡の発生部位

（石川　治，岡田克之，宮地良樹：群馬県下の病院・老健施設・訪問看護ステーションの褥瘡疫学調査．日本医事新報 3864：25-30，1998 による）

3

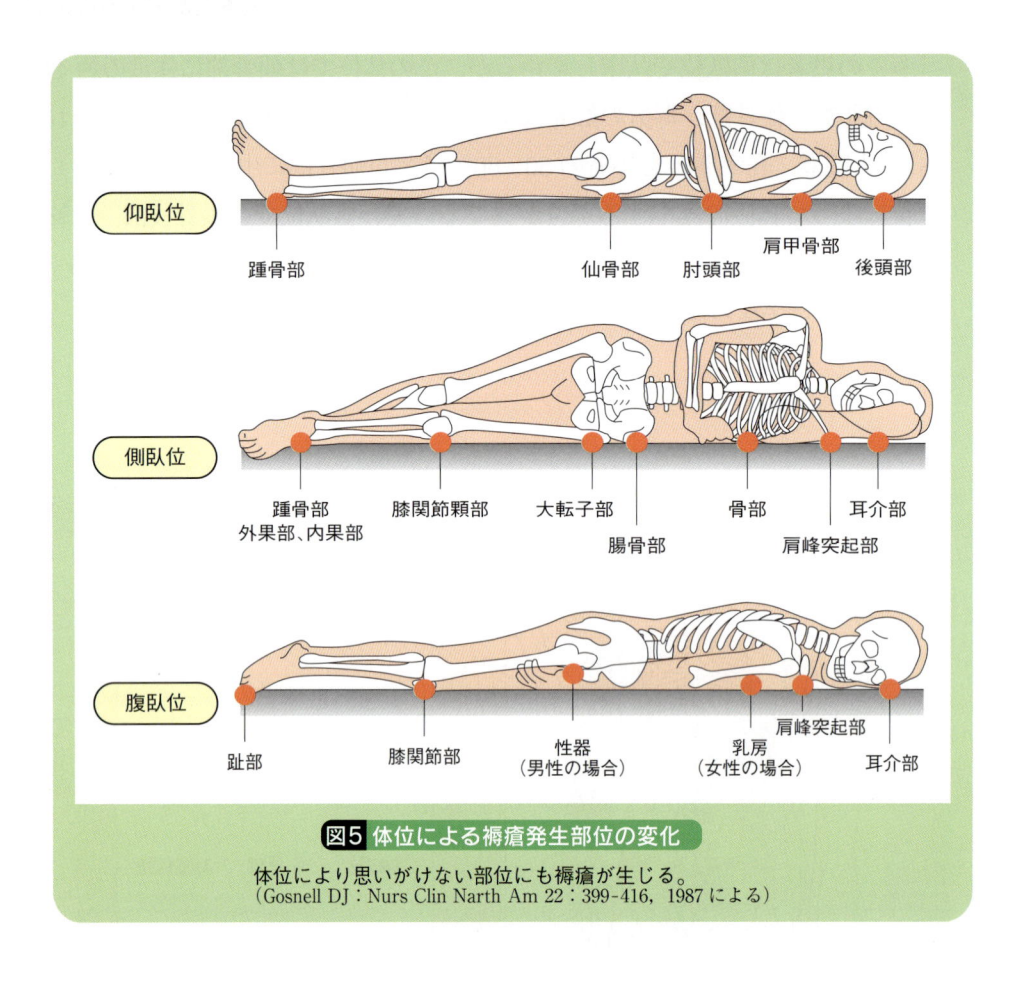

図5 体位による褥瘡発生部位の変化
体位により思いがけない部位にも褥瘡が生じる。
(Gosnell DJ：Nurs Clin Narth Am 22：399-416, 1987 による)

2 ◉ 「応力×時間」の考え方

　従来、褥瘡の発症機序として「圧迫×時間」が想定されていたが、最近では生体工学の考え方への理解から、ずれなどの応力を考慮に入れる必要があると考えられるようになった。この点については次項以降に詳述されているので参照されたい。

3 ◉ 体位変換を困難にする理由の存在

　健常人では持続的な圧迫が続くと「痛い」「しびれる」などの感覚を自覚し、寝返りや椅子の座り直しなどにより無意識に体位変換を図り、除圧を図っているため、褥瘡が生じることはない。しかし、なんらかの理由により、痛みやしびれを感じることができなかったり（知覚神経障害など）、感じても自発的な体位変換を困難にする身体的障害（運動麻痺、運動障害など）が存在すると、除圧を図ることができなくなる。脳血管障害、

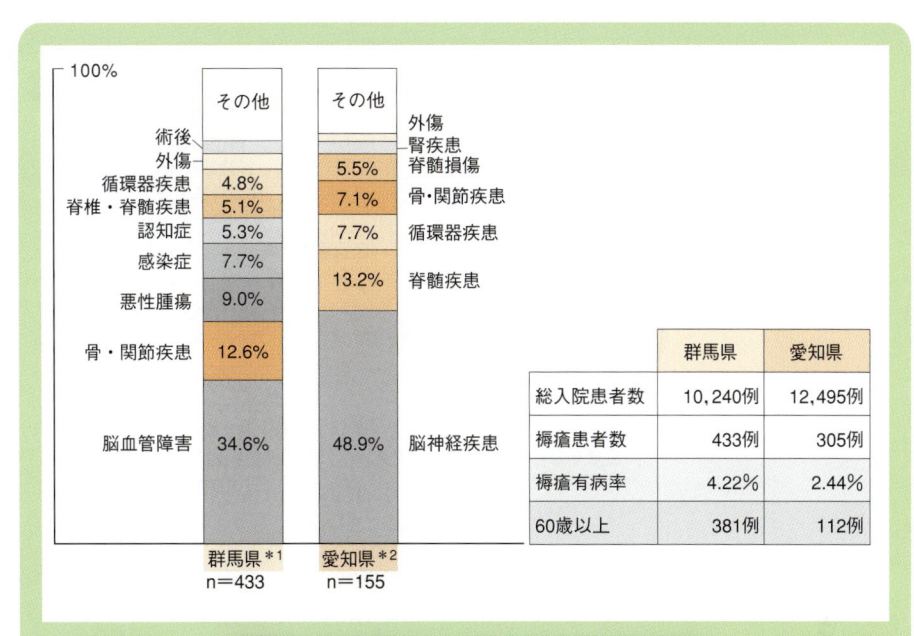

1. 褥瘡の発症機序 ❶褥瘡はなぜできる

図6 慢性期入院患者における褥瘡の基礎疾患

群馬県*1 n=433

脳血管障害	34.6%
骨・関節疾患	12.6%
悪性腫瘍	9.0%
感染症	7.7%
認知症	5.3%
脊椎・脊髄疾患	5.1%
循環器疾患	4.8%
外傷	
術後	
その他	

愛知県*2 n=155

脳神経疾患	48.9%
脊髄疾患	13.2%
循環器疾患	7.7%
骨・関節疾患	7.1%
脊髄損傷	5.5%
腎疾患	
外傷	
その他	

	群馬県	愛知県
総入院患者数	10,240例	12,495例
褥瘡患者数	433例	305例
褥瘡有病率	4.22%	2.44%
60歳以上	381例	112例

（*1は石川　治，岡田克之，宮地良樹：群馬県下の病院・老健施設・訪問看護ステーションの褥瘡疫学調査．日本医事新報 3864：25-30，1998 による，*2は祖父江逸郎，ほか：褥瘡患者とそのケアに関する実態調査．日本医事新報 3673：127-130，1994 による）

脊髄疾患、関節の屈曲拘縮などがこれに当てはまる。実際、褥瘡患者の背景疾患を調べると、このような疾患が存在することが多い（**図6**）。急性期病院においては、長時間の手術、術後の長期臥床、術後疼痛除去のための硬膜外麻酔などにより、特に褥瘡の危険要因となる背景疾患がなくても褥瘡を発症し得る。

2. 褥瘡を取り巻く二次的要因（図7）[3]

　褥瘡の発症とその予後を左右するのは直接的な皮膚局所要因のみでなく、多彩な全身的あるいは社会的二次要因により修飾されるのが常であり、予防と治療を考える際に重要である。

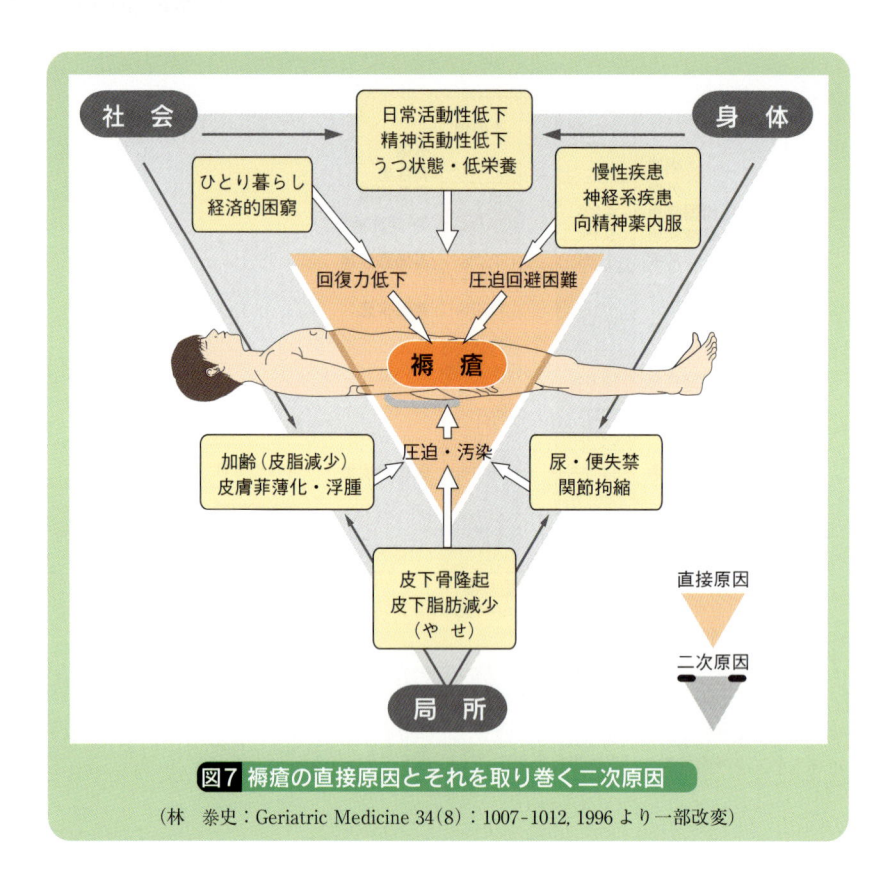

図7 褥瘡の直接原因とそれを取り巻く二次原因

(林　泰史：Geriatric Medicine 34(8)：1007-1012, 1996 より一部改変)

1 ● 局所的要因

a. 加齢による皮膚の変化

　加齢による皮脂分泌低下や発汗低下のため皮膚はドライスキンに傾くとともに表皮も菲薄化するので、高齢者の皮膚のバリア機能は誰でも必然的に低下し、外界からの刺激に対して脆弱となる。さらに、局所の血流や線維芽細胞・血管内皮細胞増殖能も低下するため、一般に創傷治癒は遅延する。褥瘡におけるスキンケアの重要性はここにある[4]（第4章「褥瘡のスキンケア」89頁参照）。

b. 摩擦・ずれ

　ベッドのギャッチアップ、体位変換時、清拭・入浴時などに摩擦やずれが生じやすい。シーツのよれ、厚く当てたガーゼ、タオルのしわなども思わぬ原因となることがある。これらが褥瘡におけるポケット形成の一因となるとされる。また、褥瘡の治癒過程で褥

瘡内にさらに圧迫壊死がみられる場合は、新たな圧迫負荷が加わり、除圧が不十分であることが示唆される。

c. 失禁や湿潤

失禁、下痢、発汗などによる局所の湿潤や汚染が皮膚浸軟を招き、皮膚障害を生じやすい背景となる。失禁による皮膚湿潤と褥瘡発症には有意の相関があるので、ドレッシング材やストーマケアの知識を活かしたスキンケアが求められる。

d. 局所の皮膚疾患

皮膚感染症、炎症性皮膚疾患などの皮膚疾患が局所に存在すれば褥瘡は自ずと病態学的にも修飾され、創傷治癒に影響を与える。褥瘡創面の感染だけでなく、褥瘡周囲の皮膚真菌感染や皮膚細菌感染にも配慮が必要である。

2 ● 全身的要因

a. 低栄養

創傷治癒にはアルブミン、ヘモグロビン、亜鉛などの微量金属、ビタミンCなどの栄養が必須である。特に低アルブミン血症による浮腫や皮膚弾力性の低下、低ヘモグロビン血症による皮膚組織耐久性の低下が褥瘡の発症、予後を大きく左右する。群馬県での疫学調査では[2]、褥瘡患者のアルブミンおよびヘモグロビン平均値はガイドライン[5]の定める 3.0g/dl、11.0g/dl なので、約半数の褥瘡患者が基準値を満たしていないことになり、これが褥瘡発症や難治化の一因と考えられる。栄養サポートチーム (NST) による積極的な栄養管理体制が求められる。

b. やせ (図8)

低栄養が進むと、皮下脂肪が減少し、皮下に骨隆起を生じやすいため、褥瘡ができやすくなる。わが国では特にこの病的骨突出が褥瘡危険要因として注目され、厚生労働省の危険要因評価項目にも挙げられている。しかし、急性期病院には必ずしも当てはまらない。

c. 加齢、基礎疾患など

直接褥瘡の発症に介在する背景疾患以外にも、加齢に伴う日常活動性や精神活動性の

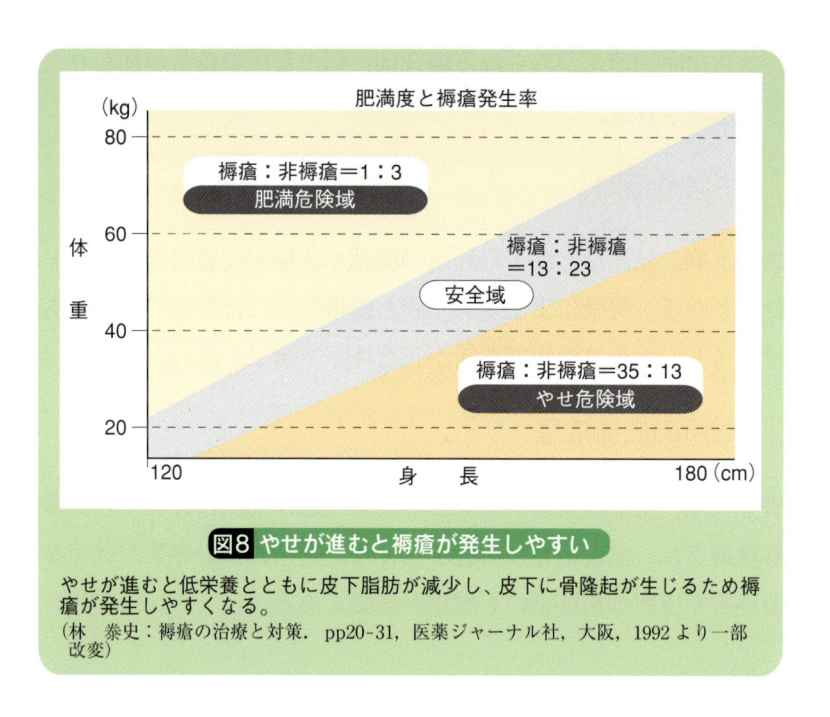

図8 やせが進むと褥瘡が発生しやすい

やせが進むと低栄養とともに皮下脂肪が減少し、皮下に骨隆起が生じるため褥瘡が発生しやすくなる。
（林　泰史：褥瘡の治療と対策．pp20-31, 医薬ジャーナル社, 大阪, 1992 より一部改変）

低下、うつ状態、認知症、生体防御機能の低下、さらに基礎疾患としての糖尿病、骨粗鬆症、心不全、閉塞性血管病変なども褥瘡に影を落とす。急性期病院では、周手術期以外に精神疾患や未熟児なども背景疾患として勘案する必要がある。

d. 薬剤投与

抗腫瘍薬、ステロイドなどによる易感染性、創傷治癒遷延などが指摘されている。さらに術後の硬膜外麻酔、精神疾患における睡眠薬投与などの介在も知られるようになった。

3 ● 社会的要因

a. 介護のマンパワー不足

群馬県下の疫学調査によれば[2]、訪問看護受給者の介護は高齢の配偶者（35.1％）、子ども（26.6％）やその配偶者（28.8％）によって担われているのが実態である。介護保険導入により社会支援が図られたが、医療経済に揺れる介護の実態も問題が多い。

b. 経済力不足

バリアフリー家屋、リフトの設置、介護用具や医療用具の購入などには経済的困難を

伴うことが多い。しかし褥瘡は「予防に始まり予防に終わる」といっても過言ではない。とりわけ体圧分散寝具の導入は褥瘡予防の成否を左右するので、費用対効果の側面からも検証された後、慢性期・急性期・在宅を問わず導入が図られるべきであろう。

c. 情報不足

　医療従事者自身が行政からのさまざまなサービスを承知していないこと、またそのサービスにアクセスするための情報周知が徹底していないことが問題として挙げられる。また、今後の車椅子生活者の増加を考慮すると、車椅子シーティングに対する理学療法士への情報周知がさらに徹底されるべきであろう。そのほかWOC（Wound Ostomy Contience）など褥瘡管理に関心の高い看護師、栄養管理を担うNSTにおける管理栄養士など褥瘡をめぐる医療チーム構成員に対するさらなる情報周知が今後の褥瘡管理の成否を握るであろう[6]。日本褥瘡学会のWebからのリンクで褥瘡の最新情報を得ることが可能である（http://www.jspu.org/jpn/links.html）。また局所治療に関しては、日本褥瘡学会から新しいガイドラインが公表された[7]。

3. 褥瘡の疫学

　褥瘡の有病率や発症率については母集団による差などもあり比較が難しいが、最近のわが国での疫学調査をまとめると病院・施設での有病率は4.2～9.5％程度であり、欧米での報告（7～23％）と比べるとやや低めである（表1、2）[8]。しかし、1994年の祖父江らによる愛知県の調査時が2.44％であったことを勘案すると、高齢化社会を反映して増

表1 褥瘡の有病率（病院・施設）

1. 日本

宮地ら	群馬県域/1997	入院・入所	9,456人	4.2%
大浦ら	全国、病院、施設/1998	主として病院、施設入院患者	98,093人	5.8%
阿曽ら	関西/1999	総合病院	20,727人	7.6%

2. 欧米

Smith DM	nursing home/1995	入所時褥瘡患者	17～35%
		入所患者	7～23%
Maklebust J	1994	ADLの悪い患者	29～43%

（文献8）による）

表2 褥瘡の有病率（在宅）

1. 日本

石川ら	群馬県域/1997	ステーション	1,437人	7.0%
金川ら	全国/1998	ステーション	23,500人	14.6%
阿曽ら	関西/1999	ステーション	6,764人	11.3%

2. 欧米

NPUAP	1989	home care	7〜12%
Clarke	1998	home care	20%

（文献8）による）

表3 褥瘡対策未実施減算施策導入による褥瘡有病率の減少

全施設における有病率（患者1,000対）

	有病率：院内発生褥瘡（95％信頼区間）		有病率：持込褥瘡（95％信頼区間）		有病率：総褥瘡（95％信頼区間）
2002年9月以前 総施設数：797 総患者数：166,207	27.7 (26.9〜28.5)	2002年9月以前 総施設数：796 総患者数：164,865	13.4 (12.8〜14.0)	2002年9月以前 総施設数：907 総患者数：206,682	42.6 (41.8〜43.5)
2002年10月以降 総施設数：957 総患者数：209,188	26.5 (25.8〜27.2)	2002年10月以降 総施設数：943 総患者数：205,543	13.1 (12.6〜13.6)	2002年10月以降 総施設数：1,058 総患者数：239,009	41.8 (41.0〜42.6)
2003年4月頃 総施設数：1,090 総患者数：245,662	25.6 a (25.0〜26.2)	2003年4月頃 総施設数：1,091 総患者数：247,276	13.1 (12.7〜13.6)	2003年4月頃 総施設数：1,199 総患者数：279,220	39.5 a, b (38.8〜40.2)
2003年10月頃 総施設数：1,168 総患者数：266,587	23.1 a, b, c (22.6〜23.7)	2003年10月頃 総施設数：1,160 総患者数：263,467	12.7 (12.3〜13.2)	2003年10月頃 総施設数：1,262 総患者数：294,556	36.4 a, b, c (35.7〜37.0)

a：2002年9月以前　b：2002年10月以降　c：2003年4月頃　a, b, c：$p<0.05$

（文献9）による）

加していることが推定される。わが国の褥瘡の特徴は欧米に比較して重症例が多いことである。この背景には、早期診断や治療が図られていないこと、寝たきり患者が多く、病的骨突出などの危険要因の存在などが挙げられる。米国では、デイケアセンターなどで褥瘡の早期発見が行われ専門家による積極的なケアが行われるため重症の褥瘡が少ない。

わが国では、褥瘡への関心の低さから、発赤のみのⅠ度の褥瘡が算入されていなかった可能性が高い。褥瘡対策未実施減算施策により、Ⅰ度の褥瘡が診断されるようになったため、一過性に病院における褥瘡有病率は増加した。日本褥瘡学会の全国調査（2004年）によれば（表3）、褥瘡対策未実施減算により、褥瘡有病率は有意に減少している[9]。今後有病率の減少とともに、そのほとんどがⅠ度、Ⅱ度の軽症褥瘡に推移することが望まれる。

（宮地良樹）

文　献

1) 宮地良樹：急性期病院における褥瘡と褥瘡チームの役割．医学のあゆみ 213：2816-2819, 2005.
2) 石川　治, 岡田克之, 宮地良樹：群馬県下の病院・老健施設・訪問看護ステーションの褥瘡疫学調査．日本医事新報 3864：25-30, 1998.
3) 大浦武彦, 近藤喜代太郎, ほか：本邦における褥瘡患者六五五例の現状と実態．日本医事新報：23-30, 2000.
4) 宮地良樹：高齢者のスキンケア；ドライスキン対策；薬剤使用の観点から．臨床看護 30：1196-1201, 2004.
5) 厚生省老人保健福祉局老人保健課（監修）, 宮地良樹（編）：褥瘡の予防・治療ガイドライン．照林社, 東京, 1998.
6) 宮地良樹：これからの褥瘡診療の考え方．日本医事新報 4244：1-6, 2005.
7) 日本褥瘡学会（編）：科学的根拠に基づく褥瘡局所治療ガイドライン．照林社, 東京, 2005.
8) 大浦武彦：本邦における褥瘡の現状と問題点．褥瘡会誌 1：201-214, 1999.
9) 日本褥瘡学会調査委員会：褥瘡対策未実施減算導入前後の褥瘡有病率とその実態についてのアンケート調査報告．褥瘡会誌 8：92-99, 2006.

1-2　力学からみた褥瘡の発症機序

　褥瘡を発症するには生体のさまざまな要因が関与している。中でも生体の外部からの力による要因は最も影響が大きいものの1つである。しかし、褥瘡の発症機序はいまだ明確にされておらず、これまで圧迫による血流阻害が褥瘡の発症機序と考えられていたため、押された部分から褥瘡ができると思われてきた。最近の研究により、外部からの力が生体内部にどのように働くかが次第に解明されてきた。

1. 外力と応力（内力）

　皮膚表面を均一な力で圧迫した場合、生体内部も均一な状態ならば、外部から加えた力と同じ方向と大きさの力が内部でも働く。しかし、生体内部は皮膚層、脂肪層、筋層、骨突起など解剖学的な力学特性が均一であることはほとんどない。皮膚表面を均一な力で圧迫した外力は、生体内部では複雑な力、すなわち応力（内力）となる。応力には、圧縮応力、引っ張り応力、剪断応力の3種類がある（図1）。骨突起が存在する部位の皮膚表面に垂直な力がかかった場合のモデルを図2に示す。図2は、厚さ8cmのフォーム材に2cm角の格子を描いたものに、金属円柱を上部から圧迫した場合の様子を示したものであるが、床面を上部に移動させ、フォーム材を円柱に押しつけた場合と同等であると考えられる。上部円柱および下部平面が、それぞれ骨突起および床面を表す。床面付近で垂直な格子線は骨突起付近で強く曲がっており、皮膚表面では圧迫力が主なものであったのが内部ではさまざまな方向の力となることがわかる。このことは外部から皮

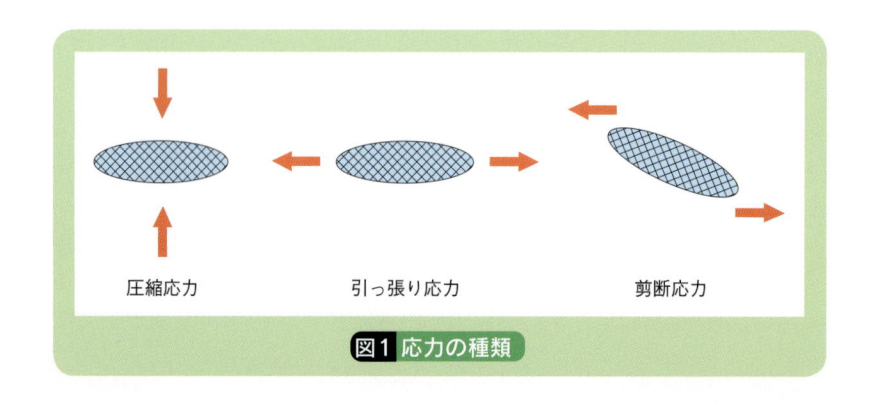

図1　応力の種類

膚に垂直な圧迫を加えた場合でも、特に骨突起がある場合の生体内部では、圧縮力だけではなく引っ張る力や剪断力も存在することに注意しなければならない。さらに重要なことは、皮膚表面付近よりも骨突起や中間部の方が変形が大きく、これは表面よりも骨突起がある場合には内部の方に大きな応力が働いていること示す。

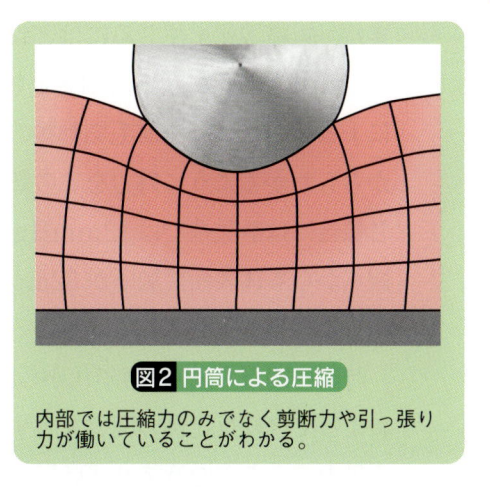

図2 円筒による圧縮
内部では圧縮力のみでなく剪断力や引っ張り力が働いていることがわかる。

2. 外力の種類

　生体内部の応力について非観血的に正確な計測を行うことは現在の技術では困難な状況である。しかし、外力についてはこれまでの皮膚表面に垂直な単位面積あたりの力である圧力ばかりでなく、皮膚表面に平行な力、すなわち皮膚表面の接線方向の力であるずれ力をここ数年で簡便に計測できるようになった。その結果、ずれ力について新しい知見が得られるようになり、ずれ、ずれ力、ずれ量の用語の差違を明確にする必要が出てきた。これまで安易に用いてきた「ずれ」という用語は曖昧な表現であり、空間的な変位をずれ量、皮膚表面の接線方向の力をずれ力と本稿では定義する。ギャッチアップを行う場合、身体がずり落ちる直前には、ずれ量はないがずれ力は存在し、ずり落ちた後では、逆にずれ量はあるがずれ力は軽減される。

　また、皮膚表面の接線方向の力の1つである摩擦力に関しては、摩擦という現象が2つの物体の間の表面に発生する力であること、および重力に関する力であること、生体内部ではこの力を直接的に摩擦力と呼べないことから、皮膚表面の接線方向の力は特別な場合を除いてずれ力で定義した方が理解しやすいであろう。

3. 力と時間の評価基準

　外力が応力に変わり、毛細血管が変形し血流阻害を生じ、組織壊死となり褥瘡を発症させるという機序は理解しやすいが、血流阻害を生じる外力とはどの程度であろうか。

また、組織壊死を生じるにはどれほどの時間がかかるのであろうか。従来、血流阻害を生じる外力として32mmHgという数字が用いられてきたが、これはLandis（1930）[1]によって報告された前毛細動脈の血圧に基づいたものであり、骨突起がある場合の応力からもわかるように外力をこの数字で評価することには意義を見い出せない。さらに同じ報告には静脈系では12mmHgという値が報告されており、最近では再循環症候群の観点からも体表面接触圧が32mmHg以下に維持するということを評価基準として採用することの意義が薄れている。

時間に関しては、1960年代から圧と時間の関係が定量的に調べられ始め、Rogers（1975）によってほぼ反比例の関係を有することが示された。したがって、体位交換2時間という外力の大きさを意識せず時間だけで評価することは意義を有しない。最近では、大浦が「応力×時間×回数」で評価するよう提案している。

体位交換2時間説については、文献学的にサーベイを続けているところであるが、体位交換を「しばしば」とか「頻回に」行うという定性的な表現が「2時間おきに」という定量的な表現となったのは、筆者の知る限りではGuttmann（1946）[2,3]の1～2時間というものが初出であると思われる。しかし、Guttmannはほぼ30年後には昼間は1/2～1時間おきに、夜間は2時間おきに、という考え[4]に変わった点は興味深い。2002年の日本褥瘡学会学術集会においても、体位交換2時間説には医学的検証がないことが徳永らから報告された[5]。すなわち、単純に2時間おきの体位交換だけでは褥瘡を予防できないことを示しており、同時に外力の値にも十分留意しなければならないことを考慮しなければならない。

4. 外力による生体への影響

生体内部の応力を直接的に計測することの困難については前述したが、他の技法により外力による生体内部への影響を調べることは可能である。

1つは有限要素法（FEM）解析による計算機シミュレーションである。有限要素法とは、ある形状の物体を細分化し、分割した各要素について応力と変位を計算機により算出する近似解法である。図3に一側の坐骨結節部（骨および筋・脂肪・皮膚）をクッション材に圧迫しつつずれ力が加わった場合のFEMでの解析の様子を示す[6]。脂肪層および筋層での応力の大きさを具体的に知ることができる現時点での唯一の方法である。

ほかに、外力をかけた場合の血流計測によるものがある。前腕圧迫時のスペックルパタンを用いたレーザードプラ血流計による皮膚血流を計測した結果を図4に示す。縦

図3 有限要素法（FEM）による坐骨結節部の応力解析

（中野邦彦，髙橋　誠，岩嵜徹治，ほか：有限要素法によるずれ発生時の軟組織における応力分布．褥瘡会誌 5（2）：344，2003 による）

図4 圧迫による皮膚血流変化

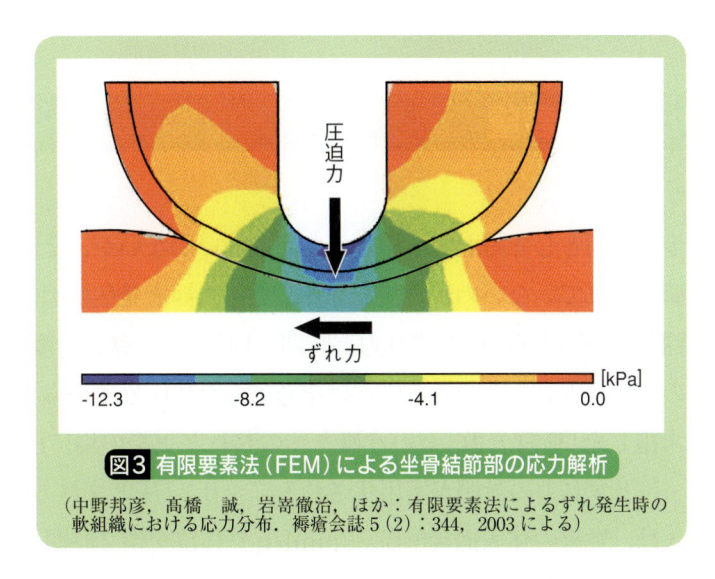

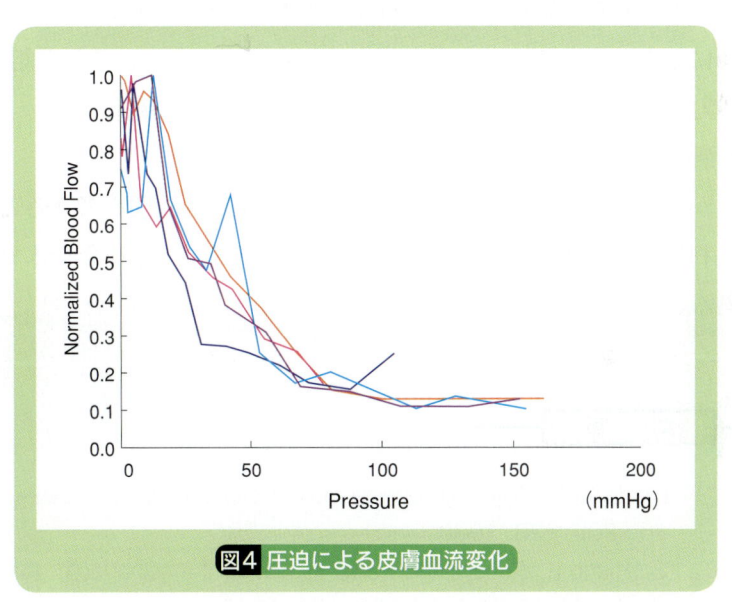

軸は圧迫直前の皮膚血流を1として正規化したものである。横軸は皮膚表面の圧力を示す。なお、皮膚表面の圧迫は万能試験器を用いて行った。同一被験者において5回の計測ともほぼ100mmHgで皮膚血流の減少がみられなくなり、虚血状態になったものと考えられる。本結果から50mmHgの圧においても皮膚血流は完全には阻血されておらず、これまでの32mmHgの評価基準が正しいとはいえないことがわかる。

5. これからの展望

　褥瘡発症の要因として力が関与することは間違いがないが、それがどのように働くのかは、明確にされていないのが現状である。近年、褥瘡発症要因の皮膚表面への力に関し、「長時間の圧迫」から「圧とずれ力と時間・回数」へと概念の変換が行われつつある。これまでの皮膚に垂直な力である圧だけを考慮した体圧分散から、皮膚表面に平行な力の成分も考慮した「荷重分散」という概念への移行が実際の場に浸透するのも近いと考えられる。圧とずれ力の計測が実用化されるに至り、「圧とずれ力と時間・回数」という概念の導入は、従来の体表面接触圧32mmHgや体位交換2時間という評価基準が限られた条件下でのみ有効であり、どれほどエビデンスが乏しいものであるかということを明らかにした。現在では、皮膚表面に加わる力の大きさ、それが組織内に及ぼす応力、その応力がどれほど持続するのか、骨突起の存在、組織耐性などいくつかの要素を総合的に判断し、褥瘡発症の機序を考えなければならない。

　これから10年間の日本が迎える社会変革の挑戦的時間を考えるとき、社会的資源を有効に利用するにはエビデンスに基づく「考える医療」を社会全体で実現することが重要である。

（髙橋　誠）

文献

1) Landis EM : Micro-injection studies of capillary blood pressure in human skin. Heart 15 : 209-228, 1930.
2) Guttmann L : Rehabilitation after injuries to the spinal cord and cauda equine. Brit J physical Med Sep.-Oct. : 130-137, 1946.
3) Guttmann L : Rehabilitation after injuries to the spinal cord and cauda equine. Brit J physical Med Nov.-Dec. : 162-171, 1946.
4) Guttmann L : New hope for spinal cord sufferers. Paraplegia 17 (1) : 6-15, 1979.
5) 足立香代子, 大浦武彦, 真田弘美, ほか：「褥瘡発生要因の抽出とその評価」によせて. 褥瘡会誌 4 (2) : 191-193, 2002.
6) 中野邦彦, 髙橋　誠, 岩嵜徹治, ほか：有限要素法によるずれ発生時の軟組織における応力分布. 褥瘡会誌 5 (2) : 344, 2003.

1-3 生体反応からみた褥瘡の発症機序

　皮膚に一定以上の圧迫が加わるとその部の血管が閉塞して血流が途絶える。その状態が長時間続くと酸素や栄養を供給されなくなった皮膚・軟部組織が虚血性の壊死に陥り皮膚潰瘍となる。これが従来いわれている褥瘡の発生機序である。しかし現在では、外部から加えられた力に対し生体がさまざまな反応を起こし褥瘡に至るというメカニズムがさらに詳しく議論されている。

1. 褥瘡の原因となる力

1 ● 生体内の力

　生体に外部から加わる力は垂直方向の圧迫・圧力のみでなく水平方向のずれ力、摩擦力がある。外力が物体に作用するとこれに対応してバランスをとるため物体の内部に力が生じる。この力を「内力」または「応力」という。応力は単位面積あたりの力（N/m^2=Pa）で表現され、圧縮応力、引っ張り応力、剪断応力の3種類に分けられる（12頁図1参照）。
　応力となった力は生体内で均一に伝達されるわけではない。組織の配列、組成、物性により各組織の力学的状態は異なる。コンピュータモデルによるシミュレーションでは骨突出近傍の筋肉および深部の皮下組織が皮膚浅層よりも強いストレスを受けることが数学的に検証されている[1]。

2 ● 外力に対する生体反応

　応力による微小循環の閉塞が組織障害の一因となるが、微小循環内圧として32 mmHgという値がしばしば引用される。これは1930年Landisが手指爪郭（nail fold）皮膚の毛細血管ループの細動脈側に顕微鏡下でマイクロピペットを刺入して測定した内圧の平均値である。したがってこの値は大まかな目安の1つであって皮膚にこの圧力が加われば血管閉塞が起こるというわけではない。
　生体は負荷された圧に対し悪影響を受けないように適応反応する。ヒト仙骨部皮膚を対象にした実験で30mmHg程度の圧負荷では経皮的酸素分圧は圧迫直後のみ低下し圧

迫を解除しなくても徐々に回復することが示されている[2]。また圧迫を繰り返すと酸素分圧低下の程度が小さくなる。すなわち健常者において30mmHg程度の圧負荷では虚血は起こらない。われわれのマウス微小循環可視化モデルによる検討でも70mmHgの圧迫による微小循環閉塞は一過性であり圧迫を解除しなくても時間とともに血流は回復する[3]。これらは皮膚・軟部組織の粘弾性、可塑性により圧迫部周辺の組織が変形し圧迫によるストレスを分散して影響を緩和するためと考えられる。さらに微小循環系の適応反応により血流が回復する機序も考察されている。しかし同じヒトを対象とした圧迫実験で機能障害のある患者（論文では多発性硬化症患者）では圧迫中の酸素分圧回復や繰り返しによる順応が起こらないことも測定されている[2]。適応性には相当な個体差があるため虚血を惹起する圧力を一律に決めることは不可能である。

　引っ張り応力、剪断応力については定量的に負荷して組織障害を評価する実験モデルの確立が難しく多くは研究されていない。Goldstein らはブタ皮膚に圧縮応力と剪断応力を同時に負荷できる実験モデルを提唱し、剪断応力が大きいほど組織学的な障害程度が強いことを報告している[4]。

2. 組織障害に至る機序・過程

　負荷された力により組織が障害され褥瘡が発生する。その機序は従来虚血壊死とされていたが、最近ではそれ以外の過程もさまざま提唱されている。

1 ● 外力による直接作用

　真皮までの浅い損傷では皮膚に剪断応力が働き、皮膚表面が物理的に剥がされることで欠損になると考えられる[1]。この場合は虚血壊死ではなく直接的な外力で皮膚表層が剥脱される。浸軟など皮膚側が損傷されやすい条件にあることが多い。

2 ● 虚血壊死

　一般的に最も知られた褥瘡発生機序で、外力により微小血管が閉塞して組織が虚血壊死に陥ることで潰瘍が生じるというものである。「圧力×時間」が一定以上になると組織が障害される。
　前述の皮膚表層を損傷する剪断応力に対し持続的な圧縮応力は表層よりも深部の筋層

1. 褥瘡の発症機序 ❸生体反応からみた褥瘡の発症機序

を侵しやすい。この場合深いところから先に壊死に陥り損傷は深部から表層に向かって進行することがある。これは前述のシミュレーションで表層より深部に強いストレスが伝わるという以外に筋肉が皮膚よりも虚血に弱いという事情も関与する。褥瘡は熱傷の場合と異なり必ずしも障害が浅層から深層へ進むとは限らないので注意を要する。

3 ● 虚血再灌流障害

　虚血による壊死だけではなく途絶した血流が再開通したときにも活性酸素の発生や白血球の動態変化、それに続く種々サイトカイン放出などの有害現象で組織が障害を受ける。この虚血再灌流障害の過程も褥瘡発生に関与することが実験的に検証されている[3)5)]。これらの実験では同じ圧力、同じ虚血時間で持続的な圧迫よりも「圧迫→解除」を何度も繰り返した方が組織や微小循環の障害（図1）が大きくなる可能性を示している。

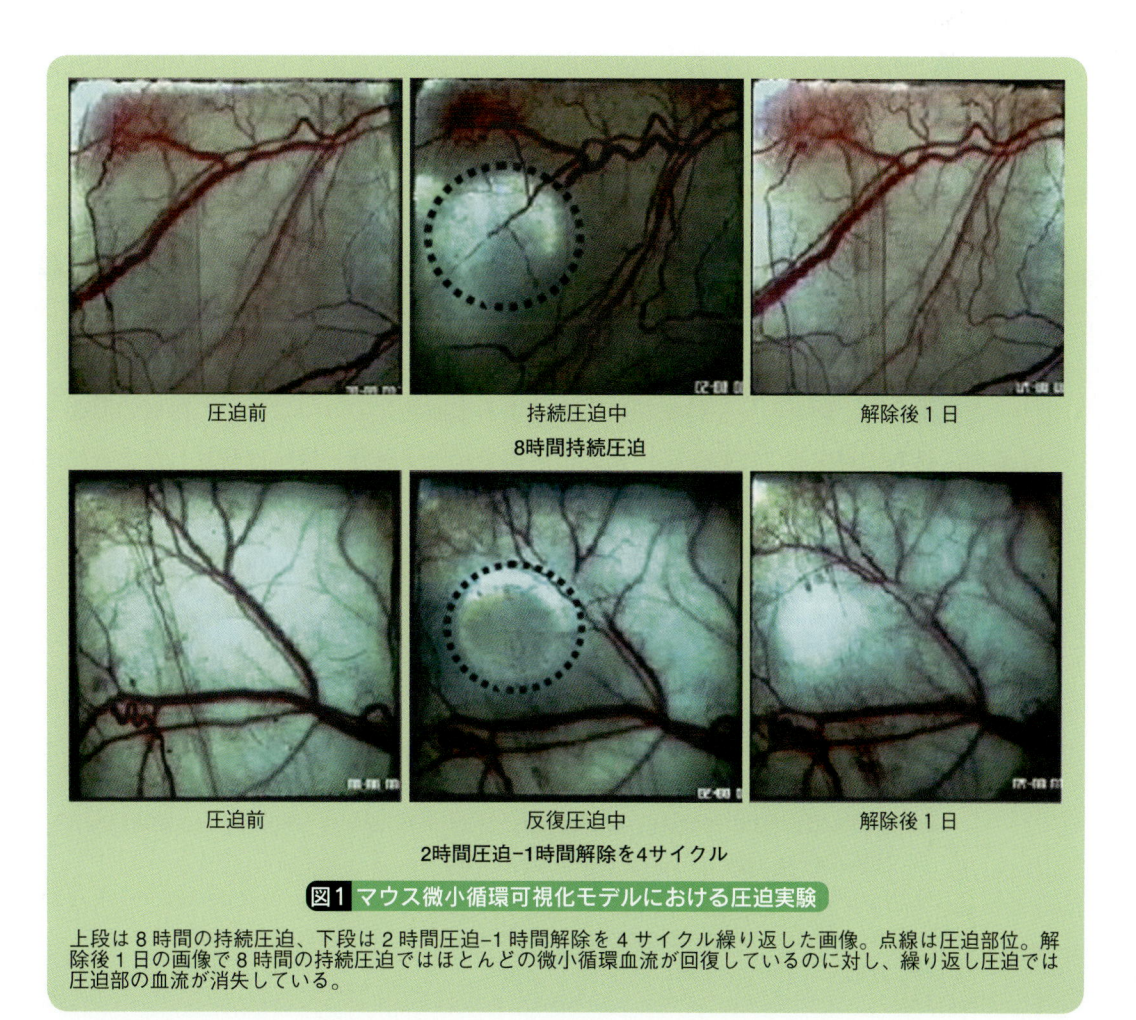

圧迫前　　　持続圧迫中　　　解除後1日
8時間持続圧迫

圧迫前　　　反復圧迫中　　　解除後1日
2時間圧迫−1時間解除を4サイクル

図1　マウス微小循環可視化モデルにおける圧迫実験

上段は8時間の持続圧迫、下段は2時間圧迫−1時間解除を4サイクル繰り返した画像。点線は圧迫部位。解除後1日の画像で8時間の持続圧迫ではほとんどの微小循環血流が回復しているのに対し、繰り返し圧迫では圧迫部の血流が消失している。

これを単純に捉えると日常行われている体位交換が有害であるかのような印象を受けるかも知れない。しかし実験はあくまで「圧迫・解除繰り返しの方が場合によっては持続圧迫より組織を強く障害するような条件が存在する」ことを示唆しているのであり、臨床現場での体位交換を否定するものではない。

4 細胞への力学的影響

外力が循環障害を介さず直接細胞に作用することでも障害が起こる。外力による持続的な細胞変形が細胞容積や細胞内骨格を変化させて細胞障害を誘発する。主に培養骨格筋細胞などに対して力学的ストレスを負荷する *in vitro* の実験系で検証されている[6]。

5 リンパ流・間質液流障害

生体に加わる外力によりリンパ流や間質液流が阻害されることで組織が障害されるとする報告もある[7][8]。リンパ流の途絶は代謝老廃物の局所蓄積を招き、組織壊死につながるとされる。間質液が圧迫により1ヵ所から押し出されるとその部位の細胞（線維芽細胞）同士が接近し接触阻害（contact inhibition）、コラーゲン合成阻害、細胞の破壊が起こり得る。圧迫解除は間質圧を低下させ毛細血管の破綻、浮腫、リンパ損傷を惹起すると推測されている。

このように、褥瘡の発生は単純に圧迫による虚血壊死のみではない。褥瘡の原因となる力、外力に対する生体の反応・適応、障害を起こす過程・機序は解説したように多岐にわたる。実地の臨床ではそれらが複合的に関与することを念頭におく必要がある。

（市岡　滋）

文　献

1) Bouten CV, Oomens CW, Baaijens FP, et al : The etiology of pressure ulcers ; skin deep or muscle bound? Arch Phys Med Rehabil 84(4) : 616-619, 2003.
2) Bader DL : The recovery characteristics of soft tissues following repeated loading. J Rehabil Res Dev 27(2) : 141-150, 1990.
3) Tsuji S, Ichioka S, Sekiya N, et al : Analysis of ischemia-reperfusion injury in a microcirculatory model of pressure ulcers. Wound Repair Regen 13(2) : 209-217, 2005.

4) Goldstein B, Sanders J : Skin response to repetitive mechanical stress ; a new experimental model in pig. Arch Phys Med Rehabil 79(3) : 265-272, 1998.
5) Peirce SM, Skalak TC, Rodeheaver GT : Ischemia-reperfusion injury in chronic pressure ulcer formation ; a skin model in the rat. Wound Repair Regen 8(1) : 68-76, 2003.
6) Bouten CV, Breuls RG, Peeters EA, et al : *In vitro* models to study compressive strain-induced muscle cell damage. Biorheology 40(1-3) : 383-388, 2003.
7) Miller GE, Seale J : Lymphatic clearance during compressive loading. Lymphology 14(4) : 161-166, 1981.
8) Reddy NP, Cochran GV : Interstitial fluid flow as a factor in decubitus ulcer formation. J Biomech 14(12) : 879-881, 1981.

2 Pressure Ulcers

褥瘡のリスク評価

2・1 リスクアセスメント総論

1. リスクアセスメントスケールの変遷

　褥瘡のケアの基本は予防である。そのためには、まず個々の褥瘡発生の危険性を予測することが必要となる。褥瘡予防に大きな福音をもたらしたのは、褥瘡発生の危険性を科学的にアセスメントするスケールの導入であったと言っても過言ではない。

　予測スケールの先駆けは、ノートンスケール[1)2)]である。Norton らは 1962 年にロンドンの老人病院での褥瘡発生を減少させる目的で、褥瘡発生要因を数量化することを発案した。スケールの項目は身体状態、意識レベル、活動性、可動性、失禁の 5 項目であった。このスケールを用いた調査では褥瘡発生率と各項目には相関がみられ、Norton はリスクアセスメント方法として臨床に取り入れることを推奨した。しかし 5 項目各々の判定方法が明確にされておらず、使用する看護師間で評点が一致しないという問題点が残されていた。その後ノートンスケールをもとに自己の成績を踏まえ 1973 年に Gosnell[3)4)]が新しいスケールを開発した。ノートンスケールの身体状態の項目を栄養状態に置き換え、各項目の判断指標を明確にしたため、評定者間の一致率も上昇した。

　Braden と Bergstrom は、米国の老人ホームの褥瘡の発生率を減少させることを目的に発生要因を調査した。その調査にはゴスネルスケールを使用した。しかし看護師が十分にこのスケールを使い切っていないことに気がついた。例えば栄養状態、失禁、精神

状態については、判断がつきにくいので看護師自身のことばで記録しており、Bradenはスケールの改善または開発の必要性を強く感じた。そして、1987年に褥瘡発生要因をレビューし、褥瘡発生に至るリスク要因の関係についてスキームを描き[5)6)]、そのリスク要因を使用してブレーデンスケールを開発した。それらは知覚の認知、湿潤、活動性、可動性、栄養状態に摩擦とずれを加えた6項目である。

　ブレーデンスケールは今やGolden Standardとなり、本邦でも浸透してきた。しかしブレーデンスケールの有用性の検証が進むにつれて、本邦の患者の状態や医療状況に即した褥瘡発生予測スケールが必要となり、1998年には著者らがK式スケール[7)]を開発し、厚生労働省長寿科学総合研究班の調査をもとに作成・改変されたOHスケール（2004年）[8)]も発表された。

2. リスクアセスメントのエビデンスレベル

　言うまでもなく、リスクアセスメントには精度が検証されたスケールを用いることが勧められる。米国 Wound Ostomy and Continence Nurses Society（WOCN）や European Pressure Ulcer Advisory Panel（EPUAP）では、エビデンスに基づいた褥瘡予防・治療のガイドラインを発表している（2003、1998年）。いずれのガイドラインも予防の最初の勧告は、リスクアセスメントである。表1に示すようにWOCNでは、定期的リスクアセスメントと状態変化に追随した再評価を勧告する内容である。さらにEPUAPではリスクアセスメントの後に必要なケアを最高のエビデンスから入手したものを計画するとある。

表1 ガイドラインWOCNからの抜粋

来院時の褥瘡発生リスクをアセスメントし、定期的なスケジュールに沿って、もしくは患者の状態が大きく変化した場合にはアセスメントを繰り返す。
エビデンスレベル＝C
　a. 急性期病院の場合：入院時に初期のアセスメントを実施し、その後、最低48時間ごとにもしくは患者の状態が変化、悪化した場合はいつでも、再アセスメントする。
　b. 長期療養の場合：入所時に初期のアセスメントを実施し、入所後の最初の4週間は、毎週再アセスメントし、その後は3ヵ月ごとに、もしくは患者の状態が変化、悪化した場合はいつでも、再アセスメントする。
　c. 在宅ケアの場合：初回訪問時に初期のアセスメントを実施し、その後は訪問時に毎回再アセスメントをする。

（Wound Ostomy and Continence Nurses Society：褥瘡の予防と管理のガイドライン（訳）．（株）ケープ，神奈川，2005による）

つまり、リスクアセスメントは患者の状態とともに変化するリスクを捉えるにも、予防方法を立案するにも有用性が高いといえる。
　これらガイドラインにはレベル A・B・C とエビデンスレベルが明記されている。リスクアセスメントに関するエビデンスはいずれのガイドラインでも C である。この理由として、アセスメントスケールを使用した場合の予測率は検証できても、アセスメントツール使用が褥瘡発生率を減らすことを証明することは難しいからである。つまり、予測率が高くても、褥瘡予防ができるとは限らない。また臨床では予測と介入は同時に行われるためリスク評価単独の検証は困難であるといえる。

3. リスクアセスメントスケールの用い方

　前述のようにリスクアセスメントは一度行えばよいのではなく、定期的に行い、ハイリスク者を抽出することが必要である。アセスメントスケールを使用する際は、信頼性と妥当性が検討され、かついずれも高いと評価されているスケールを使用することが望ましい。また、リスクアセスメントの結果がケアに直結できるスケールを選んで用いることが重要となる。アセスメントスケールの項目から、褥瘡発生には、圧迫（ずれ）・湿潤・栄養状態が関連していることがわかる。これらの要因が網羅されているスケールはブレーデンスケールと K 式スケールであり、看護ケアを直接導くことが可能である。
　さらに、どのような対象者に使用できるのか、スケールの特長を見極めることも重要である。多くのスケールは高齢者用に開発されているが、ブレーデン・Q・スケール[9]は小児を対象としている。用途別に使用できるツールもあり、OH スケールは体圧分散寝具を選択する基準を提供している。
　一方、褥瘡が発生した場合でも、これらのスケールを用いることでその原因を追究し、早期治癒に向けての介入計画を導くことができる。

4. リスクアセスメントスケールの今後の課題

　褥瘡発生ハイリスク者には脊髄損傷者や在宅療養者も含まれる。脊髄損傷者は褥瘡の再発を繰り返すことが問題となっており、その理由に当人のセルフケア能力が最も大きな鍵を握っていることが挙げられる。当人の意欲なども含まれる脊髄損傷者用のリスクアセスメントツールの開発もされている。また、医療者ではない家族が介護を担ってい

る在宅医療でも褥瘡は深刻な問題である。発生要因は在宅療養者だけではなく、その環境要因すなわち介護する家族にも存在するため、療養者・介護者をともにアセスメントできるスケールの開発[10]が喫緊の課題である。

　しかし一方では褥瘡予防を行っていても、不可抗力的に褥瘡発生を経験する。例えば身体状態が重症で、リスク除去が困難な場合であり、褥瘡発生ハイリスクは抽出できても、予防ケアが奏効しないことがある。今後、ハイリスクの抽出だけではなく、予防可能か、不可避かを見極めるスケールの開発が望まれる。

（真田弘美）

文献

1) Norton D : Caluculating the risk ; Reflections on the Norton Scale. Decubitus 2 (3) : 24-31, 1989.
2) Bridel J : Assessing the risk of pressure sores. Nurs Stand 7 (25) : 32-35, 1993.
3) Gosnell DJ : Pressure sore risk assessment ; a critique Part I The Gosnell Scale. Decubitus 2 (3) : 32-38, 1989.
4) Gosnell DJ : Assessment and evaluation of pressure sores. Nurs Clin North Am 22 (2) : 399-416, 1987.
5) Braden BJ, Bergstrom N : Clinical utility of the Braden Scale for predicting pressure sore risk. Decubitus 2 (3) : 44-51, 1989.
6) Bergstrom N, Braden BJ : The Braden Scale for predicting pressure sore risk. Nurs Res 36 (4) : 205-210, 1987.
7) 真田弘美, 須釜淳子, 紺家千津子, ほか：褥創発生予測試作スケール（K式スケール）の信頼性と妥当性の検討. 日WOC会誌 2 (1) : 11-18, 1998.
8) 大浦武彦, 菅原 啓, 天野冨士子, ほか：看護計画を立てる際の褥瘡危険要因（大浦・堀田スケール）の用い方の実際と評価；定山渓病院, トヨタ記念病院の実際と評価. Expert Nurse 20 (4) : 128-137, 2004.
9) Curley MA, Raznus IS, Roberts KE, et al : Predicting Pressure ulcer risk in Pediatric patients ; the Braden Q Scale. Nurs Res 52 (1) : 22-33, 2003.
10) 村山志津子, 大江真琴, 真田弘美, ほか：褥瘡発生に関連する介護力評価スケールの作成と信頼性の検討. 褥瘡会誌 6 (4) : 647-651, 2004.

2-2 リスクアセスメントスケール各論

1. ブレーデンスケール

1 ● ブレーデンスケールとは

　ブレーデンスケールは、米国 Braden 博士と Bergstrom 博士が褥瘡発生の概念図（図1）を導き出し、開発した Braden Scale[1)2)]を、真田らが日本語に翻訳し導入したものである[3)]。Braden は看護師が観察・評価できる6項目を演繹的に抽出し、評点化したスケールを構成した。その6項目とは、①知覚の認知、②湿潤、③活動性、④可動性、⑤栄養状態、⑥摩擦とずれ、であり、各々1（最も悪い）〜4点（最もよい）（摩擦とずれは1〜3点）で採点し、最低6点から最高23点の範囲となり、点数が低いほど褥瘡発生の危険が高いとするものである。ブレーデンスケールを図2に示す。

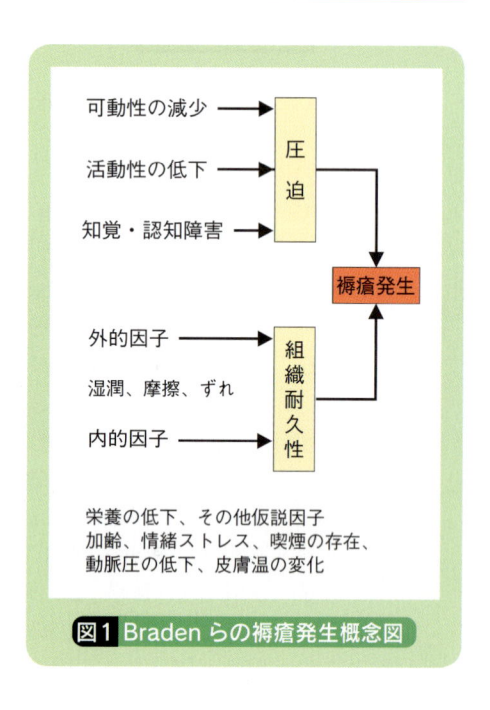

図1 Braden らの褥瘡発生概念図

2 ● ブレーデンスケールの項目と採点方法

a. 知覚の認知

　圧迫による不快感に対して、適切に反応できるかをみる項目である。"あるいは"の表現で2つの構成要素に分かれており、意識レベルと皮膚の知覚の要素がある。
　両者の要素の得点が異なる場合は、低い方の得点を採用する。
　意識レベルは、元来のコミュニケーション能力にかかわらず、現状況においての判断であるため、人工呼吸器などでコミュニケーション方法に制限がある場合は3点とな

2. 褥瘡のリスク評価 ❷リスクアセスメントスケール各論

	患者氏名：＿＿＿＿＿＿	評価者氏名：＿＿＿＿＿＿		評価日 （ / ）（ / ）		
知覚の認知	1．まったく知覚なし 痛みに対する反応（うめく、避ける、つかむなど）なし。この反応は意識レベルの低下や鎮静による。あるいは、身体のおおよそ全体にわたり痛覚の障害がある。	2．重度の障害あり 痛みにのみ反応する。不快感を伝えるときはうめくことや身の置き場なく動くことしかできない。あるいは、知覚障害があり、身体の1/2以上にわたり痛みや不快感の感じ方が完全ではない。	3．軽度の障害あり 呼びかけに反応する。しかし、不快感や体位変換のニードを伝えることがいつもできるとは限らない。あるいは、いくぶん知覚障害があり、四肢の1、2本において痛みや不快感の感じ方が完全ではない部分がある。	4．障害なし 呼びかけに反応する。知覚欠損はなく、痛みや不快感を訴えることができる。		
湿潤	1．常に湿っている 皮膚は汗や尿などのために、ほとんどいつも湿っている。患者を移動したり、体位変換するごとに湿気が認められる。	2．大抵湿っている 皮膚はいつもではないが、しばしば湿っている。各勤務時間内に少なくとも1回は寝衣寝具を交換しなければならない。	3．時々湿っている 皮膚は時々湿っている。定期的な交換以外に1日1回程度、寝衣寝具を追加して交換する必要がある。	4．めったに湿っていない 皮膚は通常乾燥している。定期的に寝衣寝具を交換すればよい。		
活動性	1．臥床 寝たきりの状態である。	2．座位可能 ほとんど、またはまったく歩けない。自力で体重を支えられなかったり、椅子や車椅子に座るときは、介助が必要であったりする。	3．時々歩行可能 介助の有無にかかわらず、日中時々歩くが、非常に短い距離に限られる。各勤務時間内に、ほとんどの時間を床上で過ごす。	4．歩行可能 起きている間は少なくとも1日2回は部屋の外を歩く。そして少なくとも2時間に1度は室内を歩く。		
可動性	1．まったく体動なし 介助なしでは、身体または四肢を少しも動かさない。	2．非常に限られる 時々体幹または四肢を少し動かす。しかし、しばしば自力で動かしたり、または有効な（圧迫を除去するような）体動はしない。	3．やや限られる 少しの動きではあるが、しばしば自力で体幹または四肢を動かす。	4．自由に体動する 介助なしで頻回にかつ適切な（体位を変えるような）体動をする。		
栄養状態	1．不良 決して全量摂取しない。めったに出された食事の1/3以上を食べない。蛋白質・乳製品は1日2皿（カップ）分以下の摂取である。水分摂取が不足している。消化態栄養剤（半消化態、経腸栄養剤）の補充はない。あるいは、絶食であったり、透明な流動食（お茶、ジュースなど）なら摂取する。または末梢点滴を5日間以上続けている。	2．やや不良 めったに全量摂取しない。普段は出された食事の約1/2しか食べない。蛋白質・乳製品は1日3皿（カップ）分以下の摂取である。時々消化態栄養剤（半消化態、経腸栄養剤）を摂取することがある。あるいは、流動食や経管栄養を受けているが、その量は1日必要摂取量以下である。	3．軽度の障害あり 大抵は1日3回以上食事をし、1食につき半分以上は食べる。蛋白質・乳製品は1日4皿（カップ）分摂取する。時々食事を拒否することもあるが、勧めれば通常補食する。あるいは、栄養的におおよそ整った経管栄養や高カロリー輸液を受けている。	4．障害なし 毎食おおよそ食べる。通常は蛋白質・乳製品は1日4皿（カップ）分以上摂取する。時々間食（おやつ）を食べる。補食する必要はない。		
摩擦とずれ	1．問題あり 移動のためには、中程度から最大限の介助を要する。シーツで擦れずに身体を移動することは不可能である。しばしば床上や椅子の上でずり落ち、全面介助で何度ももとの位置に戻すことが必要となる。痙攣、拘縮、振戦は持続的に摩擦を引き起こす。	2．潜在的に問題あり 弱々しく動く、または最小限の介助が必要である。移動時皮膚は、ある程度シーツや椅子、抑制帯、補助具などに擦れている可能性がある。大概の時間は、椅子や床上で比較的よい体位を保つことができる。	3．問題なし 自力で椅子や床上を動き、移動中十分に身体を支える筋力を備えている。いつでも椅子や床上でよい体位を保つことができる。			

図2 ブレーデンスケール

［Braden and Bergstrom, 1988 による．訳は真田弘美（東京大学大学院医学系研究科），大岡みち子（North West Community Hospital, USA）］

27

り、また治療目的で意識レベルを落とした場合も得点が低くなる。3点と4点の違いは、4は「痛い」と言語で言える状態、3は非言語的（表情など）に不快感を伝えられる状態を指す。3点と2点では、2点は痛み刺激にのみ反応する状態を指す。2点と1点では、1点は痛み刺激にも反応しない状態を指す。

　皮膚の知覚は、1点は痛みのみでほかは不快感を含む。また、知覚障害の範囲を示し、4点はまったく障害がない状態を指す。すなわち、3点は四肢の1、2本で不完全な知覚の状態、例えば単麻痺や糖尿病合併症による知覚障害などがある。2点は、身体の半分以上で不完全な知覚の状態であり、体幹、腰部以下の障害を指す。1点は、頸椎以下の障害があることを指す。

b. 湿潤

　皮膚が湿潤に曝される頻度をみる項目である。失禁ばかりではなく、発汗やドレーンから排出される排液からの湿潤も含まれる。寝衣・寝具の中には、おむつも含まれる。

　おむつを使用している患者は1点または2点となる。但し使用するおむつの種類（布か、紙か）や、失禁の状態で異なる。

　膀胱内留置カテーテル挿入中では、尿漏れがない限り3点となる。

c. 活動性

　行動範囲を示し、圧迫が取り除かれる時間をみるだけではなく、動くことにより血流の回復を図ることをみる項目である。すなわち、介助の種類や量よりも、動いている時間と回数が重要である。元来の活動能力の有無にかかわらず、現状で動くことができる範囲を判断する。

　2点と3点の分岐点は、歩行できるか否かであり、3点と4点の分岐点は2時間以上床上にいるか否かである。但し、歩行できないが車椅子使用の場合は3点となる。

d. 可動性

　体位を変える能力を示し、骨突起部の圧迫を取り除く能力と本人の意思・動機を含む。つまり、看護者や介助者が体位変換を行うことは評価しない。また、完全に身体の向きを変えることと同様に、局所を浮かせたり、位置を変えたりすることも含まれる。ギプスや義肢の使用や、下肢が弱っていることは、骨突起部に圧力がかかることを示す。

　患者自身の寝返りを含めた体幹または四肢の動きの有無とそれが意思に基づくかを評価する。

e. 栄養状態

　普段の食事摂取状態をみる項目である。1日だけではなく、1週間の継続した状態をみて評価する。"あるいは"の表現で2つの構成要素に分かれており、自分で通常食を摂取することと、その他の方法すなわち経管栄養や経静脈栄養で摂取することが要素となっている。栄養摂取経路を併用し、その要素の得点が異なる場合は、主となる栄養摂取経路の得点の方を採用する。

　経静脈栄養は非生理的であり、経管栄養もヒトが摂取する方法としては最適ではないことから、両者の判断は1～3点までの評価とする。

　文中の1皿（カップ）とは、その人が普段一人前として摂取する量を示す。

f. 摩擦とずれ

　摩擦とは皮膚が寝衣・寝具に擦れることを指し、ずれとは筋肉と骨が外力によって引き伸ばされることを指す。しかし、両者は原因を区別することが困難であるため、1つの項目として扱っている。また、摩擦とずれを完全に排除することは物理的に不可能であり、この項目だけは1～3点で評価する。評価の視点は、ベッドからずり落ちる頻度、身体の動きに対して必要な介助の量、シーツなどに擦れる頻度である。

　採点の際には、可動性や活動性に惑わされないようにする必要がある。可動性や活動性が低い状況にあると、この項目の得点も低くなると考えがちであるが、これらに関係なく、摩擦やずれが起きているかを実際の状況を観察して判断する。

　看護者や介助者が、患者の姿勢などを直す際に、1人で行えば1点、2人で行えば2点である。

3 ● いつ、どのような頻度で、誰が判断するとよいか

　Bradenら[4]によると、初回の採点時期は患者が入院してから24～48時間以内に行うとしている。しかし、寝たきりの状態、つまり可動性、活動性が低下しいずれかが2点以下になったときから採点を始めるとよい。また採点の頻度は、急性期においては48時間ごと、慢性期では1週間ごとに行う。高齢者の場合は、入院後1ヵ月間は1週間ごと、その後状態の変化がない場合は3ヵ月ごとに1回の採点を目安とする。

　スケールは誰が採点しても同じ評価、すなわち同一患者を採点したときは誰しも同じ得点となることが望ましい。これを評定者間一致率で評価し、一致率は高い方がよい。Braden ScaleではBergstromらの調査[2]によると看護師同士88％、准看護師と看護

師15％、真田ら[3]は看護師同士93％、准看護師と看護師73％と報告しており、看護師による採点が適切であるといえる。

4● 危険点（褥瘡発生予測点）は何点か

BergstromとBradenら[5]は、米国の内科-外科病棟では16点以下になると褥瘡が発生しやすいと報告した。しかし、ケア方法が異なる本邦では、危険点を再評価する必要がある。小藤らの調査[6]では、ICUでは入室時13点以下、外科患者では術後1日目に14点以下、全体的に評価すると、入院時14点以下が褥瘡発生の危険点であった。同様に、特別養護老人ホームの入所者では、危険点は17点であった[7]。

つまり、本邦における褥瘡発生危険点は、比較的看護力の大きい病院では14点、看護力の小さい施設では17点を目安にすることが妥当といえた。

2. ブレーデン・Q・スケール（図3）

1● ブレーデン・Q・スケールとは

ブレーデン・Q・スケールは、小児期のリスクアセスメントスケールとして米国QuigleyとCurleyが既存のBraden Scaleを適用し、小児期の特徴を踏まえて改変し1996年に発表したものである[8]。QuigleyとCurleyは、論文中[8]にBraden Q Scaleの構成・点数配分について明文化しておらず、この点については不明であるが、スケールの適応範囲は生後21日〜8歳未満の小児である。急性期の病棟においてよく用いられる項目の追加とアセスメントの判断基準に血液検査の結果を含む。日本語の翻訳は宮下ら[9]が、オリジナルと同様の項目については真田が翻訳したブレーデンスケールの表現を用い、追加されている項目は宮下らが翻訳したものが示されている。

項目は7項目であり、①可動性、②活動性、③知覚の認知、④湿潤、⑤摩擦とずれ、⑥栄養状態、⑦組織灌流と酸素化、である。①〜③は圧迫の強さと持続時間のカテゴリー、④〜⑦は組織耐久性と支持組織のカテゴリーとなっている。各々1（最も悪い）〜4点（最もよい）で採点し、最低7点から最高28点の範囲となり、点数が低いほど褥瘡発生の危険が高いとするものである。

2. 褥瘡のリスク評価 ❷リスクアセスメントスケール各論

	圧の強さと持続時間				得点
可動性	1．まったく体動なし	2．非常に限られる	3．やや限られる	4．自由に体動する	
活動性	1．臥床	2．座位可能	3．時々歩行可能	4．幼過ぎて歩けないすべての患者；もしくは歩行可能	
知覚の認知	1．まったく知覚なし	2．重度の障害あり	3．軽度の障害あり	4．障害なし	
	組織耐久性と支持組織				
湿潤	1．常に湿っている	2．大抵湿っている	3．時々湿っている	4．めったに湿っていない	
摩擦とずれ 摩擦：皮膚が支持面に反して動くときに起こる。ずれ：皮膚と隣接する骨がそれぞれ反対側に滑るときに起こる。	1．著しく問題あり 痙攣、拘縮、振戦は持続的に摩擦を引き起こす。	2．問題あり 移動のためには中等度から最大限の介助を要する。シーツで擦れずに身体を移動することは不可能である。しばしば床上や椅子の上でもずり落ち、全面介助で何度ももとの位置に戻すことが必要となる。	3．潜在的に問題あり 弱々しく動く、または最小限の介助が必要である。移動時皮膚は、ある程度シーツや椅子、抑制帯、補助具などに擦れている可能性がある。大概の時間は、椅子や床上で比較的よい体位を保つことができる。	4．問題なし 体位変換時に完全に持ち上げることができる。自力で椅子や床上を動き、移動中十分に身体を支える筋力を備えている。いつでも椅子や床上でよい体位を保つことができる。	
栄養状態 普通の食事摂取状況	1．非常に不良 絶食であったり、透明な流動食なら摂取する。または末梢点滴を5日間以上続けている。または、アルブミン値が2.5mg/dl未満、あるいは、決して全量摂取しない。出された食事の1/2以上を食べることはめったにない。蛋白質・乳製品は1日2皿のみの摂取である。水分摂取が不足している。消化態栄養剤の補充はない。	2．不良 流動食や経管栄養を受けているが、年齢相応の十分なカロリーやミネラルは供給されていない。または、アルブミン値が3mg/dl未満、またはめったに全量摂取しない。普段は出された食事の約1/2しか食べない。蛋白質・乳製品は1日3皿分の摂取である。時々消化態栄養剤を摂取することがある。	3．良好 経管栄養や高カロリー輸液を受けており、年齢相応の十分なカロリーやミネラルが供給されている。または大抵は1食につき半分以上は食べる。蛋白質・乳製品を1日4皿分摂取する。時々食事を拒否することもあるが、勧めれば通常補食する。	4．非常に良好 年齢相応の十分なカロリーが正常な栄養法で供給されている。例えば：毎食あるいは授乳ごとにおおよそ食べるあるいは飲む。食事は決して拒否しない。通常は蛋白質・乳製品は1日4皿分以上摂取する。時々間食（おやつ）を食べる。補食する必要はない。	
組織灌流と酸素化	1．極度に低下している 低血圧（平均動脈血圧が50mmHg未満；新生児では40mmHg未満）または生理学的に体位変換に耐えられない。	2．低下している 正常血圧、酸素飽和度95％未満、またはHbが10mg/dl未満、または毛細血管再充満が2秒以上；血清pHが7.40未満	3．良好 正常血圧、酸素飽和度95％未満、またはHbが10mg/dl未満、または毛細血管再充満が2秒以上；血清pH正常	4．非常に良好 正常血圧、酸素飽和度95％以上、Hb値正常；そして毛細血管再充満が2秒以下	
				計：	

図3 ブレーデン・Q・スケール

[Quigley SM, Curley MA：Skin integrity in the pediatric populating；preventing and managing pressure ulcers. J Soc Pediatr Nurs 1(1)：7-18, 1996 による（翻訳は宮下らによるものを掲載，一部文献9）より引用・加筆）]

2 ● ブレーデン・Q・スケールの項目と採点方法[9) 10)]

a. 可動性

　オリジナルと同じである。体位を変える能力を示している。2点の「非常に限られる」は自由な体動または有意な体位変換ができないこと、または自分で完全な体位変換ができないことを指す。

b. 活動性

　オリジナルと同様である。但し、4点には「自由に歩行する」と「発達段階上幼な過ぎて歩けないすべての患者」が含まれる。

c. 知覚の認知

　オリジナルと同様である。

d. 湿潤

　オリジナルと同様である。但し、1点の「常に湿っている」の原因は尿だけでなくドレナージなどを含む、と表記している。またオリジナルと表現が異なるのは、2～4点の寝具などの交換時間間隔である。ブレーデン・Q・スケールでは、2点「大抵湿っている」は少なくとも8時間ごとに交換、3点「時々湿っている」は12時間ごと、4点「めったに湿っていない」は「通常のおむつ交換の際」と「24時間ごと」という具体的表現になっている。

e. 摩擦とずれ

　オリジナルとの相違は、点数配分である。オリジナルは3点までであるのに対し、ブレーデン・Q・スケールでは1～4点である。オリジナルの1点の内容をブレーデン・Q・スケールでは1点と2点に分けている。すなわち1点は「著しく問題あり」とし、痙攣、拘縮、振戦は持続的に摩擦を引き起こすことを指す。2点は「問題あり」とし、オリジナル1点の前半部分を指す。3点は「潜在的に問題あり」とし、オリジナル2点の内容、4点は「障害なし」であり、オリジナル3点の内容に「体位変換の際、完全に患者を持ち上げることが可能」が加えられている。

f. 栄養状態

小児が対象であるため、授乳が加えられている。1点「非常に不良」では、血清アルブミン値2.5mg/d*l*未満を挙げている。2点「やや不良」では血清アルブミン値3.0mg/d*l*未満と、「流動食や経管栄養またはTPN（高カロリー輸液）は与えられているが、年齢相当のカロリー・ミネラルが十分ではない」が挙がっている。3点「良好」では「年齢相当の経管栄養またはTPNは与えられている」となっている。4点「非常に良好」は「年齢相当の栄養が正常な方法で与えられている」が挙げられている。

g. 組織灌流と酸素化

サブスケールは組織灌流を定量化して加えている。1点「極度に低下」は、低血圧（平均動脈血圧50mmHg未満あるいは新生児では40mmHg未満）または生理学的に体位変換に耐えられない状況を指す。2点「低下している」は正常血圧、酸素飽和度95％未満または、ヘモグロビン（Hb）10mg/d*l*未満または、毛細血管再充満が2秒以上、血清pHが7.40未満を指す。3点「良好」は、正常血圧、酸素飽和度95％未満または、Hb10mg/d*l*未満または、毛細血管再充満が2秒以上、血清pHが正常値を指す。4点「非常に良好」は、正常血圧、酸素飽和度95％以上または、Hb値が正常、毛細血管再充満が2秒未満を指す。

なお、この組織灌流と酸素供給のサブスケールは、オリジナルブレーデンスケール組織耐久性の内的因子である。

3 ● ブレーデン・Q・スケールの信頼性と妥当性

ブレーデン・Q・スケールの信頼性と妥当性は、現在のところ米国での妥当性の検討のみが報告されている。QuigleyとCurleyによって確認された妥当性[8]は、小児看護の看護師たちが178名の小児をスケールで採点し、皮膚の損傷リスクの程度（高い・やや高い・低い）と比較した調査である。結果、皮膚損傷のリスクが高いあるいはやや高いのブレーデン・Q・スケールの得点は23点未満と考えられた。またブレーデン・Q・スケールの精度（予測妥当性）はCurleyら[10]により検討されている。小児集中治療室（PICU）の生後21日から8歳未満の小児期322名を対象とし、前向きコホートスタディから、stage Ⅱ以上の皮膚損傷を褥瘡発生として診断精度（感度・特異度・陽性適中率・陰性適中率・陽性尤度比）を求め、ROC曲線を描いた。診断精度はいずれも高い方がよく、ROC曲線は描いた曲線の面積（曲線下面積）を求め0.7より広く、1に近いほどよ

り精度の高いスケールと判断される。ブレーデン・Q・スケールの ROC 曲線下面積は 0.83、7 項目一つひとつの ROC 曲線を描き曲線下面積が 0.7 以上であった項目は 3 項目で（可動性・知覚の認知・組織灌流と酸素化）、この 3 項目のみで再編成した改良ブレーデン・Q・スケールの ROC 曲線下面積は 0.84 と報告し、予測妥当性に優れたスケールであると示唆された。

4 ● 危険点（褥瘡発生予測点）は何点か

　前述の Curley ら[10]の報告によると、危険点は 16 点で感度 88%・特異度 58%・陽性適中率 15%・陰性適中率 98%・陽性尤度比 2.11 であった（感度とは、褥瘡が発生した人の中で、スケールで褥瘡発生を予測できた人の割合を指し、特異度とは、褥瘡が発生しなかった人の中で、褥瘡発生しないと予測できた人の割合を指す）。ブレーデンスケールの危険点と比較すると低いが、もともと得点域が異なり、また stage II 以上の皮膚損傷を褥瘡としたため、より低い危険点となったことは適当な結果と判断できる。なお、米国 Wound Ostomy and Continence Nurses Society（WOCN）が 2003 年に発表した褥瘡予防と管理のガイドラインでは、mild risk が 25 点、moderate risk が 21 点、high risk が 16 点と示されている[11]。

5 ● いつ、どのような頻度で、誰が採点するか

　Curley ら[10]の報告によると、対象の 57% は 1 回目の観察時には既に褥瘡を形成していたと述べている。調査は、PICU 入室後少なくとも 24 時間以内は臥床がちで、褥瘡がなく、心疾患を有しない小児であった。調査開始 1 週目と 2 週目には 3 回（月・水・金曜）、以降週 1 回の観察頻度であったが、その 1 回目で観察されているということは入室後 24 時間以内の観察が望ましいといえる。なおこの調査において皮膚の観察者とスケールの採点者は同一看護師ではない。採点は小児看護の看護師が行っているため、この結果の適応は今のところ看護師が行うことが適当である。

3. K式スケール（図4）

1 ● K式スケールとは

　ブレーデンスケールはリスクを評点化するという点で客観的に判断できることが利点である。しかし、本邦では継続して使用されていないことが欠点であった。その理由は特異度が低く、実際は褥瘡が発生しないような患者に過度のケアを講じてしまうことや、採点が質的内容を含むため採点に熟練を要し、煩雑であることにあった。

　本邦のブレーデンスケールの感度と特異度は、急性期患者では80％・50％[3]、術後患者では100％・55％[12]であり、これらの対象では特異度が低いために、褥瘡が発生しない人にも褥瘡予防ケアが実施されていたことがわかった。そこで、筆者らは日本人の体型などを踏まえてK式スケールを考案した。ブレーデンスケールは患者の状態を横断的に捉えたスケールであったが、栄養状態、代謝、循環・呼吸状態の変化を捉えた縦断

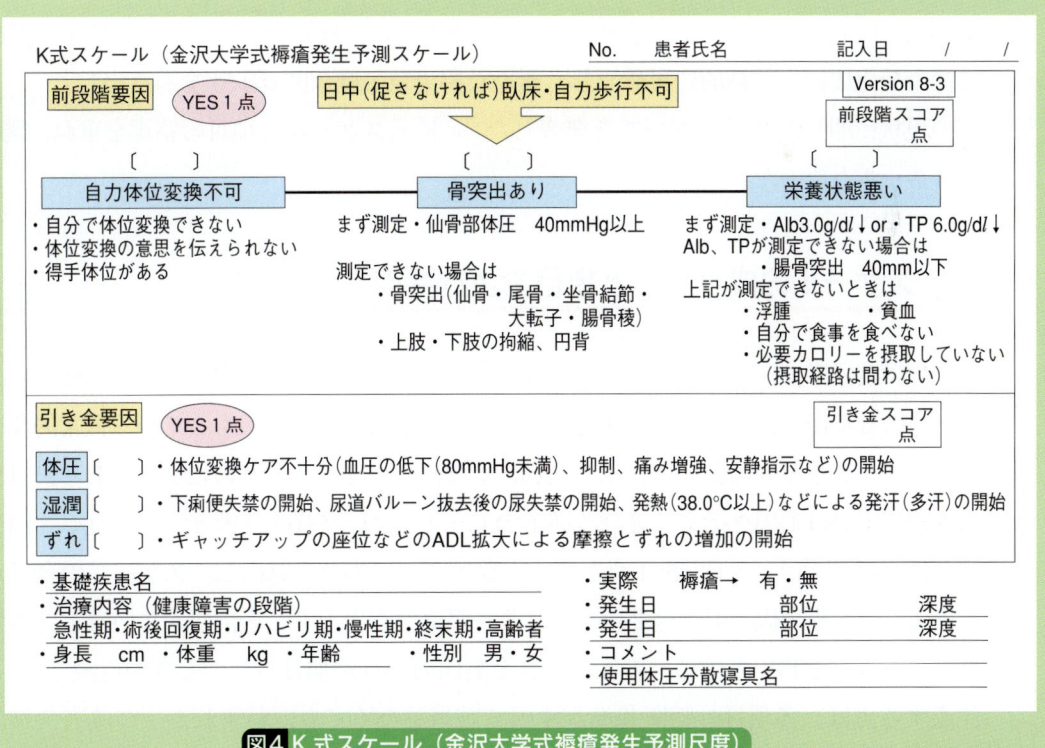

図4 K式スケール（金沢大学式褥瘡発生予測尺度）

（大桑麻由美，真田弘美，須釜淳子，ほか：K式スケール（金大式褥瘡発生予測スケール）の信頼性と妥当性の検討．褥瘡会誌3(1)：7-13, 2001による）

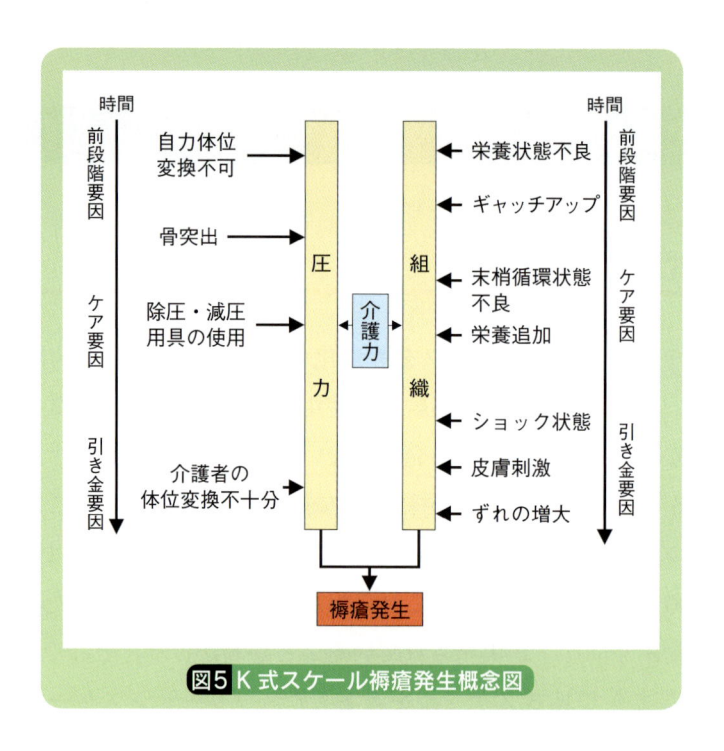

図5 K式スケール褥瘡発生概念図

的な視点に立ったスケールが必要であった。筆者らが直接褥瘡ケアをした186名に対して褥瘡発生要因を帰納的に再確認し、新たな褥瘡発生概念図（**図5**）を導き出し[13)-15)]、本邦の現状に即したK式スケールを発表した[16)]。K式スケールは項目の精選を重ね、**図4**のスケールとなった。

2●スケールの成り立ちと項目および採点方法

　採点は前段階要因と引き金要因の2段階方式で行う。前段階要因は、①自力体位変換不可、②骨突出あり、③栄養状態悪い、であり、患者が普段からもっている恒常的な要因を指す。引き金要因は、①体圧の増加、②湿潤の増加、③ずれの増加、であり、対象に新たに加わる要因を指す。また、従来の1～4点という質的評価方法ではなく、YESまたはNOで答え、YESを1点とする。要因ごとに小計を算出し、スケールの合計点を出す。前段階要因、引き金要因ともに0～最高3点となり、合計点が高いほど、褥瘡発生の危険性が高いとする。特に、引き金要因の得点が加算されたときが危険である。注意する点は、各項目の判断基準がすべて該当しなくても、いずれか1つ該当すればYES・1点とする。すなわち、2つ以上該当しても、その項目の点数は2点にはならず、1点である。

2. 褥瘡のリスク評価 ❷リスクアセスメントスケール各論

表1 K式スケール各項目の判断基準と注意事項

要因	項目	判断基準	注意事項
前段階	自力体位変換不可	・自力で体位変換できない ・体位変換の意思を伝えられない ・得手体位がある	体位変換とは、仰臥位から側臥位となり、圧迫を除去・開放できる体位になることを指す。
	骨突出あり	体圧測定(図6) ・仰臥位での仙骨部体圧が40mmHg以上 体圧測定ができない場合 ・骨突出(仙骨・尾骨・坐骨結節・大転子・腸骨稜)が外観上明らか ・上肢、下肢の拘縮や円背がある	体圧測定に関しては、簡易体圧測定器があり、簡便な操作で指標が得られることから、可能な限り測定を勧める。
	栄養状態悪い	血液検査データがある場合 ・Alb3.0g/dl未満またはTP6.0g/dl未満 血液検査データがない場合 ・腸骨突出40mm以下(図7) 測定ができない場合 ・浮腫がある ・貧血がある ・自分で食事を摂らない ・必要なカロリーを摂取していない	腸骨突出の有無は、専用測定器があり、体重測定や採血データを得ることが困難な患者の栄養状態を判断するものである。
引き金	体圧	・体位変換ケアが不十分である状態の開始 ・収縮期血圧低下 80mmHg 未満 ・疼痛増強 ・安静指示などによるもの	
	湿潤	排泄状況の変化に伴う皮膚の湿潤。汚染した状態 ・尿失禁(膀胱内留置カテーテル抜去後の失禁を含む)開始、下痢便失禁の開始あるいは全身の皮膚が湿潤した状態 ・発熱(38℃以上)などによる発汗の開始	
	ずれ	・ADL拡大(ギャッチアップ座位など)による摩擦とずれの増加の開始 ・ケア変更やケアを行ううえでの摩擦とずれが惹起される状態 一般状態が上向いて、全身のリハビリテーションなどが開始されたときなどが含まれる	

各項目の判断は定量的基準を設け、臨床の普段の観察項目と、既存の研究成績[17)〜20)]や文献[21)22)]を含んでいる。表1には各項目の判断基準と注意事項を挙げる。

a. 自力体位変換不可

自分で体位変換ができない場合、その意思が伝えられない場合、自分の好みの体位(得手体位)があり、ずっとその姿勢を行っている場合、のいずれかの状況に該当すれば「YES」とする。

b. 骨突出あり

骨突出の有無を判断する際、まずは体圧を測定する。方法は、簡易体圧測定器を用い、

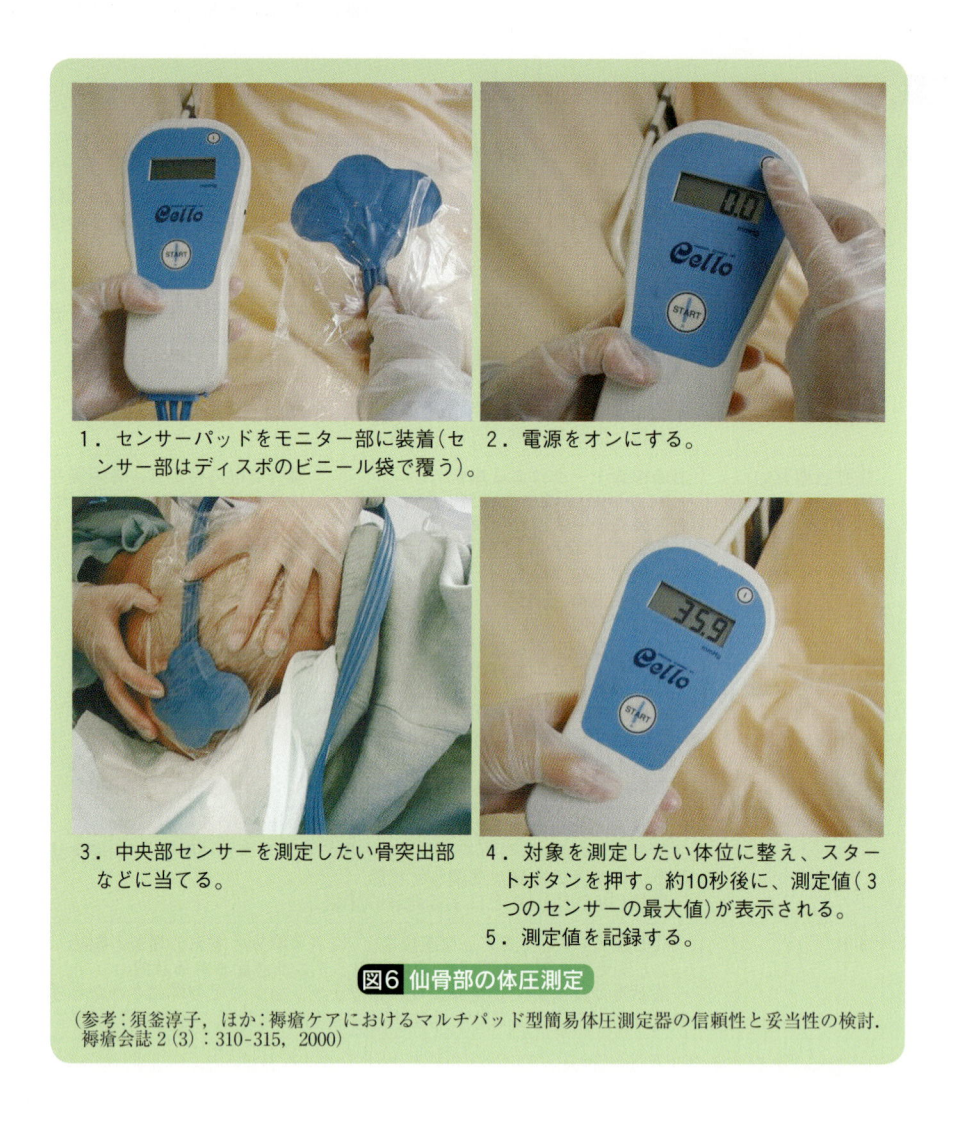

1. センサーパッドをモニター部に装着（センサー部はディスポのビニール袋で覆う）。
2. 電源をオンにする。
3. 中央部センサーを測定したい骨突出部などに当てる。
4. 対象を測定したい体位に整え、スタートボタンを押す。約10秒後に、測定値（3つのセンサーの最大値）が表示される。
5. 測定値を記録する。

図6 仙骨部の体圧測定

(参考：須釜淳子，ほか：褥瘡ケアにおけるマルチパッド型簡易体圧測定器の信頼性と妥当性の検討. 褥瘡会誌 2(3)：310-315, 2000)

仰臥位にて仙骨部の体圧測定を行う。マルチパッド型簡易体圧測定器（セロ®、ケープ社）を用いた場合では、40mmHg以上の場合「YES」とする[23]。測定方法を図6に示す。簡易体圧測定器がなく、体圧が測定できない場合は、下欄に書かれている臨床的判断基準に従う。

c. 栄養状態悪い

栄養状態は、採血データがある場合は血清総蛋白値6.0g/dℓ未満、または血清アルブミン値3.0g/dℓ未満で判断するが、血清アルブミン値を優先する。採血が困難な場合、腸骨突出度を測定する。腸骨突出度は専用の計測器（イリアックメジャー）を用いて測定する。腸骨突出度が40mm以下の場合、「YES」とする。測定方法を図7に示す。測定ができない場合は、下欄に書かれている臨床的判断基準、または摂取カロリーで判断する。

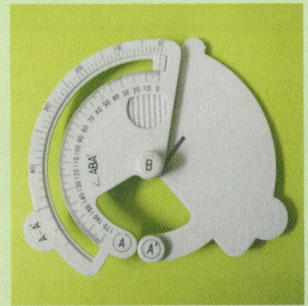

イリアックメジャー

[特性]
形　：円
直径：9cm
重量：20g
材質：プラスチック

[手順]
1．患者を90度側臥位にする。上側の膝、股関節は90度屈曲。
2．背側から腸骨最高突出部を視診する。
3．最高突出部にイリアックメジャーを垂直に当てる。
4．底辺の長さと頂点角度の目盛りを読む。

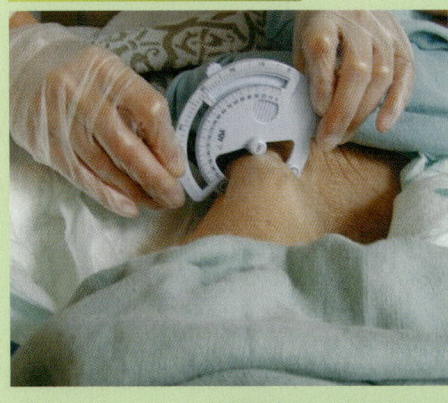

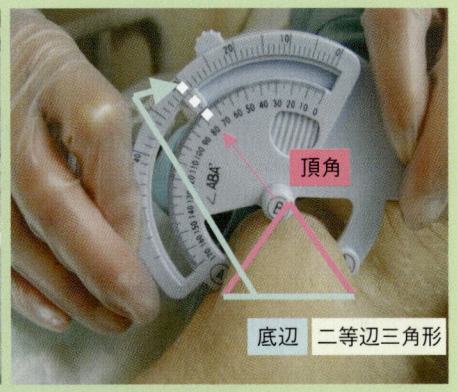

頂角
底辺　二等辺三角形

図7　イリアックメジャーでの腸骨突出の測定

（参考：須釜淳子，ほか：高齢者用簡易栄養状態アセスメント用具の妥当性．褥瘡会誌4(1)：55-59，2002）

d. 体圧の増加

患者の能力にかかわらず、なんらかの理由で、今まで実施していた体位変換ケアができなくなった状況の開始を指し、①収縮期血圧80mmHg未満の状態、②疼痛の増強、③治療上の安静指示、などが該当する。

e. 湿潤の増加

排泄管理の状況変化に伴い皮膚湿潤が開始された状況、あるいは、全身の皮膚が湿潤状態に曝される状況の開始を指す。①尿失禁、②便失禁、③発汗（多汗）、などが該当する。

f. ずれの増加

ADLの拡大やケア変更により、摩擦とずれが起こる状況の開始を指す。一般状態の回復によって、リハビリテーションが開始されたことなどが該当する。

3 ● K式スケールの信頼性と妥当性

　筆者らは、K式スケールの信頼性と妥当性を、高齢者を対象にブレーデンスケールと比較、検討した[24]。信頼性は、評点者間一致率で、妥当性は予測妥当性で評価し、精度（感度・特異度）と褥瘡発生予測時期で評価した。

　まず、エキスパートナースとの評定者間一致率は、K式スケールが79.0%、ブレーデンスケールが64.6%であった。さらに看護者の熟練度別評定者間一致率は、K式スケールでは新人群75.4%、中堅群82.5%となり、ブレーデンスケールでは新人群58.3%、中堅群70.8%であった。K式スケールは両群間の一致率に有意差はなかったが、ブレーデンスケールでは有意に新人群の一致率が低かった。ブレーデンスケールは採点に熟練を要するが、K式スケールは熟練度に関係なく同一対象に同様な評価が得られるスケールであるといえた。

　予測妥当性については、K式スケールの感度73.7%、特異度74.2%であり、ブレーデンスケールの感度84.2%、特異度38.7%であった。K式スケールの方が、両者の総和が大きくかつ特異度が高く、妥当性の高いスケールであるといえた。褥瘡発生予測時期は、褥瘡発生日までのスケールの得点推移を比較したところ、K式スケールでは、発生日の1週間前に約7割が得点加算されていたのに対し、ブレーデンスケールでは得点の変化がみられていないという結果であった。

　つまり、K式スケールでは、毎週の採点によって褥瘡発生リスク増をアセスメントし、発生時期が予測可能であると考えられた。但し、高齢者を対象としているため、療養環境が異なる対象への一般化にはさらなる検証が必要であると考える。

4 ● いつ、どのような頻度で判断するとよいか

　スケールの採点を始めるのは、なんらかの理由により、床上生活を余儀なくされている状態、または促さなければ臥床がちな場合である。また完全な床上生活でなくても、床を離れる時間がポータブルトイレ使用時に限られるというふうに、1日24時間の中で圧倒的に短い場合も含む。

　前段階要因はスケール採点開始時から以後2週間ごと、状態が大きく変化しない高齢者では1ヵ月間隔で採点を行う。また、引き金要因は1週間ごとに採点する。但し、状態の変化が著しい場合は、48時間ごとに採点する（あくまで目安）。

5 ● 危険点は何点か

前述の検討においては前段階要因がない患者には褥瘡発生はなく、逆に発生者は必ず前段階要因を有していた。すなわち前段階要因を1つでも保有している患者は、褥瘡発生危険状態であるとスクリーニングができる。そして、その状態に引き金要因が1つでも加わると、1週間以内に褥瘡発生の危険が高い、といえる。

4. OH スケール（大浦・堀田スケール）(表2)

1 ● OH スケール[25]とは

平成10年から3年間にわたる厚生労働省長寿科学総合研究班（大浦武彦 班長）による調査をもとに作成されたスケールである（373、374頁参照）。データは急性期病院、長期療養施設、在宅から収集され、単変量解析・多変量解析の統計処理により褥瘡危険要因が検出された。スケールは4項目からなり、点数配分は0～3点で、項目によって点数の重みが異なっており、得点域は0～10点となる。また危険因子を「もつ」か「もたない」かによって発症した褥瘡を2つに分類した。1つは危険要因をもたない人（自立した人）に発症した褥瘡を「偶発性褥瘡」、危険因子をもつ人に発症した褥瘡を「起因性褥瘡」と評価した。本邦の高齢者の褥瘡は、後者の「起因性褥瘡」が多いといえる。

表2 褥瘡危険要因点数表（全患者版）OH スケール

危険要因		点数
自力体位変換 麻痺・安静度 意識状態の低下（麻酔覚醒、薬剤）	できる どちらでもない できない	0点 1.5点 3点
病的骨突出（仙骨部）	なし 軽度・中等度 高度	0点 1.5点 3点
浮腫	なし あり	0点 3点
関節拘縮	なし あり	0点 1点

2 ● 危険要因とそのスコア化

a. 自力体位変換

「できる」・「できない」、これ以外の「どちらでもない」に分類する。「できる」0点、「どちらでもない」1.5点、「できない」3点に配分されている。「できない」原因には麻痺、意識状態の低下、安静などがあるが、原因の如何を問わず自力で体位変換がどれだけできるかを評価する。

b. 病的骨突出[26]

「なし」・「軽度・中等度」・「高度」の3つに分類する。それぞれ0・1.5・3点に配分されている。骨突出とは仙骨部中央から8cm離れたところでの2cm以上の高低差があるかを調べる。その程度を簡易測定定規で判断することも可能である。

c. 浮腫

「なし」・「あり」の2つに分類する。0・3点に配分されている。浮腫とは下肢・背部など褥瘡部以外の場所で、指の圧痕が残る状態を指す。

d. 関節拘縮

「なし」・「あり」の2つに分類する。0・1点に配分されている。関節拘縮とは四肢の関節可動制限があることである。

3 ● OHスコアによる患者のレベル分け (表3)

上記の危険要因を採点し、その合計点により患者を4段階に分類している。偶発性褥瘡は危険要因なし（0点）で、起因性褥瘡は、軽度（1～3点）・中等度（4～6点）・高度レベル（7～10点）に分類されている。

意識状態と病的骨突出は0、1.5、3点の3段階評価、浮腫と関節拘縮は2段階で評価し、それぞれ0、3点と0、1点であり、合計点でランクづけする。軽度は0～3点、中等度は4～6点、高度は7～10点と識別する。

表3 OHスコア（危険要因保有の程度）のレベル分けと褥瘡発症確率

OHスコア（危険要因保有合計点数）		点数	褥瘡発症確率
偶発性褥瘡	危険要因なし	0点	—
起因性褥瘡	軽　度レベル	1〜3点	約25%以下
	中等度レベル	4〜6点	約26〜65%
	高　度レベル	7〜10点	約66%以上

4 ● OHスコアによる褥瘡発症確率（表3）

　OHスコアによる褥瘡発症確率は、このスケールの前身である大浦スケール（自力体位変換が意識状態）によると軽度レベルで約25％以下、中等度レベルで約26〜65％、高度レベルでは約66％以上とされており、すべての危険因子を重症の状態でもつ場合は91％とされ、たとえ治癒しても再発しやすい状態であると述べている。

5 ● OHスケールの長所・短所

　大浦[25]によると、長所は、①シンプルでかつ使用が容易、②OHスケールの各レベルごとの褥瘡発症確率、治癒期間が検証されている、③看護計画や治療計画を立てる際に有用、④各病院間の看護・介護レベルの比較が可能で医療の質が評価できそう、としている。

　一方短所は、①栄養、湿潤の項目が入っていない、②ブレーデンスケールと比較し採点誤差が心配、との報告がある。大浦スケールでの得点誤差の検討では、看護師と医師では、医師の方が有意に高く採点したという報告[3]がある。

　どのスケールを用いても、圧力の除去、スキンケア、栄養状態の管理の必要性と優先順位を決めることが大切である（図8）。

5. 厚生労働省危険因子評価（表4）[27]

1 ● 厚生労働省危険因子評価

　褥瘡対策に関する診療計画書（別紙様式5）に含まれており、患者の日常生活自立度を

```
                        日中の大半をベッド上で生活
                                  ↓
                        スケールによるリスクアセスメント
                                  ↓
         ┌────────────────────────┼────────────────────────┐
         ↓                        ↓                        ↓
 BS・BSQ:知覚の認知・可動性・活動性   BS・BSQ:湿潤・摩擦とずれ      BS:栄養状態
 KS:自力体位変換不可・骨突出あり・体圧増加開始  KS:湿潤開始・ずれ開始    KS:栄養状態悪い
 危険因子:基本的動作能力・病的骨突出・関節拘縮  危険因子:皮膚湿潤・浮腫   危険因子:栄養状態低下
         ↓                        ↓                        ↓
     ┌─────────┐           ┌──────────────────────────────┐
     │  圧  迫  │           │        組  織  耐  久  性       │
     └─────────┘           └──────────────────────────────┘
         ↓                        ↓                        ↓
  体圧分散ケア               スキンケア                 栄養状態の管理
  ・臥床時                   ・摩擦とずれ                ・食事摂取方法
    体位変換                   体位変換                  ・半消化態栄養剤の使用
    用具の使用                 皮膚保護材の使用           ・蛋白補助食品の追加
  ・座位時                     用具の使用
    姿勢保持                 ・湿潤                     ・ケア確認
    用具の使用                 便失禁時
  ・ケア確認                   尿失禁時
    簡易体圧測定器使用による体圧の確認  シーツの選択
    寝具の底付き現象の確認    ・ケア確認
                                  ↓
                          患者・家族指導              BS:ブレーデンスケール
                                  ↓                  BSQ:ブレーデンQスケール
                              評  価                 KS:K式スケール
                                                     危険因子:厚生労働省
```

図8 ケア基準

表4 褥瘡対策に関する診療計画書（厚労省 別紙様式5）

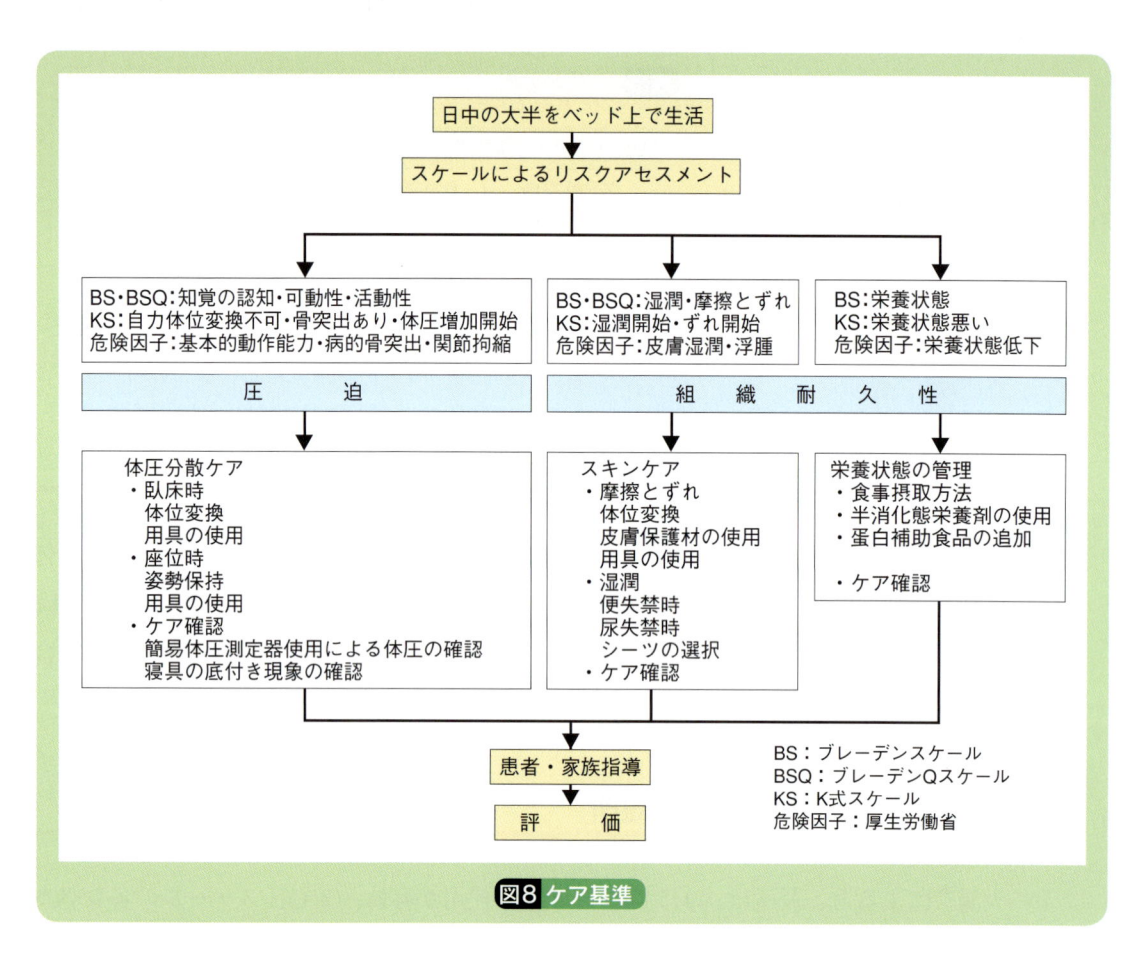

危険因子の評価	・基本的動作能力（ベッド上　自力体位変換） 　　　　　　　　（椅子上　座位姿勢の保持、除圧）	できる できる	できない できない
	・病的骨突出	なし	あり
	・関節拘縮	なし	あり
	・栄養状態低下	なし	あり
	・皮膚湿潤（多汗、尿失禁、便失禁）	なし	あり
	・浮腫（局所以外の部位）	なし	あり

日常生活自立度でJ1～A2である対象は当該計画書の作成は不要。

判定し、自立度の低い患者について診療計画を作成し褥瘡対策を立てるために必要な評価リストである。この評価は6項目あり、「できる・できない」「あり・なし」の二者択一方式となっている。配点がされていないためスケールとして用いるのではなく、危険因

子が1つ以上「できない」または「あり」の場合、それに対して看護計画を立案する指針となる。

2 ● 危険因子の項目の定義

a. 基本的動作能力

　ベッド上と椅子上で患者をアセスメントする。ベッド上では自力体位変換ができるか、椅子上では座位姿勢の保持ができるか・除圧ができるかを確認する。自力体位変換とは自力で身体の向きを変えることを指す。本人の意思を問うものではなく、実際にできているか否かを評価する。座位姿勢の保持とは、特に姿勢が崩れたりせず座ることができることを指す。座位時の除圧とは、自分で姿勢を変えることができることを指す。椅子上の評価は、椅子(車椅子など)に座ることがある場合に実施する。

b. 病的骨突出

　病的骨突出とは、仙骨部の場合、両臀部の高さが同じまたは突出している状態を指す。骨突出度計や体圧計を使用して判断することもできる。

c. 関節拘縮

　関節拘縮とは四肢の関節可動域に制限があることを指す。屈曲・伸展拘縮や変形などをいう。

d. 栄養状態低下

　栄養低下とは褥瘡発生を予防するための栄養が適切に供給されていないことを指し、アルブミンを指標とするとされている。3.0～3.5g/dlを指標としているが、血液検査がない場合には判断ができない。今後体重減少や喫食率などで検討予定である。

e. 皮膚湿潤

　皮膚湿潤とは汗・尿・便による湿潤を指す。多汗による皮膚湿潤とは、多量の汗をかくこと、尿失禁による皮膚湿潤とは、臀部皮膚が尿で濡れていること、そして便失禁による皮膚湿潤とは、便が臀部皮膚に付いている時間があること、を指す。上記のどれか1つでも該当すれば、皮膚湿潤あり、となる。

f. 浮腫

浮腫とは、褥瘡局所以外の部分で皮下組織内に組織間液が異常に貯留した状態を指し、下腿前面脛骨部、足背、あるいは背部で確認することができる。

（大桑麻由美）

文　献

1) Braden B, Bergstrom N : A conceptual shema for the study of the etiology of pressure sore. Rehabil Nurs 12(1) : 8-16, 1987.
2) Braden B, Bergstrom N : Clinical utility of the Braden Scale for predicting pressure sore risk. Decubitus 2(3) : 44-51, 1989.
3) 真田弘美，ほか：日本語版 Braden Scale の信頼性と妥当性の検討．金大医短紀 15 : 101-105, 1991.
4) バーバラ・ブレーデン：ブレーデンスケールを使った褥瘡発生危険度の予測；証拠に基づく臨床実践の一環として．褥瘡ケアアップデイト，真田弘美（監修），pp2-34, 照林社，東京，1999.
5) Bergstrom N, Braden B, Laguzza A, et al : The Braden Scale for Predicting Pressure Sore Risk. Nursing Reseach 36(4) : 205-210, 1987.
6) 小藤幹恵，真田弘美，須釜淳子，ほか：臨床における日本語版 Braden Scale の信頼性と妥当性の検討．金大医短紀 16 : 91-93, 1992.
7) 真田弘美，ほか：特別養護老人ホームでの褥創ケアアルゴリズムの有効性の検討．第 25 回日本看護学会集録・老人看護，pp170-174, 日本看護協会，東京，1992.
8) Quigley SM, Curley MA : Skin integrity in the pediatric population ; preventing and managing pressure ulcers. J Soc Pediatr Nurs 1(1) : 7-18, 1996.
9) 宮下弘子，草野圭子，江口　忍：未熟児・乳幼児・小児の褥瘡予防と治療．特集褥瘡もう一度知りたいキホン．Expert Nurse 19(11) : 52-55, 2003.
10) Curley MA, Razmus IS, Roberts KE, et al : Predicting pressure ulcer risk in pediatric patients ; the Braden Q Scale. Nurs Res 52(1) : 22-33, 2003.
11) Wound Ostomy and Continece Nurses Society : Guideline for Prevention and Management of Pressure Ulcers. II. Etiology of Pressure Ulcer, pp2-9, Wound Ostomy and Continence Nurses Society, Glenview, 2003.
12) 今江淳子，ほか：褥創ケアが行われている ICU 入室患者の褥創発生に関わる要因の検討．日本看護学雑誌 12(3) : 172-173, 1992.
13) 真田弘美，須釜淳子，稲垣美智子，ほか：褥創発生要因の変化と褥創発生との関係；終末期患者の検討．日本看護科学学会誌 15(3) : 144, 1995.
14) 真田弘美，紺家千津子，須釜淳子，ほか：褥瘡発生要因の変化と褥瘡発生との関係；高齢者での検討．日本看護科学学会誌 16(2) : 308, 1996.
15) 真田弘美，須釜淳子，紺家千津子，ほか：褥瘡発生要因の変化と褥瘡発生との関係．日本 ET 協会学術雑誌 1(2) : 22-23, 1997.

16) 真田弘美，須釜淳子，紺家千津子，ほか：褥創発生予測試作スケール（K式スケール）の信頼性と妥当性の検討．日WOC会誌 2(1)：11-18，1998．

17) 真田弘美，永川宅和，須釜淳子，ほか：高齢者の褥創発生と骨突起との関係．日本ET協会学術雑誌 1(1)：34-41，1997．

18) 須釜淳子，真田弘美，稲垣美智子，ほか：紙おむつの枚数と湿潤状態の違いによる車椅子座位時の体圧と皮膚血流の変化．金沢大学医学部保健学科紀要 21：79-82，1997．

19) 須釜淳子，真田弘美，紺家千津子，ほか：高齢者における褥瘡予測と仙骨部体圧との関係．褥瘡会誌 2(2)：186，2000．

20) 須釜淳子，真田弘美，紺家千津子，ほか：高齢者用簡易栄養状態アセスメント用具の妥当性．褥瘡会誌 4(1)：55-59，2002．

21) Agency for Health Care Policy and Research：Clinical practice guideline 3, Pressure ulcer in adult；prediction and prevention. AHCPR Publication, Rockville Maryland, 1992.

22) 美濃良夫：褥瘡予防のための栄養管理．看護技術 42(1)：24-29，1996．

23) 須釜淳子，ほか：褥瘡ケアにおけるマルチパッド型簡易体圧測定器の信頼性と妥当性の検討．褥瘡会誌 2(3)：310-315，2000．

24) 大桑麻由美，真田弘美，須釜淳子，ほか：K式スケール（金大式褥瘡発生予測スケール）の信頼性と妥当性の検討．褥瘡会誌 3(1)：7-13，2001．

25) 大浦武彦，堀田由浩，石井義輝，ほか：全患者版褥瘡危険要因スケール（大浦・堀田スケール）のエビデンスとその臨床応用．褥瘡会誌 7(2)：761-772，2005．

26) 大浦武彦，真田弘美，中條俊夫，ほか：病的骨突出，関節拘縮，浮腫；褥瘡発生要因の抽出とその評価．褥瘡会誌 5(1-2)：140-143，2003．

27) 日本褥瘡学会（編）：褥瘡対策の指針．照林社，東京，2002．

3 Pressure Ulcers

褥瘡の予防

3·1 臥位での褥瘡を予防する

[1] ポジショニング

　褥瘡ケアに関する研究・開発は、留まることを知らないかのように進展し続けている。その中でも、「褥瘡を発生させない」あるいは「褥瘡を増悪させない」という予防ケアが重視されるようになり、その方法への根拠（エビデンス）解明がなされている。特に、褥瘡発生に関するメカニズムが多方面から解明されるようになり、褥瘡の治療に関係する局所ケアについてのエビデンスは確立しつつある。

　しかし、予防ケアの中でも寝床環境の調整として、日常多くの時間と労力が必要となる体位変換に関するケアの有効性とその根拠については、十分とは言い難い面がある。褥瘡予防のガイドライン検討が待たれるところでもある。

　本稿では、体位変換を含むポジショニングの必要性とその根拠、さらには実際について述べる。

　体位変換とポジショニングの使い分けについて、明確に定義したものは見あたらない。よって、「患者の身体的・精神的・社会的安楽・安全のために、動けないことから起こるさまざまな悪影響に対して予防的対策を計画的に行い、自然な体軸の流れを整え現状維持から改善に役立つよう、体位づけの管理を行うこと」と、便宜上ポジショニングについて定義づけを行う。

　さらに、体位変換とポジショニングの違いについては、以下のように考えたい。体位

3. 褥瘡の予防 ❶臥位での褥瘡を予防する

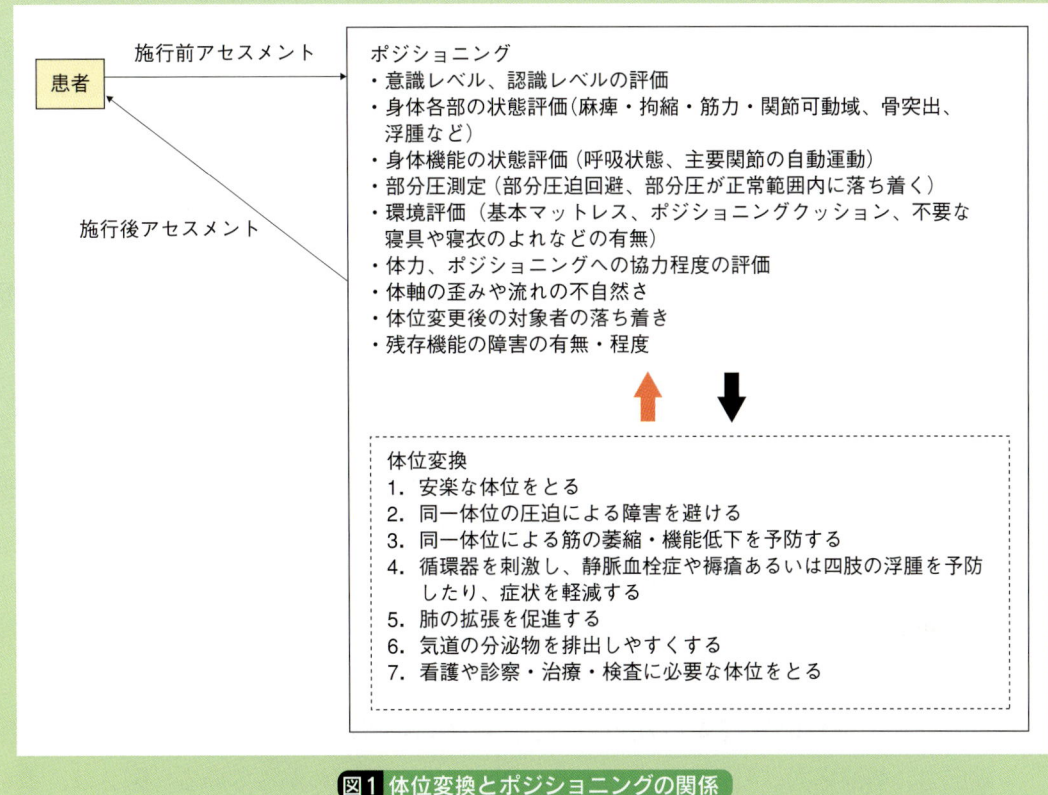

```
患者 ──施行前アセスメント──→  ポジショニング
 ↑                            ・意識レベル、認識レベルの評価
 │                            ・身体各部の状態評価（麻痺・拘縮・筋力・関節可動域、骨突出、
 │                              浮腫など）
 │                            ・身体機能の状態評価（呼吸状態、主要関節の自動運動）
 │                            ・部分圧測定（部分圧迫回避、部分圧が正常範囲内に落ち着く）
 └──施行後アセスメント──       ・環境評価（基本マットレス、ポジショニングクッション、不要な
                                寝具や寝衣のよれなどの有無）
                              ・体力、ポジショニングへの協力程度の評価
                              ・体軸の歪みや流れの不自然さ
                              ・体位変更後の対象者の落ち着き
                              ・残存機能の障害の有無・程度
                                         ↑  ↓
                              体位変換
                              1. 安楽な体位をとる
                              2. 同一体位の圧迫による障害を避ける
                              3. 同一体位による筋の萎縮・機能低下を予防する
                              4. 循環器を刺激し、静脈血栓症や褥瘡あるいは四肢の浮腫を予防
                                 したり、症状を軽減する
                              5. 肺の拡張を促進する
                              6. 気道の分泌物を排出しやすくする
                              7. 看護や診察・治療・検査に必要な体位をとる
```

図1 体位変換とポジショニングの関係

（氏家幸子，ほか：基礎看護技術Ⅰ．第6版，pp57-58，医学書院，東京，2005を一部参考として作成）

変換は総合的なケアであり、看護ケアのみならず診療の補助介助業務の一端を示すものであり、人を動かす際の留意点とそれによる効果についての基本事項が確認できる[1]。この基本事項を踏まえ、患者個々の具体的な課題についてアセスメントし、どのような物品をどのように用いるか、どのような体位を選択するかなど、応用的な考察・検討を必要とすることがポジショニングには求められる。よって、体位変換による基本事項を踏まえつつ、患者個々の課題に対し応用的な観点に立って、患者により好ましい体位づけを検討することがポジショニングであり、体位変換を包摂するものをポジショニングとして、本稿では捉えたい。図1には、体位変換とポジショニングの関係について図示した[1]。

以下、具体的な内容として体位変換の必要性や体位のとり方について、さらには褥瘡の発生・悪化に影響を与える摩擦・ずれについて考察しながら、予防ケアとしてのポジショニングについて述べていく。

1. 体位変換の必要性

1 ● 褥瘡発生に関係する応力・時間・頻度

　まず、体位変換の必要性については、褥瘡発生メカニズムを検討することで、その根拠をよく理解することができる。

　褥瘡は、持続的な同一部位への圧迫による血流の障害から起こる皮膚の損傷などと説明されてきた。200mmHg以上の圧が持続的に2時間以上加わると皮膚に壊死が起こることが明らかにされている[2]。われわれがベッドサイド・ケアで2時間おきの体位変換を行う理由は、こうした結果に基づくものである。

　しかし最近では、こうした圧迫と時間の説明では不足することが明らかとなった。生体工学分野からの研究が進み、応力と時間と頻度が、褥瘡の原因になる血流障害に影響を及ぼすというものである。

　応力とは、物体が外部から力を受けたときに物体内部に発生する力のことを指し、圧縮応力、剪断応力、引っ張り応力の3種類があることがわかっている。図2は、手を使って応力が発生した状態を示したものである。左手の甲を右の人差し指でずれを想定して押したものであるが、押された側の手の甲の変化に、応力の3種類が生じていることが理解できる。指で押された直上は、圧縮応力がかかり縮み、押した下側は伸びており引っ張り応力が発生している。また、押した指周辺の皮膚はねじれており剪断応力がかかっていることがわかる。

　こうした応力が、体位変換の際に生じ複雑に絡み合い組織内の循環不全状態を引き起こし、皮膚の損傷や壊死を起こす原因になる。また、いったん圧迫によって循環不全と虚血を起こしたところに血流が再開されると、再還流による循環障害が起こり、これも褥瘡の重要な原因と指摘されている[3]。よって、発生する応力・時間そして頻度が重要となるわけである。

　このように圧迫から発生する応力によ

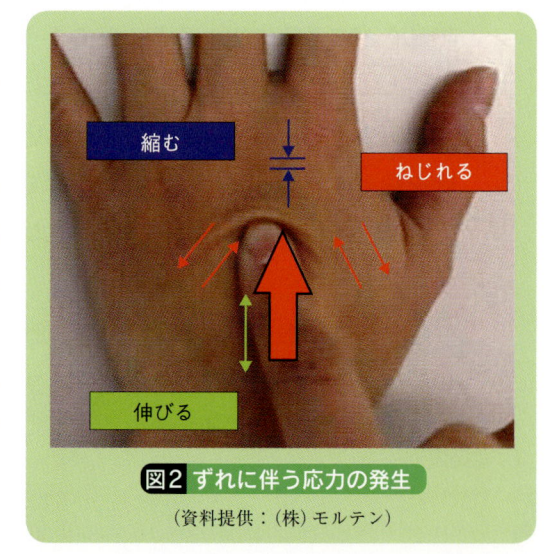

図2　ずれに伴う応力の発生
（資料提供：（株）モルテン）

る組織内への影響を排除するために、体位変換は必要となる。

2 ● 体位変換を困難とする要因とその仕方

　では、体位変換の必要性ならびにその重要性が理解できたと思うが、体位変換を困難にする理由とはなんだろうか。人間本来には、血流障害や阻害が起きたとき、「痛い」「しびれる」などの皮膚感覚を察知し、自分で自分の身体を無理なく安全に動かす力をもっている。しかしそうした力が、疾患や状況からうまく使われないときがある。例えば、脳血管疾患や脊髄損傷などにより身体に麻痺が起こった場合や、検査後安静の必要があるときなどである。

　このような場合は、自力による自然で安楽、そして安全な体位変換が障害される。そこで、体位変換を計画的に他力によって行う必要が出てくる。そのとき、ただ単に身体の向きや形を変えればよいのではなく、生理学的な状況や身体の特徴を考えながら、筋肉の緊張がなく、身体各部および内臓への強い圧迫を与えず、脊柱の生理的彎曲ができるだけ保たれるような体位としての形を検討し、そして応力の発生を極力抑えるように体位変換を行うことが重要になってくるということである。

3 ● 体位変換に関係する摩擦・ずれ

　体位変換に関係する要因として重要な項目は、Braden らが示した褥瘡発生要因の概念図に示されるように[4)5)]、皮膚の湿潤・摩擦・ずれの増加がある（図3）。体位変換を行う際、患者の体重が重い、あるいは麻痺や関節拘縮が顕著でなかなかうまく体位変換

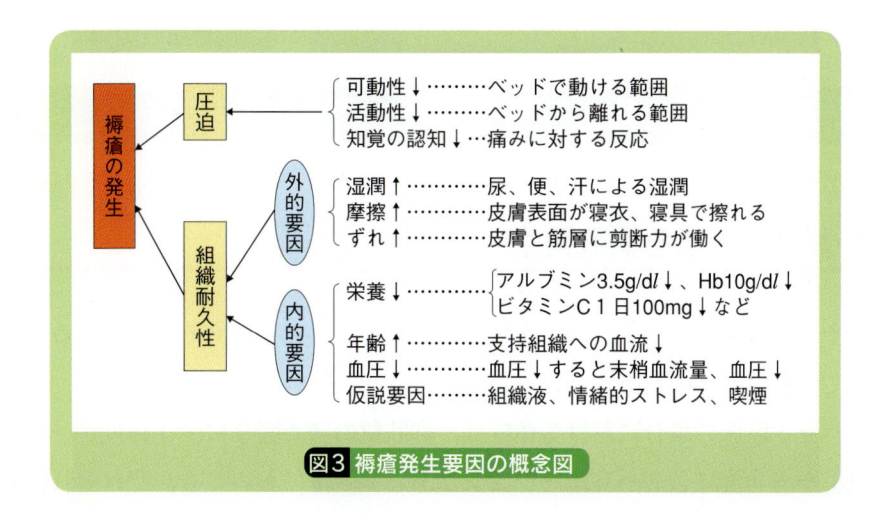

図3 褥瘡発生要因の概念図

褥瘡の発生
- 圧迫
  - 可動性↓……ベッドで動ける範囲
  - 活動性↓……ベッドから離れる範囲
  - 知覚の認知↓…痛みに対する反応
- 組織耐久性
  - 外的要因
    - 湿潤↑……尿、便、汗による湿潤
    - 摩擦↑……皮膚表面が寝衣、寝具で擦れる
    - ずれ↑……皮膚と筋層に剪断力が働く
  - 内的要因
    - 栄養↓……アルブミン3.5g/dl↓、Hb10g/dl↓
      ビタミンC 1日100mg↓ など
    - 年齢↑……支持組織への血流
    - 血圧↓……血圧↓すると末梢血流量、血圧↓
    - 仮説要因……組織液、情緒的ストレス、喫煙

図4 ケアにより生じたずれなど

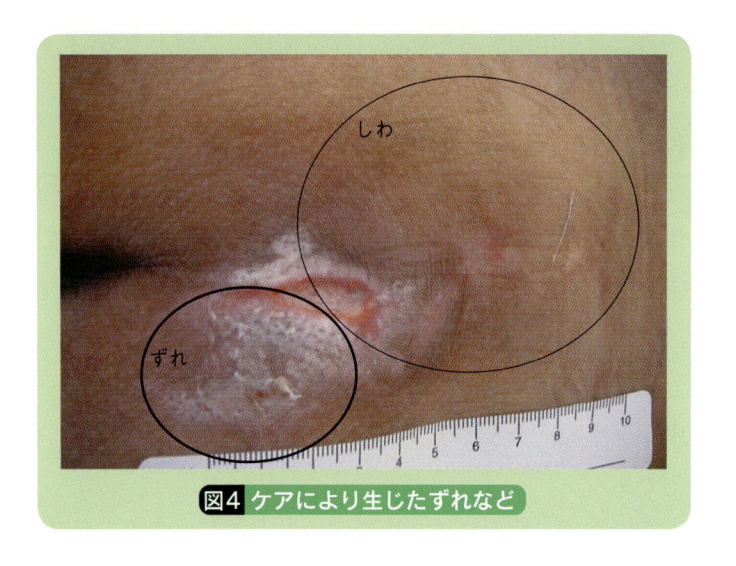

が行えない場合、患者の身体を引っ張りながら、あるいは体位変換後も患者の寝衣や下シーツのしわなどを十分に伸ばすことができないというようなことはないだろうか（**図4**）。このような状況は、先に述べた応力を容易に発生することにつながる。

仮に皮膚が湿潤すると、皮膚の表皮がおむつや下着にぴったり重なる。しかし、体位変換によって身体の中心、あるいは骨周辺部の筋肉など皮下組織は移動するので、皮膚の上層と内部との間にずれが起こることになり、剪断応力を増強させてしまう。あるいは摩擦が起こると、皮膚の上層が寝具や寝衣により擦れ損傷する原因になる。

高齢者やその家族は、褥瘡を「床ずれ」や「床づめ」というが、褥瘡発生に影響する摩擦やずれといった現象をよく言い表していると理解できる。摩擦やずれを起こさせないように、上手に身体を浮かすような体位変換をしなくてはならない。

2. ベッドでの体位

1 ● 体位による褥瘡発生

それでは、具体的にどのような体位変換をする必要があるのか考えるために、ベッド上での体位とその特徴について考えていこう。

ベッド臥床の場合における体位は、仰臥位のほか**図5**に示す体位が一般的である。仰臥位や各角度によるバリエーションがある側臥位においても、それぞれに褥瘡好発部位

図5 体位による褥瘡発生部位の変化

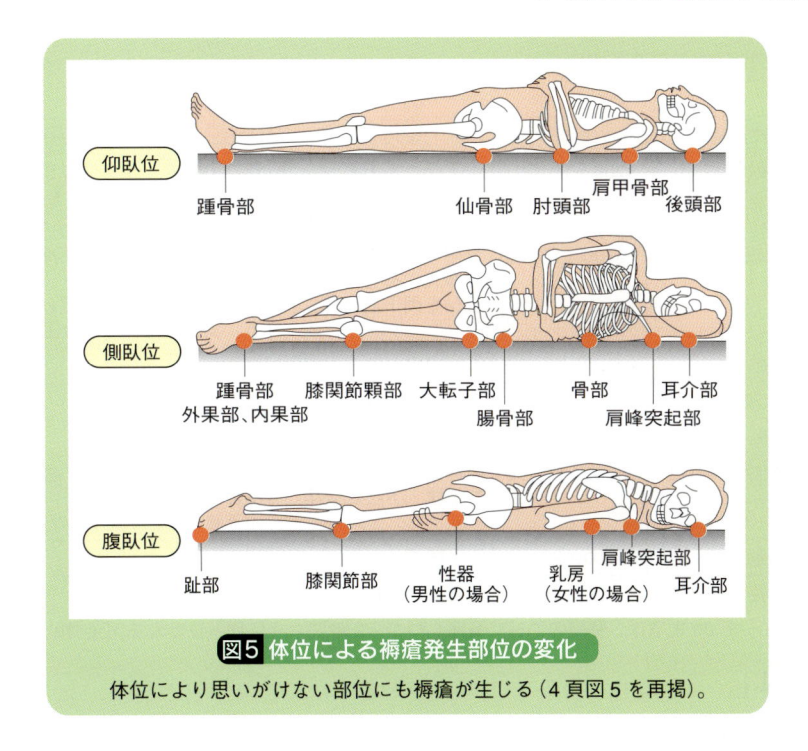

体位により思いがけない部位にも褥瘡が生じる（4頁図5を再掲）。

が予測できるので工夫する必要がある。

　まず、部分圧迫を受けやすく循環不全を起こしやすい状況を回避するために、各患者の状態や状況に応じた適切な体位変換方法（実際の体位やその仕方）を考慮しなくてはならない。仰臥位や側臥位などすべてのバリエーションを体位変換スケジュールの中に組み入れたくても、麻痺などがあれば麻痺側への側臥位が行えない場合もある。

　また、体位変換を行ったから「よい」とするのではなく、次の体位へ変換する際、今までの体位において皮膚の発赤などの異常はなかったか、常に観察することを怠ってはならない。さらに、ケアはチームで行われるので、計画的かつ効果的に体位変換が行われるために、体位変換計画表（**表1**）などを作成し、体位変換を実施する際に効果的で安楽・安全なポジションを維持するための留意点などを誰がみても理解でき、行えるようにすることも重要である。

2 ● 体位変換をする際の留意点

　体位変換を行う際に留意しなくてはならない点は、除圧と体圧分散が図れ、安楽で体位が安定していることである。

　除圧については、次項の「体圧分散寝具」において詳しく述べられるが、軟らかい素材

表1 体位変換計画表の例

体位変換方向	時間	使用物品	留意点
①仰臥位	8:00～10:00	両下肢：長方形クッションを挿入	臀部の寝衣・シーツのしわを伸ばす 踵の除圧：両下肢全体をクッションに載せ、踵を浮かせる
②右30度側臥位	10:00～12:00	背部へ30度クッション挿入、長方形クッションを両下肢の間に挿入	右肩の除圧に留意（30度クッションへの上体の載り具合の確認） 両下肢をできる限り広げ、体位を安定させる。両外踵部への部分圧迫に注意する
③仰臥位	12:00～14:00	①と同様	
④左30度側臥位	14:00～16:00	②とほぼ同様	左右の違いに留意
⑤仰臥位	16:00～18:00	①と同様	
⑥右完全側臥位	18:00～20:00	厚みのあるクッションを上肢・下肢に使用	枕の高さに留意する（右肩への圧迫回避のため） 両下肢をできる限り広げ、体位の安定を図る
⑦仰臥位	20:00～22:00	①と同様	
⑧左完全側臥位	22:00～24:00	⑥とほぼ同様	左右の違いに留意

24:00～8:00までは、睡眠の妨げに留意しつつ、2時間おきに仰臥位と左右完全側臥位を繰り返す。

と厚みのある寝具を使用することが重要になる。体位を支持するためのクッションなども硬いものよりは軟らかいもの、しかし軟らか過ぎて体重などによってつぶれてしまう素材はよくない。ベッドなどから直接圧を受けないよう除圧するため、ベッドと人体の間に間隙をつくるために物を挟むということが必要になる。また、分散効果を高めるためには、身体の狭い部分が接触することで圧迫を受けないよう、接触面積を広げるような工夫が重要になる。

　図6には、側臥位の場合を一例とした体位変換による全身体圧データを示す。何も使用しない場合（図6-a）では、肩・腸骨部・膝・踵部に部分的圧迫を受ける（全身体圧図で赤く示されている部分）が、図6-bのように、厚くて軟らかく、形状がしっかり維持できる素材のクッションなどを使用すれば、右肩の圧は左肩から左腕をクッションに載せることで除圧する（全身体圧図から赤色の範囲が狭くなっている）ことができる。また、腸骨部・膝部・踵部は、肩同様大きなクッションに左下半身の体重を預けることができるので、下に位置する右下半身への影響を回避できる。さらに、下肢を大きく広げることで、基底面積が広がり体位は安定する。よって、安楽で安定性・支持性に優れた体位変換を行うことができる。

　また、在宅でのようにクッションがない場合を考慮して毛布を丸めたもので代用し測定してみた（図7）。体圧分散寝具は布団を使用し測定した。また、布団の厚みは6cmだったので、1枚使用の場合と2枚使用とで比較してみた。結果としては、上述した完全側

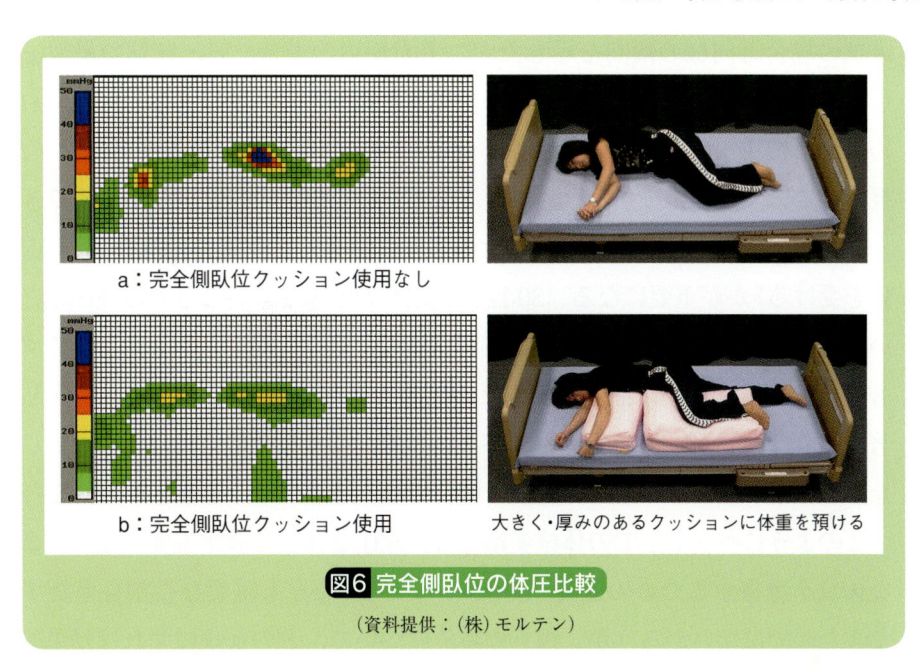

3. 褥瘡の予防 ❶臥位での褥瘡を予防する

a：完全側臥位クッション使用なし

b：完全側臥位クッション使用

大きく・厚みのあるクッションに体重を預ける

図6 完全側臥位の体圧比較

（資料提供：(株)モルテン）

毛布を丸めて使用

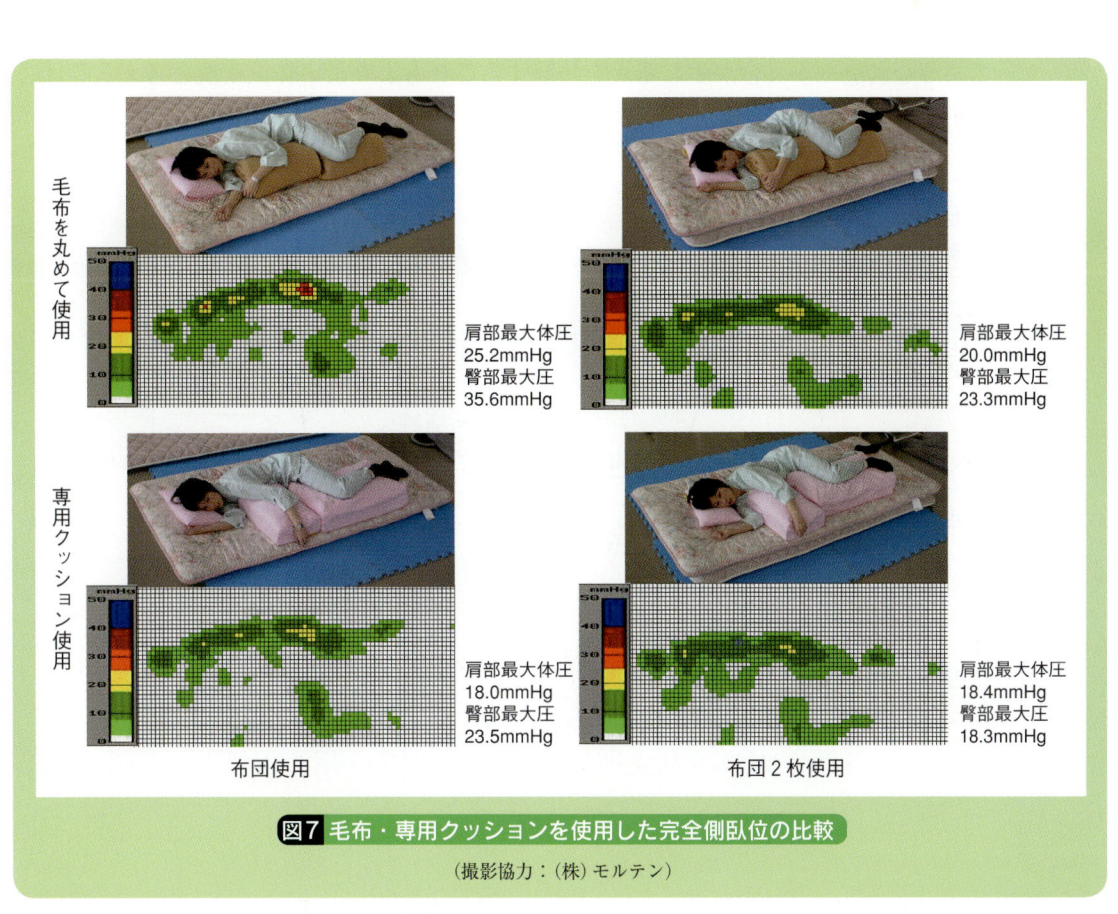

肩部最大体圧 25.2mmHg
臀部最大圧 35.6mmHg

肩部最大体圧 20.0mmHg
臀部最大圧 23.3mmHg

専用クッション使用

肩部最大体圧 18.0mmHg
臀部最大圧 23.5mmHg

肩部最大体圧 18.4mmHg
臀部最大圧 18.3mmHg

布団使用

布団2枚使用

図7 毛布・専用クッションを使用した完全側臥位の比較

（撮影協力：(株)モルテン）

55

臥位の場合と同様の傾向を示したが、毛布使用の場合、肩・臀部の最大圧が若干高くなった。毛布自体が硬い素材なので、体重を除圧する機能に劣ると考えられる。そのため長期に使用すると毛布に接触する側の皮膚に何か変化を起こす可能性があることや、夏などでは蒸れて発汗する原因になるなど、いくつかの心配事項が指摘できる。

　体位変換の基本は、部分圧迫をどのように回避し、体重の分散を図る（広い面積で体重を受ける）かが重要になる。30度側臥位や仰臥位がよいとされる理由は、角度の大きい場合より接触する面積をより広くもてることや、人間本来がもつ天然のクッションともいえる臀筋を上手に活用することができるからである（図8、9）。しかし、やせが顕著な場合は臀筋が十分に発達していないので、こうした結果には至らないことに留意しなくてはならない。また、仰臥位の場合では、踵部への除圧も忘れてはならない。

　このようにベッド上での体位変換では、除圧と体圧分散が重要になる。また、効果的な体位を維持するための道具（専用クッション）なども重要な役割を果たすことが理解できたのではないだろうか。種々の体位について、どのようにすれば効果的かを頭で考え工夫しながら行うことが重要であるが、実際に自分がそうした体位をとってみて、どのような苦痛や不具合が生じるかを体験することもよりよい体位変換を考える際に必要不可欠なことと筆者は考える。

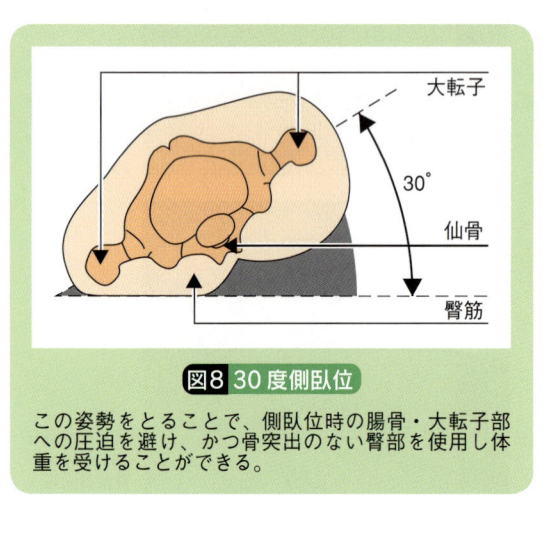

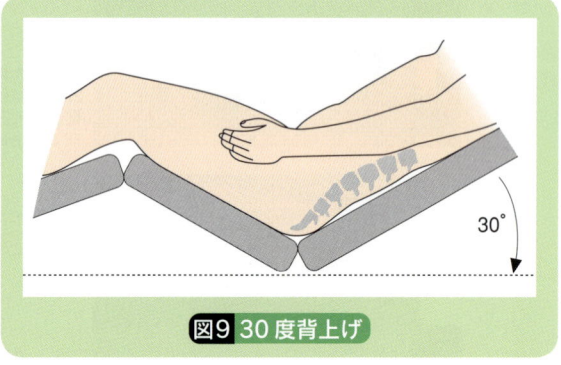

図8 30度側臥位
この姿勢をとることで、側臥位時の腸骨・大転子部への圧迫を避け、かつ骨突出のない臀部を使用し体重を受けることができる。

図9 30度背上げ

3. 摩擦・ずれの予防

1 ● 摩擦・ずれのメカニズム

　体位変換の際に起こしてはならない摩擦やずれについて、そのメカニズムを検討しよう。

　摩擦やずれは、簡単に体験することができる。電動ベッドに臥床し、動かないことを念頭において、ギャッチアップやギャッチダウンを行う。そうすると、背中から臀部にかけて、引っ張られると同時にどこからともなく圧迫されるような苦痛を感じる。これが体位変換によって生じる摩擦やずれの身体感覚の一例である。

　このほかには、通常のベッドメイキングをした綿シーツの上にバスタオルなどを敷き、ベッドの頭元側に目一杯上がった位置に臥床しベッドのギャッチアップをしてみよう。ベッドが上昇するごとに身体は足元へどんどんすべるが、身体の表層側はバスタオルによる摩擦係数の上昇により、身体がすべりにくいことを経験する。つまり、身体の表層は留まり、内部はずれるということを体感するのである（図10）。

　こうした摩擦・ずれの影響を全身体圧計で測定した結果を以下に示す。図11には、ギャッチアップ時の全身体圧の変化を示している。ベッドが挙上するに従い、身体が下方にずれ臀部圧が高くなる。と同時に、臥床位ではみられなかった背部の圧が高くなり（黄色の出現）、その範囲も挙上角度が増すごとに広がっていることがわかる。ベッド挙上角が最大になるとき、臀部圧・背部圧が最大に達する。この臀部と背部への変化が、

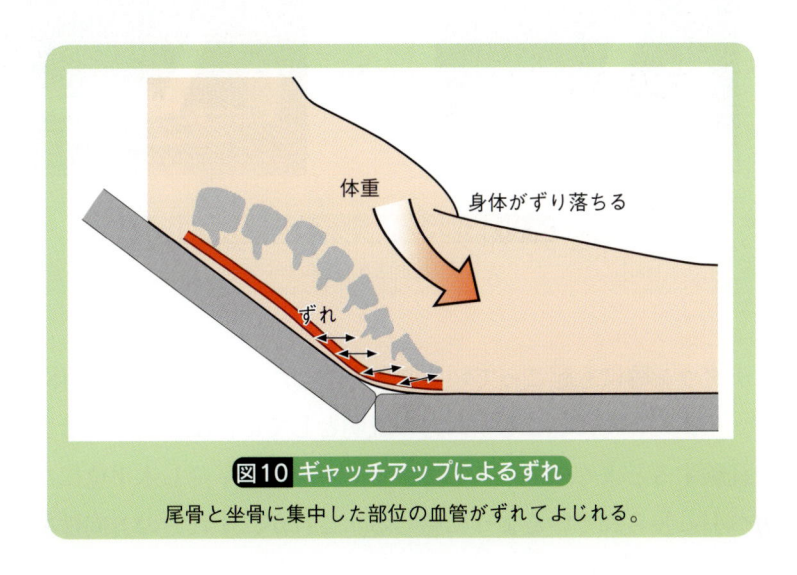

図10 ギャッチアップによるずれ
尾骨と坐骨に集中した部位の血管がずれてよじれる。

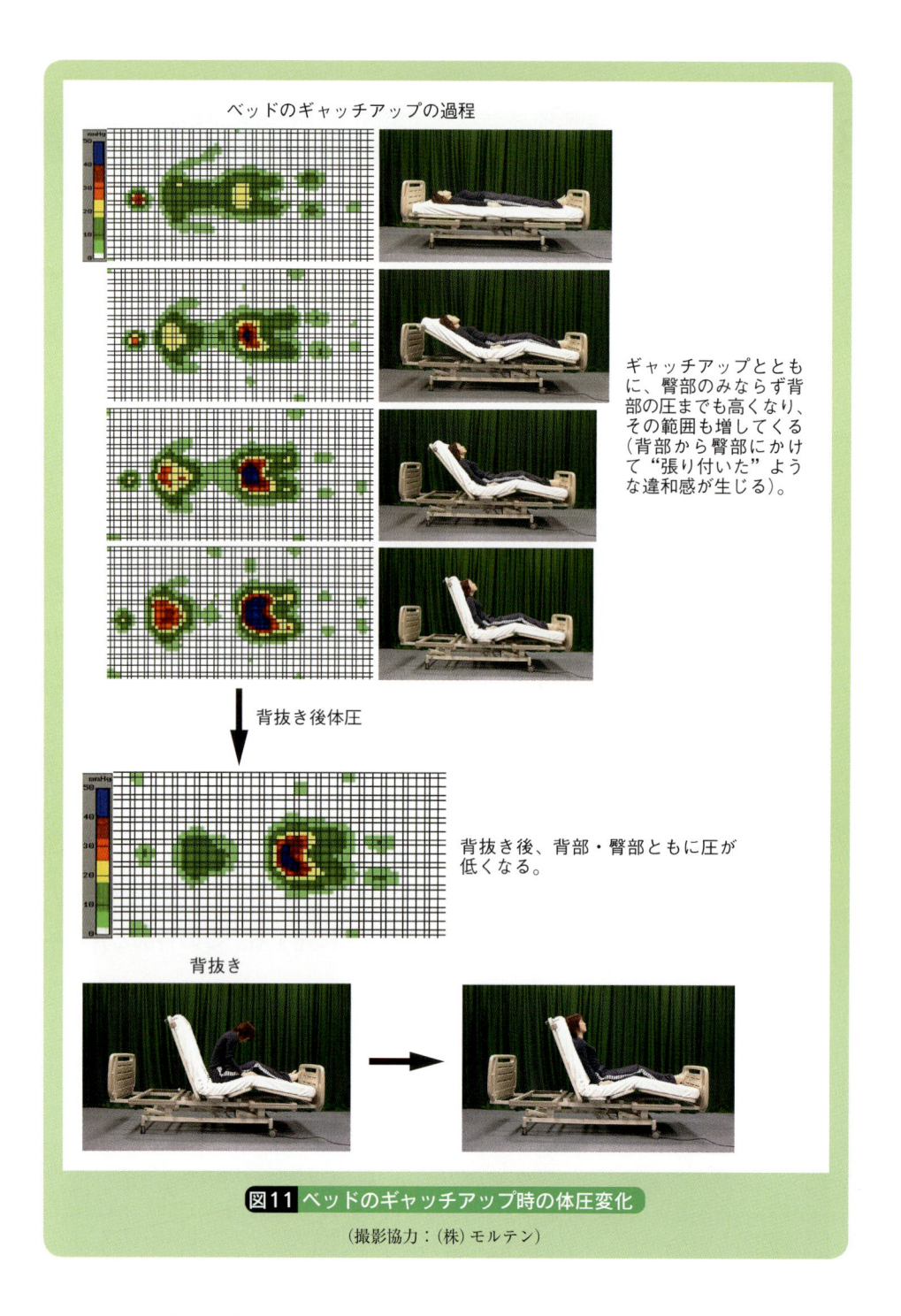

ベッドのギャッチアップの過程

ギャッチアップとともに、臀部のみならず背部の圧までも高くなり、その範囲も増してくる（背部から臀部にかけて"張り付いた"ような違和感が生じる）。

背抜き後体圧

背抜き後、背部・臀部ともに圧が低くなる。

背抜き

図11 ベッドのギャッチアップ時の体圧変化

（撮影協力：(株)モルテン）

ギャッチダウン時にも起こっていることを示したものが、図12の体圧図である。

ギャッチダウン時に起こるずれ力の説明としては、眼を閉じたまま臥床しギャッチダウンを経験するとよく理解できる。ベッドが徐々に下降し水平位になっても、頭はもっと下方へ引っ張られているように感じる。これが、ずれ力の方向性を示す身体感覚であ

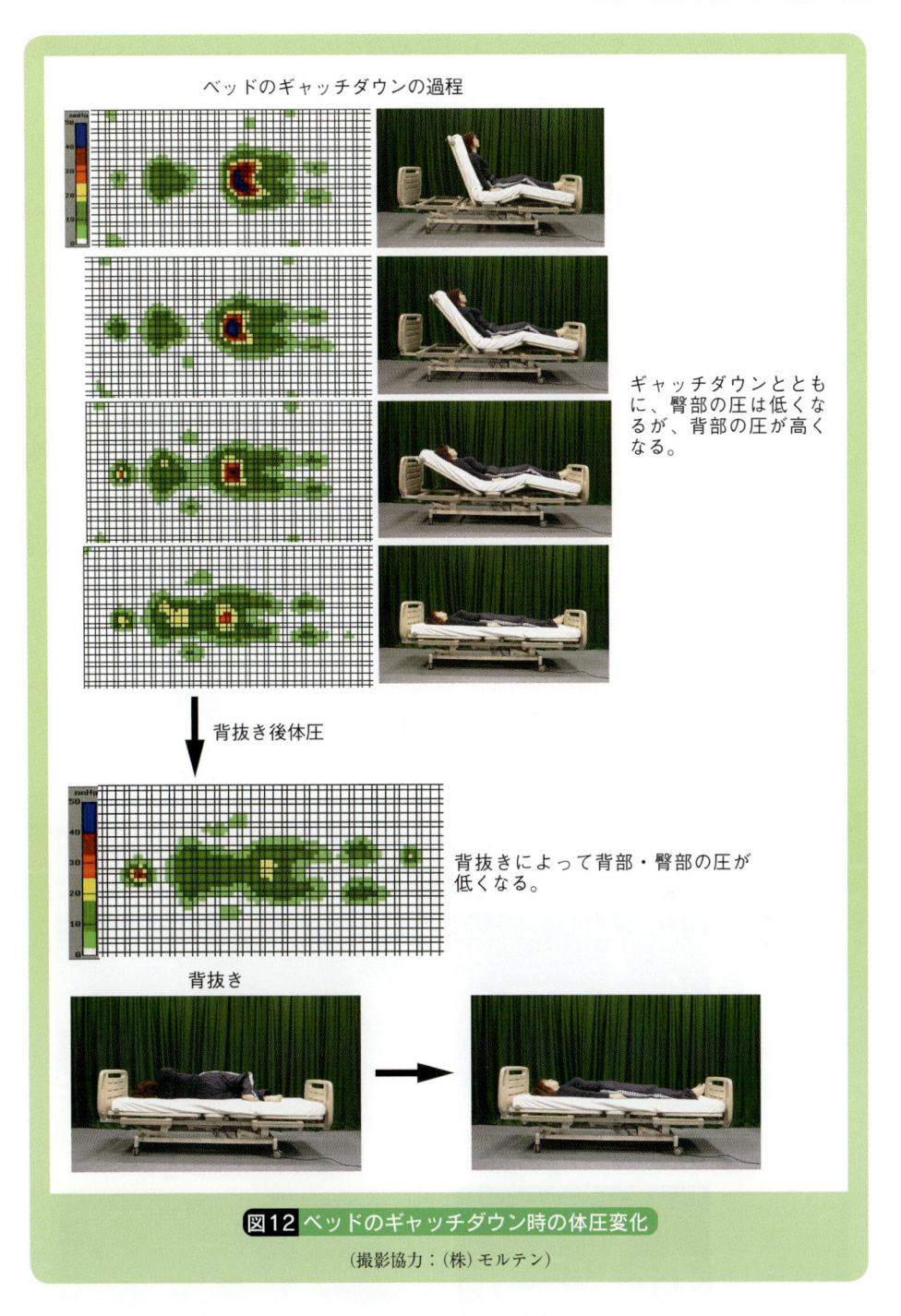

3. 褥瘡の予防 ❶臥位での褥瘡を予防する

ベッドのギャッチダウンの過程

ギャッチダウンとともに、臀部の圧は低くなるが、背部の圧が高くなる。

↓ 背抜き後体圧

背抜きによって背部・臀部の圧が低くなる。

背抜き

図12 ベッドのギャッチダウン時の体圧変化

(撮影協力：(株)モルテン)

る。このように、ベッドのギャッチアップ・ダウン時には、圧とずれの双方からの問題が生じるのである。

　このように、体位の形は変化していてもベッドのギャッチアップ・ダウンに伴うずれ力などにはなかなか気づけず、ケアとしても見過ごされることが多くあった。体位変換

という、患者の安楽や安全をもたらすためのケアにも、目にみえない危険性があることにわれわれは気づけなくてはいけない。

2 ● 摩擦・ずれを予防するケア：背抜きの効果

　摩擦・ずれを予防するケアとしては、「背抜き」が有効とされている。「背抜き」とは、「抱き起こし」と説明される文献もあるが[6]、ギャッチアップ・ダウンとともに生じる背中に張り付くような力（違和感）＝ずれ力を開放させる意味で使用するものである。「背抜き」には、完全に身体をベッドから離し背中から臀部への違和感を軽減させる方法と、背中から臀部部分のベッドを押し隙間をつくることで、背部の張り付きを剥がす方法、さらには背部へケア者の手を挿入し、張り付きを剥がす方法がある。背抜きは、臀部最大圧を30％程度軽減できるほか（図13）、背部から臀部への違和感や痛みが除かれ、何よりも気持ちよく安全に過ごせる。ベッドのギャッチアップ時には、少しでも身体が下方へずれることを予防するほか、大腿後面の接触面積を広げるために、膝上げを行い、30度挙上を基準に挙上角度を評価・設定し、ギャッチアップが完了した後には必ず「背抜き」を行うことを忘れてはならない。そして、ギャッチダウン時にも同様に「背抜き」を行うことが重要である。

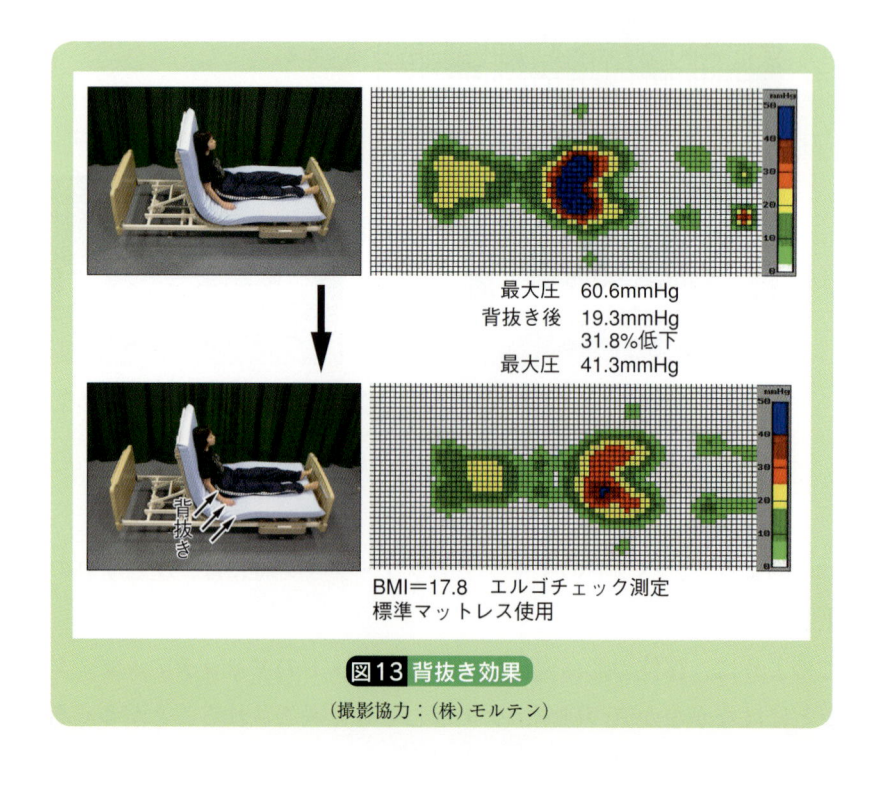

最大圧　60.6mmHg
背抜き後　19.3mmHg
　　　　　31.8％低下
最大圧　41.3mmHg

BMI＝17.8　エルゴチェック測定
標準マットレス使用

図13 背抜き効果

（撮影協力：(株)モルテン）

背抜きの効果を述べてきたが、まずは自らが、ギャッチアップ・ダウン時に生じる違和感＝苦痛を体験してみてほしいと思う。そうすれば、誰しも「背抜き」をしなくてはならない必要性を痛感できると同時に、煩雑な臨床にあっても、決してこの一手間を怠ってはならないことを強く認識されることであろう。

　以上ポジショニングについて説明したが、そのバリエーションは無数にある。その一つひとつに対する妥当性や信頼性を明らかにすることが、よりよいケア提供のために重要である。本稿で述べたいくつかは、無数に存在するポジショニングにおける課題に対し、検討していくうえでのヒントを提供したに過ぎないかも知れない。

　しかし、ポジショニングを考慮する際に留意しなくてはならない除圧と体圧分散を目指した肢位保持、そして摩擦やずれを回避するケア方法などは、どのようなポジショニングの際にも基本に位置づくものと考える。

　課題多きポジショニングだが、よりよい仕方や留意点が明らかにできるよう、臨床での英知をともに研鑽し共有していきたいものである。

（田中マキ子）

文献

1) 氏家幸子，ほか：基礎看護技術Ⅰ．第6版，pp57-58，医学書院，東京，2005．
2) 宮地良樹：褥瘡はなぜできる？　よくわかって役に立つ褥瘡のすべて，宮地良樹，真田弘美（編著），pp1-6，永井書店，大阪，2001．
3) 大浦武彦：褥瘡の基礎知識．褥瘡ケア完全ガイド，真田弘美（編），p3，学習研究社，東京，2004．
4) Braden BJ, Bergstrom N : A conceptual schema for the study of the etiology of pressure sores. Rehabil Nurs 12(1) : 8-16,1987.
5) Bergstrom N, Braden BJ : The Braden Scale for predicting pressure sore risk. Nurse Res 36(4) : 205-210, 1987.
6) 小長谷百絵：褥瘡ケアのエビデンス；摩擦・ずれ防止；ベッド挙上時の摩擦・ずれについて．エビデンスに基づく褥瘡ケア，真田弘美，須釜淳子（編），p13，中山書店，東京，2003．

［2］体圧分散寝具

1. 体圧分散寝具の原理

　体圧とは、ベッドなどの寝具から体表面に加わる圧力のことであり、褥瘡ケアには骨突出部に加わる圧力をできるだけ低く保つことが重要である。

　圧が加わることによる組織の侵襲度は圧力の大きさと圧力の持続時間によって影響される[1]。体圧分散寝具とは、圧力の大きさを小さくする、または持続時間を短くするような機能をもった寝具のことである。

　圧力の大きさを小さくするには、接触面積を広くして圧力を減少させる方法がある。図1で示すように、身体がマットレスに沈み込むことで、マットレスと身体との接触面積が広くなる。接触面積が広がれば、その部分に加わる圧力は小さくなる（静止型）。

　圧力の持続時間を短くするには、骨突出を一時的に浮かせて圧力の加わらない時間をつくる方法がある。これによって局所も圧力による侵襲度は一時的にゼロになる。空気が出入りして膨張と収縮を繰り返すエアマットレスはこの原理で製造されている（圧切替型）。

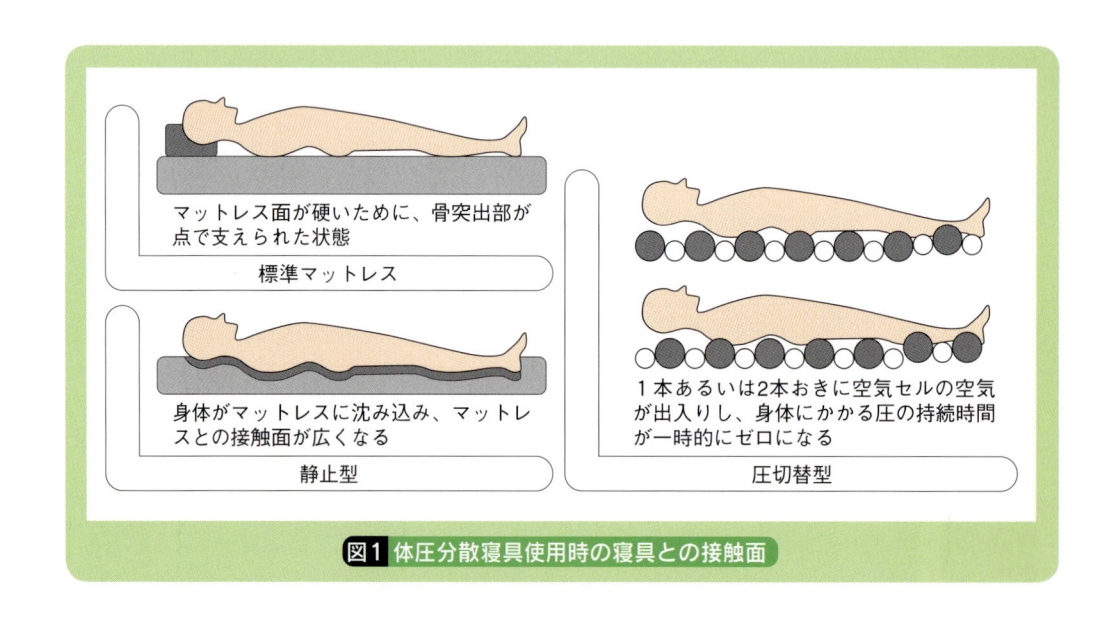

図1 体圧分散寝具使用時の寝具との接触面

- 標準マットレス：マットレス面が硬いために、骨突出部が点で支えられた状態
- 静止型：身体がマットレスに沈み込み、マットレスとの接触面が広くなる
- 圧切替型：1本あるいは2本おきに空気セルの空気が出入りし、身体にかかる圧の持続時間が一時的にゼロになる

2. 体圧分散寝具の構造

　マットレス部、ポンプ部、カバーから構成される。マットレス部は体圧分散寝具において中心部分をなす。素材と厚みにより圧分散力が異なってくる。一般的には厚みがないものは圧分散力が低い[2]（図2）。

　ポンプは圧切替型エアマットレスと静止型エアマットレスの一部に付属している。ウォーターマットレスの場合は水温管理のためのポンプが付属している。

　ポンプは設定圧でエアマットレスに空気を送り込み、エアマットレスの硬さを決定する。空気を送り込む圧のことをマット内圧という。マット内圧の表示法は、患者の体重設定で表示されているものや、「軟らかい～硬い」と硬さで表示されているものや、「低～高」とマット内圧の大きさで表示されているものがある。これらの表示方法には統一した基準はなく、例えば体重50kgのマット内圧に設定しても、各マットレスにおけるマット内圧の真値は異なるため、直接体圧を測定し、適切な内圧設定であるか確認が必要である。また、体位によっても褥瘡予防に必要となる適切なマット内圧が異なる。図3は

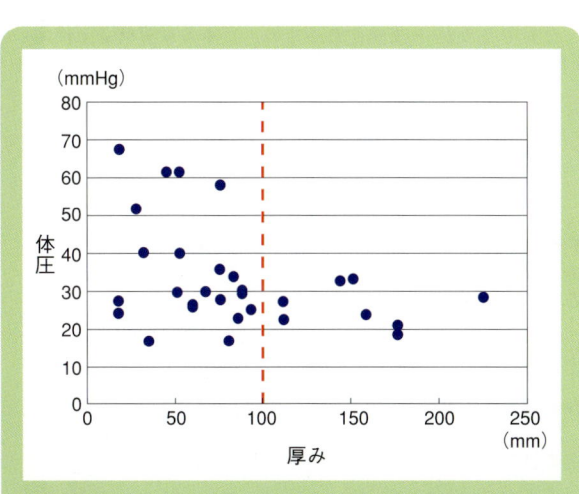

図2 体圧分散寝具の厚みと臀部最大体圧との関係

健康成人女性1名を対象に32種類の体圧分散寝具臥床時の仰臥位臀部最大体圧を測定した。厚みが100mm以上ある寝具の体圧は40mmHg以下であるが、100mm未満の寝具においては体圧値にばらつきがあることがわかる。

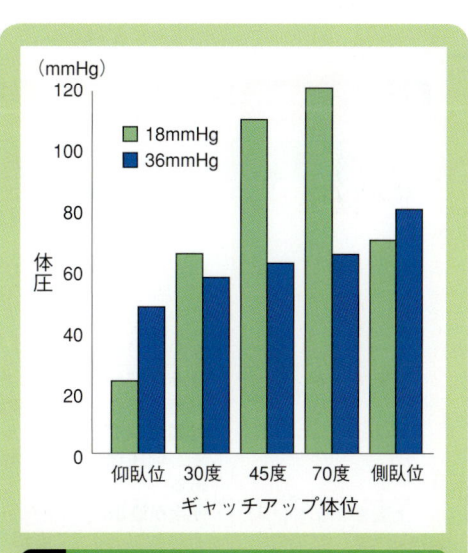

図3 体位・マット内圧別の仙骨部最大体圧値

寝たきり高齢者8名を対象に圧切替型エアマットレス臥床時の仰臥位仙骨部の最大体圧を測定した。内圧18mmHgとはマット内圧が最も低い状態であり、エアマットレスが最も軟らかい状態である。一方、36mmHgとは、内圧が最も高い状態で、エアマットレスが空気でパンパンに充満した状態である。この図からそれぞれの体位によって、体圧を低く管理できるマット内圧が異なることがわかる。

高齢者を対象に各体位別での臀部の最大体圧値を示したものである[3]。

　施設内で使用するマットレスを覆うカバーには多目的を満たす特性が必要である。まず、マットレス内に微生物を繁殖させないための抗菌性、排泄物、血液、薬液などの液体をマットレス内に通過させない防水性である。防水性があると患者の背部に湿気が留まり、蒸れを訴える。このため、以前は吸水性と速乾性があるシーツを併用していたが、近年では透湿性のあるカバーも出てきた。汚れの拭き取り可能なカバーや洗濯のため取り外し可能なカバーもある。骨突出部に加わる張力を少なくするために、ルーズフィットなカバーや、皮膚とマットレス間に生じる摩擦を少なくする素材でつくられているカバーもある。

3. 体圧分散寝具の分類

1 ● 体圧分散からみた分類

　体圧分散寝具は、使用方法、素材、機能から分類される（**表1～3**）。使用方法別に体圧分散に使用できる厚みが異なる。特殊ベッド、交換マットレス、上敷きマットレス、

表1 使用方法からみた分類

分類	長所	短所
特殊ベッド	・コンピュータ制御により、患者のとどの体位においても除圧環境が提供できる	・重量があるため、日本の家屋構造上使用困難な場合がある ・維持管理が煩雑 ・空気流動型ベッドの場合、呼吸・循環・体温のモニタリングが必要 ・高価 ・これまでのベッドの保管場所が必要
交換マットレス	・厚みが15cm以上あるためギャッチアップ45度までなら除圧環境が提供できる ・付属ポンプとエアセル構造の特性によって、低圧保持機能を有するマットレスがある	・高さがあるため、ICUベッドなど柵の低いベッドで使用すると転落の危険あり ・厚みのため足底が接地せず端座位が不安定となる ・通常のマットレスの保管場所が必要
上敷きマットレス	・使用が簡単 ・上記2つに比べて安価 ・超薄型マットレスは足底が接地するため端座位が安定する ・付属ポンプとエアセル構造の特性によって、低圧保持機能を有するマットレスがある	・厚みがないものが多く、ギャッチアップ30度まで除圧環境提供
リバーシブルマットレス	・患者の褥瘡発生リスク状態に応じて両面を使い分けできる ・マットレスを2枚購入する必要がない	・圧分散面が7cmであり、ギャッチアップ30度まで除圧環境提供

リバーシブルマットレスの順に厚みがある。厚みがあるほど圧分散能が高い。素材別に体圧分散寝具の圧調整が異なる。エアやウォーターはマット内圧または水量によって状況に応じた圧調整ができる。ウレタンフォーム、ゴム、ゲルはその素材、構造によって

表2 素材からみた分類

分類	長所	短所
エア	・マット内圧調整により個々に応じた体圧調整ができる ・セル構造が多層のマットレスは低圧保持できる(現在2層と3層がある)	・自力体位変換時に必要な支持力、つまり安定感が得にくい ・鋭利なものでパンクしやすい ・付属ポンプのモーター音が騒音になる場合がある ・付属ポンプフィルターの定期的な保守点検が必要 ・付属ポンプ稼働に動力を要する ・圧切替型の場合、不快感を与える場合がある
ウォーター	・水の量により、個々に応じた体圧調整ができる ・ギャッチアップ時のずれ力が少ない	・患者の体温維持のために、水温管理が必要 ・水が時間とともに蒸発する。 ・マットレスが重く、移動に労力を要する ・水の浮遊感のため、不快感を与える場合がある
ウレタンフォーム	・低反発のものほど圧分散効果がある ・反発力の異なるウレタンフォームを組み合わせることで圧分散と自力体位変換に必要な支持力、つまり安定感を得ることができる ・動力を要しない	・個々に応じた体圧調整はできない ・低反発ウレタンフォーム上に身体が沈み込み過ぎ、自力体位変換に支障をきたす場合がある。特に、可動性が低下している患者には注意が必要 ・水に弱い ・年月が経つとへたりが起こり、圧分散力が低下する
ゲルまたはゴム	・動力を要しない ・表面を拭くことができ、清潔保持できる	・十分な体圧分散効果を得るには厚みが必要であるが、それに伴って重量が増す ・マットレス表面温度が低いため、患者の体熱を奪う
ハイブリッド	・2種類以上の素材の長所を組み合わせることができる ・エアとウレタンフォームの組み合わせがある	・体圧分散効果を評価するための十分なデータが不足

表3 機能からみた分類

分類	長所	短所
ローリング	・体位変化に伴う圧移動が行われる ・介護者が少ない労力で体位変換できる	・体位変換の動きに身体が適合しない場合、ずれ力が生じる ・体位変換の動きに身体が適合しない場合、姿勢のねじれが生じる
姿勢保持	・ベッド上でのギャッチアップ(頭側挙上)、座位時の姿勢が適切に保持され圧迫とずれ力が軽減できる	・身体が適合しない場合、圧迫とずれ力が生じる ・高価

図4 超高機能エアマットレス

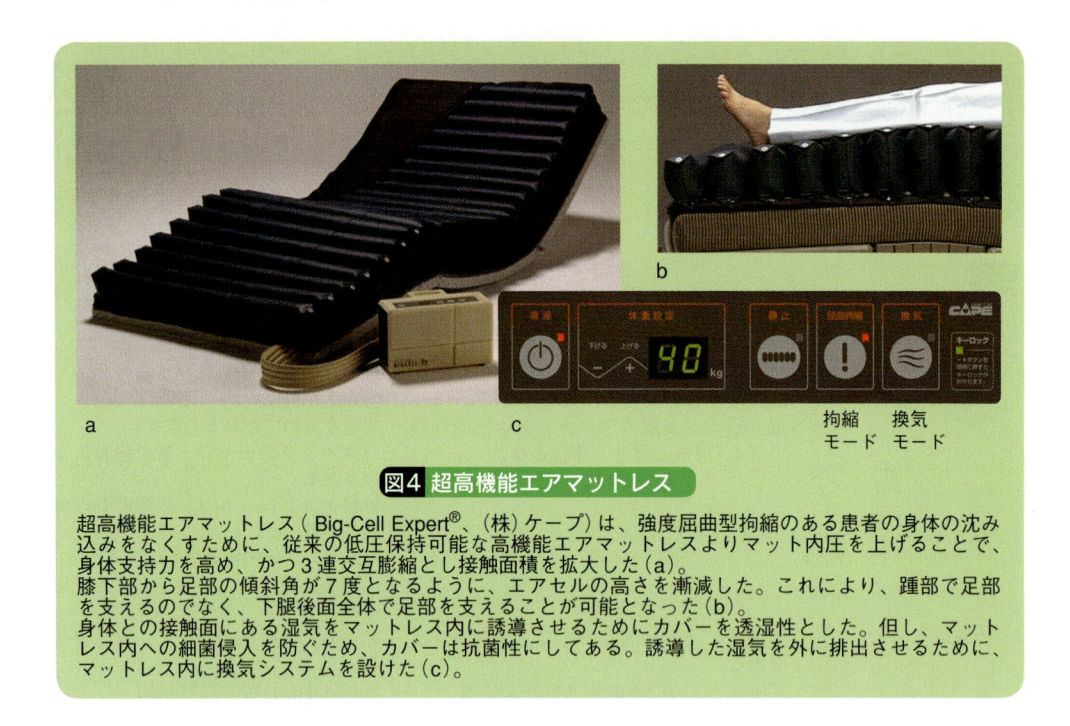

超高機能エアマットレス（Big-Cell Expert®、(株)ケープ）は、強度屈曲型拘縮のある患者の身体の沈み込みをなくすために、従来の低圧保持可能な高機能エアマットレスよりマット内圧を上げることで、身体支持力を高め、かつ3連交互膨縮とし接触面積を拡大した（a）。
膝下部から足部の傾斜角が7度となるように、エアセルの高さを漸減した。これにより、踵部で足部を支えるのでなく、下腿後面全体で足部を支えることが可能となった（b）。
身体との接触面にある湿気をマットレス内に誘導させるためにカバーを透湿性とした。但し、マットレス内への細菌侵入を防ぐため、カバーは抗菌性にしてある。誘導した湿気を外に排出させるために、マットレス内に換気システムを設けた（c）。

体圧分散は一定で変化しない。それぞれ一長一短がある。圧調整できる方が適切な圧管理ができる。機能別には体位変換時の看護師または介護者の労力が異なる。ローリング機能付き体圧分散寝具では、機器支援があるため少ない労力で体位変換が可能である。

2 ● 新しい特性をもつ体圧分散寝具

従来の体圧分散寝具は確実に褥瘡発生率減少に貢献してきた。一方で、踵部の除圧が不十分であること、高度屈曲型拘縮患者の安楽な体位を阻害する恐れがあること、臥床時の背面の蒸れで安眠が妨げられることが課題として残されていた。これらの課題を解決する超高機能エアマットレスが市販されるようになった[4]（図4）。

4. 体圧分散寝具のエビデンス

2004年に発行された米国創傷・オストミー・失禁認定看護師協会が出すガイドライン[5]には、体圧分散寝具に関して、次の3点が記載されている。①褥瘡発生危険のある患者に標準マットレスでなく、体圧分散寝具を使用する（推奨度A）、②褥瘡発生危険のある患者が手術を受ける場合は、体圧分散寝具を使用する（推奨度A）、③stage Ⅲ、Ⅳの褥

3. 褥瘡の予防 ❶臥位での褥瘡を予防する

瘡保有患者または複数部位に褥瘡を有する患者には、ローエアロスベッドまたは空気流動型ベッドを使用する（推奨度A）。推奨度とは、エビデンスに基づく医療行為の有効性を示す指標であり、体圧分散寝具使用については、最も高い推奨度となっている。

5. 体圧分散寝具選択基準

患者に適切な体圧分散寝具の選択は、個々の患者の圧に関する発生リスクに応じて行う。金沢大学式褥瘡発生予測尺度（K式スケール[6]）を例に、発生リスクと体圧分散寝具との関係を説明すると次のようになる。

自力体位変換能力がある場合は、能力維持のため底面に安定感があるウレタンフォームマットレスなどを選択する。自力体位変換能力がない場合は、体圧分散を優先させエアマットレスを選択する。

骨突出がある場合は、骨突出部に適した圧分散と受圧面積の得られる低圧保持エアマットレスを選択する。

ギャッチアップすることで上半身の体重が臀部に加わり、さらに姿勢が崩れることで摩擦・ずれも生じ、仙骨下部から尾骨部にかけて褥瘡が発生する。しかし、基本的にはギャッチアップは30度以下が望ましい。安楽な呼吸、食事、リハビリテーションなどでギャッチアップ45度以上にする場合は、2層式エアセルマットレス[7]を選択する。

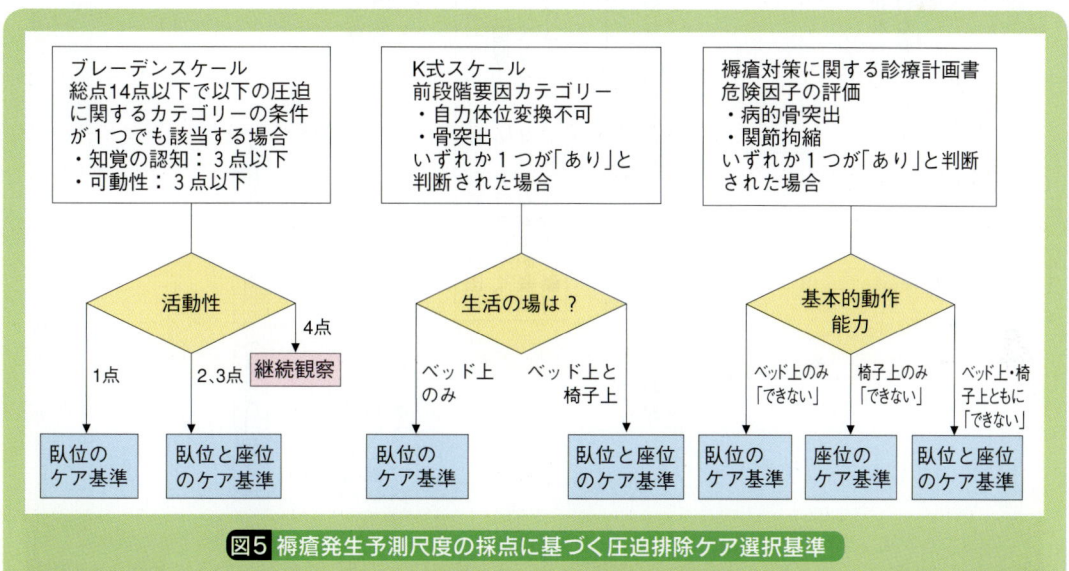

図5 褥瘡発生予測尺度の採点に基づく圧迫排除ケア選択基準

ブレーデンスケール 総点14点以下で以下の圧迫に関するカテゴリーの条件が1つでも該当する場合 ・知覚の認知：3点以下 ・可動性：3点以下	K式スケール 前段階要因カテゴリー ・自力体位変換不可 ・骨突出 いずれか1つが「あり」と判断された場合	褥瘡対策に関する診療計画書 危険因子の評価 ・病的骨突出 ・関節拘縮 いずれか1つが「あり」と判断された場合
活動性 1点 → 臥位のケア基準 2、3点 → 臥位と座位のケア基準 4点 → 継続観察	生活の場は？ ベッド上のみ → 臥位のケア基準 ベッド上と椅子上 → 臥位と座位のケア基準	基本的動作能力 ベッド上のみ「できない」→ 臥位のケア基準 椅子上のみ「できない」→ 座位のケア基準 ベッド上・椅子上ともに「できない」→ 臥位と座位のケア基準

褥瘡発生予測リスクアセスメントにより、圧迫排除ケアが必要な患者を判断する。褥瘡のリスク評価ツールにはブレーデンスケール、K式スケール、褥瘡対策に関する診療計画書の危険因子評価を用いた。

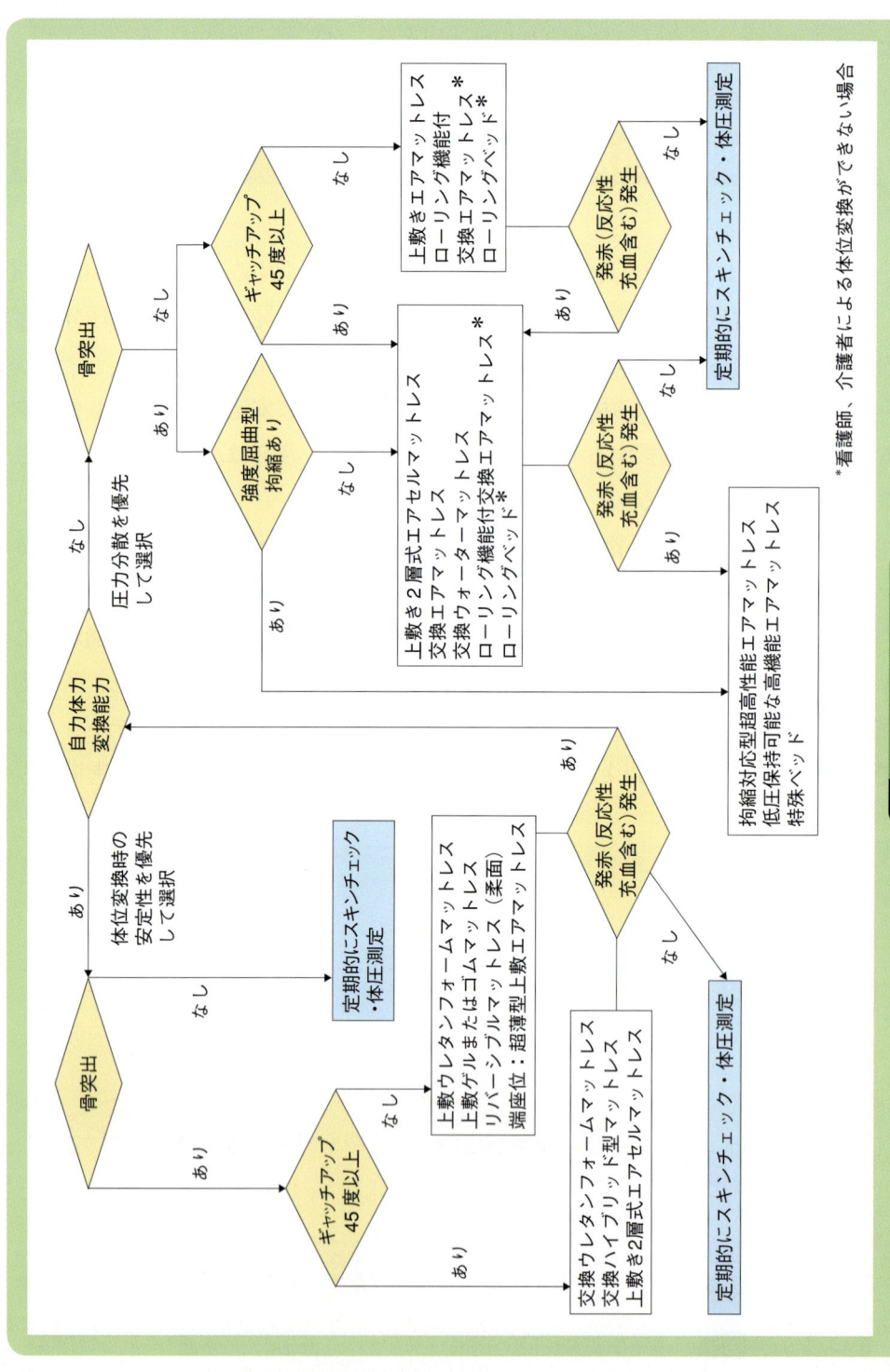

図6 体圧分散寝具選択基準

*看護師、介護者による体位変換ができない場合

図5に褥瘡発生予測尺度の採点に応じた圧迫排除ケア選択基準[8]を示した。圧に関するリスク評価に使用するツールについては第2章-2「リスクアセスメントスケール各論」（26頁）を参照されたい。図6は、褥瘡のリスク評価ツールに取りあげられていた危険因子をもとに作成した臥位の体圧分散寝具選択基準[8]である。

6. 体位変換用具の問題点

在宅などでは夜間2時間ごとの体位変換を行うことは、褥瘡発生危険患者または褥瘡保有患者にとっては重要なケアであるが、一方、介護者にとって夜間の休息が取れず大きな負担となっている。この問題を解決するために、自動体位変換マットレスが使用され、その効果についていくつか報告されている。しかし、筆者らは、拘縮のある高齢者や仙骨などに褥瘡を保有する患者に体位変換マットレスを使用する場合には、慎重に行う必要があると考える。つまり、体位変換マットレスを使用することで、却って骨突出部への皮膚や組織に摩擦・ずれが生じ、褥瘡発生あるいは褥瘡を悪化させる場合があるからである。

7. 圧管理の評価

1 ● 簡易体圧測定器による評価

簡易体圧測定器を用いて骨突出部にかかる体圧値を測定し、その値を用いて評価する。体圧測定で重要なことは、測定部位と寝具間との接触面積に適合したセンサー径をもつ簡易体圧測定器を選択することである。例えば、るいそうがあり著明な骨突出部位は寝具との接触面積が狭いため、センサー径が小さいものを選択する。逆に、肥満で骨突出がない臀部は寝具との接触面積が広いため、センサー径が大きいものを選択する。測定部位は仰臥位では仙骨、側臥位では大転子部を測定する。また圧迫されていた骨突出部上に発赤がみられるときにはその部位も測定する。具体的な測定方法は第2章（38頁図6）に示されているので参照してほしい。体圧分散寝具が必要な患者の目安は仰臥位仙骨部体圧値が40mmHg以上である[9]。但し、この目安はマルチパッド型簡易体圧測定器を用いて高齢者の仙骨突出部位の体圧測定を行った結果から得たものであることに注意して頂きたい。体圧分散寝具導入後は、どの程度圧力が減ったかを再度評価する。

簡易体圧測定器を使用することで客観的に圧管理が評価でき、さらにこの測定値によって患者または家族教育を有効に進めることができる。

2 ● 反応性充血の有無による評価

簡易体圧測定器がない場合は、骨突出部皮膚上の反応性充血の出現の有無で評価する。骨突出部上に反応性充血がみられた場合は、圧管理不十分と評価できる。なお、反応性充血とは、発赤を指で押して戻したときに、発赤部分が白く消褪してから再び赤くなる現象を指す。この現象は、短時間の血管閉塞の後に閉塞が解除されると、小動脈が拡張して血流抵抗を減少させ、局所への血流が増加する局所の制御機構の結果である[1]。短時間の血管閉塞を示す生体の重要な一時的な反応であるが、これを見過ごすと不可逆性の組織破壊、すなわち褥瘡発生へと至る危険性がある。

3 ● 体圧分散寝具の変更

患者の病状の変化に伴い、褥瘡発生のリスクも変化する。定期的なリスクアセスメントと同時に、体圧分散寝具の選択基準の見直しを行い、現在使用している寝具が適切でないと判断されれば変更する。また、体圧分散寝具を適切に使用しても骨突出部位に反応性充血がみられた場合は、さらに圧分散機能の優れた体圧分散寝具への変更を検討する。寝具の変更が難しい状況では、体位変換時間の短縮や体位の見直しを行う。

8. 体圧分散寝具の管理

ベッドサイドではどのような寝具状況であるか、実際に看護師の手で寝具に触れて必ず確認することが、体圧分散寝具の異常の早期発見につながる。臨床で多く使用しているエアマットレスを例に管理方法を示した[10]（図7）。寝具が軟らかいと感じた場合は、底付き現象の有無を確認する（図8）。確認時の患者の体位は通常仰臥位仙骨部で行うが、その他の部位で骨突出がある場合や、反応性充血がみられた部位では、その状況に応じて確認する。圧切替型エアマットレスの場合は、エアマットレスの膨張時と収縮時でマットレス面での状況が異なる。底付きが発生しやすい収縮時に確認する。

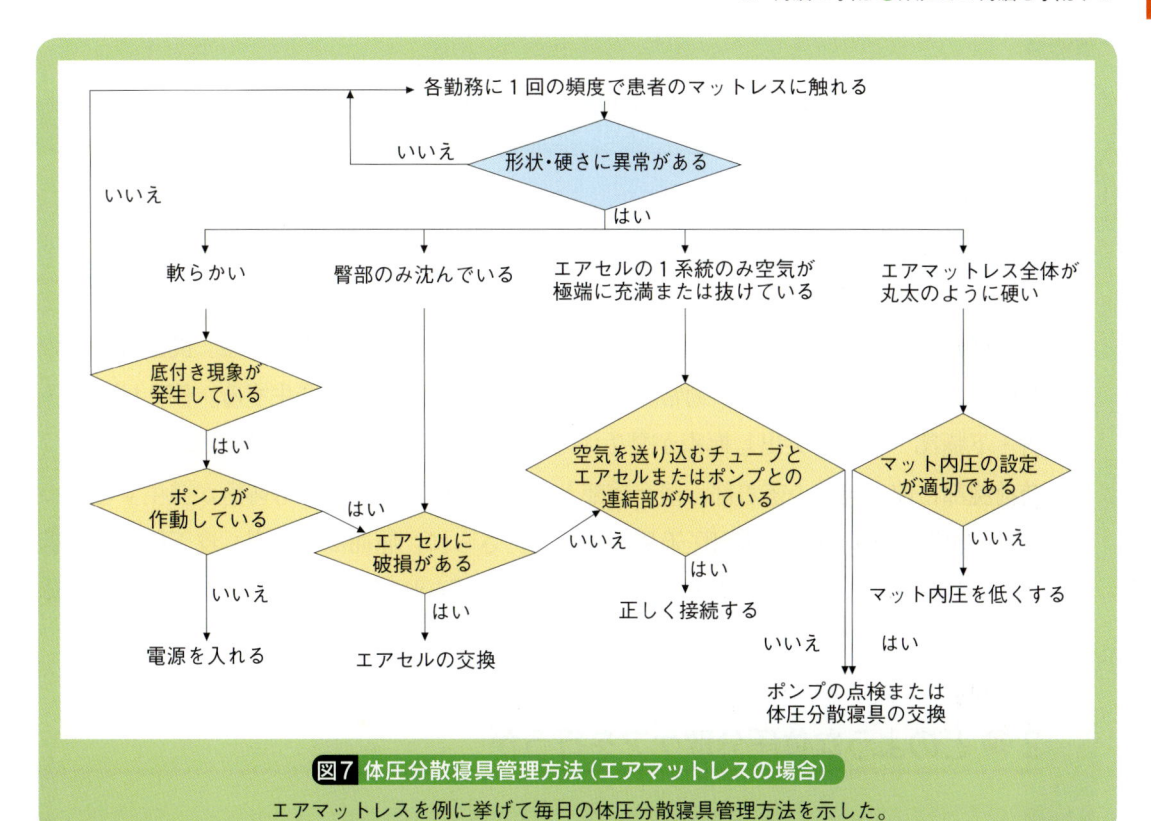

3. 褥瘡の予防 ❶臥位での褥瘡を予防する

```
                    各勤務に1回の頻度で患者のマットレスに触れる
                                      ↓
                          ┌─── いいえ ──形状・硬さに異常がある
                          │                    │
                          │                   はい
    ┌──いいえ──────────────┤         ┌──────────┼──────────┐
    │                              │          │          │
  軟らかい            臀部のみ沈んでいる   エアセルの1系統のみ空気が    エアマットレス全体が
    │                              │   極端に充満または抜けている    丸太のように硬い
    ↓                              │          │          ↓
 底付き現象が                        │          │       マット内圧の設定
 発生している                        │          │       が適切である
    │                              │          │          │
   はい                             │          ↓        いいえ
    ↓                              │   空気を送り込むチューブと       │
  ポンプが                           │   エアセルまたはポンプとの       ↓
  作動している ── はい ──┐           │      連結部が外れている    マット内圧を低くする
    │                  ↓           │          │
   いいえ           エアセルに         │         はい         いいえ
    ↓              破損がある ── はい  ↓          ↓          │はい
  電源を入れる          │        エアセルの交換  正しく接続する    ↓
                                                     ポンプの点検または
                                                     体圧分散寝具の交換
```

図7 体圧分散寝具管理方法（エアマットレスの場合）

エアマットレスを例に挙げて毎日の体圧分散寝具管理方法を示した。

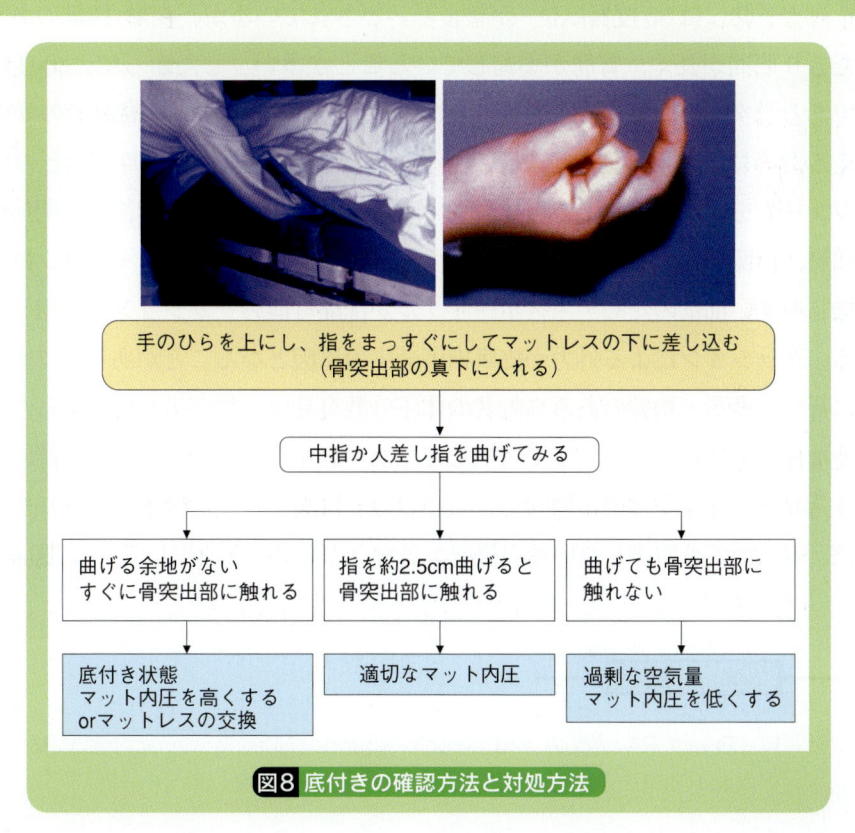

手のひらを上にし、指をまっすぐにしてマットレスの下に差し込む
（骨突出部の真下に入れる）
↓
中指か人差し指を曲げてみる

曲げる余地がない すぐに骨突出部に触れる	指を約2.5cm曲げると 骨突出部に触れる	曲げても骨突出部に 触れない
底付き状態 マット内圧を高くする orマットレスの交換	適切なマット内圧	過剰な空気量 マット内圧を低くする

図8 底付きの確認方法と対処方法

9. 変形・拘縮のある高齢者の圧管理

1 ● 拘縮のある高齢者の特徴

　褥瘡発生の危険が高いのは屈曲位型拘縮がある寝たきり高齢者である。関節可動域の制限により、身体が変形し、通常の褥瘡好発部以外にも褥瘡が発生する。例えば、膝・肘・下腿部・脊椎が突出し褥瘡が発生する。また、身体同士の密着部の領域が増加し、前前腕部と前上腕部の密着部、後上腕部と前胸部の密着部などにも褥瘡が発生する。つまり、患者自身の身体自体が圧迫要因となる。さらに、屈曲部の皮膚、皮下組織、血管が伸展され薄くなり、その部分が関節から押し上げられているという状況になり、身体の中から圧力が組織に加わっている現象が発生している。

2 ● どのような体圧分散ケアを行うか

　褥瘡予防には30度側臥位[1]が望ましいとされているが、変形・拘縮のある高齢者は寝たきり期間が長く、臀筋が萎縮していることが多い。したがって、30度側臥位の利点である骨突出のない臀部で圧を分散させることはできない。高齢者の安楽な体位を整えるために、種々の大きさや形状のクッションを多用し、2時間ごとの体位変換スケジュールを実施する。また身体同士の圧迫を避けるため、膝関節、股関節、肩関節、肘関節、指関節にもクッションを挿入する。特に手に使用するクッションは発汗などで汚染しやすい部位のためディスポーザブルか洗濯可能のクッションを使用し、毎日交換する。クッションによる外力が皮膚損傷発生の原因となることがあり、皮膚観察を念入りに行う。変形・拘縮のある高齢者の体圧分散寝具は、骨突出部位があるため低圧保持可能な体圧分散寝具をこれまで選択してきた。しかし、筆者らは低圧保持による身体の沈み込みが、安楽な体位の阻害をしているのではないかと危惧するようになった。現在では、安楽面でも阻害しない超高機能エアマットレス[4]を使用している（図4）。

（須釜淳子）

文献

1) Bryant RA : Acute and chronic wounds, Nursing management. Mosby-Year book, pp105-163, Mosby, St. Louis / Missouri, 1992.

2) 須釜淳子：褥瘡を予防する；適切な体位と寝具．よくわかって役に立つ褥瘡のすべて，宮地良樹，真田弘美（編著），pp13-23，永井書店，大阪，2001．
3) 真田弘美，ほか：高齢者におけるエアマットレスの内圧と接触圧の関係．医科器械学 65(9)：419-427，1995．
4) 西澤知江，ほか：超高機能エアマットレスの臨床評価；複数部位に褥瘡を保有する強度な屈曲型拘縮のある高齢患者への使用経験から．エキスパートナース 20(4)：122-125，2004．
5) Wound Ostomy and continence Nurses Society：Guideline for prevention and management of pressure ulcers. WOCN, Glenview, IL, 2003.
6) 大桑麻由美，ほか：K式スケール（金沢大学式褥瘡発生予測スケール）の信頼性と妥当性の検討；高齢者を対象にして．褥瘡会誌 3(1)：7-13，2001．
7) Sanada H, et al：Randomised controlled trial to evaluate a new double-layer air-cell overlay for elderly patients requiring head elevation. Journal of Tissue Viability 13(3)：112-121, 2003.
8) 真田弘美（編）：褥瘡ケア完全ガイド；予測・予防・管理のすべて．pp38-49，学習研究社，東京，2004．
9) Sugama J, et al：Reliability and validity of a multi-pad pressure evaluator for pressure ulcer management. Journal of Tissue Viability 12(4)：148-153, 2002.
10) 須釜淳子，ほか：床ずれ防止装置．ナーシング・トゥディ 14(12)(10月臨時増刊号)：92-98，1999．

3-2　座位での褥瘡を予防する

　車椅子での褥瘡予防を検討するとき、車椅子と車椅子上での姿勢、クッション、そして除圧方法がその要因となる。但し、脊髄損傷者など活発に生活している場合、必ずしも車椅子だけがその発生原因ではなく、逆に車椅子であると医療従事者が思い込んでいることが褥瘡発生の原因となっている場合もある。同様に、高齢者介護において、褥瘡のリスクはベッド上だけでなく車椅子上でもあり、接触面が少ない車椅子ではその発生リスクは高くなることを銘記すべきである。

　今まで車椅子は移動や折りたたみなど生活を行ううえでの短時間の使用を前提とした利便性を追及する目的が多かった。しかし、車椅子の使用時間の増加とともに車椅子の問題点が表面化した。特に高齢者の車椅子は標準型と呼ばれるスリングシート、折りたたみ機構、大きさが座幅40cm前後と一定であり、長さも足台の長さ調整以外できないものであった。

1. 褥瘡発生を中心とした車椅子の問題点

　代表的な問題点として、まず、アームレストの高さ固定がある。必要な厚さのクッションを選択して座ったとき、身体が高くなり、相対的にアームレストが低くなって体幹の不安定性や恐怖感を訴え、必要な厚さのクッションが選択できない。そのため、薄いクッションを選択せざるを得なくなり、除圧能力が低下したものしか使用できなくなるなどの悪循環が生じていた。

　次に、折りたたみ式車椅子の座の部分がビニール、また布からなるスリングシートは臀部軟部組織が萎縮した高齢者、障害者が座るとその接触面積は軟部組織がある健常者と比較し小さくなる。そのため、接触部の圧力が高くなる（図1、2）。

　また、姿勢を崩す原因[1]や車椅子走行性能の低下[2]、車椅子上での上肢動作を困難にする[3]。

1 ● 標準型車椅子の姿勢と褥瘡への影響

　車椅子座位姿勢は骨盤が土台となる。よって、骨盤が重力に対して前額面（正面）で

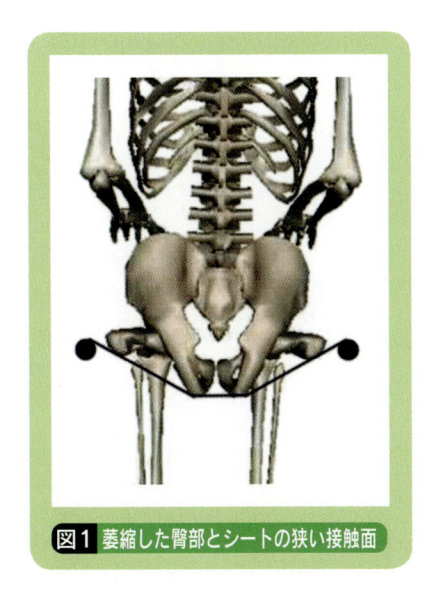

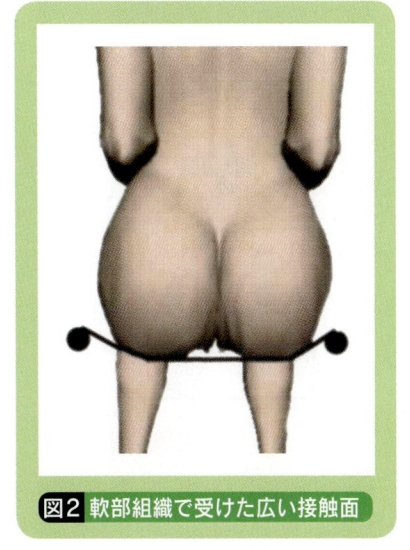

図1 萎縮した臀部とシートの狭い接触面

図2 軟部組織で受けた広い接触面

対称であり、矢状面（側面）で前傾後傾中間位（現在のところ、運動学的に明確ではない）となり、坐骨部で受ける位置が理想である。

これに対して、スリングシートおよび車椅子寸法などの不適合による代表的姿勢として、仙骨座りと骨盤の傾斜がある。この姿勢は高齢者施設では容易にみかけるものであり、このような姿勢は座り心地の低下とともに褥瘡の発生、日常生活の低下などを引き起こす。

2 ● 姿勢における圧力発生機構の基礎

姿勢における褥瘡発生を検討する前に、姿勢がどのような圧力を生むのか確認する。まず、車椅子に乗車している姿勢を見て、左右どちらかに傾いていれば傾いた方に圧力は増加する。次に、もたれかかると反力という力が生じ、それが摩擦や剪断力発生へとつながる。

壁に木を立てかけると押し出す力が発生し、それを床の摩擦が止めている。木が垂直であれば壁から押し出す力は起きない。木を立てかけて止まっているとき、押し出す力より床の摩擦力が強くなった状態となる（図3）。人間では皮膚が摩擦力で座面と固定されているが、骨格は反力で滑り出している。皮膚と骨格の間の軟部組織が変形し、同時に血管のつぶれを招く（図4）。

角度が大きくなると木は床を滑り出す。これは押し出す力が強くなるのと、摩擦が変化するためである。人間では車椅子上で滑り落ちる状態であり、晒しなどで抑制してい

図3 反力と摩擦力

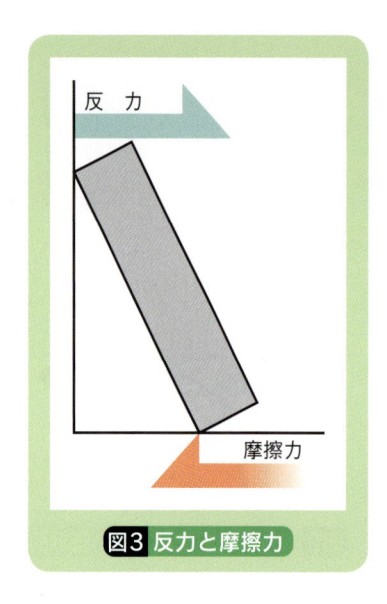

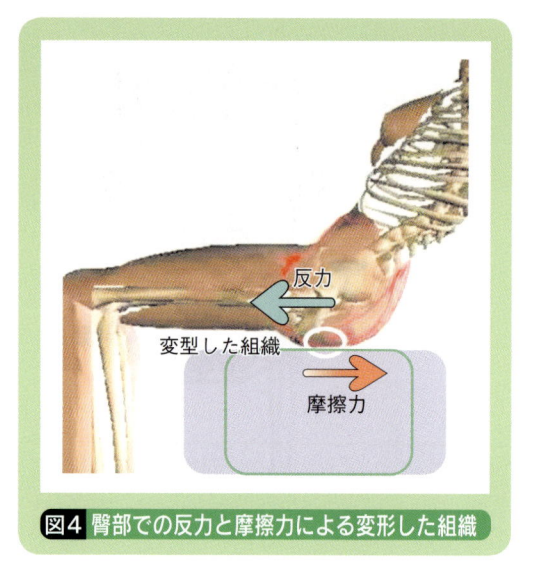

図4 臀部での反力と摩擦力による変形した組織

る光景である。当然、晒しで抑えた場合、滑り落ちる力をそのわずかな紐で抑えることになり、また骨格の滑りと皮膚の間での剪断状態の発生となる。

また、スリングシートは背の上端が二重折りとなり、他の部位と伸びが異なる。背部で広く支持しているようにみえるが実際は二重折りのわずかな接触面で体幹を支えているので圧力が高くなる。同様に、足部が尖足であればフットレストの面と十分に接触できず、フットレストの端に圧が集中する。身体が接触する部位が小さければ、たとえ接触する力が弱くても相対的に圧力は高くなる。

a. 仙骨座り[4]

姿勢として、骨盤の後傾、脊柱の円背、股関節の伸展、膝の屈曲が強くなる状態である。よって、車椅子の接触面は座面では仙骨・尾骨であり、背面では円背凸部であり、よってこの2つの部位で褥瘡発生のリスクが高くなる（図5）。

この姿勢を起こす原因として、体幹の垂直位保持機能が低下すると同時に、崩れた姿勢をもとに戻すことが困難な身体能力がある。ほかに、座の奥行きが長く、背面にもたれかかる、腰椎部の軽度前彎の支持がなく、骨盤が後傾し、もたれかかる状態が起こる。また、高齢者の方では立位・歩行を長くとっていないと、骨盤坐骨結節と脛骨に起始停止をもち、膝関節屈曲の作用を行うハムストリングスが短縮する。標準車椅子は座面の前方にフットレストがあるため、ハムストリングスが短縮した方が座ると、膝伸展位になるため骨盤が後傾する。また、リクライニング角度という座面と背面の間の角度が、股関節が屈曲できる角度より小さいときに座位をとると背にもたれていく。

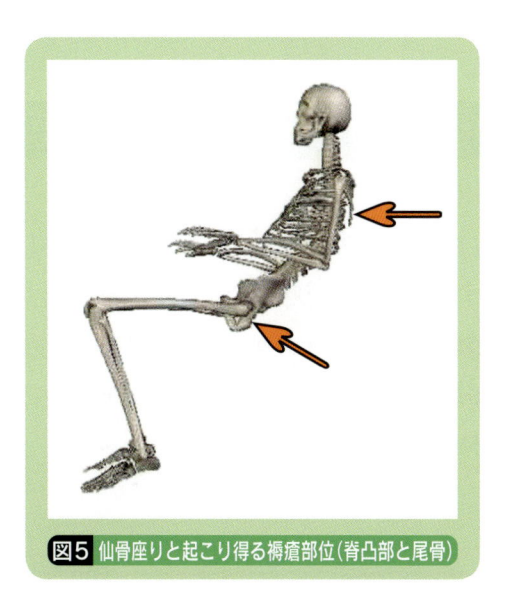

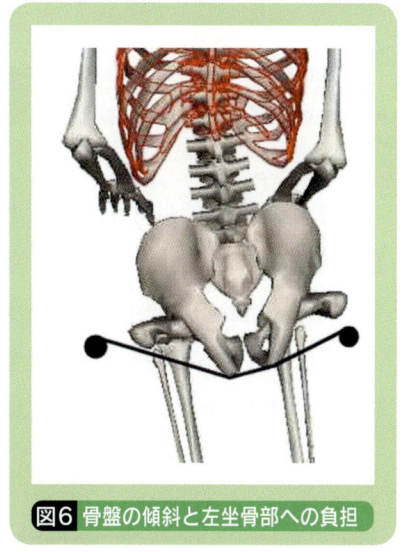

図5 仙骨座りと起こり得る褥瘡部位（背凸部と尾骨）

図6 骨盤の傾斜と左坐骨部への負担

　また、円座のような座の中央に座る姿勢を強制されると、背にもたれかかる状態となり、同時に円座は座面との滑りを強くし、より仙骨座りを助長させる結果となる。本人が除圧をしようと膝と股関節を伸展して臀部を持ち上げる動作を行った直後、背で支持しているため臀部が前に出て、結果として背にもたれてしまう場合もある[5]。

b. 骨盤の傾斜[4]

　姿勢は骨盤が基本となる。骨盤の位置が水平線から傾斜した状態となり、左右どちらかの坐骨結節または股関節大転子に荷重がかかる。脊柱は骨盤の傾斜した状態から側彎になるか倒れた状態となる。一度、側彎状態になると頭部や上体の重さのためその側彎状態を強める働きとなり、頭部や上体を維持するため倒れた側の上肢で身体を支える姿勢となる。高齢者ではアームレストを握っている姿勢である。

　この姿勢は通常、上体の重さが左右の坐骨結節に均等にかかる状態が片側の坐骨結節や股関節大転子に偏ってかかるので、座り心地の低下や褥瘡を起こす。また、側彎の増強や上肢機能の低下などの問題も同様に起こる。

　この姿勢は体幹の支持能力の低下以外に、片麻痺による左右筋緊張の違い、ほかにスリングシートがハンモック状態となり骨盤が水平にならないなどで起こる。例えば、ベッドから移したとき、座面の中央に座っていない場合や、腕の屈曲拘縮のために中央に座れない状態もある。骨盤が傾斜する場合はクッションが軟らか過ぎる場合もある。

　この姿勢での褥瘡発生部位は片側の坐骨結節または大転子部である（図6）。

2. 車椅子での対応

　今まで高齢者で歩行が困難であれば標準型車椅子を使用していた。しかし、身体運動能力や個人の身体寸法の違いを考慮すると、広い意味での車「椅子」が必要である。欧米ではWheelchair Seatingという概念があり、クッションや座位保持を含めている。

　座るために、これら座位姿勢を検討した後、移動能力の確保を検討する。手動での車椅子操作を検討すると同時に電動車椅子での操作も検討すべきである。

1 ● 車椅子の選択

　車椅子は身体への適合と同時に、生活環境へも適合する必要がある。しかし、前にも述べたように、高齢者では身体機能の変化を考慮する必要があり、機器選択にはその場で調整可能なものがよい。機能として、車軸位置、背角度、座角度、アームレスト高さやフットレスト長さなどの長さや角度調整以外にキャスター交換などが可能であれば、座面の高さ調整も可能となる。このような調整ができる車椅子は本人の機能が低下しても、低下した機能に合わせることが可能となり、また他者への適合も可能となる。

2 ● クッション [6) 7)]

　クッションの選択には、褥瘡のリスクと座位時間が要因となる。しかし、リスクがなくても、歩行が困難であれば臀筋の萎縮が考えられるので、座り心地を確保するため十分なクッション性が必要である。一般にクッションはその厚さに比例して除圧能力が高まる。しかし、それと同時に体幹が上昇し、不安定性が生じる。

　褥瘡防止シートクッションの分類として、材質の要素と形状の要素がある。材質としては、坐骨部や尾骨部への負担を軽減する目的で、狭義のクッション材としてプラスチックフォーム材、空気・液体、ゲル、その他に分類される。形状として、箱型と臀部形状になっているものに分類できる。

a. プラスチックフォーム材

　プラスチックフォーム材は基本的に重さで2種あり、1つは比較的軽量なフォーム材、ほかに重めの高密度フォーム材がある。軽量なフォーム材としては脊髄損傷者の車椅子

3. 褥瘡の予防 ❷座位での褥瘡を予防する

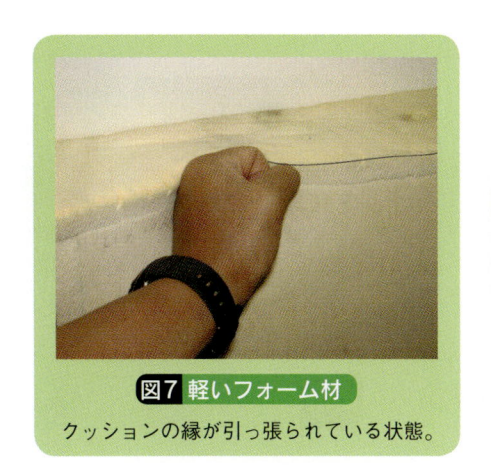

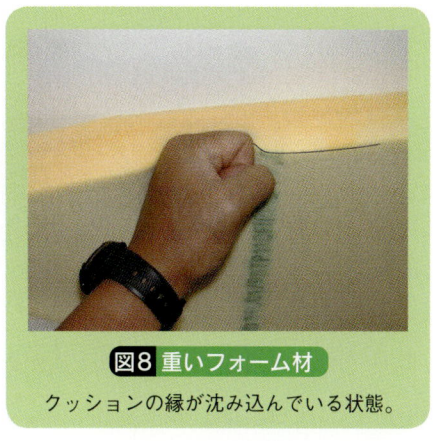

図7 軽いフォーム材
クッションの縁が引っ張られている状態。

図8 重いフォーム材
クッションの縁が沈み込んでいる状態。

クッションとして使用されるゴム系フォームがある。通常、同一の硬さの何枚かのフォームを重ねてつくられている。厚さは10cmが基本であり、車椅子業者で依頼できる。これに対して、座位保持の要素を入れたクッションが近年市販されている。形状が多種あり、座位姿勢の状態で選択する必要がある。これは表面部や底部にそれぞれ硬さが異なるフォーム材を使用し、底付きを抑えたり、触ったときの感覚をよくすることができる。

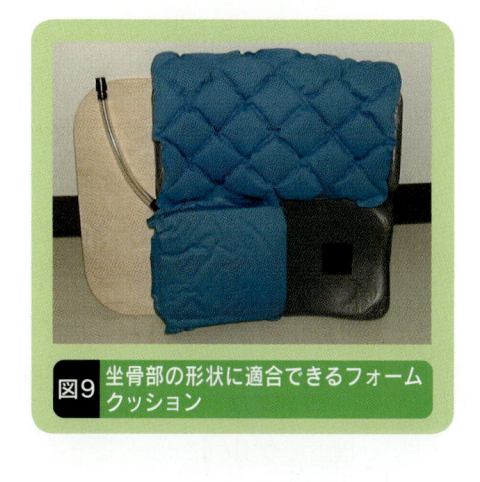

図9 坐骨部の形状に適合できるフォームクッション

重いものは荷重がかかり変形するとその変形を維持し、反発力を抑える機能をもっている。図7はゴム系のクッションで反発力を示すクッションの端が引っ張られているのに対して、図8は沈み込んでいることがわかる。日本で市販されているのは硬さが1種類のものが多いが、外国製で硬さを変えたものを組み合わせて使用したものもある。問題点として、温度が下がると硬くなるものがあるが、人体と接触している限り問題はない。

これらフォーム材は時間とともに劣化するので、その弾性機能が低下したり素材が粉を吹くようであれば使用を中止した方がよい。特に尿などに曝される場合、劣化を早めるので注意が必要である。耐久性として、2～3年と考えていた方がよい。褥瘡を起こして治療にかかる費用とクッションにかかる費用を検討すべきで、早め早めの対応がよい。

特殊なものとして、基本は硬めのフォーム材で安定性を与え、クッション後部にフォーム材の入った袋があり、その空気量を調節すると臀部形状に適合できるものがある（図9）。

図10 空気入りクッション

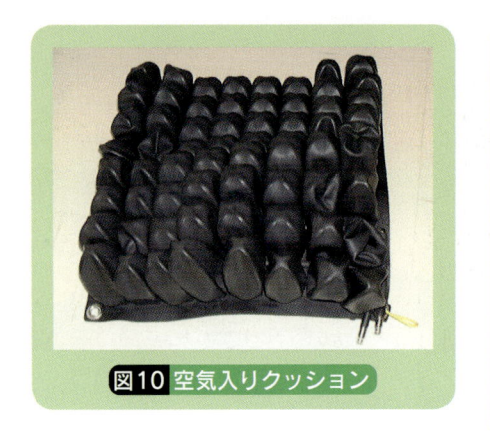

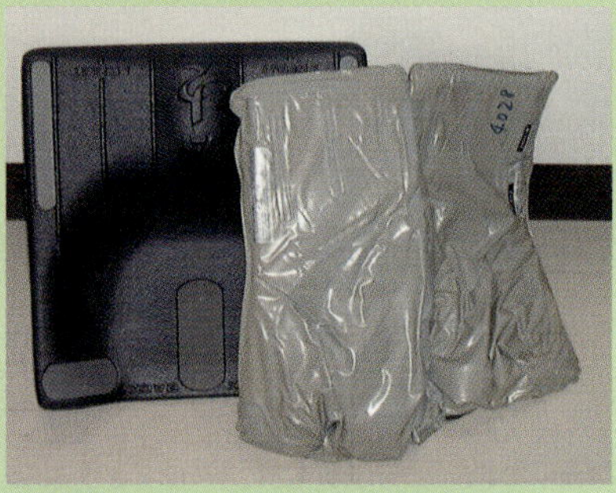

図11 臀部形状をもち、坐骨部にゲルを入れたクッション

b. 空気と液体

座位用で液体のものは著者自身見たことがない。重さと管理が問題であろう。空気式は厚くするとき、空気を被う袋の影響をとるため、多数の袋状を並べるものがある。また、沈み込んだとき、その空気が他の袋に逃げる構造となっており、全体で臀部を受ける機能をもっている。適切な沈み込み量は空気量を調節するバルブで行う。除圧能力が高いが、不安定性もある。安定性などを目的としたものも開発されている（図10）。空気を被う材質がゴムであり、やはり劣化は起こる。

c. ゲル

液体の性質をもつものであるため形状に適合しやすいが、流動性があるため重く、また厚さを得ることができない。基本的に厚さが必要なためそれ自身だけでクッションは十分な除圧性能に限界が起こる。包み込みを増すために、硬質のフォーム材で外郭をつくり、クッション材としてゲル材質を構成しているものがある（図11）。

d. 形状

箱型のブロック状のクッションは材質の軟らかさのため、沈み込んで臀部低部や側部での支持を得ることができる。しかし、沈み込みがフォーム材では反力を起こし、骨盤の位置を崩す原因となる。これらの欠点をカバーするものとして、臀部形状を硬質のフォーム材であらかじめ形をつけているものがある（図9〜11）。これにより、安定性やゲル材での特性を活かすことができる。しかし、形状をもつクッションはその姿勢がとれない場合、必要なところにクッション材が十分に敷かれず褥瘡発生の原因となる。また、その形状がトランスファー時に妨げとなる場合もある。

e. 底付き（図12）

　クッションは一般に座ることによって臀部が包まれ、臀部の側面で支持されることで圧力が減少する。そのためには、深く沈み込むことが必要である。しかし、沈み込み過ぎて、クッション性がなくなる底付きという現象が起きる。実際には褥瘡が発生しそうな部位の下に手を入れ、部位の下に指2本が入るか確認する方法をとる。

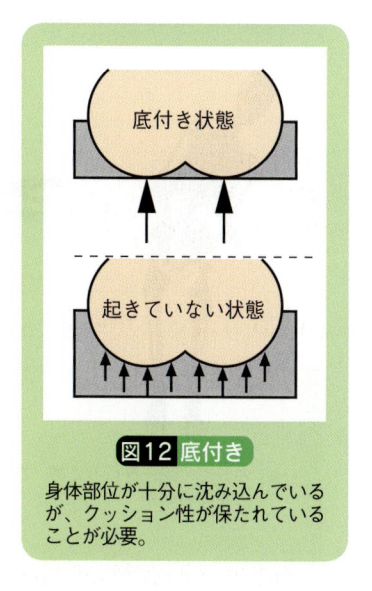

図12 底付き
身体部位が十分に沈み込んでいるが、クッション性が保たれていることが必要。

3 ● 除圧動作

　除圧動作は動作姿勢の種類、自力、介助者、機械による分類、除圧動作の間隔がある。車椅子上での動作姿勢として、臀部を垂直に上げる、上体を左右どちらかに倒し、倒した反対側の臀部に間隙を与える、前方への倒れ、そして座位ごと後方へ倒すティルトがある。

　臀部を垂直に上げる場合、左右のアームレストを持って上体を持ち上げる方法と介助者が後方から持ち上げる方法がある。臀部が完全に浮き上がって圧迫を除去でき、また湿気を取るためにも有効である。しかし、アームレストがない自動車や飛行機や、また肘を伸ばすことができない場合、除圧できない。介助者が後方から上体を持ち上げるとき、介助者の背筋に負担をかけ腰痛を起こしやすいので注意する。左右へ上体を倒す方法は身体の転倒を防ぎながらアームレストから左右どちらかに上体を倒して、倒した反対側の臀部を除圧する方法である（図13-a）。自分でできない場合、隣に介助者が座って対象者の身体を横方向に倒す動作をすればよい。これは車椅子以外、自動車や飛行機の座席でも本人や介助者によって可能である。介助者への負担を減らすことができる。

　股関節や脊椎に問題がなければ、上体を前方に倒す手法は臀部、特に仙尾骨や坐骨を除圧するのによい方法である（図13-b）。車椅子の前に机を置き、そこに上体を倒していく手法やトイレでも前方に倒すことで、臀部の除圧と腹部への圧迫が可能となる。

　また、後方に座位姿勢のまま倒すことで垂直では臀部にかかっていた力が臀部から背に移り臀部を除圧することができる（図13-c）。また、車椅子を後方に倒して、背パイプを後方に置かれた台などに立てかける方法がある。特に電動車椅子の中でティルトが

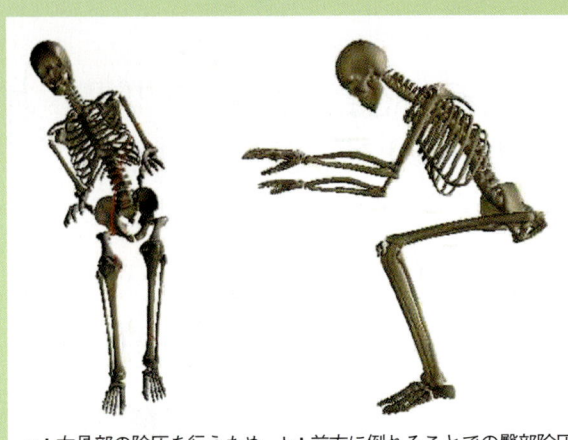

a：左骨部の除圧を行うための身体右傾斜　　b：前方に倒れることでの臀部除圧　　c：座位姿勢のまま臀部から背へ荷重を移すための後方ティルト

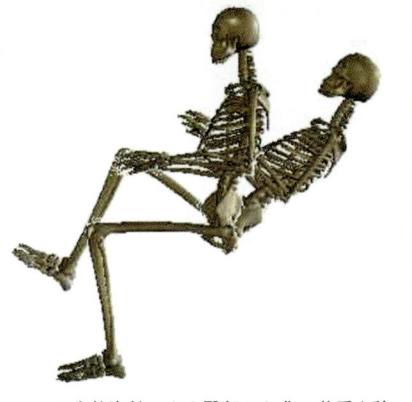

図13 除圧動作

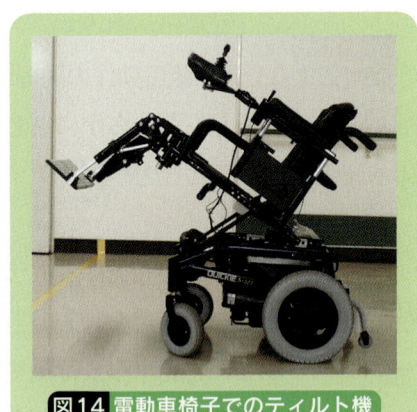

図14 電動車椅子でのティルト機

できるものがあり、重度障害者では使用すべきである（図14）。

除圧動作の間隔はNPAUPで15分おきとし[8]、または連続座位を1時間以内としている。また、2時間以下の連続座位は褥瘡発生率を低下させるという報告もある[9]。

しかし、5〜10度の小さな移動や10〜15秒の身体持ち上げへのエビデンスはないといわれ、除圧動作より位置を変えることを勧めている[10]。

4 ● 座位保持 [11]-[14]

座位保持の目的をまとめると、長時間座って生活できる座り心地、上肢・下肢の動作など運動機能の確保、褥瘡や脊柱変形の予防など、生理的日常生活を妨げず、援助する実用性、手動や電動車椅子の移動能力の確保、身体拘束や姿勢の変形など外観、そして良好な姿勢はベッドから車椅子への移動などトランスファーを容易にするなど介護性などが挙げられる（表1）。

座位保持は、寸法と角度、インターフェース、リクライ

表1 座位保持の目的

1. 座り心地
2. 運動機能の確保
3. 生理的
4. 実用的
5. 移動
6. 外観
7. 介護

図15 椅子の寸法と角度

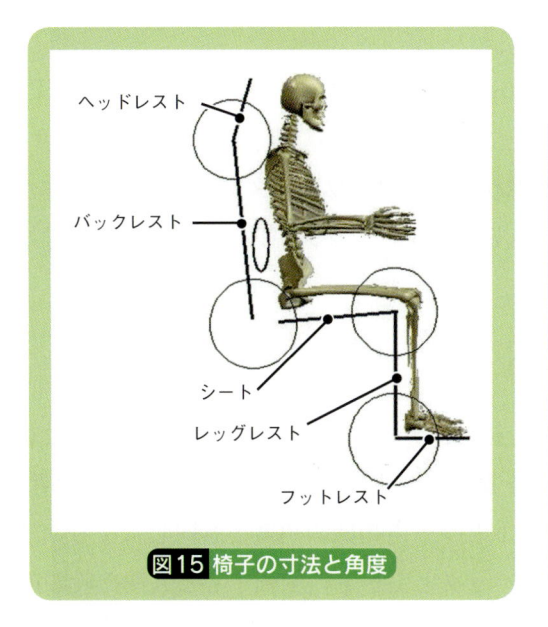

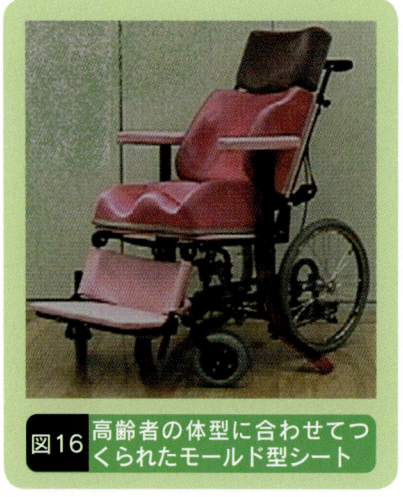

図16 高齢者の体型に合わせてつくられたモールド型シート

ニングとティルト、パッドとベルトなどの構成要素がある。身体運動状況など必要に応じて、構成要素を選択する。

a. 寸法と角度（図15）

　シートの奥行きと幅、バックレストの高さと幅、ヘッドレストの位置、レッグレストの長さ、フットレストの長さなどを決定する必要がある。シート奥行きは膝下腿後面から臀部後面まで、シート幅は臀部最大幅を、バックレストは車椅子のハンドリムで走行を行うのなら、肩甲骨下角まで、または肩甲骨の動きを妨げないような高さ、幅は胸部幅を基本とし、ヘッドレストは後頭または頸部位置の高さ、レッグレストは膝大腿下面から足底までの距離、フットレストは足底長さが基本となり、安楽性、機能性、生理的などを加味して、その寸法は決定されていく。

　ヘッドレストとバックレストの間の角度、バックレストとシートの間の角度、シートとレッグレストの間の角度、レッグレストと足部の間の角度があり、身体側の頭頸部と背部間の関節角度、背部と殿大腿部間での関節角度、殿大腿部と下腿間の関節角度、下腿と足部での関節角度を安楽性、機能性、生理的などを加味し、その角度は決定されていく。

b. インターフェース

　座位保持のインターフェースの役割は、体幹の保持と、皮膚軟部組織への負担の軽減がある。よって、骨格を支える支持としての板やシートと軟部組織を支えるクッション

からなる。

　身体変形が強いとその変形に合わせて採型をするモールドという手法が採られる（図16）。採型したインターフェース上では身体が動いた場合、不適合を起こす。よって、運動能力をもっているとき、平面形状のインターフェースが有効となる。また、軟部組織への力学的負担を軽減するには軟らかいクッションが必要であり、安定性を得るためには硬いクッションが必要である。

c.　リクライニングとティルト

　リクライニングは座と背の角度を指し、ティルトは座と背角度を固定した状態で重力に対する角度を指す。リクライニングはベッドでのギャッチ機構と同じと考えてよい。また、「寸法と角度」のバックレストとシートの間の角度とも同じになる。リクライニングにおけるずり（剪断）の問題はバックとシートの回転中心と人間の股関節の位置が異なるために起こる。この問題を解決するために、座と背の回転中心を股関節のところに持っていくこと（オフセットジョイント）や背の位置がリクライニング角度に合わせて動く機構などが採用されている。

　ティルトは「除圧動作」で述べた除圧を目的とする大きく動かす手段以外に、身体の滑りによる摩擦力を減らすためにティルト角度を少し上げるために使用される。ティルト角度を大きくすると、ヘッドレストが必要になったり、上肢機能が制限されたりする。

d.　パッドとベルト

　パッド（図18参照）は身体を左右方向から支持するもので、3点固定が基本となる。支持の強さによって、大きさや形状が変わる。

　ベルトは身体を前面から支持するもので、例えば、骨盤の左右上前腸骨棘へのベルト支持と座と背での支持により骨盤の安定化が得られる。この原理は自動車のシートベルトと同じである。

5　座位能力分類と対応

　椅子の決定のためには、ニード、座位保持能力や体幹の変形の状況を含む身体運動能力、日常生活動作、椅子が使用される介護も含めた社会環境などの多くの要因がある。そこで高齢者における座位問題に対応する基本的指針として、介護者でも容易に座位能力を判断でき、対応の目安をつくるため

表2　座位能力

1. 座位に問題ない
2. 座位に問題あり
3. 座位困難

3. 褥瘡の予防 ❷座位での褥瘡を予防する

に、以下の座位能力を提案した（表2）。足底がつく、硬めの座面に座り、長時間手を放して座位可、長時間手をついて座位可、そして座位がとれない座位困難に分類される。また、対応についても同様に以下で説明するが、高齢者は風邪などによる臥床で身体運動能力の急激な変化が起こりやすく、変化した状態をも含め検討すべきである。

a. 座位に問題ない場合

長時間車椅子上に座っても特に姿勢に問題がなく日常生活を過ごしている状況である。車椅子を片手片足で、または両手などで実用的に操作でき、除圧や座位姿勢変換を容易にできる身体能力をもつ。椅子の目的として、長時間の座位が快適で、社会性をもち、生理的であることが必要である。これを可能とするためには、適切な姿勢、座り心地、そして移動が可能であることが車椅子およびクッションに求められる。

まず、座部クッションは褥瘡防止までの機能を必要としない。しかし、臀部の筋肉も含めて軟部組織の萎縮があり、座り心地確保のためにもクッションが必要である（図17）。5cm程度の厚さが目安である。クッションの高さを考慮したうえで、基本姿勢の獲得には骨盤の位置が前後傾の中間となり、そのためにはある程度の腰椎前彎の保持を可能とする腰椎支持が必要となる。大腿部は平行でフットレストの高さが大腿下部を軽く支え、大腿が動かない程度がよい。背部は肩甲部にかからない上端まで支持すると、上肢の運動を妨げず、背を高い位置まで保持できる。アームレストは上腕を軽く保持できる高さに調節する。

しかし、車椅子移動が足の操作の場合、骨盤を後傾させる動きをつくるので、注意すべきである。

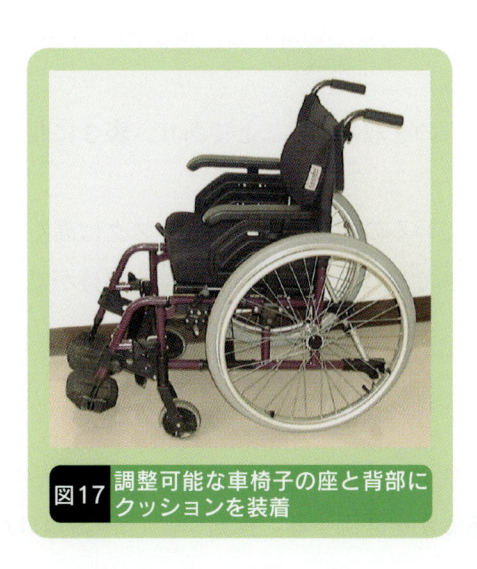

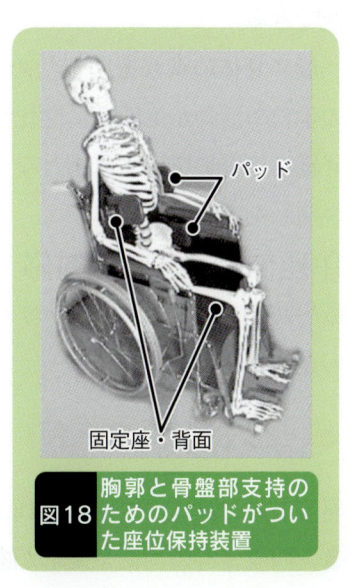

図17 調整可能な車椅子の座と背部にクッションを装着

図18 胸郭と骨盤部支持のためのパッドがついた座位保持装置

表3 姿勢悪化の原因とその対応

姿勢	原因	対応
仙骨座り	身体能力	わずかなティルトと胸郭の支持
	座の奥行きが長い	奥行きの調整
	腰椎支持がない	腰椎支持を入れる
	ハムストリングスの短縮	フットサポートの位置を変える、または座背角度を大きくする
	股関節屈曲や背屈曲に制限がある	車椅子座背角度の調節
	円座	円座以外のクッションの選択
	クッションが不十分	適切なクッションの選択
骨盤の傾斜	身体能力	わずかなティルトと胸郭の支持
	左右緊張の違い	無理のない範囲での胸郭と骨盤の支持
	スリングシート	固定シートへの変更
	介護時	介護時の姿勢チェック、または固定座面への変更
	腕の屈曲	アームサポートの高さ
	クッションが軟らかい	硬め、または座位保持性のあるクッションへの変更

b. 座位に問題がある場合

　人間の頭部は5kgあるといわれ、体幹部も含めて適切に保持するには、筋力やその調整機構が必要である。高齢者になるとそれらの機構が低下し、つぶれたり倒れたりする。特に人間の座位は骨盤が基本となり、脊椎および頭部がその上にのる。よって、骨盤を水平（左右の上前腸骨棘が水平）にするための板（インターフェース）での支持、そして同じく脊椎を支持する板の支持が基本となる。体幹部が側方に倒れるのであれば、側方からパッドを使用し（**図18**）、重力に抗するために背を後方に倒すとつぶれる力を軽減できる。

　一般に身体の倒れを防ぐため、手で支えているので、椅子側で身体が支持できれば、その手での活動が生活を活性化する。

　詳細には姿勢を崩す原因となるものを取り除くことであり、**表3**に問題と対応について説明した。

　自分での除圧動作が困難になっているので、褥瘡発生のリスクは高く、クッションは褥瘡を防止できるものを選択すべきである。また、同時に座位保持ができる座位保持装置の選択が必要である。

c. 座位が困難な場合

　座ると頭や身体がすぐに倒れ、リクライニング車椅子やベッドで生活している。このとき、四肢体幹の拘縮や変形があるかを評価する。拘縮や変形がなければ、対称で生理

的な姿勢を目標に支持を行い、問題があれば、変形や拘縮に合わせたインターフェースを選択する。

両方に必要な機能として、座位での重力の負担を減らす目的で、椅子ごと傾くティルト機能は必要である（図19）。ここでは、介助者によるティルトを行うことで食事時は起こし、休息時は倒すという姿勢の変換を可能とするものである。この機能は、リクライニング機構と異なり、剪断力やずり下がりを防止でき、なおかつ臀部などの圧力を背に移すことができ、褥瘡防止機能を得る。また、貧血の防止、嚥下への対応なども可能となる。クッションは座と背を含め褥瘡防止を目的としたものを選択する。

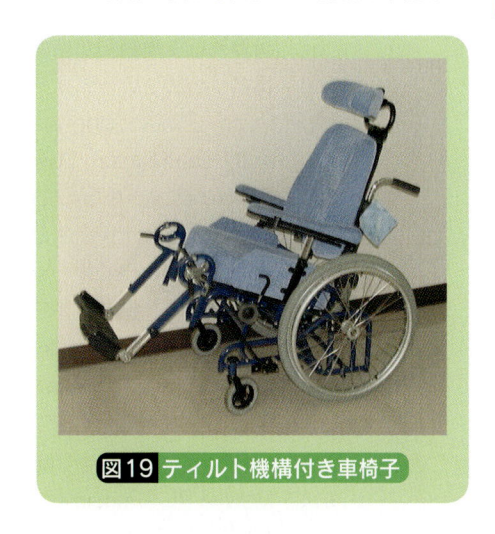

図19 ティルト機構付き車椅子

以上のように、機器の選定を中心に解説した。これを実現するには、機器の用意とそれらを選定し、調節する専門家が必要である。機器は身体障害者福祉法または公的介護保険法で在宅者は対応でき始めたが、施設病院ではこれらは不十分である。看護とリハが協調して、機器を揃えていくべきであろう。また、リハビリテーション専門職がすぐに車椅子の専門家とはならない。現在、理学療法士・作業療法士を対象として、日本シーティング・コンサルタント協会（http://seating-consultants.org/）を設立し、褥瘡を含めたシーティングにかかわる知識をもった専門家を育てている。

（廣瀬秀行）

文献

1) Adrienne FB：Positioning for Function. Valhalla Rehabilitation Publication, New York, 1990.
2) McLaurin CA, Brubaker CE：Biomechanics and the wheelchair. Prosthetics and Orthotics International 15：24-37, 1991.
3) 廣瀬秀行，相原みどり，木之瀬隆：高齢者の作業時の車いすおよびその座面の影響について．国リハ研紀 18：19-24, 1997.
4) Susan CH：Wheelchair Needs of the Disabled, Therapeautic Considerations for the Elderly. Churchill Livingstone, New York, 1989.
5) 廣瀬秀行，木之瀬隆，浅海奈津美，ほか：重度高齢障害者の車いすの評価．第13回リハ工学カンファレンス，日本リハビリテーション工学協会，徳島，1998.

6) 廣瀬秀行：褥創防止装置の標準化について．第8回リハ工学カンファレンス講演論文集，日本リハビリテーション工学協会，徳島，1993．
7) Peggy J：Choosing the best wheelchair cushion. The Royal Association for Disability and Rehabilitation, London, 1984.
8) Pressure Ulcers in Adults：Prediction and Prevention, Clinical Practice Guideline Number 3. AHCPR Pub. No.92-0047, 1992 (http://hstat.nlm.nih.gov/ng/Hguest/ab/local.ahcpv.clin.ulcc/screen/Browse/xid/221/s/41479/cmd/PD/action/GetText).
9) Krzystot G, Marry RB：Preventing Pressure Sores in Qrthopaedic Patients ; is Prolonged Chair Nursing Detrimental? Journal of Tissue Viablity 4(2)：51-54, 1994.
10) Department of Health & Human Services (DHHS), Centers for Medicare & Medicaid Services (CMS)：CMS Manual System. Pub.100-07 State Operations, Provider Certification, 2004 (http://www.cms.hhs.gov/transmittals/downloads/R4SOM.pdf).
11) Mervyn RL：Principles of Seating The Disabled. CRC Press, Florida, 1991.
12) 相原みどり，木之瀬隆，廣瀬秀行：車椅子を使用している高齢障害者の坐位能力と坐位保持装置．国リハ研紀 16：69-14，1995．
13) 廣瀬秀行，木之瀬隆：座位保持装置の現状と問題点；高齢者の座位保持装置の問題点．pp14-13，日本義肢装具学会，東京，1998．
14) 木之瀬隆，廣瀬秀行：高齢者の車いす座位能力分類と座位保持装置．リハビリテーションエンジニアリング 13：2，1998．

4 Pressure Ulcers

褥瘡のスキンケア

4-1 皮膚科学からみたスキンケアの基礎知識

　皮膚科領域では、皮膚の生理と病理を熟知したうえで、皮膚疾患のスキンケア（アトピー性皮膚炎、ニキビなど）と美容のスキンケア（ドライスキン、シミ・しわなど）が行われている。褥瘡領域においては主としてストーマケアにルーツを有するスキンケア（皮膚保護、失禁のケアなど）から発展した褥瘡のスキンケア（皮膚保護、湿潤、清潔など）が行われている。両者はやや異質な印象を与えるが、皮膚の構造と機能を理解して行われるという意味ではまったく同様のはずである。本稿では、褥瘡のスキンケアを理解するために必要なスキンケアの知識について、皮膚科学の立場から解説したい。

1. スキンケアを理解するための皮膚の構造と機能

　スキンケアを理解するためには、まず皮膚の構造と機能を理解する必要がある。スキンケアのターゲットとなるのは皮膚のどの部分のどの細胞なのか、外用というドラッグデリバリーにより皮膚のどの部分にどのように到達して効能効果を発揮するのか、などの理解が必須である。

　皮膚は「かまぼこ」のような構造をしており、かまぼこの最外層にあたる赤い薄皮の部分が表皮、白身の部分が真皮、かまぼこ板の部分が皮下組織と考えてよい。このような水平方向の構造を垂直に貫くように、付属器（毛包、汗腺、皮脂腺など）がある。また特殊な構造をもつ皮膚として、毛髪、爪などがある（図1）。

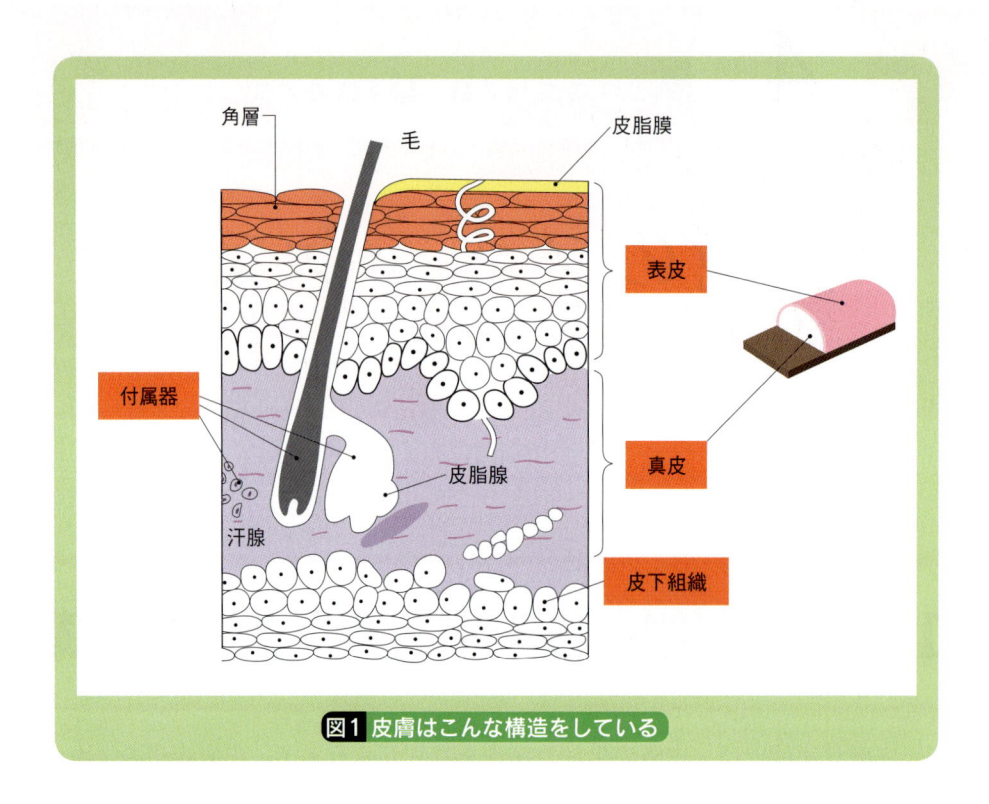

図1 皮膚はこんな構造をしている

1 ● 表皮の構造

　表皮は表皮細胞（角化細胞、ケラチノサイト）、色素細胞（メラノサイト）、ランゲルハンス細胞などから構成され、それぞれ約80％、6〜7％ずつを占めている。表皮は人体の最外層を包み、バリアの役割を果たすのみでなく、免疫臓器としても重要で多彩なサイトカインなどを産生する。

a. 表皮細胞

　表皮細胞は基底層に幹細胞があり、増殖と分化を繰り返しながら、角化という生化学的変化を起こした後、細胞死を経て角層という人体をくるむラップをつくる。その過程から形態学的に、基底細胞層、有棘細胞層（表皮細胞同士がデスモゾームという棘のようにみえる構造で接着しているため、顕微鏡レベルの形態からこの名称がついた）、顆粒層、角層と分類し、通常、角化して剥脱するには約45日のターンオーバー時間を要するといわれている。特に角層は、水分含有量の減少によりドライスキンを呈するなど皮膚の見映えを決定するだけでなく、重要な皮膚バリアの役目（水分蒸散阻止、物理的防御）を果たすこと、外用により最もアクセスしやすい部分であるため、外用薬の絶好の標的となり得る（図2）。したがってその構造を詳細に理解することが求められる。

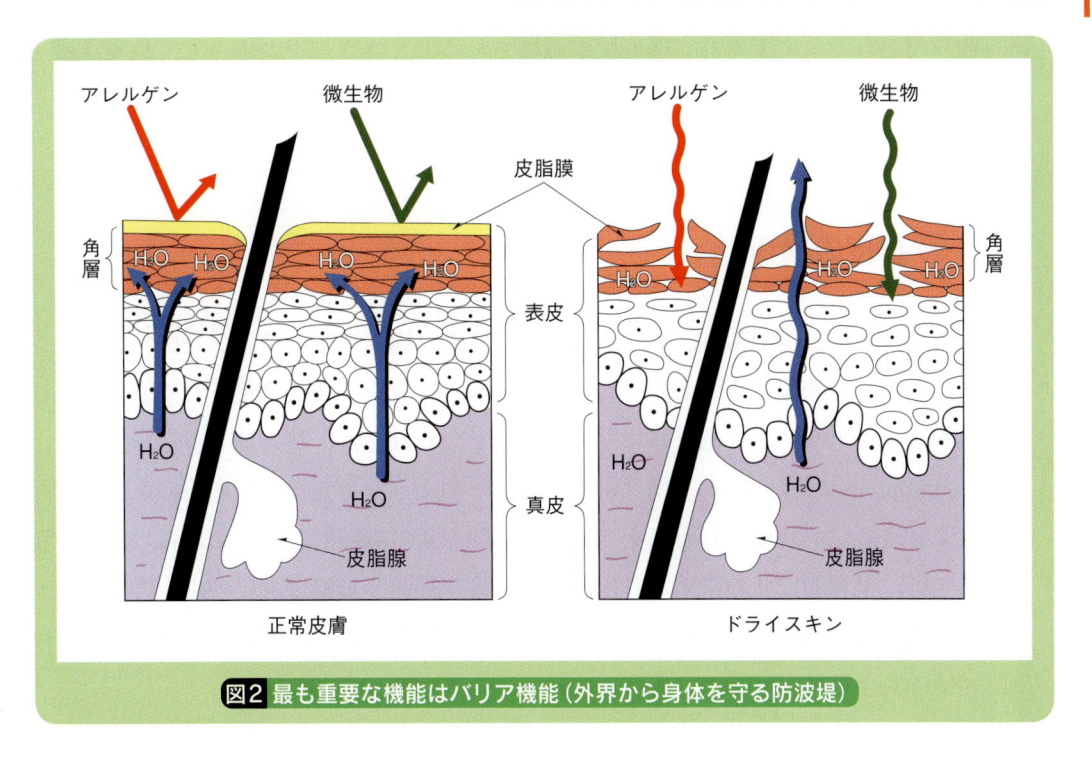

図2 最も重要な機能はバリア機能（外界から身体を守る防波堤）

b. 色素細胞

　毛包隆起部（バルジ部）をニッチとして、表皮基底細胞層や毛包に存在する細胞で、メラニンという色素を産生して周囲の表皮細胞に分配することで、紫外線から表皮細胞のDNAを保護している。メラニンの多寡は皮膚色や紫外線防御能（スキンタイプ）を決定する重要な要因となる。通常は紫外線照射により増産され、メラニンが基底膜より滴落するとシミなどの色素沈着の原因となる。

c. ランゲルハンス細胞

　表皮に存在する骨髄由来のマクロファージで、抗原情報をリンパ球に伝達する抗原提示が主な役割である。したがって、接触皮膚炎などの発症機序に大きく介在する重要な免疫担当細胞である。

2 ● 基底膜の構造

　表皮と真皮の間には基底膜といわれる複雑な構造がある。これは表皮という比較的硬い構造と真皮といういわばクッションの役目を果たす軟らかい構造とを接合するために

編み出された工夫である。基底膜が破壊されると、メラニンが滴落して色素沈着を惹起する。基底膜を越えた皮膚欠損を潰瘍、越えない場合をびらんと呼び、通常、前者は瘢痕を残す（図3）。

3 ● 真皮の構造

　真皮は建物に例えると、コラーゲンという鉄骨構造にエラスチンというゴムバンドが巻かれ、その間隙をムコ多糖という壁土で埋められたような構造をしている。これらは細胞成分ではないので細胞外マトリックスといわれるが、特に前二者を線維成分、後者を基質成分という。ムコ多糖はいわばゼリーのような物質なので多くの水分を含むことにより皮膚にハリや弾力を与えている。加齢や紫外線照射によりこれらの構造は変性するため、美容的にしわやたるみの原因となる。線維芽細胞は真皮の細胞外マトリックスを合成する主役の細胞であるため、サイトカインなどによる線維芽細胞の賦活化は創傷治癒の大きな研究テーマである。

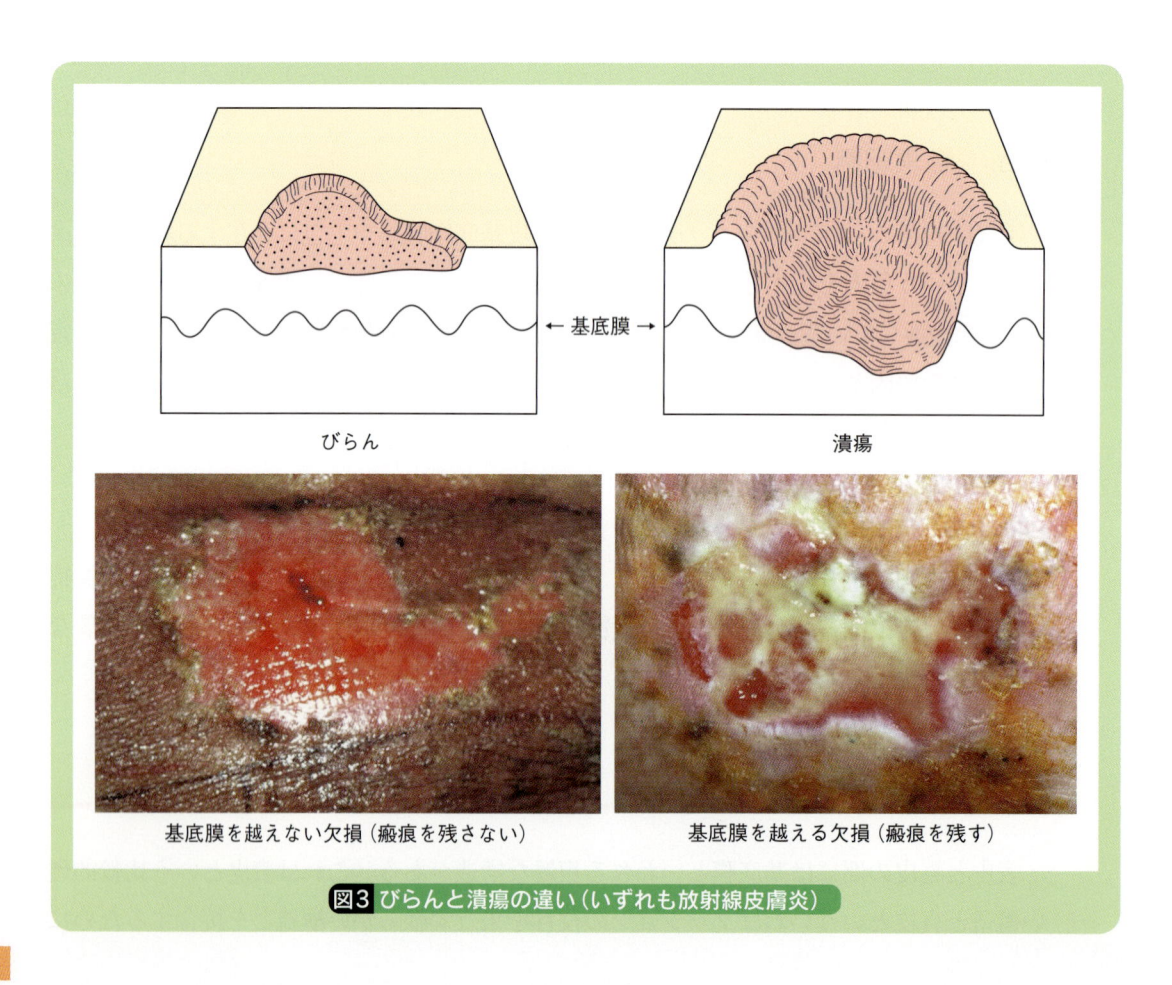

びらん　　　　　　　　　　潰瘍
←基底膜→

基底膜を越えない欠損（瘢痕を残さない）　　　基底膜を越える欠損（瘢痕を残す）

図3　びらんと潰瘍の違い（いずれも放射線皮膚炎）

4 ● 付属器の構造(図4)

　皮膚は上から下へ表皮、真皮、皮下組織に分けられるが、それらを垂直に貫く毛包、汗腺などの付属器が存在する。それぞれの付属器には生理機能があるが、付属器のない皮膚は瘢痕組織のように整容的にも問題がある。

a. 毛器官

　毛髪は整容的に重要であるばかりでなく、毛器官の幹細胞は皮膚再生の要として注目を集めており、創傷治癒研究のターゲットでもある。深い皮膚潰瘍が再生した場合には付属器のない皮膚となるが、将来的には付属器も再生させるような手段が開発されることが期待される。

b. 皮脂腺

　皮脂腺は皮脂を分泌し、毛包上部に開口する。皮脂は角層の保湿に貢献するため、ドライスキンやオイリースキンを左右する。

c. 汗腺

　アポクリン汗腺は、腋窩、乳房、外陰部などに存在し毛包上部に開口する。腋臭症や体臭などに関係する。

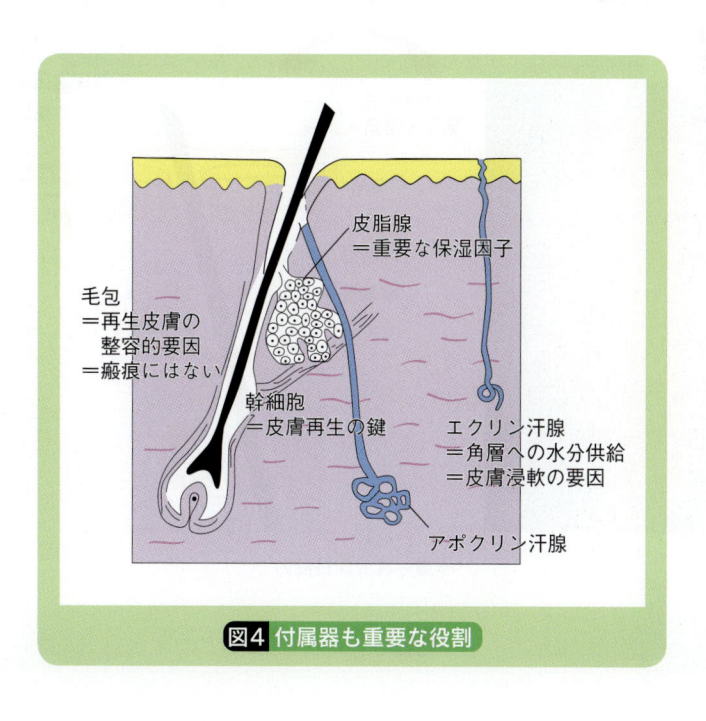

図4 付属器も重要な役割

- 皮脂腺 ＝重要な保湿因子
- 毛包 ＝再生皮膚の整容的要因 ＝瘢痕にはない
- 幹細胞 ＝皮膚再生の鍵
- エクリン汗腺 ＝角層への水分供給 ＝皮膚浸軟の要因
- アポクリン汗腺

エクリン汗腺は、ほぼ全身に分布し体温調節や角層の水分供給源となるとともに発汗は皮膚湿潤にも関与する。

2. ドライスキンケア

1 ● ドライスキンとは（図5）

ドライスキンでは角層水分量の低下により、臨床的にはカサついた肌となる。角層の水分の大部分は大気中の湿気と発汗に由来すると考えられているので、一般に低湿となる冬季はドライスキンに傾きやすい。しかし、ドライスキンの状態を規定するのは、水分の供給よりもむしろ角層に水分を保持する能力（保湿能）であると考えられる。保湿能を規定するのは皮脂、角質細胞間脂質、天然保湿因子であり、特に前二者が重要であると考えられている。皮脂は皮脂腺から分泌され、皮表に皮脂膜をつくることにより、水分の蒸散を防ぎ、ドライスキンを回避している。皮脂腺は性ホルモンの支配を受けているので、思春期以前の小児や高齢者がドライスキンを呈したり、石鹸による洗顔で皮脂を除去すると顔面がつっぱるのはこのためである。角質細胞間脂質は表皮細胞が産生す

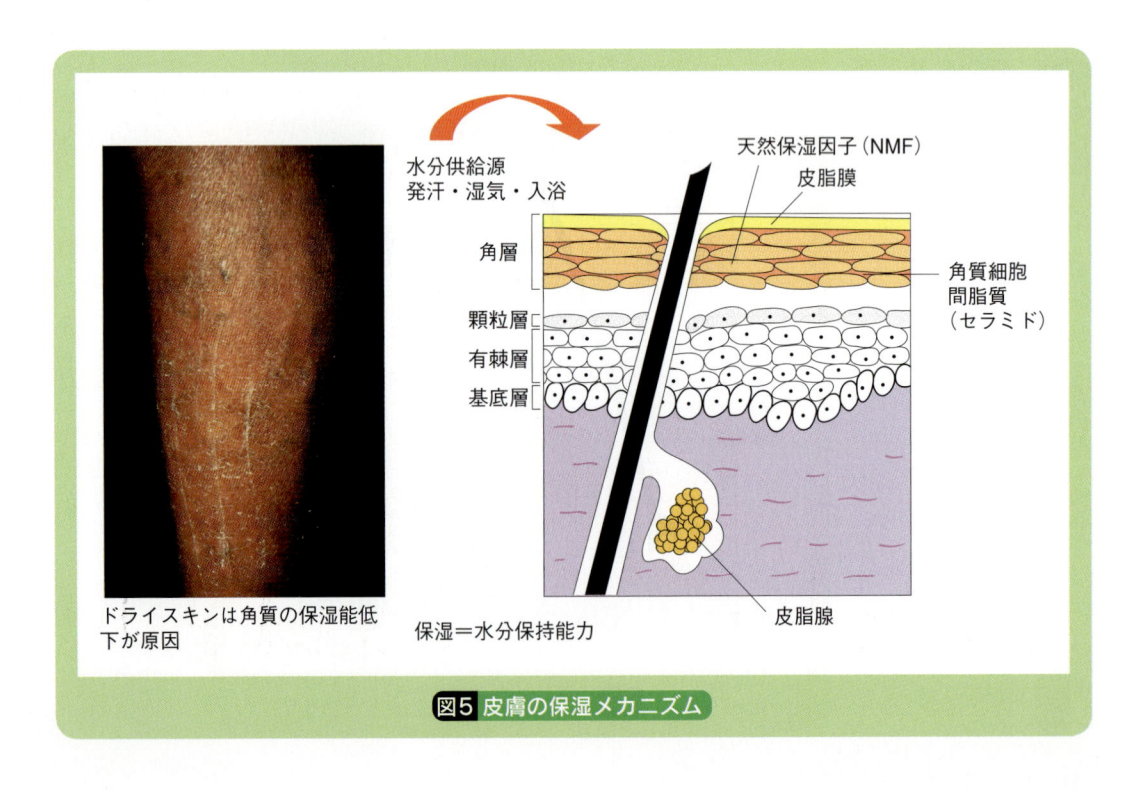

ドライスキンは角質の保湿能低下が原因

保湿＝水分保持能力

図5 皮膚の保湿メカニズム

るセラミドなどのスフィンゴ脂質で、人為的に除去するとドライスキンになるとともに皮膚バリア機能が阻害されること、セラミドを補給することで回復することから、角層の生理機能を左右する重要な組成成分と考えられるようになった。

2 ● ドライスキンケア

　ドライスキンは単に整容的な視点から是正されるのではなく、むしろ皮膚疾患惹起の準備状態ともいうべき被刺激性の亢進を回避するために是正されるべきである。ドライスキンではバリア機能が破綻しているためアレルゲンや病原微生物が容易に侵入したり、外界からの非特異的な物理化学的刺激を受けやすくなる。高齢者では表皮は菲薄化しているのでこの傾向はさらに助長される。

　ドライスキンのケアは乾燥を助長しないライフスタイルと入浴後の保湿成分の外用による補充に尽きるといっても過言ではない。最近の密閉住環境とエアコン・暖房による低湿住空間は、明らかにドライスキンを増加させている。適度の加湿や観葉植物の設置などは住環境の改善に役立つことも多い。高齢者にありがちな長時間の高温浴、イオウ入浴剤や過度の洗浄剤の使用、垢こすりなどは慎むべきである。ドライスキンに対しては入浴後の保湿剤の外用が有用である。皮脂の代用としてワセリンなどの油脂性基剤、いわゆる乳液やスキンケアクリームなどは人工の皮脂膜を形成し、水分の蒸散を防ぐ作用がある（エモリエント効果）。また、尿素製剤やムコ多糖製剤などは積極的な吸湿作用により皮膚保湿作用を発揮する（モイスチャライザー効果）。一般に外用薬の効果は、皮膚に十分な水分が存在するほど高まるので入浴後のスキンケアが推奨される（図6）。ド

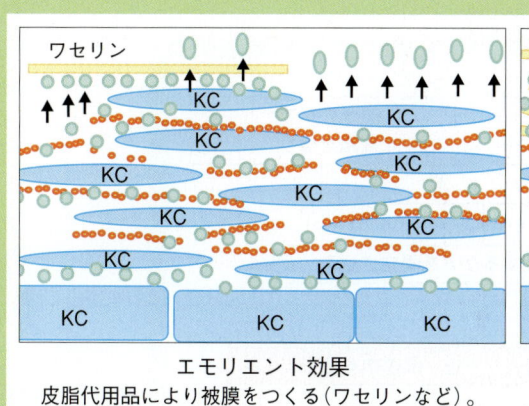

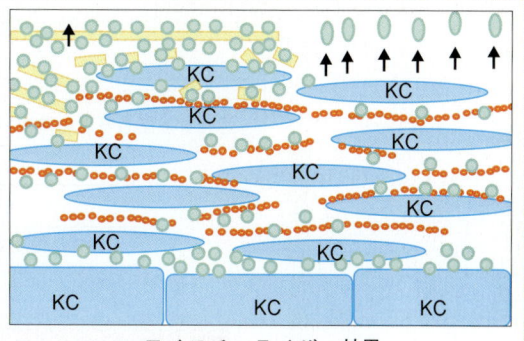

エモリエント効果
皮脂代用品により被膜をつくる（ワセリンなど）。

モイスチャライザー効果
水分と結合する保湿剤（ムコ多糖、セラミドなど）。

図6 乾燥のスキンケア—2つの方法

ライスキンの放置は皮脂欠乏性湿疹などの炎症性皮膚疾患の発症につながることから留意が必要である。

3. 清潔のスキンケア

　皮膚を清潔にするためには、汚れやアレルゲン、微生物、汗などを含む皮脂膜を石鹸などの洗浄剤によって除去するのが原則である。皮膚の汚れは皮脂膜に紛れ込んでいるので、皮膚を清潔にするためには石鹸などの洗浄剤により皮脂を乳化して皮脂もろとも洗い流す必要がある。角層は汚れとは関係ないので、まだ機能している角層を剥がす「垢こすり」は誤ったスキンケアである。しかし、皮脂を除去するわけであるから、清潔のスキンケアは乾燥を助長するスキンケアでもある。この意味で、清潔と乾燥は相反するスキンケアなのである。日本人は潔癖習慣が徹底しているため、ともすると清潔のみに腐心し乾燥のスキンケアを疎かにしがちである。清潔と乾燥のケアを両立させて初めてスキンケアが完結するのである (図7)。

　皮膚のpHは弱酸性であるので、石鹸のアルカリ度を懸念して、中性の洗浄剤も開発されている。発汗だけであればシャワーも有効である。通常の安価な石鹸を正しく使用後、乾燥に対するスキンケアをしておけば、皮膚のトラブルが起こることは少ないが、どうしても刺激がある場合や乾燥が増悪される場合は脱脂能力を適度に抑制したいわゆる低刺激性石鹸を勧めることもある。洗浄力も落ちるが、皮膚に残留しないため刺激が少ないこと、場合によっては保湿成分を含有することもあるので乾燥肌には好都合である。石鹸の付加価値は香料や泡立ちなどであるが本来の洗浄とは相関しないので、好み

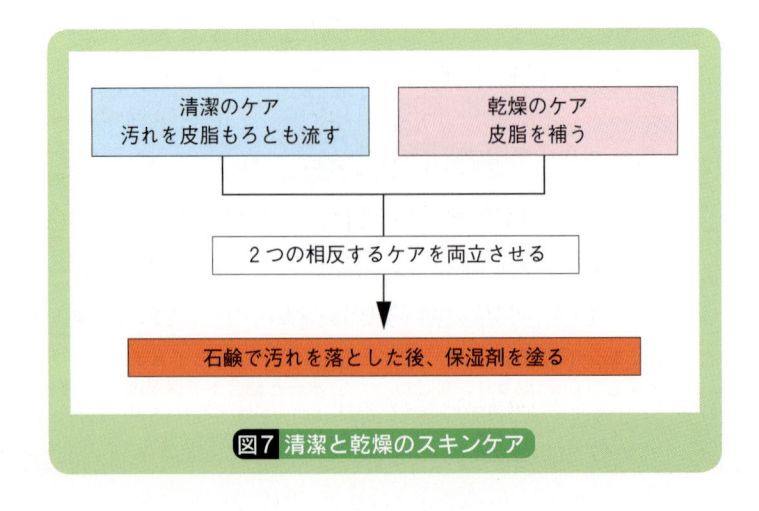

図7 清潔と乾燥のスキンケア

と価格で選択して問題はない。殺菌成分などを含む薬用石鹸は、腋臭症などの特殊な場合を除いて有害無益である。皮膚常在菌を殺菌する必要はなく、逆に薬用成分によってかぶれる恐れがあるからである。石鹸は手のひらに泡立てて皮膚を洗えば十分である。顔を泡立ちタオルで洗う人がいないように、皮膚をこするのは無用である。大切なことは石鹸を十分洗い流して残留させないことである。

4. 接触皮膚炎のメカニズム

　褥瘡の局所治療においては、しばしば外用薬・消毒薬・ドレッシング材などによる接触皮膚炎に遭遇するので、接触皮膚炎のメカニズムを知ることは極めて重要である。

1 ● 接触皮膚炎のメカニズム

　接触皮膚炎には、同じ原因が加われば誰にでも起こる一次刺激性接触皮膚炎と、感作された人にだけ起こるアレルギー性接触皮膚炎とがある（図8）。前者は例えば消毒薬の刺激による組織傷害なのでその機序は単純である。ここでは臨床的に重要な後者について、そのメカニズムを説明する。

　アレルギー性接触皮膚炎の原因となるのはハプテンと呼ばれる分子量1,000以下の低分子の化学物質である。ハプテンが皮膚に接触した後、その物質にアレルギーを起こす人では、表皮の免疫担当細胞であるランゲルハンス細胞によりこの抗原が認識されることになる。この反応はいわば「かぶれ体質」ともいうべき接触アレルゲン特異的な免疫応答性の遺伝支配を受けているので、ある人は「ウルシ」にかぶれても他の人はかぶれない、ということが起こり得る。同じ外用薬でかぶれる人とかぶれない人があるのはこのためである。また皮膚潰瘍という皮膚バリア機能が欠損した場所に接触する外用薬などは高率に感作を起こしやすくなるのは当然である。ランゲルハンス細胞で処理された抗原情報は、所属リンパ節で遭遇したT細胞に伝えられ、T細胞は活性化されて、エフェクターT細胞として増殖し生体内に分布する。ここまでの過程を感作過程と呼び約1週間を要する。したがって、ある物質にかぶれる人であっても、生まれて初めてその物質に接してから感作が成立するまでの間は、その物質にかぶれないことになる。「今まで使って大丈夫だったからこれからも大丈夫」ということはない。いったん、アレルギー感作が成立した人に、再度同じハプテンが接触すると、エフェクターT細胞は活性化され、種々の炎症性サイトカイン（IL-2やIFN-γなど）を放出すると考えられてい

消毒薬による一次刺激性接触皮膚炎

外用薬によるアレルギー性接触皮膚炎

ドレッシング材による接触皮膚炎

接触皮膚炎の分類
├ 一次刺激性接触皮膚炎
└ アレルギー性接触皮膚炎

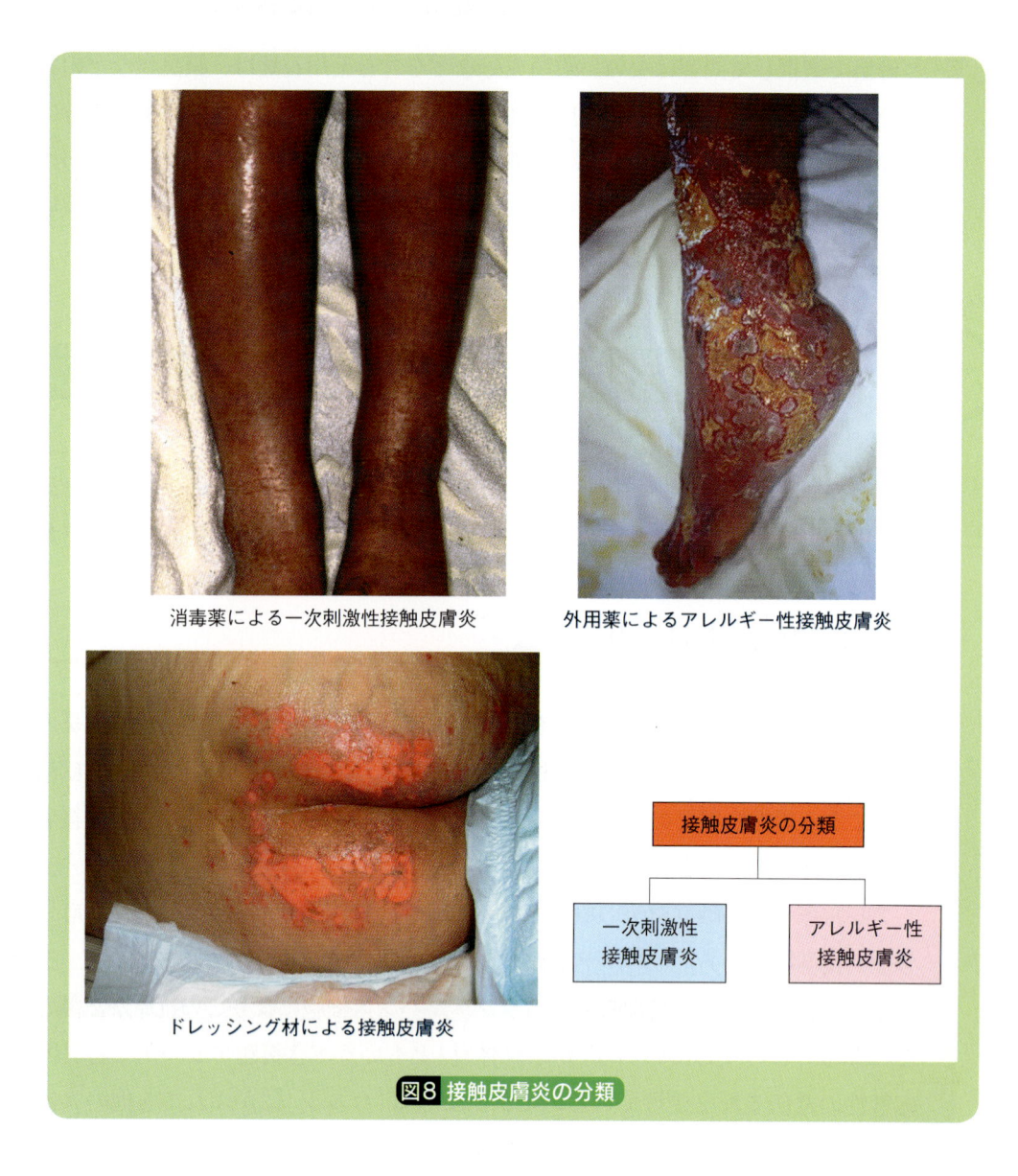

図8 接触皮膚炎の分類

る。湿疹反応は、真皮内にリンパ球、組織球などの炎症細胞浸潤を伴い、血管拡張や浮腫を生じ、表皮細胞間浮腫や表皮細胞内浮腫をきたすことにより海綿状態といわれる多房性の水疱形成がもたらされる状態である。この反応は、簡単にいえば、表皮細胞と結合したハプテンを生体にとって不都合な異物と認識して水疱形成により洗い流し、結果的に生体外へ排除しようとする防御反応であると考えられる。その際の副産物として痒みや紅斑、水疱などが生じることになる（図9）。いったん、感作が成立すれば、一生接触するたびに同じ反応を繰り返すことになるため、治療とともに原因物質との接触の回避という予防が重要となる。

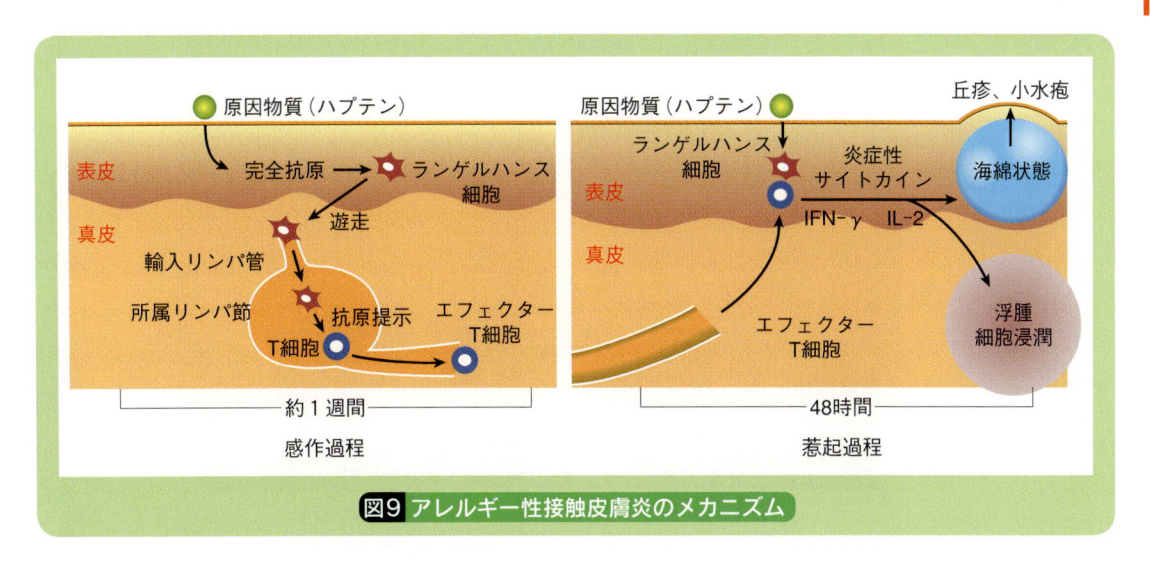

図9 アレルギー性接触皮膚炎のメカニズム

2 ● 接触皮膚炎を疑う

　典型的なアレルギー性接触皮膚炎では、急性に境界明瞭な丘疹、紅斑、水疱などを認め、痒みも激しいので、容易に診断がつくことも多い。しかし、いつも使用しているものや長期間繰り返し接触しているものが原因である場合には、接触開始から感作成立までに時間を要することも稀ではなく、また原因物質と直接接触した部位以外にも発症し、臨床像から本症を疑いにくいことも多い。慢性化すると病変もゴワゴワ盛り上がったり色素沈着だけのことや、直接接触した部位を越えて拡大することもあり、しばしば診断を困難にすることがある。したがって、絶えず接触皮膚炎ではないかと疑ってみることも大切である。通常は、接触アレルゲンに関連した発疹の部位と分布に特徴があり、また接触と発疹の消長にも相関があることが多い。褥瘡においては消毒薬や洗浄剤、撥水クリーム、外用薬などが原因となり得る。

3 ● 原因を究明する

　アレルギー性接触皮膚炎の原因となる接触アレルゲンを究明する場合に最も信頼でき、しかも侵襲の少ない検査法がパッチテストである。その原理は、感作が成立した個体に再度アレルゲンを貼付することにより、アレルギー性接触皮膚炎を再現するものである（図10）。その判定には、国際接触皮膚炎研究班（ICDRG）基準または本邦基準が用いられる。また、24、48時間後だけでなく72、96時間後にも観察することが望ましい。
　パッチテストは通常は閉鎖法で行われるが、外用薬などをそのままで貼付する場合に

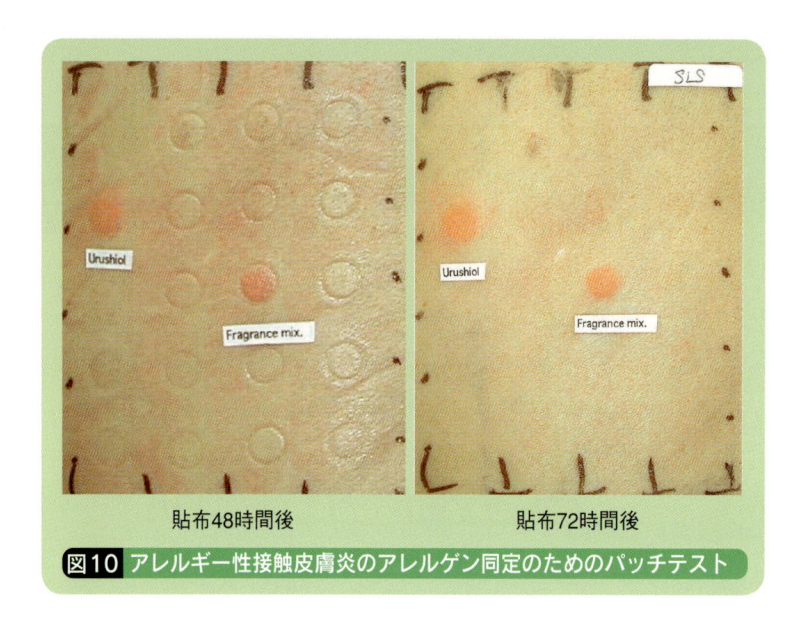

図10 アレルギー性接触皮膚炎のアレルゲン同定のためのパッチテスト

（貼布48時間後／貼布72時間後）

は、その使用法に応じて開放法で行ったり（消毒薬など）、逆にテープストリッピングにより角層を剥離してから行う場合、注射針によりスクラッチして行う場合もある。パッチテストでも結果がはっきりしない場合には繰り返しパッチテストや使用テストを行うこともある。

4 ● 治　療

　原因物質が判明したら、これを除去あるいは回避することが最も合理的かつ有効な治療となる。しかし接触皮膚炎の皮膚症状はかなり激しいこともあるので、苦痛を除去するために積極的に対症療法を行うべきである。原因がはっきりし症状が急性であればあるほど、ステロイドを中心とした抗炎症療法を強力に進めるべきである。治療により短期間のうちに症状が消褪することが明らかであるからである。通常は局所にはステロイド外用薬を使用し、止痒のために抗アレルギー薬、抗ヒスタミン薬を投与する。

　ここでは褥瘡診療をめぐるスキンケアの基礎知識について概説した。皮膚の構造と機能、スキンケアの原理、接触皮膚炎の機序などを理解することが、褥瘡管理において役に立つ局面が必ずあるので、是非スキンケアの正しい知識をもちたい。

（宮地良樹）

参考文献

1) 宮地良樹：知的なスキンケア Q&A．改訂版，ミネルヴァ書房，京都，1999．
2) 宮地良樹（編）：臨床医のためのスキンケア入門．先端医学社，東京，1997．
3) 田上八朗，瀧川雅浩，宮地良樹（編）：スキンケアの実際．皮膚科診療プラクティスシリーズ，文光堂，東京，1999．
4) 宮地良樹：ドライスキンとスキンケア．臨床と研究 81：407-411，2004．
5) 宮地良樹：高齢者のスキンケア；ドライスキン対策，薬剤使用の観点から．臨床看護 30：1196-1201，2004．

4・2 スキンケアの実際

　褥瘡のスキンケアは、褥瘡発生要因[1]の組織に関する外的要因を取り除くことである。この外的要因とは、摩擦・ずれと湿潤であり、これらの刺激によって褥瘡発生や治癒遅滞を招く。そのため、これらの外的要因の状況をアセスメントし、要因の除去あるいは最少に留めることにより、いかに皮膚を健常に保つかということがスキンケアのポイントとなる。

1. 褥瘡発生の外的要因

1 ● 摩擦・ずれ

　摩擦とは自力あるいは他力で身体を移動させるときに、皮膚の表面がベッドに擦れる現象である。摩擦を繰り返すことによって皮膚が損傷しやすくなる。そのため、摩擦が起こっているとわずかな圧迫によっても褥瘡が深くなる。
　ずれとは垂直方向の圧迫ではなく、接触面に沿った圧迫である。この現象は、ギャッチアップを行い、患者が足元方向にずり下がったときにみられ（57頁図10参照）、皮膚はベッド上に留まろうとし、深部の皮下組織層と筋層は身体とともに落ちようとする。組織内では筋肉から皮膚に向かう血管が引き伸ばされて細くなっている[2]。そのため、わずかな圧迫で虚血となるために褥瘡が発生しやすくなる。

2 ● 湿　潤

　湿潤の原因となるのは、発汗、尿、便であり、皮膚を保護している皮脂を取り除くために、バリア機能が低下する。特に尿は弱酸性であるが、放置しておくと尿成分が分解されアルカリ性に変化する。尿路感染を起こしていると尿はアルカリ性となる。このように皮膚がアルカリ性の環境に曝されると、細菌が繁殖しやすい状態となり、臀部の皮膚は感染を起こしやすくなる。また、便も、アルカリ性の化学的刺激を与える。特に水様便のときには消化酵素が活性化されない状態で排出されるため皮膚障害が起こりやすく、かつ便中の細菌によって感染を招く危険性が高くなる。

浸軟すると表皮は結合性が弱くなり、軽く摩擦するだけで容易に皮膚が剥離し損傷や感染を起こしやすくなる。また、皮膚が湿潤していると、物に密着し摩擦・ずれが生じやすくなり皮膚損傷を助長する。

一方、皮膚は湿潤以外に乾燥状態でも、皮膚の軟らかさや滑らかさが失われるために損傷しやすくなる。そのため、適度な潤いのある皮膚を保つことが必要となる。

2. 褥瘡発生のアセスメント

褥瘡のリスク評価（34頁図4参照）で紹介されたK式スケール[3]では、摩擦・ずれ、湿潤に関する項目は、引き金要因に該当する。これは、摩擦・ずれ、湿潤を認めると、褥瘡発生の危険性が非常に高いということを意味する。さらに、これらの状況を認めると1週間以内に褥瘡が発生する危険性が高いので、速やかにケアを実施する[4]。

しかし、摩擦・ずれ、湿潤は単一の原因で起こっているわけではない。摩擦・ずれの現象は、体位変換など褥瘡を予防するケアを実施中にでも起こる。特に、ベッドやリクライニング式車椅子でギャッチアップをするとき、椅子（車椅子）上で座位姿勢が崩れているとき、痙攣などによって骨突出部が不随意に寝具などに擦れるとき、リハビリテーションの訓練時などでは、強い摩擦・ずれを認める。湿潤の現象は、失禁により尿・便が付着しているとき、発汗が多いときに認める。

3. 摩擦・ずれの予防

まず、褥瘡予防のために行われてきたケアによる摩擦・ずれを予防するケアを図1を用いて説明する。

1 ● 摩擦・ずれを予防する基本的な褥瘡ケア

a. 体位変換方法

体位変換時に摩擦とずれを起こす危険性が高いため、介助をする場合は2人で行う。このとき、突然身体を浮かせると驚かせてしまうため、事前に説明を行ってから実施する。バスタオルを使用すると便利であるが、しわができやすく圧迫の原因となる。そこ

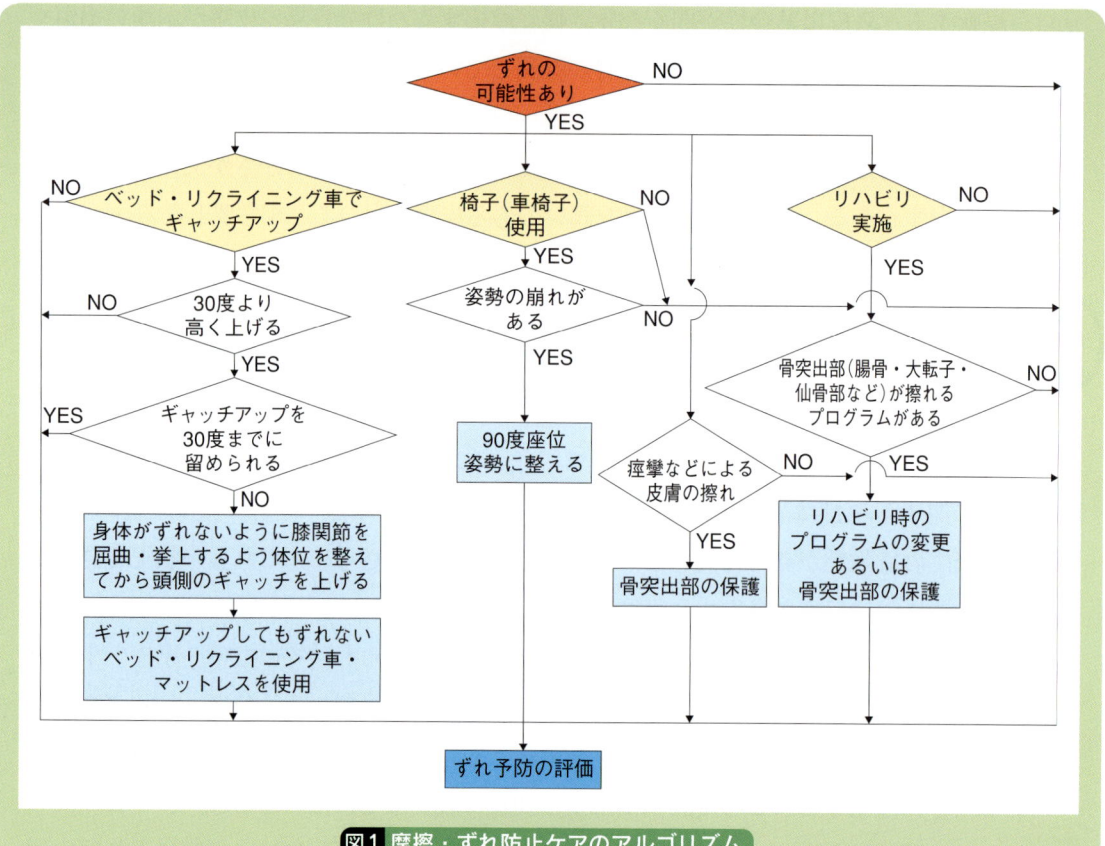

図1 摩擦・ずれ防止ケアのアルゴリズム

で、ずれとしわを予防する体位変換シートを使用する[5]（図2）。このシートは、復元力があるためしわになりにくいという特徴があり、体位変換を行うには最適である。1人で行うときには、スライドする筒状の体位変換マットレスを使用すると移動時の摩擦・ずれが予防でき便利である。その際体幹が包まれる大きさが望ましい。

b. マッサージの禁止

褥瘡の発生を予防するために、骨突出部のマッサージを行うことは禁忌である。この部位のマッサージは、人為的に摩擦とずれを引き起こす。

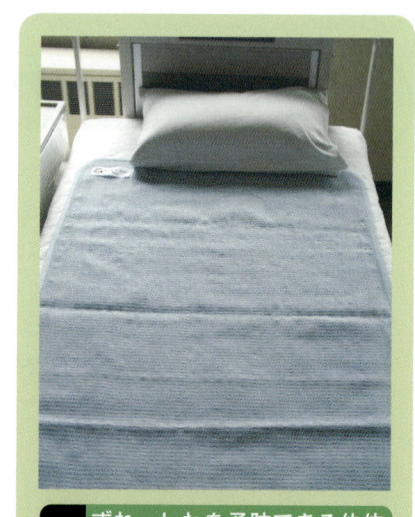

図2 ずれ・しわを予防できる体位変換シート

ずれとしわの予防のほかに、吸水性、熱放散性も兼ね備えている。
（ウィントンタイカンマット®、（有）山田工業所）

2 ● ギャッチアップ時の対応

a. ギャッチアップの方法

　ベッドなどのギャッチアップの角度は、30度以下が望まれる[6]。これ以上角度を上げると身体がずり落ち、仙骨・尾骨に摩擦・ずれが起こる。そのため、身体がずれないように膝関節部の床板を屈曲させてから、頭側を上げる（図3）。膝関節部と床板の屈曲位置がずれる場合には、膝の下に枕を入れ整える。また、ギャッチアップ後には、いったんベッドから上半身を離れるように起こし、ギャッチアップ時に起こったずれを解消するという「背抜き」を行う。

　ギャッチアップ後にベッドを水平に戻すときにもずれが生じる。水平に戻ったならば、患者を側臥位にして背部のずれを解消し、寝衣のしわも伸ばすことを忘れてはならない。

　そして、ギャッチアップによるずれは、体幹ばかりでなく踵部でも認める。ギャッチアップ後に踵を挙上しずれを解除する必要がある。特に足部が浮腫などにより皮膚が菲薄な場合は、低摩擦性褥瘡予防用ドレッシング材を積極的に貼付しずれの刺激を軽減するケアを行う。

b. ずれを予防する機器の選択

　ギャッチアップによる摩擦・ずれの問題点を解消するために、ギャッチアップ時に身体に沿って床板が伸び、腰と膝が緩やかに曲がる姿勢保持ベッドがある（図4）。リクライニング式車椅子においては、リクライニング時に座面の角度が変わり、背中に合わせて背受けがスライドすることによりずれを予防し、かつ体圧を分散できる車椅子があ

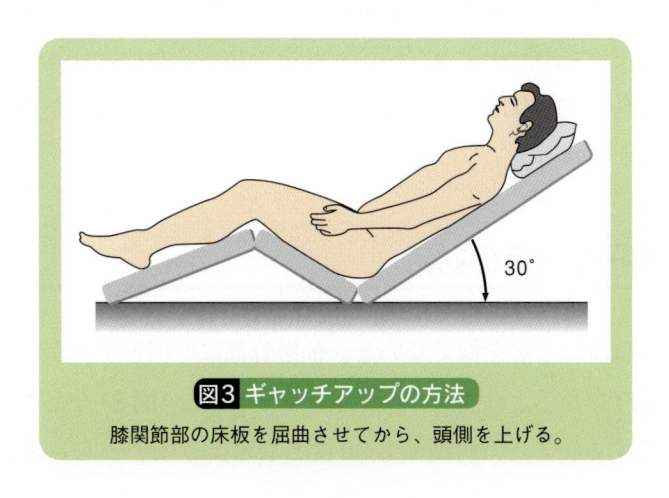

図3 ギャッチアップの方法
膝関節部の床板を屈曲させてから、頭側を上げる。

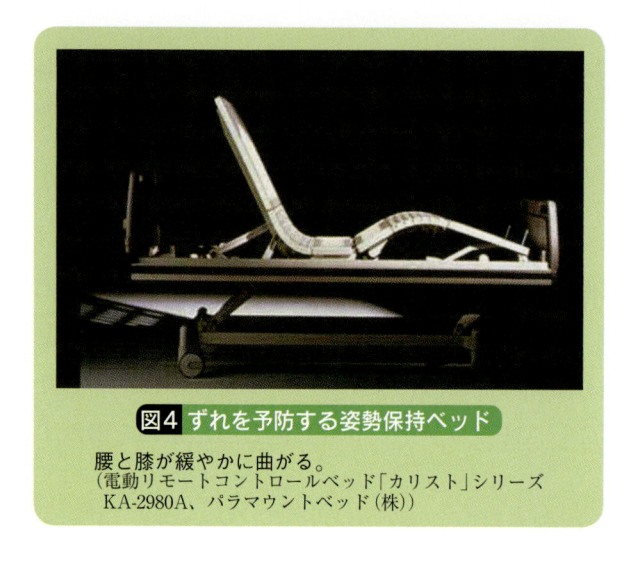

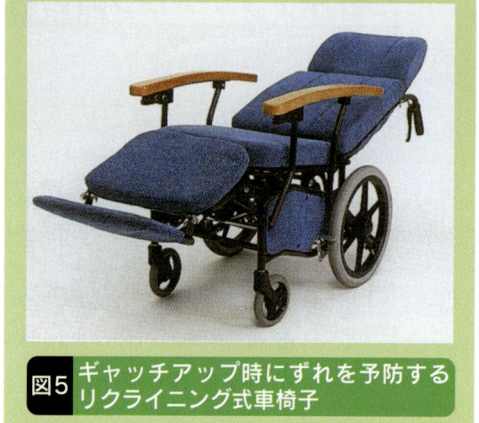

図4 ずれを予防する姿勢保持ベッド
腰と膝が緩やかに曲がる。
(電動リモートコントロールベッド「カリスト」シリーズ
KA-2980A、パラマウントベッド(株))

図5 ギャッチアップ時にずれを予防する
リクライニング式車椅子
リクライニング時、座面の角度が変わりかつ除圧できる。
(フルリクライニング車椅子RJ-300、(株)いうら)

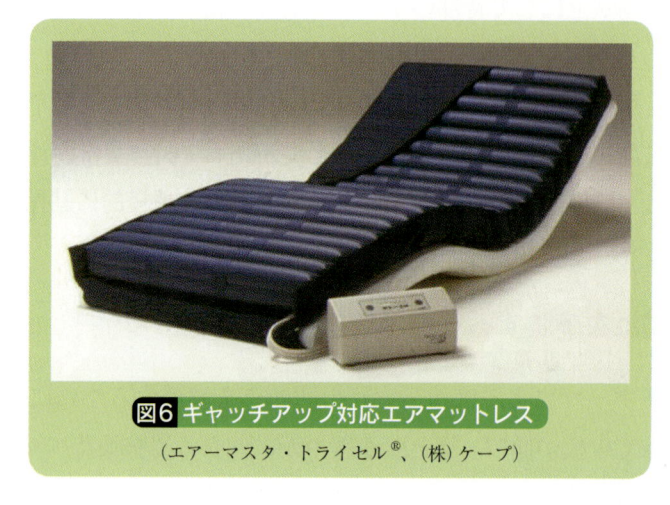

図6 ギャッチアップ対応エアマットレス
(エアーマスタ・トライセル®、(株)ケープ)

る(図5)。エアマットレスを使用中にはギャッチアップによるずれが増長されることがある。そこで、ギャッチアップ時のずれを予防するために身体への接触面を増やし、かつ底付きを防止する目的でエアセルを2層式にし、圧切替型からいったん静止型に切り替えることができるエアマットレスなどを使用する(図6)。

3 車椅子座位時の対応

　車椅子座位時に姿勢を保てないと、仙尾骨部に摩擦とずれが起こる。予防として、90度座位(図7)になるようブーメラン型のクッション(図8)などで姿勢を整え、定期的に座り直しをする。また、肘関節も90度となるようにアームレストの高さを調整し、車

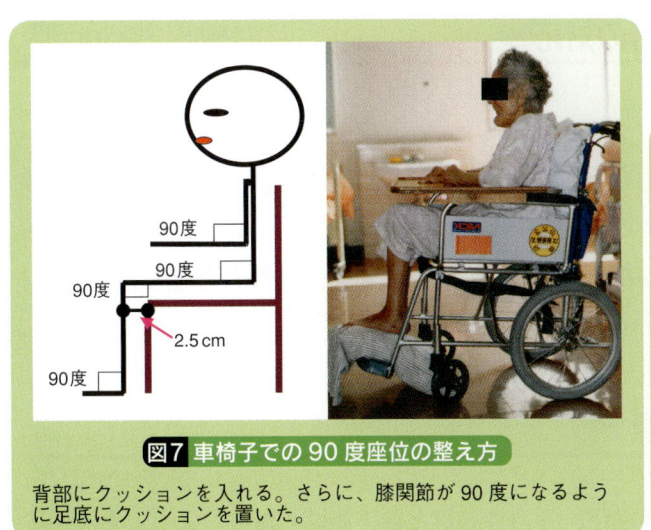

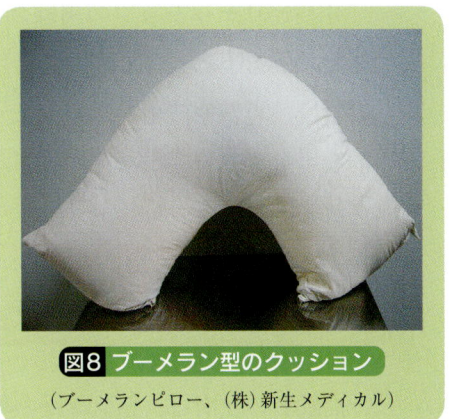

4. 褥瘡のスキンケア ❷スキンケアの実際

図7 車椅子での90度座位の整え方
背部にクッションを入れる。さらに、膝関節が90度になるように足底にクッションを置いた。

図8 ブーメラン型のクッション
（ブーメランピロー、(株)新生メディカル）

椅子の前にテーブルを置き前腕を置く。これは、姿勢の保持のみではなく、前腕で上体の体重を支えることができるため座面の体圧の軽減も期待できる。

また車椅子の座布、背布のたるみ、フットレストの位置が身体と合わないために、90度座位姿勢をとれない場合もあるので、車椅子の調整をする。最近の車椅子にはティルト機構を備えた車椅子があり、座位時のずれを予防する。

4 ● 不随意運動があるときの対応

不随意運動によって骨突出部の擦れがある場合は、擦れる部位が身体や寝具などに接触しないように小型のクッションを用いて体位を整える。あるいは、骨突出部を保護するために半透過性フィルムドレッシング材を貼付する。貼付時には、骨突出部部位によってドレッシング材の形状を選択する。仙骨・尾骨部に貼付する場合には蝶形、腸骨に貼付する場合には楕円形を貼付する。しかし、この半透過性フィルムドレッシング材は、摩擦・ずれの軽減といった褥瘡予防を目的に開発されたものではない。そこで、骨突出部の摩擦・ずれを回避し、なおかつ健常な皮膚を保護することを目的としたセラミド配合の低摩擦性褥瘡予防用ドレッシング材が開発されている（図9）[7]。

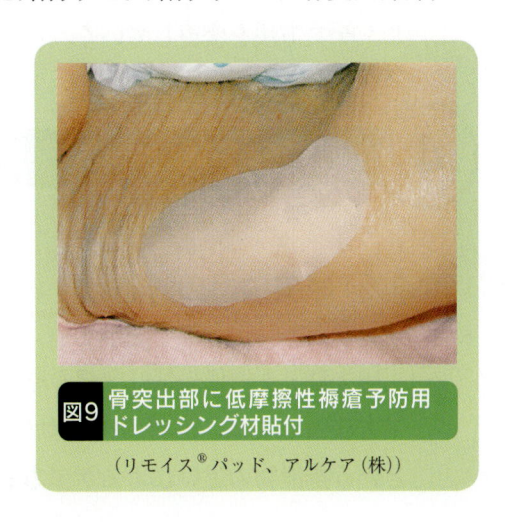

図9 骨突出部に低摩擦性褥瘡予防用ドレッシング材貼付
（リモイス®パッド、アルケア(株)）

107

5 ● リハビリテーション時の対応

　リハビリテーションの訓練プログラムの中に、「いざる（足で立たずに膝で進むこと、または尻を下につけて進むこと）」などのように骨突出部を擦るようなプログラムがある場合は、理学療法士・作業療法士と検討しプログラムを変更する。しかし、変更が不可能な場合は、骨突出部を保護するために前述したような低摩擦性褥瘡予防用ドレッシング材を貼付する。

6 ● 高齢者における留意点

　高齢者の皮膚は、膠原線維の線維化、弾力性線維と皮下脂肪の減少によりしわやたるみがあり、体位変換時皮膚が身体に追従せずに残りずれが起こる[8]。特に体位を整えるためにクッションなどを使用する際には、用いたクッションによってずれを起こす可能性があるため、体位変換後クッション貼付部にしわができていないかを確認する。
　また高齢者の皮膚は乾燥していることが多い。乾燥した皮膚は、摩擦・ずれによって表皮を剥離させやすいので、乾燥させないように入浴や清拭後に保湿クリームを塗る。あるいは、保湿効果のある洗浄剤を選択する。

7 ● 摩擦・ずれ予防の評価

　摩擦、ずれを予防するケア方法を評価するためには、摩擦・ずれの影響を最も受けやすい、骨突出部の皮膚を観察する。この部位に発赤、表皮剥離、しわを認めないかを観察する。皮膚変化を認める場合には、摩擦・ずれがどのような状況で起こるのかを観察し、ケア方法を変更していく。

4. 湿潤の予防（図10）

1 ● 尿失禁時の対応

　尿失禁・下痢便失禁は湿潤の原因となるため、臀部の皮膚を保護する必要がある。ケア方法としては、皮膚に排泄物が付着しないようにすることが重要となるが、尿と便という排泄物の違いによるケア方法には大差がない。しかし、尿と便では、pH、形状、

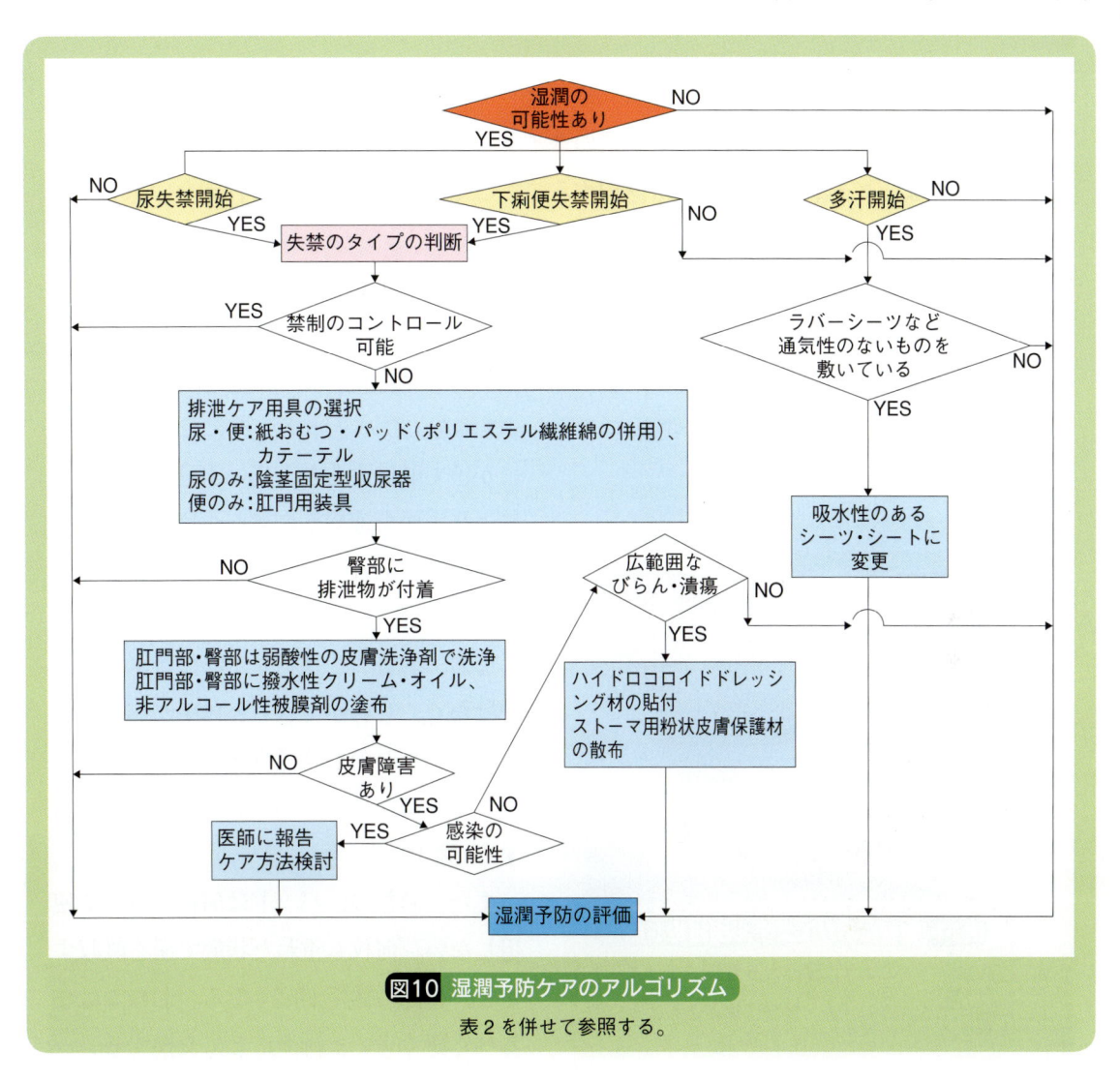

図10 湿潤予防ケアのアルゴリズム

表2を併せて参照する。

残渣物の混入の違いがあるため、ここでは尿失禁と便失禁に分けて具体的な対応を説明する。

a. 尿失禁のタイプの判別

尿失禁には、腹圧性、溢流性、切迫性、機能性などのタイプがある。失禁を認めた場合には、その原因がどこにあるのかを検索し、失禁のタイプを判別する必要がある。失禁のタイプを判別することによって、適切な治療やケアの介入が可能となる。その結果失禁を予防することも可能となる。

b. 尿失禁ケア用具の選択

尿失禁のケア用具は、患者の尿失禁のタイプ・量・回数・セルフケア能力・介護力・経済性によって総合的な視点から選択する。ここでは、セルフケアが行えない患者に使用する用具について主に説明する。

i. おむつの使用

尿失禁の場合、おむつ内で尿が逆戻りしない高吸水性ポリマー入りの紙おむつを使用する。布おむつでは、尿を吸収しても皮膚に逆戻りし、湿潤環境が持続し皮膚が浸軟（ふやけ）する恐れがある。また、ポリエステル繊維綿を失禁パッドのように陰部から臀部にかけて貼付すると、高い水分透過性機能により、尿を速やかにおむつ側に移行させ女性の腰臀部までの尿汚染を避けることができる[9]（図11）。

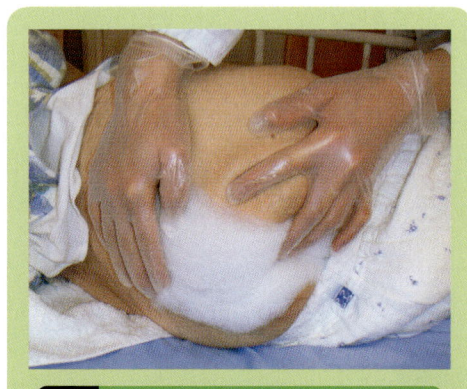

なお、おむつを選択する際には素材のみではなく、しわができると体圧が高くなるため、おむつの形状は身体の動きにフィットした適切なサイズのパンツタイプを選択する（図12）。

また、おむつ、パッドは何枚も重ねて使用しない。何枚も重ねた状態で尿を吸収すると、臀部の体圧が高くなる。おむつはなるべく薄く当て、排泄ごとに交換する。

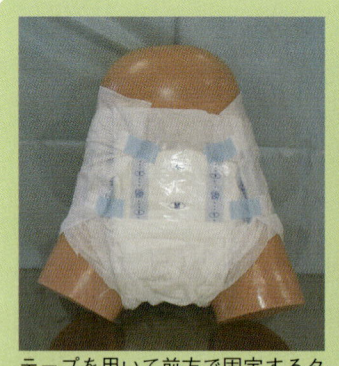

図11 臀裂にポリエステル繊維綿を貼付
失禁パッドのように陰部から臀部にかけてスキンクリーンコットンSCC®（（株）ブイテック）を貼付する。このとき、臀裂に挟み込むように貼付することがポイントである。

テープを用いて前方で固定するタイプ（テークケアうす型体感パンツ、大王製紙（株））

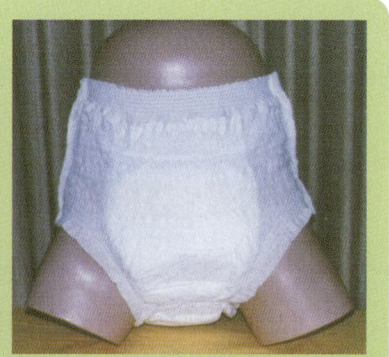

下着のパンツのようにはくタイプ（アテントテープ式、P&G（株））

図12 パンツタイプの紙おむつ

さらに男性の場合は、陰茎を包むように尿失禁パッドを使用すれば臀部までの尿汚染を避けることもできる。

ⅱ. カテーテルの使用

尿失禁の量が多い場合には、カテーテルを使用することがある。しかし、感染の危険性があり長期使用には適さず、注意を要する。

ⅲ. 陰茎固定型収尿器の使用

男性で絶えず尿が漏れ、尿失禁の量が多い場合には、おむつを使用する以外に陰茎固定型収尿器を使用する方法がある（図13）。手技は簡単であり、臥床している場合には床用蓄尿袋を使用し蓄尿する。日中散歩などできる場合には、レッグバッグを使用すると外観上陰茎固定型収尿器を使用していることは他者にはわからず、蓄尿袋を持たなくてもよいことからADLが向上する。そのため、患者の生活に合わせ蓄尿袋を選択する。

c. 臀部と会陰部のスキンケア

ⅰ. 失禁後弱酸性の皮膚洗浄剤で洗浄

皮膚は弱酸性に保つことによって、アルカリ中和能をもち、皮膚局所の抵抗性を高め、アレルギー感作などの不利な局所要因を排除するように作用している。そのため、皮膚のpHを崩さない弱酸性の皮膚洗浄剤を使用する。

また、表皮の角質表面には皮脂膜があり、湿潤と乾燥から皮膚を保護する作用がある。皮脂を取り過ぎないためには、あまり熱くない湯を使用し、皮膚を何回も擦るような洗い方は避け、愛護的に優しく洗浄することが望まれる。洗浄による皮脂の減少から起こる皮膚の乾燥と外部刺激を予防するためには、セラミドなどの保湿成分が配合された洗浄剤の使用を推奨する。

洗浄時には臀部におむつを敷き、食器用洗剤の空容器や介護用品のシャワーボトルに微温湯を入れて使用すると簡単にケアができる。最近では電動式の携帯シャワー洗浄器も発売されている。

ⅱ. 撥水性クリームの塗布

臀部には尿が付着しても浸軟しないように、撥水性クリーム、撥水性オイル、非アルコール性被膜剤を塗布し予防する。これらを塗布することによって皮膚に薄い保護膜をつくり、直接排泄物が皮膚に付着する

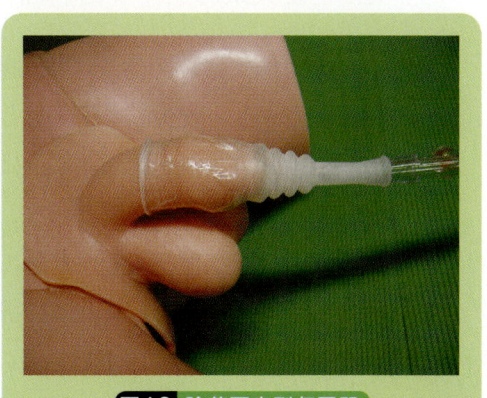

図13 陰茎固定型収尿器
（コンビーン®セキュアーワンピース、コロプラスト（株））

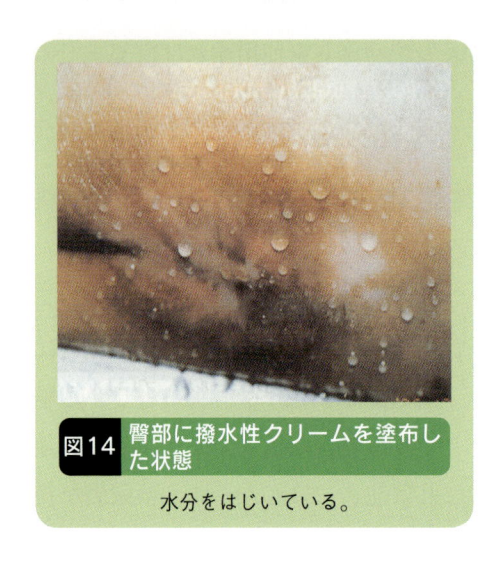

ことを避けることができる（図14）。

ⅲ．感染の危険性がある場合

　びらん、潰瘍があり、その周囲に発赤・疼痛・熱感・腫脹を認める場合は、感染の危険性があるため医師に報告し、経口または経静脈的に抗生剤を投与する。

　また、びらん・潰瘍を広範囲に認める場合は感染の危険性が高くなり、多発している場合は他の皮膚疾患も疑われるため医師に報告する。

図14　臀部に撥水性クリームを塗布した状態
水分をはじいている。

ⅳ．ドレッシング材の使用

　発赤や範囲の小さなびらんがあるときには、その部位より広範囲に撥水性クリームやスプレーを排尿ごとに塗布する。びらん・潰瘍部には、ハイドロコロイドドレッシング材を粉状にしたストーマ用粉状皮膚保護材を散布してから、撥水性クリームを塗布する。この皮膚保護材を散布することで創傷に適した湿潤環境となり、クリームも付着しやすくなり創を排泄物から保護することができる。

　広範囲に発赤やびらんを認めるが感染の危険性がない場合は、厚さの薄いハイドロコロイドドレッシング材を貼付する。あるいはストーマ用粉状皮膚保護材を散布する。

2 ● 便失禁時の対応

a．便失禁のタイプの判断

　便失禁も尿失禁の場合と同様、腹圧性、切迫性、溢流性、機能性などのタイプに分類される。しかし、便失禁は尿失禁と異なり、形状は固体である。そのため、下痢便でなければ頻回に便失禁を認めることは少ない。そのため、便の形状をコントロールし、定期的に排便することが必要となる。

　但し、長期に排便を認めず、急に下痢を認めた場合には、仮性下痢といって便秘状態でありながら下痢のような液状の排便を頻回に認めることがある。腸内では便塊が詰まり、便塊の口側の結腸内では粘液の産生と細菌の増殖を助長し褐色の液体が蓄積する。その液体が便塊の間隙を通り抜け漏れ出るためである。そのため、便秘であったのに頻回に下痢を認める場合には、安易に止痢剤を投与しないよう注意する。

b. 便失禁ケア用具の選択

便失禁のケア用具は、患者の便失禁の性状・量・回数・セルフケア能力・介護力・経済性によって総合的な視点から選択する。ここでは、セルフケアが行えない患者に使用する用具について主に説明する。

ⅰ. おむつの選択

下痢便の場合は、紙おむつは吸水力があっても便中の残渣により紙おむつ表面の不織布が目詰まりを起こす。そのため、水様便の場合では、臀裂を広げるようにポリエステル繊維綿を挿入する。水様便中の残渣はこの綿によってキャッチされ、水分はおむつに吸収することで臀部が便によって浸ることを予防できる。最近では、便を水分と固形物に分離し、水分を濾過する軟便・水様便に対応するおむつが発売されている。

ⅱ. カテーテルの使用

下痢便失禁を認める場合には、カテーテルを使用することがある。しかし、直腸粘膜の損傷も危惧されるために長期使用には適さず、注意を要する。

但し、最近では直腸粘膜損傷の危険性がなく、28日まで連続使用できるシリコン性の閉鎖型ドレナージシステムが開発されている。チューブ内が便の残渣物で詰まった場合には洗浄可能な機能を有している（図15）。

ⅲ. 肛門用装具の使用

便失禁の回数が多い場合、肛門にストーマ用皮膚保護材が付き便を溜める袋がある肛門用装具を使用する（図16）。これを使用するときは、違和感があるために、装着に同意が得られ、活動性がほぼ床上に限られている患者への使用が望まれる。

長期に貼付していると皮膚保護材が溶解し排泄物が皮膚に付着するため、漏れないか

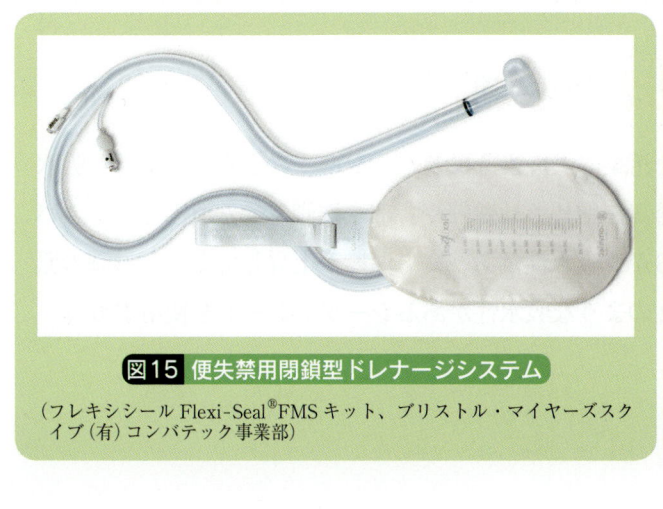

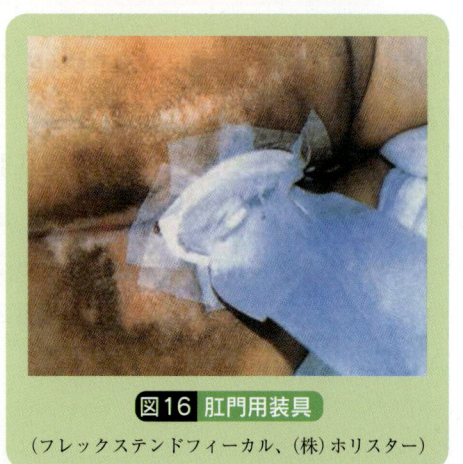

図15 便失禁用閉鎖型ドレナージシステム
（フレキシシール Flexi-Seal®FMS キット、ブリストル・マイヤーズスクイブ(有)コンバテック事業部）

図16 肛門用装具
（フレックステンドフィーカル、(株)ホリスター）

らといって定期的な交換を行わないと皮膚障害発生の原因となり得る。

c. 臀部のスキンケア

ⅰ. 失禁後弱酸性洗浄剤で洗浄

　尿失禁時と同様弱酸性の洗浄剤で洗浄する。便失禁の場合、便が付着し取れにくいと擦るが、擦る刺激を繰り返すと皮膚を損傷する危険性がある。洗浄剤をよく泡立てて、泡で洗うようにする。

ⅱ. 撥水性クリームの塗布

　臀部に撥水性クリーム、撥水性オイル、非アルコール性被膜剤を塗布し予防する。撥水効果により、便によるアルカリ性や消化酵素による化学的刺激を回避することができる。

ⅲ. 感染の危険性がある場合

　びらん、潰瘍があり、その周囲に発赤・疼痛・熱感・腫脹を認める場合は、感染の危険性があるため尿失禁と同様な対処を行う。広範囲にびらん・潰瘍を認める場合も感染の危険性が高いので注意を要する。

ⅳ. 臀部のびらん・潰瘍のスキンケア

　尿失禁のケア方法と同様である。但し、下痢便の失禁が続いているびらん・潰瘍の場合には、ストーマケア用の粉状皮膚保護材と亜鉛華単軟膏を1対1の割合で混ぜ合わせ、皮膚障害部位より広範囲に塗布する方法もある[10]。この場合排便ごとにこの軟膏を拭き取ることは不要であり、排便後温水のみで洗浄し、軟膏が取れた部位のみ新たに軟膏を重ね塗りする。

3 ● 発汗時の対応

a. 吸水性のあるシーツ・シートの使用

　失禁などを認める場合、寝具を汚染しないようにラバーシーツのような通気性と吸水性のないシーツを使用すると、発汗を増長させ臀部や背部を湿潤させる原因となる。バスタオルを背部に敷くこともあるが、吸水性はあっても温度が上昇して発汗し湿潤の原因となる。そこで、前述した図2のような吸水性があるシーツ・シートを使用する[7]。

4 ● 湿潤ケアの評価

　背部・臀部の皮膚が湿っていないかを観察する。また、排泄物によって発赤・びらんが生じていないかを観察する。湿っている場合や、発赤・びらんを認める場合には、湿潤の原因を明らかにしケアの変更をしていく。

5. スキンケア・グッズ

　前述の摩擦・ずれ、湿潤の予防ケアで紹介したグッズについて解説する。

　摩擦・ずれ予防では、姿勢保持ベッド、リクライニング式車椅子、エアマットレス、ティルト車椅子、半透過性フィルムドレッシング材、低摩擦性褥瘡予防用ドレッシング材、体位変換シート・マットレス、保湿クリームを紹介する(**表1**)。

　湿潤予防では、紙おむつ・パッド、ポリエステル繊維綿、皮膚洗浄剤、陰茎固定型収尿器、撥水性クリーム、撥水性オイル、非アルコール性被膜剤、ストーマ用粉状皮膚保護材、肛門用装具、吸水性のあるシーツ・シート、洗浄器を紹介する(**表2**)。

6. 足部のスキンケア

　褥瘡対策未実施減算が導入され、体圧分散寝具の使用やケアが適切に行われるようになり体圧の高い仙骨部・大転子部などの褥瘡発生は減少している。しかし、衰弱した高齢者、ASO(閉塞性動脈硬化症)、糖尿病などの末梢に循環障害がある患者が増えていることに伴い、足部に褥瘡を含む皮膚潰瘍の発生が増加している。そのため、足部のスキンケアに近年重点がおかれてきた。

　特に足部の冷感があると、褥瘡発生の危険性が高くなる。このような場合、入浴や足浴は皮膚を清潔にするだけではなく、血行を良好にするために有効である。また、入浴・足浴時には、血行促進効果をさらに増長させる、人工炭酸泉浴剤の使用も望まれる[11]。

　さらに、改善した血行状態を維持するために圧痕が残らないルーズな靴下の着用を勧める。靴下の着用により、ベッド柵などの接触による外傷を予防することができる。但し、1日1回は靴下を脱いで皮膚の観察を行う。

　足指の関節拘縮がある患者では、関節部が屈曲することにより皮膚が伸展し、足指の血流が悪くなる。そのため、寝たきり高齢者では、膝関節などの関節可動域訓練のほか

表1 摩擦・ずれ予防のスキンケア・グッズ

分類	特徴	商品名	販売会社
姿勢保持ベッド	ギャッチアップ時の圧迫・ずれ力を管理する機能を整えたベッド	多比良介護ベッド TB-7000	多比良㈱
		電動リモートコントロールベッド「カリスト」シリーズ KA-2980A	パラマウントベッド㈱
		ヒューマンケアベッド FBNCタイプ	フランスベッドメディカル㈱
リクライニング式車椅子	背角度のみを変化させ、上半身を後傾させる機能をもつ車椅子	NEWウォーターチェア	㈱新生メディカル
		フルリクライニング車椅子 RJ-300	㈱いうら
エアマットレス	背上げ対応機能が安全な背上げ環境をつくり、2層式エアセルがベッドの背上げ時のずれ、摩擦を防ぎ安定体位を確保するエアマットレス	エアーマスタ・トライセル	㈱ケープ
ティルト車椅子	座面と背角度を固定した状態で、上半身を後傾させる機能をもつ車椅子	ヴィオラ	㈱ケープ
半透過性フィルムドレッシング材	水蒸気や酸素は通すが、水や細菌の侵入は防ぐ透明な薄膜	オプサイトウンド	スミス・アンド・ネフュー㈱
		カテリープ	ニチバン㈱
		テガダーム	スリーエムヘルスケア㈱
		パーミエイドS	日東メディカル㈱
		マルチフィックス	アルケア㈱
低摩擦性褥瘡予防用ドレッシング材	最外層に動摩擦係数の低いナイロン性のマルチフィラメント繊維を網目状に張り合わせ、セラミド2を配合した厚さ0.3mmのハイドロコロイドドレッシング材	リモイスパッド	アルケア㈱
体位変換シート	ずれ力管理機能をもつ敷物	ウィントンタイカンマット	㈲山田工業所
体位変換マットレス	ソフトな筒型で、筒の内側に滑りやすい特殊な加工布を配するマットレス	ノルディックスライド	アルケア㈱
		マルチ	ラックヘルスケア㈱
保湿クリーム	皮膚に潤いを与えるためのクリーム	アトリックス尿素10％クリーム	花王㈱
		キュレル薬用クリーム	花王㈱
		新メディナースHPクリーム	ライオン㈱
		セキューラML	スミス・アンド・ネフュー㈱

4. 褥瘡のスキンケア ❷スキンケアの実際

表2 湿潤予防のスキンケア・グッズ

分類	特徴	商品名	販売会社
尿用紙おむつ・パッド	紙でつくられた排泄用具で、主として尿を漏らすことなく受け止めるもの	TENA コンフォート	ユニチャーム㈱
		サルバ	白十字㈱
		リリーフ	花王㈱
		ネピアテンダー	ネピアテンダー㈱
		ハビナース	ピジョン㈱
下痢・軟便用パッド	紙でつくられた排泄用具で、軟便から下痢便までの形状の便を漏らすことなく受け止めるもの	テークケア軟便吸収パッド	大王製紙㈱
ポリエステル繊維綿	水様性の排泄物を濾過する綿	スキンクリーンコットン SCC	㈱ブイテック
皮膚洗浄剤	皮膚の汚れを洗い流すための弱酸性の洗浄剤	セキューラ CL	スミス・アンド・ネフュー㈱
		ソフティ洗浄料	ジョンソン・エンド・ジョンソン㈱
		ビオレ U	花王㈱
陰茎固定型収尿器	陰茎に装着して、尿を漏らさずに誘導し、集めるための排泄用具	インケア・カテ	㈱ホリスター
		コンビーンセキュアーワンピース	コロプラスト㈱
撥水性クリーム	皮膚に撥水性の被膜をつくり、排泄物から保護するクリーム	セキューラ PO	スミス・アンド・ネフュー㈱
撥水性オイル	皮膚に撥水性の被膜をつくり、排泄物から保護するオイル	サニーナ	花王㈱
		ソフティ保護オイル	ジョンソン・エンド・ジョンソン㈱
非アルコール性被膜剤	皮膚に保護膜をつくり、皮膚を排泄物から保護する液	キャビロン	スリーエムヘルスケア㈱
		リモイスコート	アルケア㈱
ストーマ用粉状皮膚保護材	排泄物から皮膚を保護するための粉状のもの	コロプラストパウダー	コロプラスト㈱
		バリケアパウダー	ブリストル・マイヤーズスクイブ㈲コンバテック事業部
肛門用装具	排便を受け止める袋が付き、柔軟性に富んだ皮膚保護材が肛門周囲にフィットし皮膚を保護する装具	フレックステンドフィーカル	㈱ホリスター
		フレキシシール	ブリストル・マイヤーズスクイブ㈲コンバテック事業部
吸水性のあるシーツ・シート	吸水性を確保した敷物	アキレス汗取りシーツ	アキレス㈱
		ウィントンタイカンマット	㈲山田工業所
		ドライフィットシーツ	㈱ケープ
		ハイパー除湿シーツ	㈱モルテン
		ブロードシーツ	多比良㈱
洗浄器	洗浄圧が調整でき、陰部のみならず創傷にも使用可能な携帯型洗浄装置	メディ・ウォッシュ	㈱ケープ

にも、足指の関節運動も実施する必要がある。

　以上、スキンケアについて述べてきたが、摩擦・ずれ、湿潤の予防ケアは看護ケアの基本ともいえる。したがって、患者自身にとっても心地よいケアを提供することがスキンケアのポイントといえる。

（紺家千津子）

文献

1) Braden B, Bergstrom N : A Conceptual schema for the study of the etiology of pressure sores. Rehabilitation Nursing 12(1) : 8-12, 1987.
2) 萩沢さつえ：褥瘡の発生要因と機序・分類．別冊エキスパートナース褥瘡予防・ケアガイド，pp4-26，照林社，東京，1995.
3) 真田弘美，ほか：褥瘡発生予測試作スケール（K式スケール）の信頼性と妥当性の検討．日本創傷・オストミー・失禁ケア研究会誌 2(1) : 11-18, 1998.
4) 大桑麻由美，ほか：K式スケール（金沢大学式褥瘡発生予測スケール）の信頼性と妥当性の検討；高齢者を対象にして．褥瘡会誌 3(1) : 7-13, 2001.
5) 真田弘美，ほか：湿潤と摩擦，ずれ予防を考慮した体位変換マットの開発とその有効性．訪問看護と介護 2(7) : 494-498, 1997.
6) Braden B：スケール項目得点を使った褥瘡予防のための看護介入．褥瘡ケアアップデート，真田弘美（監修），pp15-23，照林社，東京，2000.
7) 仲上豪二朗，ほか：新しい褥瘡予防用皮膚保護剤の皮膚バリア機能回復効果とずれ力軽減効果に関する研究．褥瘡会誌 7(1) : 107-114, 2005.
8) 前川厚子：老人のスキンケア．スキンケアマニュアル，穴沢貞夫，ほか（監修），pp50-55，照林社，東京，1993.
9) 田端恵子，ほか：失禁による汚染が原因で治癒遅滞している褥瘡への新たなケア．エキスパートナース 18(10) : 106-108, 2002.
10) 溝上祐子：会陰部皮膚障害に対するケア．小児のストーマケア，中條俊夫，ほか（監修），pp267-270，へるす出版，東京，1997.
11) 日吉俊紀，ほか：人工炭酸泉浴剤による褥創治療について．総合リハビリテーション 17(8) : 605-609, 1989.

5 Pressure Ulcers

褥瘡の栄養管理

5-1 栄養管理総論

　褥瘡(pressure ulcer)とは、なんらかの原因で体動が制限された患者の皮膚に形成される難治性の潰瘍である。その英名のとおり、発生する部位の皮膚へ加わる自重による圧迫が大きな誘因として働く。また、褥瘡症例のほとんどが背景に低栄養を有している。低栄養は多角的に褥瘡の発生に関与しているとともに、その治癒を妨げる最大の因子である。したがって、適切な栄養管理は褥瘡治療の中心に位置づけられるべきである。

1. 褥瘡の発生と低栄養

　生体が低栄養に陥ると骨格筋と体脂肪量の双方が低下する。その結果、臥床を余儀なくされた状態で骨格と床との間の緩衝組織量が低下する。この状態は皮膚の単位面積あたりに加わる圧を上昇させ、皮膚の循環障害を引き起こす。その循環障害によって皮膚の壊死をきたした状態が褥瘡であり、局所の外傷の既往を有さず自然発生に近い状態で生ずる極めて難治性の皮膚潰瘍である。重度外傷後短期間に発生する褥瘡など特殊なものを除き、日常の臨床で経験される褥瘡のほとんどは背景に慢性低栄養を有するといえる。

　褥瘡が発生するリスクの判定法にBraden scale[1]やK式スケール[2]、大浦スケール[3]がある。Braden scaleの評価項目やK式スケールの前段階要因には栄養状態そのものが挙げられている。また、K式スケールの前段階要因や大浦スケールに挙げられている骨突出度、大浦スケールにある浮腫は、栄養状態の評価項目にほかならない。このように、

褥瘡発生の危険群の拾いあげには簡易な栄養アセスメントが施行されてきたのである。これらを用いて褥瘡発生のリスクが高いと判定された症例には、詳細な栄養アセスメントを施行して適切な栄養療法を行う必要がある。除圧装具や体位変換などと併施する栄養療法は、褥瘡の発生予防に大きく寄与する。

2. 褥瘡に対する栄養療法

1 低栄養と褥瘡の治癒との関係

　褥瘡も創の1種であり、その治癒を阻害する因子は通常の創となんら変わらない。いわゆる慢性栄養不良（Marasumus、protein-energy malnutrition；PEM）は、創治癒阻害因子の第一に挙げられる。PEMでは蛋白の分解と同時に合成も抑制されるため、欠損した組織の修復は著しく阻害される。また、微量栄養素の欠乏も全身的な創治癒阻害因子の代表である。ビタミンCは肉芽の主たる構成成分であるコラーゲンの合成に必須である[4]。さらに、微量元素はそれぞれ酵素の補酵素として働くため、その欠乏は創傷の治癒を含めた生理的プロセスを障害する。

　低栄養状態では、リンパ球の機能が低下することが知られている[5]。したがって、低栄養では局所的な創治癒遅延因子である感染の除去能が低下する。さらに、感染の存在は発熱などを介してエネルギー消費を亢進し、分泌物の増加は蛋白喪失に拍車をかける。このように、とりわけ感染を伴う褥瘡症例では褥瘡の悪化と低栄養状態の進行が繰り返される悪循環に陥っている。

2 褥瘡症例に対する栄養療法の実際

a. 総エネルギー必要量の算出

　総エネルギー必要量の算出法には間接熱量計で測定した安静時エネルギー消費量（REE）の実測値を用いる方法、Harris-Benedictの式[6]から算出した基礎エネルギー消費量（BEE）を用いる方法、および簡易式を用いて体重から算出する方法がある。Harris-Benedictの式（HBE、図1）は、現在NSTなどが行う栄養療法で頻用されているものである。白人を対象として提唱された式であり、また白人に用いた場合でも肥満者では若干高めの数字となる傾向にある[7]。しかし、そのことを念頭において使用すれ

男性：HBE ＝ 66.47 ＋ 13.75W ＋ 5.0H － 6.75A
女性：HBE ＝ 655.1 ＋ 9.56W ＋ 1.85H － 4.68A
W：体重(kg)　H：身長(cm)　A：年齢(歳)

図1　Harris-Benedict の式

総エネルギー必要量は、Harris-Benedict の公式で算出した基礎エネルギー消費量に活動係数とストレス係数を乗じて求める。入院患者の活動係数は、症状安静のみの症例で1.2、ベッド上以外でも活動している症例で1.3である。

表1　褥瘡症例の総エネルギー必要量算出に用いるストレス係数

ストレス係数	栄養管理の時期、褥瘡の状態、全身状態など
1.0	褥瘡は治癒、栄養状態も改善
1.1	褥瘡の明らかな縮小、栄養状態に改善傾向
1.2	褥瘡に対する栄養管理の開始時
1.3	局所に明らかな感染、ドレッシング1日2回以上
1.4	感染の全身症状あり、ドレッシング1日2回以上
1.5 以上	前項に加えて肺炎などの消耗性疾患あり

ば問題はない。

　脳血管障害後などで意識レベルが低下している症例では、エネルギー必要量の算出に間接熱量測定計で測定した安静時エネルギー消費量を使用することが望ましい。しかし、機器が備えられていなければ事実上不可能である。HBEで求めた値より1割程度差し引いてBEEを設定するか、体重の変動を参考にして体脂肪のみの増加を回避する。

　HBEを用いて総エネルギー必要量を算出する際に用いるストレス係数を**表1**に示す[8]。なお、褥瘡が発生する症例のほとんどすべては臥床を余儀なくされており、そのような症例の活動係数は1.2に設定する。

b. 必要蛋白量の算出

　褥瘡症例に対する必要蛋白量（g/kg/日）の算出には、ストレス係数と同じ値を用いてよい。なお、創部からの浸出液には概ね3g/dlの蛋白が含まれている。浸出液が極めて多量の場合、その喪失分も勘案する必要が生じる。なお、既成の高カロリー輸液製剤にアミノ酸輸液を添加せずに使用した場合には往々にして投与アミノ酸量が不足するので注意が必要である。

c. 非蛋白熱量の配分

　総エネルギー必要量から投与蛋白の熱量を差し引いたものが非蛋白熱量（non-protein calory；NPC）である。通常、総エネルギー必要量の20〜25％、NPCの25〜30％を

脂肪で投与する。脂肪乳剤や経腸栄養剤、高濃度流動食に含まれているトリグリセリドの分解は侵襲下でも円滑に行われる。一方、侵襲が加わっている生体へのグルコース投与速度は4mg/kg/分を上限とすべきである。これを超えると非糖尿病症例でもインスリンを必要とすることがある。高血糖は感染に対する抵抗性を減弱させるため、褥瘡症例の栄養管理中に高血糖を認めた場合にはグルコースの投与速度のチェックを必ず行う。侵襲の程度が高くなるにつれてみられる必要エネルギー量増加には、脂肪の投与量を増やすことによって対処する。なお、静脈内に脂肪乳剤を投与する際の投与速度は0.1g/kg/時以下に設定する[9]。

解熱が得られて血液検査所見上も炎症反応が消褪すれば侵襲状態から離脱したと判断される。その場合、グルコースの投与速度を5mg/kg/分、あるいは7g/kg/日まで上げることができる。

d. 電解質の投与量

ナトリウム(Na)とクロール(Cl)は各々80〜120mEq/日、塩化ナトリウム(NaCl)として5〜7g/日を投与する。また、カリウム(K)の必要量は40〜60mEq/日である。既成の高カロリー輸液製剤や高濃度流動食を用いて栄養管理を施行すれば、これらの投与量は概ねその範囲内に入る。なお、下痢や浸出液中の電解質濃度は細胞外液に近いため、特に下痢による大量の電解質喪失には注意が必要である。喪失分の補充にNaやCl濃度の低い維持液を用いると、Na欠乏型脱水から循環血液量の減少、循環不全による臓器障害を招く恐れがある。

e. 水分の投与量

成人の場合、必要水分量(ml/日)は総エネルギー必要量(kcal/日)と同じである。1kcal/mlの濃度の高濃度流動食を用いた場合、1mlあたり0.8mlの水分が投与される。したがって、高濃度流動食の2割程度の水分を合わせて摂取、もしくは投与してちょうどよいことになる。

f. 微量栄養素の投与量

褥瘡症例におけるビタミンや微量元素の必要投与量は健常人と変わらない。微量栄養素の欠乏は創の治癒を遅延させるが、それらの大量投与によって治癒が促進することはない。一方、栄養アセスメントの結果亜鉛や鉄など微量元素の欠乏が明らかになった場合、適切な補充を行う。経口摂取が可能であれば各種サプリメントが市販されている。また、経静脈的に投与する総合微量元素製剤も便利である。

3. 栄養投与ルートの選択

　栄養管理の原則であるが、最も好ましいのは自然食品の経口摂取である。しかし、褥瘡症例の大半では、十分な量の自然食品を経口摂取できないことが低栄養に陥った原因である。まず、経口摂取の不足分を末梢静脈栄養(peripheral parenteral nutrition；PPN)で補うことは可能かを判定する。PPNでは不足分の補充が困難であると判断された場合、経鼻栄養チューブを用いた経腸栄養(enteral nutrition；EN)を施行する。胃瘻造設の方法としてPEGは優れた方法であるが、侵襲を伴う手技であることに変わりはなく安易に施行するべきではない。ENの投与が4週間を超える長期に及ぶ場合にのみ、経鼻栄養チューブに代わる栄養投与ルートとして胃瘻造設を行う。

　ENに伴って下痢や腹満感が出現した場合、投与速度を減ずることで対処する。下痢は局所を汚染するため、褥瘡症例では特に回避が望まれる合併症である。さまざまな対処を行っても十分量の栄養量を消化管から投与できず、PPNでは補い切れない場合、中心静脈カテーテル(central venous catheter；CVC)を留置しての栄養管理を施行する。その際も、可能であれば腸管上皮の萎縮防止を企図して少量の栄養剤の消化管内投与を継続する[10]。

4. 栄養療法施行時の留意事項とモニタリング

　栄養チューブの先端を胃内に留置した場合、栄養剤は100ml/時で2時間投与を1日3回、合計600ml/日程度から開始する。投与前の胃内容の残存が50ml以下であることや腹部膨満感、下痢の出現などがないことを確認しながら投与量や投与回数を増加させる。また、栄養チューブの先端が幽門後や空腸に位置する症例では経腸栄養専用のポンプを使用し、25ml/時から投与を開始する。その場合も腹部症状に注意を払い、12〜24時間ごとに投与速度を25ml/時ずつ上げていく。中心静脈栄養(total parenteral nutrition；TPN)では、目標投与量の50〜60％程度から開始し、主として血糖で受容性をモニターしつつ投与量を増加させる。

　低栄養状態に長くあった症例では、refeeding syndromeに注意する。慢性の低栄養状態にある患者に急速にグルコースの投与を開始すると、低リン(P)血症、低カルシウム(Ca)血症、低マグネシウム(Mg)血症などを引き起こす。この血清電解質の変動に

よって引き起こされる一連の病態がrefeeding syndromeである[11]。特に低リン血症は重篤で、高度のアシドーシス、呼吸困難、意識障害などを呈し、Ｐの投与が行われなければ心不全から死に至る。したがって、褥瘡症例では栄養療法施行時にＰの欠乏がないことを確認するとともに急速なグルコース投与の開始を避ける。なお、市販されている経腸栄養剤や高カロリー輸液基本液にはＰが添加されている。また、脂肪乳剤にも若干のＰが含まれている。

　静脈栄養（parenteral nutrition；PN）への依存を余儀なくされた症例でも、栄養状態の改善とともに経口摂取量の増加をみることがしばしばある。TPN施行例では消化管利用の可否を、補助的なPN施行例ではPNからの離脱の可能性を常に模索する。

　以上のように低栄養は、褥瘡を発生させる要因であるとともにその治癒を遷延させる最重要因子である。適切な栄養療法なくして速やかな褥瘡の治癒は望めないことを強調したい。

（大村健二）

文献

1) Bergstrom N, Demuth PJ, Braden BJ : A clinical trial of the Braden Scale for Predicting Pressure Sore Risk. Nurs Clin North Am 22：417-428, 1987.
2) 大桑麻由美：K式スケール（金沢大学式褥瘡発生予測スケール）．褥瘡ケア完全ガイド，真田弘美（編），pp25-30, 学習研究社，東京，2004.
3) 大浦武彦，阿曽洋子，近藤喜代太郎，ほか：褥瘡危険要因とわかりやすい褥瘡予防・治療ガイドライン．日本医事新報 4037：19-29, 2001.
4) Gallop PM, Paz MA : Posttranslational protein modifications, with special attention to collagen and elastin. Physiol Rev 55：418-487, 1975.
5) Lesourd B : Nutrition ; a major factor influencing immunity in the elderly. J Nutr Health Aging 8：28-37, 2004.
6) Harris JA, Benedict FG : A Biometric Study of Human Basal Metabolism. Proc Natl Acad Sci 4：370-373, 1918.
7) Frankenfield DC, Muth ER, Rowe WA : The Harris-Benedict studies of human basal metabolism ; history and limitations. J Am Diet Assoc 98：439-445, 1998.
8) 大村健二：特殊病態における栄養療法；褥瘡．栄養療法ミニマムエッセンシャル，森脇久隆，大村健二，井上善文（編），pp179-185, 南江堂，東京，2006.
9) Iriyama K, Tsuchibashi T, Miki C, et al : Elimination rate of fat emulsion particles from plasma in Japanese subjects as determined by a triglyceride clamp technique. Nutrition 12：79-82, 1996.
10) Omura K, Hirano K, Kanehira E, et al : Small amount of low-residue diet with parenteral nutrition can prevent decrease in intestinal mucosal integrity. Ann Surg 231 (1)：112-117, 2000.
11) Brooks MJ, Melnik G : The refeeding syndrome ; an approach to understanding its complications and preventing its occurrence. Pharmacotherapy 15：713-726, 1995.

5・2　栄養管理の実際

　高齢者が寝たきりになったことにより発症する褥瘡は、栄養状態の低下が大きく影響するだけでなく、複数の疾患と症状の出現が重なるため、個人個人の病態に合わせた栄養管理が必要になる。本稿では、寝たきり高齢者の褥瘡予防に焦点をあて、栄養アセスメントと褥瘡予防・治療のための栄養補給法についてより具体的に記述する。

1. 栄養アセスメント

　褥瘡患者の栄養状態の評価を行うには、少なくとも現疾患と糖尿病や動脈硬化の有無、既往歴、症状、栄養状態に影響を与える薬物、血圧、食習慣、嗜好、それに食物ばかりでなく強制栄養量、特に微量栄養素量と臨床生化学検査や体重など身体計測の変化、さらには嚥下状態、症状などの患者情報が必要である。

1 ● 身体計測と留意点

a. 体重

　Body Mass Index（BMI、kg/m^2）は、体脂肪を反映しており、$18.5 kg/m^2$ 未満をやせ過ぎと判定する。これだけでは低栄養の評価はできないが、健康時の体重比（%UBW）は、標準体重比（%IBW）よりも現体重の評価に役立つ。また、体重の減少率からエネルギーの不足が推定でき、1ヵ月に5％以上あるいは3ヵ月で7.5％以上になると、低栄養のリスクが高くなる。しかし体重は、便秘や下痢・発熱・水分不足・高血糖などによる脱水、浮腫により変動するため、臨床状態と併せて観察する。

b. 上腕筋部皮下脂肪厚、上腕筋囲、体脂肪率

　上腕筋部皮下脂肪厚（TSF）は、体脂肪（皮下脂肪蓄積量）を反映し、上腕囲（AC）はエネルギー摂取量、上腕筋囲（AMC）は筋蛋白量の指標となるが、短期間では変化しないので2週間あるいは1ヵ月に1回測定して観察する。
　これらの評価は、JARD2001の標準値をもとに％TSFと％AMCが80〜90％を軽

度、60〜80％を中等度、60％以下を高度の体脂肪・筋蛋白の消耗状態と判定する。これは筋肉・脂肪の少ないマラスムス型低栄養状態の指標になり、とりわけ圧迫が関係する褥瘡患者には有用である。これを単独で評価するのではなく、個人の経時的変化とBMI・体重減少率・摂取栄養量などと合わせて評価するとマラスムスであるかが明らかとなる。なお、腕に浮腫が現れている場合には利用できない。

　当院の例でみると、65歳以上で褥瘡がある人は、なしの人に比べて、BMI・AMC・上腕筋面積（AMA）・アルブミン（Alb）が低値であり、しかも経口エネルギー・蛋白質が少ない人ほどAMC・AMA・BMI・Albが低い値を示した。

2 ● 主な臨床検体検査からの評価と留意点 (表1)

a. アルブミン（Alb）

　寝たきりの人では、Albが低いほど褥瘡の発症率が高く、発症予防にはAlb 3.5 g/dl以上が必要であり、治療にはAlb 3.0 g/dl以上を目標にする。Albが低くなると、膠質浸透圧性の浮腫が生じ、末梢での酸素利用が低下するので創傷の治癒が遅れる。この浮腫の場合は塩分制限ではなく、蛋白質を摂取する。しかし、Albは高血糖・脱水状態では見かけ上高めに現れ、逆にリウマチや炎症がありCRPが高値を示す人では低めになり、ネフローゼ症候群や肝不全では低値を示すので、栄養も指標として信頼のおける値かの確認がいる。その点、下肢を触って浮腫を確認する方法は、Alb値に惑わされることがない。指で押した際に2 mmのへこみが残った場合は、Alb値3.0 ng/dl以下の低蛋白血症であることが多い。但し、圧迫による浮腫もあるので、摂取栄養量が十分であるかを組み合わせて判断すると見極められる。

　高齢者は入院前の栄養状態が悪いことが多いため、末梢静脈栄養（peripheral parenteral nutrition；PPN）や流動食が1週間以上、少食、嚥下困難、偏食が多くあると栄養状態の低下を招きやすい。特にやせ型の患者は、入院時のAlbが3.8 g/dlぐらいから栄養対策を行わないと低栄養状態の回避が難しい。それに長期の静脈栄養では、たとえ栄養量が充足されていても低栄養から褥瘡を招きやすいので、腸管の利用が可能であれば、経管栄養法に切り替える。

b. コリンエステラーゼ（ChE）

　ChEは肝臓で合成され、肝細胞の機能障害を反映するので、肝臓の蛋白代謝の指標となる。低栄養のほかに肝硬変や貧血、癌、初老期認知症、白血病では低値となり、特に

表1 褥瘡治療のための栄養管理の目安

Alb		3.5 g/dl 以上
Hb （男）		14 g/dl 以上
Hb （女）		12 g/dl 以上
Ht （男）	※	40～48 %
Ht （女）	※	34～42 %
MCV	※	81～100 fl
総コレステロール	＊	160 mg/dl 以上
空腹時血糖値		80～110 mg/dl 以上
BUN	※	8～20 mg/dl 以上
Cr （男）		0.7～1.1 mg/dl
Cr （女）		0.5～0.8 mg/dl
鉄		80～160 μg/dl
亜鉛		70～150 μg/dl
銅		80～130 μg/dl
カルシウム		8.5～10.3 mg/dl
ビタミンA		400～1,200 ng/ml
ビタミンC		2.0～15 μg/ml
ナトリウム		137～147 mEq/l
血圧		130/85 mmHg未満

身体計測

BMI	標準	22.0 kg/m²
	やせ	<18.5 kg/m²
体重減少率	低栄養	<5.0 %/月
		<7.5 %/3ヵ月
		<10.0 %/6ヵ月
% TSF (mm)	軽度低栄養	80～90%
% AMC (cm)	中等度低栄養	60～80%
% AMA (cm²)	高度低栄養	60%以下

$AMC(cm) = AC(cm) - (0.314 \times TSF(mm))$
$AMA(cm^2) = (AMC(cm))^2 \div 4\pi$
TSF・AC・AMCはJARD2001に比べた値。

（※は足立香代子：検査値に基づいた栄養指導．チーム医療，東京，2000，＊は厚生省老人保健福祉局老人保健課（監修）：褥瘡の予防・治療ガイドライン．照林社，東京，1998による）

低栄養ではAlbと相関して変動する。ChEが低値の場合は、一度に栄養補給しても代謝されないので、おやつを含めた分食を行う。

c. 末梢総リンパ球数（TLC）

蛋白・エネルギー栄養障害が生じると免疫機能を示すTLCは減少し、Albより早く低栄養を予測でき、深い褥瘡のできる確率が高い[1]。低栄養の予防には1,800/mm²以上を目標にするが、白血球（WBC）に影響されるのでWBCの変動が大きい。

d. 総コレステロール（TC）

TCは低栄養状態で低くなりやすく、半減期が短いので、栄養状態の低下がある場合はAlb値より早く下がる。

e. 血糖値・グリコヘモグロビン（HbA1c）・グリコアルブミン（GA）

糖尿病では、末梢循環障害、末梢神経障害、免疫機能低下、炎症反応の抑制などが起こり、褥瘡が発症しやすくなるが、糖尿病がなくても全身状態の悪化時には、耐糖能障害をきたすことがある。特に高血糖では褥瘡の発症率が高く、炎症があると一層血糖コントロールは悪くなる。

HbA1c は、ヘモグロビン（Hb）が低値のときに見かけ上低めに現れるので、Hb が低値を示す例では、GA と血糖値を併せて評価する。また、高血糖や高脂血症・高蛋白血症では、血清ナトリウム（Na）が見かけ上低めになるが食塩の負荷は行わない。

f. 白血球（WBC）

WBC は発熱・感染症・炎症が多いと増加しやすいが、薬物の副作用、低栄養状態では低下する。したがって CRP と併せて炎症を観察し、Alb・TC・ChE・Hb などと併せて低栄養状態を判断する。

g. ヘモグロビン（Hb）

Hb が低値の場合は、組織への酸素運搬が低下し、皮膚や軟部組織の脆弱化を招き、赤血球やヘマトクリット（Ht）、以上に褥瘡の発症と相関するので、Hb は 11g/dl 以上維持できるように栄養管理する。特に褥瘡患者のほとんどは、血清鉄、総鉄結合能が低下し、血清フェリチンが上昇する慢性感染症による貧血（正球性低色素性貧血）がみられる[2]。

h. 尿素窒素（BUN）・クレアチニン（Cr）

BUN は、脱水・腎機能障害・蛋白異化亢進・糖尿病性アシドーシス・消化管出血・術後・甲状腺機能亢進症・発熱・慢性心不全・脳血管障害などでも上昇する。特に褥瘡患者で BUN が上昇した場合は、高齢者であれば腎機能低下と脱水の可能性が高い。もちろん重複していることも多いので、原因を確認する。

i. 亜鉛

微量元素である亜鉛は、肉芽組織で線維芽細胞がコラーゲンをつくるときに必要で、欠乏では、免疫不全の低下から陰部の皮疹・創傷治癒の遅延、味覚異常・食欲低下から容易に低栄養状態を招く。ほかに口内炎・舌炎・脱毛・皮膚障害（口・鼻・眼瞼・外陰部のびらん）・爪変化・うつ状態などさまざまな症状が現れる。

亜鉛を含まない中心静脈栄養（total parenteral nutrition；TPN）では、14〜104日後に亜鉛不足が生じるというが、大腿筋肉への亜鉛の吸収は、14日以降と時間を要するので、血清亜鉛が低値にならないうちに必要量を補給する。なお、亜鉛は銅と拮抗作用があるので、亜鉛投与の際には銅の不足がないことを確認し、銅欠乏性貧血を生じないようにする。

j. 血清鉄

鉄欠乏性貧血では、Hb の低下に加え、赤血球容積（MCV）が小さい小球性低色素性貧血があるか、あるいは血清鉄が低値で、総鉄結合能（TIBC）が高値を示しているかで確認する。低蛋白血症では、蛋白質の異化作用の亢進からトランスフェリンの消費が増加し、鉄の有効利用が低下するので、摂取蛋白質だけでなく十分なエネルギーと鉄分を確保する。

2. 栄養補給方法

1 ● 栄養素からみた補給法（表2）

a. エネルギー

総エネルギー量が不足すると、糖質を栄養分とする白血球の活動が減弱し、免疫力の低下から創感染が悪化するだけでなく、筋蛋白が分解され糖類に変えて消費される。特に褥瘡があるとエネルギーの必要量が増大する。しかし、高齢者が経口摂取できるのは 25～30kcal/kg/日程度と多くない。すなわち、食事が全量摂取できていても、個人個人をみれば不足のことがあるので、基礎代謝栄養量を測定するのが望ましい。測定機器がない場合は、Harris-Benedict（ハリスベネディクト）の式あるいは実際の総摂取栄養量（強制栄養・経口栄養）から、必要エネルギー量を推測し、補給する。

b. 蛋白質

蛋白質は、コラーゲンをつくる線維芽細胞の増殖・新生ならびに褥瘡創面からの大量の蛋白質喪失分を補給するのに、1.5～2.0g/kg/日必要になる。但し、腎疾患では制限がいるが、少なくとも、創面からの喪失分を補うために、1.2g/kg/日摂るのが望ましい。

蛋白質源は、卵や鶏肉・脂肪の多い魚・牛乳・脱脂粉乳など一般食品だけ

表2 栄養摂取基準

エネルギー	25～35 kcal/kg/日
蛋白質	1.5～2.0 g/kg/日
水分	30 ml/kg/日
鉄	6.5 mg (45mg*)
亜鉛	7～9 mg (30mg*)
カルシウム	700 mg 以上
ビタミンA	600～1,500 μgRE 以上
ビタミンC	100 mg 以上

＊は日本人の食事摂取基準「2005年版」上限値

表3 褥瘡・高齢者に役立つ強化食品

分類	製品名	形状	販売会社	量	エネルギー(kcal)	蛋白(g)	備考	目的
嚥下困難用	テルミールソフト	飲料	テルモ	200g	300	9.0		エネルギー・蛋白質・Ca・鉄
高蛋白	スムーズプロ10	粉末	日精サイエンス	37g	161	10.5	Ca260mg	蛋白質・Ca
	トルフィール	豆腐状		100g	100	5.1		エネルギー・蛋白質
	とうふ寄せ（ささみ）		オクノス	70g	40	4.6	Ca131mg	蛋白質・Ca
	液状サンケンラクト	飲料	三和化学	200ml	136	46.4		エネルギー・蛋白質
	プロテインマックス			125ml	80	9		蛋白質・Ca・鉄・ビタミン
	BCプロテイン（ココア）	粉末		18g	75	9.1	フィッシャー比	蛋白質
	高たんぱくディッシュ（味噌汁味）	みそ状	雪印	60g	37	8.4		蛋白質
	エンジョイ高栄養ムース	プリン	クリニコ	43g	200	6		蛋白質
亜鉛	エンジョイプロテイン	顆粒		100g	373	0		エネルギー・蛋白質
ビタミン・亜鉛	カキリコ	液状		10g	16	1.6	亜鉛4.1mg	
ビタミン	ヴィ・クレスアルファ	飲料	三協製薬	125ml	80	0.7	B₁0.45mg	亜鉛・Ca・鉄・ビタミン
	おいしくビタミンゼリー	ゼリー	ハウス食品	60g	7	0.1		ビタミン
鉄分強化	ヘム鉄入り黒密ゼリー		ヘルシーフード	62g	66	0.3	鉄2.0mg	鉄
	ヘム鉄入りようかん			65g	107	1.8	鉄2.0mg	鉄
	ヘム鉄飲料feルーナ	飲料		200ml	72	2.9	鉄4.8mg	鉄
	ヘム鉄入りウエハース	菓子		7g	36	0.5	鉄1.0mg	鉄
	ふりかけ鉄之助			3g	14	0.8	鉄0.8mg	鉄
	ヘム鉄プリン	プリン	ハウス食品	60g	80	0.3	鉄1.2ml/Ca300mg	鉄・Ca
繊維	おいしくせんい	ゼリー		60g	35	0	繊維7g	
	キャロップル		旭化成	67g	60	0.1		
	ごっくんゼリー	液状	三和化学	150g	8	0	繊維4.0g	
	キャロラクト			5g	18	0.3	繊維1.1g	
	アクセントファイバーフレーバー	顆粒	クリニコ	3g	8.3			下痢・便秘
	オリゴメイトHP	液状	ヤクルト	100g	213	0		下痢・便秘
	ヘルッシュファイバー		味の素	25g	3	0.03	繊維5g	下痢・便秘
Ca強化	ヘルッシュCa	顆粒		100g	94	1.7	Ca 18,869mg	エネルギー・Ca
	ヘルッシュゼリーCa	ゼリー		100g	96	0	Ca 200mg	エネルギー・Ca
	カルシウム・ウエハース	菓子	ヘルシーフード	7g	34	0.3	Ca 229mg	Ca
	カルシウム・ふりかけ			3g	12	0.7	Ca 150mg	Ca
デキストリン	カロライナー	顆粒	日研化学	1kg	384	0		エネルギー
	粉飴		H+Bライフサイエンス	1kg	388	0		エネルギー
MCT	マクトンパウダー		萬有エーエスシー	100g	789	0		エネルギー
	レナケアーMCTパウダー		日清サイエンス	100g	780	2.8		エネルギー
トロミ調整食品	トロミアップ			100g	374	2.0		
	トロメリン顆粒		三和化学	100g	378	0.2		
	シック＆イージー		ドットウェル	100g	360	0		
	ムースアップ		フードケアー	100g	365	0.1		
	スカイスルー		キッセイ	3g	11	0.1		
	スルーソフトリキッド	液状		12g	7	0	繊維1.7g	

でなく、半消化態流動食や強化食品（表3）を利用して不足分を補う。かさが増えるようなら、汁物や野菜類を控えてやりくりする。

経腸栄養剤および経腸栄養食品の蛋白質は、100 kcal あたり3.5～5.5gと幅があるので、25 kcal/kg/日（体重50 kgの人は1,250 kcal/日）の投与では、蛋白質43.8～68.8g

表4 高エネルギー・高蛋白質料理例

メニュー名	材料	量(g)	エネルギー(kcal)	蛋白(g)	脂質
チーズケーキ	クリームチーズ	30	328	6.1	25.5
	卵黄	4			
	砂糖	15			
	牛乳	25			
	ゼラチン	2			
	水	10			
	レモン汁	3			
	生クリーム	30			
ババロア	生クリーム	50	368	5.1	34.6
	牛乳	25			
	ゼラチン	3.3			
	生クリーム	15			
	いちごフレーバー	1.5			
	生クリーム	10			
	砂糖	13			
MCTプリン	牛乳	70	296	6.1	17.3
	卵	30			
	MCTパウダー	15			
	粉飴	10			
	砂糖	13			
メディエフアミノプラスアイス	メディエフアミノプラス	41.5	211	3.7	12.8
	卵	3.2			
	粉飴	13			
	しそ油	10			
冷製ポタージュ	テルミールミニ(ポタージュ味)	125	320	8.0	13.0
	コーンクリームタイプ	40			
	ガラスープ	20			
	コンソメ	1.5			
	テトラスター	12			
	MCTパウダー	5			
	生クリーム	3			

(体重50kgの人では0.88〜1.38g/kg/日)と、食事摂取基準である1.03g/kg/日を下回る製品もある。そのため、投与エネルギーを25kcal/kg/日で設定した場合は蛋白質含量の多い製品を選ぶようにする。

　粥食の蛋白質は60〜65gに調整してあるので、標準体重あたり(IBW)43kgの人は1.5g/kg/日になるが、IBWがそれ以上の人は確実に不足するため、通常の献立に蛋白質を追加する。

c. 糖質・脂質

　必須脂肪酸欠乏では、下肢に鱗屑、角化した皮膚のひび割れ、必須脂肪酸欠乏による

皮膚乾燥が生じる。特に TPN では脂肪乳剤の欠乏がないかを確認する。また、三分粥～五分粥食の特徴は、水分量が多いわりに脂質量が少なく、特に脂肪魚を使わないので n-3 系脂肪酸の不足があり、免疫機能低下を起こす可能性がある。そのため、嗜好に合えば、鰻・まぐろのトロ・いわし・さけなど脂肪の多い魚の利用や n-3 系脂肪酸の多いしそ油を料理に混ぜ込む。

エネルギー補給には、バターやしそ油、中鎖脂肪酸（MCT）を牛乳やヨーグルト・ポタージュ・粥に混ぜたり、ゼリーやババロアなどの菓子類にこまめに利用すると摂りやすい（表4）。また、デキストリンをお茶や白湯に8％程度入れると違和感なく飲める。但し、糖質の割合が増えるにつれビタミン B_1 必要量が高まるので、ビタミン含量の多い半消化態流動食で補うように心がける。

d. 塩分

高血圧や心疾患・腎疾患・脳血管障害などを発症している高齢者は、塩分制限がいるが、厳し過ぎる制限は、食欲低下、糖質の取り込みが阻害される。また、脳神経疾患患者では、腎での水分再吸収が阻害され電解質異常を呈することがあるが、急激な補正は、脳浮腫、心循環器系への負荷を引き起こし、危険である。

経腸栄養剤の Na 含有量が食塩換算で 0.15 ～ 0.44g/100kcal、平均 0.23g/100kcal と絶対量が少ないために、重度意識障害のある人は、低 Na 血症を呈し、ますます意識レベルが低下することがあり、必要に応じて Na を添加する。

e. カルシウム（Ca）

Ca はコラーゲンの形成に必要であり、特に褥瘡患者には、不足がないように食事摂取基準である 700mg 以上補う。乳製品が嫌いな人は、高栄養流動食品や半消化態流動食などを牛乳の代用にするか、Ca の多い強化食品や特定保健用食品を利用する。

f. ビタミン

褥瘡との関係が深いビタミン A（食事摂取基準推奨量；550 ～ 650 μgRE）は、皮膚・粘膜を健康に保ち、コラーゲンの合成や再構築、上皮形成に必要であり、欠乏すると、角化症、鱗屑を生じやすい。

ビタミン C（食事摂取基準推奨量；150mg）は、コラーゲン生成時に大量に消費され、鉄分吸収にも利用されるので、欠乏するとコラーゲンの張力の低下が生じ、感染やストレス、皮下出血による紫斑が上肢に現れる。

ビタミン B_1（食事摂取基準推奨量；0.54mg/1,000kcal）の欠乏は、早期には食欲減退、

5. 褥瘡の栄養管理 ❷栄養管理の実際

表5 亜鉛含有量と常用量あたりの料理例

食品名	Zn含量(mg)	常用量(g)	常用量あたり(mg)	調理例
牡蠣	13.2	40	53.0	味噌煮、オリーブ焼き、クリーム煮、卵黄まぶしチーズ焼き(20)
輸入牛もも	4.4	50	2.20	ステーキ(圧力鍋、コンベクション、真空調理)、そぼろ煮シチュー
豚レバー	6.9	30	2.07	生姜煮、ペースト
輸入牛肉(サーロイン)	3.9	50	1.95	ステーキ(圧力鍋、コンベクション、真空調理)、そぼろ煮
和牛もも肉	3.9	50	1.95	シチュー
ずわいガニ水煮	4.7	40	1.88	スープ、雑炊、かに玉、茶碗蒸、ゼラチン寄せ、マヨネーズサラダ
たらばガニ茹	4.2	40	1.68	スープ、雑炊、かに玉、茶碗蒸、ゼラチン寄せ、マヨネーズサラダ
ほたて貝	3.1	50	1.55	グラタン、卵黄焼き、クリーム煮
グリンピース生	3.5	40	1.40	ポタージュ(脱脂乳か亜鉛の多い経腸栄養剤入り)
ささみ(成鶏)	2.4	50	1.20	すり身団子黄身焼き、チーズ挟み蒸し梅味
豚もも	2.9	40	1.16	パイン焼き、梅蒸し、3度挽きにして利用
鰻蒲焼き	2.7	40	1.08	うな玉、鰻丼、雑炊鰻の酢飯
鶏レバー	3.3	30	0.99	生姜煮
そば粉	4.6	20	0.92	そばがき、そばがき胡麻飴まぶし、卵黄入りそばがき
生湯葉	2.2	40	0.88	わさび醤油、出し煮、ごま醤油かけ、白和え
オートミール	2.1	40	0.84	牛乳・脱脂乳入りオートミール、卵・脱脂乳入りオートミール
卵黄	4.2	18	0.76	カスタードクリーム黄身和え、黄身焼き、入り卵、味噌煮
納豆	1.9	40	0.76	刻み納豆、下ろし和え、山芋和え
えだ豆	1.4	50	0.70	ポタージュ(牛乳・脱脂乳入り)
卵	1.3	50	0.65	温泉卵、茶碗蒸、卵豆腐、出し巻き卵、落とし卵
凍り豆腐	5.2	12	0.62	すり下ろしてから利用
そら豆生	1.4	40	0.56	ポタージュ(牛乳・脱脂乳入り)、甘煮、黒砂糖煮(1.9)
くるまえび(養殖)	1.4	40	0.56	つみれ団子、てんぷら(刻んでから形成)、出し巻き卵
いわし	1.1	50	0.55	つみれ団子、生姜煮、いわしバーグ、トマト煮
干し湯葉	5.0	10	0.50	鰻の湯葉巻き煮、ささみ湯葉巻き蒸し
ごま炒り	5.9	8	0.47	ごま和え、ごまペースト(パン、カステラに利用)、ごま飴
大豆蛋白粉	4.5	10	0.45	牛乳に混ぜ加熱
すじこ	2.2	20	0.44	下ろし和え、寿司(すじこ・うに・卵)
うに	2.0	20	0.40	うに焼き(ほたて・ささみ)、うに卵黄雑炊(亜鉛1.1mg)
アーモンド乾	4.0	10	0.40	アーモンドペースト(パンやカステラに利用)
脱脂粉乳	3.9	10	0.39	牛乳に混入
あずき茹	0.9	40	0.36	ぜんざい、白玉あずき
ほうれん草	0.7	50	0.35	ポタージュ(脱脂乳か亜鉛の多い栄養剤入り)
ブロッコリー	0.7	50	0.35	クリーム煮、ビシソワーズ
ピュアココア	7.0	5	0.35	ココアミルク、ココアゼリー、練りココア(パン・カステラに利用)
きな粉	3.5	10	0.35	きなこ牛乳、きなこヨーグルト
あずき乾	2.3	15	0.35	あずきジャム、あずきアイス(亜鉛の多い経腸栄養剤利用)
ミルクチョコレート	1.6	20	0.32	チョコレートは溶かして生クリームと混ぜて利用(蒸しパン・アイス・サンド・ホットチョコレート)
プロセスチーズ	3.2	10	0.32	チーズグラタン(かに・かき・生湯葉・ほたて)、チーズフライ
落花生抄り	3.0	10	0.30	ペースト、ピーナッツ和え
生あみ佃煮	1.7	10	0.17	
淡色辛味噌	1.1	10	0.11	ごま味噌和え、ごま味噌飴、卵黄汁、味噌粥(かに入り)
抹茶	6.3	1	0.06	ヨーグルト・プリン・アイス・ケーキ・ゼリーに亜鉛の多い経腸栄養素と併用利用
ひじき	1.8	3	0.05	ひじきは刻んでから利用(ひじきごはん白和え)
黒さとう	0.5	15	0.008	黒蜜(白玉・ゼリー・牛乳・ぜんざいに利用)、黒砂糖入り蒸しパン

高齢者に利用しやすい食品と料理を記載。

(五訂食品成分表より算出)

表6 微量栄養素含食品（100g中）

食品名	Zn含量(mg)
牡蠣	13.2
ごま	7.1
豚レバー	6.9
凍り豆腐	5.2
干し湯葉	5.0
アーモンド乾	4.0
和牛もも肉	3.9
大豆たんぱく	4.4
卵黄	4.2
脱脂粉乳	3.9
牛レバー	3.8
輸入牛もも肉	3.9
とりレバー	3.3
プロセスチーズ	3.2
たらばガニ 茹	4.7
豚もも肉	3.9
鰻蒲焼き	2.7
ほたて貝	3.1
すじこ	2.2
しじみ	2.1
うに	2.0
生あみ	2.0
あさり水煮	1.9
糸引き納豆	1.9
卵	1.3
いわし	1.2
淡色辛味噌	1.1

食品名	Fe含量(mg)
ひじき	55
あおのり	74.8
あさり佃煮	18.8
豚レバー	13
ごま	9.9
きな粉	9.2
卵黄	6.0
糸引き納豆	3.3
大根の葉	3.1
しじみ	5.3

食品名	Cu含量(mg)
牛レバー	5.3
ココア	3.8
牡蠣	3.5
ナッツ	2.1
ごま	1.5
きな粉	1.1
抹茶	0.64
納豆	0.61

食品名	ビタミンB_{12}(μg)
しじみ	62.4
あさり	52.4
牛レバー	52.8
牡蠣	28.1
豚レバー	25.2
たらこ	18.1
さんま	17.7
まいわし	9.5
まさば	10.6
かつお秋穫り	8.6
あじ	7.5
さけ	5.9
さわら	5.3
鰻蒲焼き	2.2
ぶり	3.8
ずわいガニ	4.3
ぎんだら	2.8
卵黄	2.4
白須干し半乾燥	6.3

（五訂食品成分表より算出）

全身倦怠、体重減少、四肢の知覚障害、多発性神経炎・浮腫・ウェルニッケ症候群などが生じるほか、高齢者では消化吸収率や利用率が減少する。また、ビタミンB_2（食事摂取基準推奨量；0.6mg/1,000kcal）の欠乏は、全身倦怠や無力感から可動性を低下させるだけでなく、口角炎・口唇炎を発症する。ビタミンB_6、B_{12}、葉酸の欠乏は、貧血や蛋白合成の減少を招き、Hbの低下、MCVが大きい大球性低色素性貧血や筋力低下、感覚麻痺や舌炎も生じやすい。

軟食は、加熱料理が多いため、水溶性ビタミンの損失があり、褥瘡患者では補給が必須になる。なお、肉嫌いでは、鉄分・ビタミンB_1不足が生じやすいので、配慮する。

g. 亜鉛

褥瘡治療のための亜鉛必要量のエビデンスは十分ではない。そのため日本人の食事摂取基準推奨量である7〜9mgから上限値である30mgまで投与して経過をみる。もち

ろん亜鉛は蛋白質源である魚や肉類・卵に多く含有されるので(表5)、蛋白質摂取量が少ない人や魚介嫌いの人では不足する。亜鉛は一般常食でも1日約8mg、三分粥食では約4mgと少なく、大きい牡蠣2個分(60g；亜鉛7.9mg、表6)を追加するか、カニ、鰻などを粥やご飯、茶碗蒸しなどの料理にして提供する。あるいは、亜鉛の多い半消化態流動食やブイクレス・アルファ®(ニュートリー)などを利用する。

h. 水分

高齢者は、体内水分量が減少しており、脱水が生じやすい。水分不足は、衰弱や死に至る時間を早めるので、尿量と同程度の1,600～2,000m*l*、飲水として1日25m*l*/kg以上の水分をこまめに補うようにする。但し、過剰な水分補給による浮腫は、皮膚の耐久性を低下させるので注意する。

2 症状別にみた栄養補給法

a. 食欲不振・少食

少食で褥瘡が認められる場合は、飲水・粥・味噌汁などにデキストリンを6～8％入れてエネルギーを補給するほかに、嚥下困難があればジェル状のエナチャージ®(ヘルシーフード)などで薬を飲むようにする。さらには、MCTや生クリーム・卵黄・半消化態流動食などを利用したポタージュ・アイスクリームなど工夫すると1個あたり350kcal、蛋白質8gの補給ができる(表4)。但し、半消化態流動食は、ビタミンが破壊しないように加熱する。

少食の人では蛋白質・亜鉛ともに不足するので半消化態流動食の中でも1.5～2kcal/100kcal［テルミール2.0®(テルモ)、エネプラス®(キッセイ薬品)、カロリアンL-300®(ヤクルト本社)など］の製品と亜鉛含量の多い製品［エンシュア・H®(アボットジャパン)、メディエフアミノプラス®(味の素ファルマ)、カロリアン-L200MCZ®(ヤクルト本社)、リカバリーSOY®(三和化学)など］を組み合わせて不足栄養量を補う(表7)。ほかに高蛋白食品などを活用する。

食欲低下の場合は、塩分と亜鉛も摂れるいくら・あみ佃煮・鰻などの嗜好品で補うのが効率的である。なお、薬物による食欲不振、味覚低下なども注意深く観察する。

b. 嘔吐

経腸栄養剤による嘔吐は高浸透圧であるほど誤嚥性肺炎を引き起こす可能性が高い。

表7 半消化態栄養製品（液体）の目的別分類と組成一覧

分類		製品名	販売会社	100kcalあたり(ml)	脂質比(%)	糖質比(%)	蛋白質(g)	Zn(mg)	食物繊維(g)	欠乏ビタミン	欠乏ミネラル
1kcal/1ml	高亜鉛・高繊維	PEMbest	味の素ファルマ	100.0	24.3	54.4	5.50	1.80	1.5		
		サンエットSA	三和化学	100.0	20.4	57.2	5.50	1.40	2		
		カロリアン-S500	ヤクルト本社	100.0	24.5	53.3	5.50	1.08	1	ビオチン	
		ライフロン-6	日研化学	100.0	25.1	55.0	5.00	1.20	0.5	ビオチン	
		CZ-Hi	クリニコ	100.0	18.6	62.7	5.00	1.10	2		
		E-7	クリニコ	100.0	17.4	63.2	5.00	1.00	1		
		エフツーアルファ	テルモ	100.0	19.8	60.3	5.00	1.00	1.7		Cr、Mo
		L-6PMプラス	旭化成ファーマ	100.0	21.7	57.9	5.30	0.85	0.6	ビオチン	Cr、Mo
		CZ-F	クリニコ	100.0	18.6	62.7	5.00	0.60	2		Mo
		ハイネックスE	大塚製薬	100.0	19.7	61.4	5.00	2.00	0.8		
		ハイネックス	大塚製薬	100.0	19.8	61.2	5.00	1.50	0.6		
		オクノスNT-5	ホリカフーズ	93.0	22.1	59.4	4.70	1.72	1	ビオチン	I、Mo
		リカバリ-SOY	三和化学	100.0	21.9	60.6	4.50	1.20	1		I
		K-4A	キユーピー	100.0	22.5	60.3	4.50	1.10	1		I、Mo
		E-6	クリニコ	100.0	20.1	62.5	4.50	1.00	1		Mo
		L-7TER	旭化成ファーマ	100.0	20.7	62.1	4.50	0.85	1		
		メディエフバッグ	味の素ファルマ	100.0	25.2	56.8	4.50	0.80	1.2		
		サンエット-N3	三和化学	100.0	22.6	61.7	4.00	1.00	1	ビオチン	I、Cr、Mo
		メイバランス200ジクス	明治乳業	100.0	24.4	60.1	4.00	0.80	1		
	高亜鉛	ライフロン-PZ	日研化学	100.0	25.1	55.0	5.00	0.60	0.5	ビオチン	Cr、Mo
		ハーモニックM【薬】	味の素ファルマ	100.0	26.9	53.9	4.80	0.70	-	K	Mn、Cu、Se、Cr、Mo
		ラコール【薬】	大塚製薬	100.0	20.1	62.4	4.38	0.64			Cr
		カロリアン-L200MCZ	ヤクルト本社	100.0	25.2	59.2	3.90	0.60	0.6		Se、Cr、Mo
		エンシュア・リキッド【薬】	アボットジャパン	100.0	31.4	54.6	3.50	1.50	-		Se、Cr、Mo
		アイソカルRTU	ノバルティス	100.0	37.7	49.1	3.30	0.95	-		I、Cr、Mo
	高繊維	メイバランス200HPZ	明治乳業	100.0	21.7	59.0	5.00	0.30	1.2		
		カロリーメイト（カフェオレ味）	大塚製薬	100.0	19.8	60.2	5.00		1	K、ビオチン	Mn、Cu、Se、Cr、Mo
		テルミールf	テルモ	100.0	19.2	61.4	5.00	0.20	0.8	ビオチン	Se、Cr、Mo
		ハーモニックF	味の素ファルマ	100.0	26.9	53.9	4.80	0.26	1	K	Mn、Cu、Se、Cr、Mo
		L-3ファイバー	旭化成ファーマ	100.0	18.5	64.7	4.50	0.28	1.8	K、ビオチン	Se、Cr、Mo
		E-4	クリニコ	100.0	20.1	62.5	4.50	0.20	1	ビオチン	Mo
		ファイブレンYH	明治乳業	100.0	24.5	59.9	4.00	0.18	1.4		
		ジェビティ	アボットジャパン	100.0	28.1	56.8	4.00	0.20	1.1		Cr、Mo
		メイバランス200	明治乳業	100.0	24.4	60.1	4.00	0.46	1		
		遊びましょ！MAポチ150	クリニコ	83.0	26.2	58.3	4.00	0.10	1	ビオチン	Mo
		イソテンダー	味の素ファルマ	96.0	31.5	53.2	3.84	0.38	0.96	K、ビオチン	Se、Mo
		K-3S	キユーピー	100.0	32.4	52.8	3.70	0.31	1		Se、Cr、Mo
		エンリッチSF	アボットジャパン	100.0	30.3	56.2	3.50	0.17	1.52		Se、Cr、Mo
	低亜鉛・低繊維	遊びましょ！E-3	クリニコ	100.0	19.4	60.9	5.00	0.20	0.6	ビオチン	Mo
		E-3	クリニコ	100.0	19.4	60.9	5.00	0.20	0.6	ビオチン	Mo
		PN-Hi	クリニコ	100.0	17.9	62.3	5.00	0.20	0.2	ビオチン	Mo
		E-1	クリニコ	100.0	20.5	61.7	4.50	2.0	0.4	ビオチン	Mo
		オクノスNT-3	ホリカフーズ	94.0	21.3	61.3	4.40	0.45	0.7		I、Mo
		L-5	旭化成ファーマ	100.0	23.2	60.6	4.10	0.30	-	K、ビオチン	Se、Cr、Mo
		遊びましょ！MA-8	クリニコ	100.0	26.5	57.8	4.00	0.10	0.4	ビオチン	
		サンエット-L	三和化学	100.0	32.3	51.8	4.00	0.20	-	K、ビオチン	Mn、Se、Cr、Mo
		ライフロン-L	日研化学	100.0	25.1	59.0	4.00	0.19	-	K	Mn、Se、Cr、Mo
		L-2	旭化成ファーマ	100.0	24.8	59.4	4.00	0.15	-	K	Se、Cr、Mo
		カロリアン-L	ヤクルト本社	100.0	25.2	59.2	3.90	0.20	0.6		Cr、Mo
		NEW K-2S	キユーピー	100.0	29.7	56.3	3.50	0.25			Mn、Se、Cr、Mo

5. 褥瘡の栄養管理 ❷栄養管理の実際

表7 続き

分類		製品名	販売会社	100kcal あたり (ml)	脂質比 (%)	糖質比 (%)	蛋白質 (g)	Zn (mg)	食物繊維 (g)	欠乏ビタミン	欠乏ミネラル
高濃度 1.5kcal 以上/1ml	高亜鉛・高繊維	メディエフアミノプラス（プレーン・バナナ味）	味の素ファルマ	59.5	32.2	48.7	4.76	1.43	1.14	ビオチン	Cr、Mo
		ハイビアーコーヒー（経口用）	ホリカフーズ	63.0	33.2	49.6	4.20	1.89	1.1	ビオチン	Cr、Mo
		リカバリ-Mini	三和化学	62.5	32.8	51.7	4.00	1.50	1		I
		E-6 1.5	クリニコ	67.0	26.2	58.3	4.00	1.00	1		Mo
		CZ 1.5	クリニコ	67.0	26.2	58.3	4.00	0.70	1	ビオチン	Mo
	高亜鉛	L-8	旭化成ファーマ	66.7	23.6	60.9	4.00	1.20	0.7	ビオチン	
		アイソカルプラス	ノバルティス	66.7	40.4	44.9	3.75	0.97	-		I、Cr、Mo
		テルミールミニα	テルモ	62.5	34.0	51.7	3.60	1.20			Se、Cr、Mo
		エンシュア・H【薬】	アボットジャパン	66.7	31.4	54.6	3.50	1.50			Se、Cr、Mo
		アイソカル・2K	ノバルティス	50.0	38.5	49.4	3.00	0.95	0.18		I、Cr、Mo
	高繊維	MA-8 1.5	クリニコ	67.0	26.2	58.3	4.00	0.10	1	ビオチン	Mo
		遊びましょ！MA-8 1.5	クリニコ	67.0	26.2	58.3	4.00	0.10	1	ビオチン	Mo
		メイバランス300	明治乳業	66.7	24.4	60.1	4.00	0.33	1		
		遊びましょ！MAポチ200	クリニコ	63.0	24.4	60.9	3.80	0.20	1	ビオチン	Mo
		MA2.0	クリニコ	50.0	24.4	61.2	3.70	0.30	1	ビオチン	Mo
	低亜鉛・低繊維	カロリアンL-300	ヤクルト本社	66.7	22.6	60.2	4.30	0.30	0.7		Cr、Mo
		L-4ハイカロリー	旭化成ファーマ	67.0	23.6	60.9	4.00	0.15	0.7	K	Se、Cr、Mo
		サンエット1.5	三和化学	66.7	36.9	47.2	4.00	0.34	-	K、ビオチン	Mn、Se、Cr、Mo
		笑顔倶楽部	旭化成ファーマ	62.5	31.4	52.6	4.00	0.20		K、ビオチン	Cr、Mo
		ライフロン-Hi	日研化学	67.0	35.0	49.4	4.00	0.20	-	ビオチン	Cr、Mo
		ジャネフ濃厚流動食	キユーピー	62.5	33.8	51.2	3.75	0.55		ビオチン	I、Mo
		テルミール2.0	テルモ	50.0	34.0	51.7	3.60	0.30		ビオチン	Se、Cr、Mo
	固形化	テルミールソフト	テルモ	66.7	26.9	61.1	3.00	0.04		ビオチン	Se、Cr、Mo
低脂肪		サンエット-A	三和化学	100.0	15.3	65.9	4.70	0.18	-	K、ビオチン	Se、Cr、Mo
高脂肪・低糖質	糖尿病	Inslow（インスロー）	明治乳業	100.0	28.2	52.8	5.00	0.80	1.5		
		グルセルナ	アボットジャパン	98.0	49.5	36.8	4.10	0.20	1.37	ビオチン	Cr、Mo
		タピオン	エスエス製薬	100.0	37.6	47.5	4.00	1.00	1.8	ビオチン	Cr、Mo
	肺疾患	プルモケア	アボットジャパン	66.7	55.2	28.1	4.17	0.20		ビオチン	Cr、Mo
		ライフロンQL	日研化学	62.5	44.1	40.0	4.00	1.40	0.5	ビオチン	
		エネプラス	キッセイ薬品	67.0	44.9	39.1	4.00	0.20	-	ビオチン	Se、Cr、Mo
低蛋白質	腎疾患	リーナレンPro3.5	明治乳業	62.5	24.5	61.9	3.50	0.14	1		
		レナウエル3	テルモ	62.5	38.0	56.3	1.50	0.03	1.5	K、ビオチン	Se、Cr、Mo
		リーナレンPro1.0	明治乳業	62.5	24.5	71.6	1.00	0.05	1		
		レナウエルA	テルモ	62.5	37.9	60.7	0.38	0.03	1.5	K、ビオチン	Se、Cr、Mo
BCAA強化	肝疾患	ヘパス（注：フィッシャー比40）	クリニコ	100.0	25.6	59.2	4.00	1.20	0.05	ビオチン	Mn、Cu、Se、Cr、Mo
免疫強化		インパクト	味の素ファルマ	100.0	24.9	53.0	5.60	0.67		ビオチン	
		イムン	テルモ	80.0	26.9	51.9	5.30	1.20	0.56	ビオチン	Cr、Mo
		サンエット-GP	三和化学	100.0	22.9	55.5	5.50	1.00	1	ビオチン	I、Mo

注：製造会社が同じであり、容量が異なるだけの食品扱いの製品は、いずれか1つにした。
・欠乏は、含有されていない栄養素を記載した。
・各分類中の並べ方は、蛋白質含量、目的とする栄養素量が多い順にした。
・浸透圧は、400mOsm/l 以上のみ数値を記載した。
・疾患目的が明記されていない高脂肪・低糖質の製品は、脂質比40％以上糖質比50％以下とした。

　頭蓋内圧亢進があると嘔吐を引き起こし、意識障害があると誤嚥性肺炎を併発する危険があるので、チューブは小腸以下に留置するのが望ましい。高栄養流動食は、浸透圧280～300mOsm/l の製品を利用するが、亜鉛を含まないので別に補う。
　BUNが高い場合の嘔吐は、尿毒症によるので、蛋白質制限を行いBUNの低下を図る。胃腸障害による嘔吐は、野菜・海藻など不溶性食物繊維を減らして対応する。

c. 咀嚼困難・嚥下困難

　咀嚼能力が低下すると、糖質を中心とした食品の摂取が多くなりやすく、蛋白質、ビタミン、ミネラルの不足が生じやすいので、常に摂取栄養素量に気を配る。

　咀嚼力・嚥下力が低下している場合は、フードカッターで細かく刻んだ材料に卵白と山芋のすりおろしたものを合わせて形成した後コンベクションか圧力鍋で蒸す。あるいは軟らかく煮た後にトロミ調整食品を混ぜて、形成して提供する。またゼリー類は、ゼラチン濃度1.3～1.6％が飲み込みやすい。嚥下が極めて難しい人には、冷たいか熱いものの方が刺激反射が起きてきて飲み込みやすい。なお、ほうれん草は刻んでも噛みにくいので、裏ごすかポタージュなどにして提供する。

　お茶やスポーツドリンク、味噌汁などの液体には、トロミ調整食品を混ぜてむせないようにするほか、市販の嚥下困難用高蛋白食品［テルミールソフト®（テルモ）］や水分補給ゼリー飲料を利用する。途中でむせる場合は、食事とゼリーを交互に摂ると、誤嚥の危険性を防ぐ。

　ギャッチアップして、30分ぐらいで経管栄養法を施行するときは、胃瘻（PEG）が造設されていれば製品を寒天で固めて注入すると逆流が生じにくい。

d. 下痢

　水溶便が持続する臥床患者は、褥瘡部位の感染を引き起こし、栄養の吸収量の減少から栄養状態の悪化を招き、褥瘡の治癒が遅れる。下痢は、下剤の乱用、薬物による胃腸障害、抗菌薬誘発腸炎、細菌感染、乳糖不耐性、経腸栄養剤不適合などがあるので、原因により対策を講じる。乳糖不耐性の下痢は、食歴を聞けば把握でき、細菌感染性の下痢は、炎症反応（CRP・WBC）の異常で発見できる。

　経腸栄養剤による下痢は、長期TPNによる消化管減弱、投与速度が速い、高濃度であるか否かを確認する。長期TPN後は消化態栄養剤［ツインライン®（大塚製薬）、エンテルード®（テルモ）など］を徐々に増量し、慣れたら半消化態栄養剤に切り替える。それでも改善しない場合は、食物繊維含量1.2～1.7g/100kcalの半消化態流動食［エフツーアルファ®（テルモ）、エンリッチSF®（アボットジャパン）など］に替えるか、繊維強化食品［ヘルッシュファイバー®（味の素ファルマ）など］を注入して経過をみる。なお、脳血管障害者の下痢は、消化管の運動調節障害によることが多いので、1kcal/mlの製剤を薄めて利用する。

　経口摂取の場合は、不溶性繊維の多い海藻・きのこ類を中止し、野菜を通常の半分以下にした後、繊維強化食品やオリゴ糖を紅茶や牛乳、ヨーグルトなどに混ぜて提供する。

e. 便秘

　脳血管障害患者では、中枢性の自律神経障害による消化管運動の調節障害のために、下痢・便秘を繰り返すことがあるが、この場合は、栄養剤の影響ではないので整腸剤や緩下薬の投与で対応する。高齢者の便秘は、野菜や海藻を増やすのではなく、下痢の場合と同様に水溶性食物繊維で補う。

f. 脱水

　脱水では、BUNが基準値を超すが、Crは基準値内であることも多く、BUN/Crが25以上になるほか、TP・Albの上昇、Ht/Hb3.5以上の高値、血圧の低下が認められる。

　水分不足の脱水では、皮膚のカサカサ、口腔粘膜や舌が乾燥して亀裂がある、継続して濃縮尿がある、体重減少、尿比重が高いなどが現れるので、少量ずつ頻回に補給する。

　Na欠乏では、利尿薬(ラシックス®)過剰の原因が最も多く、頻脈・低血圧・低Na血症、尿比重の低値などが認められ、この場合は、利尿薬の軽減を検討する。また、高血糖では、浸透圧利尿から多尿になり脱水が生じるので、一時的に水分補給を行うが、基本は血糖コントロールを優先する。

g. 浮腫

　浮腫には、低栄養状態のほかに肝疾患、腎臓疾患など低蛋白血症と水分貯留があるので、必ず原因を確認する。低栄養状態の場合は、「食欲不振・少食」の項(135頁)を参照に補給し、水分過剰の場合は、塩分制限と汁物を避ける。経腸栄養剤や半消化態流動食は、1.5～2.0kcal/1mlのものを投与する。

h. 脱毛・味覚異常

　脱毛はエネルギー、蛋白質不良のほかに、長期に亜鉛を含まない静脈栄養、経腸栄養を行った場合にも生じやすいが、化学療法によっても発現するため、薬物投与を見落とさないなどの注意がいる。味覚異常は、亜鉛欠乏のほかに長期にわたる降圧薬の服用で生じるが、いずれも亜鉛の補給を行う(「亜鉛」の項、134頁参照)。

i. 貧血

　鉄欠乏性貧血では、鉄分は食事摂取基準推奨量6.0～6.5mg以上で上限量の45mgを目標に、鉄分の多い動物性蛋白質を増やすが、嗜好に合わない場合は、鉄分の多い半消化態流動食[エネプラス®(キッセイ薬品)・L-6PM®(旭化成ファーマ)・カロリアン

L-300®（ヤクルト本社）など］やヘム鉄入り強化食品［ヘム鉄飲料 fe®（ヘルシーフード）・ヘム鉄入り水ようかん®（ヘルシーフード）・ふりかけ鉄之助®（ヘルシーフード）など］での補給を考える。低栄養による貧血では、当然蛋白質の補給がいるので、半消化態流動食を多用する。

3 ● 疾患別にみた栄養ケアプラン

a. 褥瘡と糖尿病

自律神経障害を伴う糖尿病では除圧後の血流回復が遅く褥瘡発生の原因となる。糖尿病と褥瘡が合併した場合の基本は、肥満があればエネルギー制限を行うが、BMIが22kg/m²未満あるいは体重減少が著しい場合は、経口・経腸栄養のいずれにおいても炭水化物含有量が低く脂質比の多い食品や料理にする。但し、糖尿病治療を目的とした経腸栄養製品には、亜鉛・銅含量が少ない種類があるので、プロマック®顆粒や液体のサプリメントをフラッシュ時に投与する。

b. 褥瘡と腎機能障害

高齢者は腎機能の低下と脱水が多いので、蛋白質摂取過剰によるものか水分不足かの判断に時間を要し、その結果創傷を進展させることがある。Ccr＜70m*l*/分以上の保存期慢性腎不全で褥瘡発症患者の蛋白質量は、蛋白尿が1g/日以下であれば0.9g/kg前後で開始し、BUNでモニタリングしながら加減する。

腎疾患用の経腸栄養食品は、亜鉛無添加、Ca不足、種類によってはビタミンCが少ないものが多いので、別の経腸栄養食品を調合することにより充足されない栄養素を補給する。

c. 褥瘡と肺疾患、呼吸器疾患、誤嚥性肺炎

肺疾患・急性呼吸器不全患者は、リン酸が横隔膜の正常な収縮に必要なため、蛋白質の十分な補給に努めること、慢性閉塞性肺疾患（COPD）発症患者においては、糖質が多いとCO_2産生が増大するため、脂質エネルギー比を35〜45％程度にすることが基本となる。しかし、消化管が機能しているにもかかわらず、誤嚥性肺炎のリスクを心配するあまり、中心静脈栄養（TPN）を長期化させた結果、低栄養状態、MRSAなどの感染症の発生、褥瘡の発症・悪化、さらなる嚥下機能の低下からTPNからの逸脱を遅らせるといった悪循環が褥瘡を増悪させることが多い。誤嚥は、長期のTPN施行による消化

管の減弱、経鼻経管投与による逆流、PEGでも投与速度が速い、栄養状態の悪化による嚥下機能のさらなる低下が誘因となって生じる。

d. 褥瘡と脳血管障害

　脳卒中後に嚥下障害が遷延するケースでは、呼吸器感染症が多く低栄養状態にあると褥瘡が発症しやすい。脳圧亢進時の嘔吐による誤嚥があれば導入期を延長する。脳神経疾患患者では、腎での水分再吸収が阻害され電解質異常を呈することがあるが、急激な補正は、脳浮腫、心循環器系への負荷を引き起こし、危険である。

　肥満を招くと褥瘡の創面に負担となるので、エネルギー量は、過剰投与にならないよう注意する。なお、随意筋麻痺の進行とともに経時的に体重は減少するために、体重の減少はエネルギー量の不足を示さない。

4 ● アウトカム評価とモニタリング

　栄養ケアプランを施行した結果の評価は、褥瘡の創面が栄養状態により改善されたかでみるべきである。褥瘡は筋蛋白、体脂肪が著しく減少したるいそうの人にできやすく治りにくい。そのため、2週間ごとの筋蛋白や体重の変化、AlbやChE、TCなどの生化学的検査の推移と栄養摂取量を組み合わせながらみる。すなわち、Albと他の栄養評価要因がともに改善している場合には、栄養が褥瘡治癒に寄与したと考えることができる。さらに、ケアプランどおりの栄養ルート、栄養量、1回量、速度、回数、固さ、食べさせ方などが適正かどうかをモニタリングする。重症度によるが、1週間に1回はモニタリングし、再評価する。

（足立香代子）

参考文献

1) 美濃良夫：褥瘡予防のための栄養管理．看護技術 42：24-29, 1996.
2) 川田悦夫，ほか：老年者貧血患者の臨床的検討．群馬医学 56：110-112, 1992.
3) 厚生労働省（策定）：日本人の食事摂取基準．第一出版，東京，2005.
4) 塚田邦夫：創傷．褥瘡ケアと管理のポイント，pp67-69, フットワーク出版，東京，2001.
5) 足立香代子：臨床看護セレクション13；褥瘡患者の看護技術．pp128-136, ヘルス出版，東京，2001.

6 Pressure Ulcers

創傷治癒のメカニズム

　組織に損傷が加わり、破壊・欠損が生じると生体は自ら損なわれた組織を再構築しその機能を回復させようとする。このような生体反応を創傷治癒と称し、多くの生体組織においてそのメカニズムが研究されている。特に、皮膚において最もよく研究されており、褥瘡を含めた皮膚創傷の治療に関与する医療従事者にとって皮膚創傷治癒過程のメカニズムを知ることは必須の課題である。

　本稿においては、皮膚創傷治癒を理解するうえで重要な皮膚の構造と生理機能、皮膚創傷治癒の基本的事項、皮膚創傷治癒の障害因子、褥瘡における創傷治癒過程とその問題点と対策、などについて解説する。

1. 皮膚の生理機能と構造

1 ● 皮膚の生理機能

　皮膚は生体の外表面を覆うシートである。微生物の生体内侵入を防止し、外からのさまざまな刺激（紫外線、熱、寒冷など）から生体を防御する。また、発汗による生体温の調節にも関与している。

2 ● 皮膚の構造

　皮膚は外表から中に向かって表皮と真皮の2層に分けられる。その下には主に皮下脂肪から構成される皮下組織がある。

　表皮は中から基底層、有棘層、顆粒層、角層の4層からなっており、基底層を構成す

る基底細胞が分裂増殖しながら上層に移動（有棘細胞、顆粒細胞、角化細胞）、角化して脱落する。この過程は通常4週間を要するといわれている。表皮層にはこのほかメラニン色素を産生するメラノサイト、免疫に関与するランゲルハンス細胞などの樹枝状細胞などが存在している。

　真皮を構成する主なものは線維芽細胞と線維芽細胞によって産生される細胞外基質である。細胞外基質の主なものとしてはⅠ、Ⅲ型コラーゲンからなる膠原線維束がある。そのほか、皮膚の伸展にかかわるエラスチンからなる弾性線維、表皮と真皮の接合に関与するラミニン、インテグリン、細胞外基質間や基質と細胞成分との接合などに関与するフィブロネクチン、膠原線維の安定化に関与するプロテオグリカンなどがある。また、真皮内には皮膚付属器と呼称される毛包・脂腺、汗腺などがあり、これらは上皮系細胞で構成される導管から表皮へと開口している（図1）。

2. 一般的な皮膚創傷治癒の基本的知識

1 ● 再生と修復

　破壊・欠損が生じた組織の再構築メカニズムには2種類ある。1つはもとの組織が再構築される場合（再生）と別の組織によって再構築される場合（修復）である。
　皮膚創傷において、再生による治癒機転が生じるのは、浅達性創傷である。代表的な

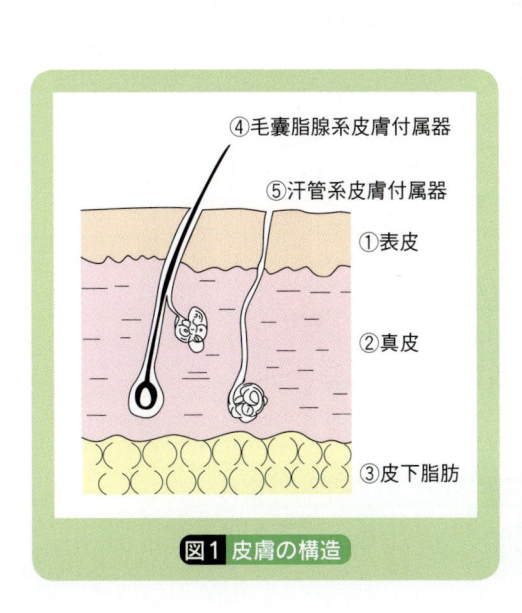

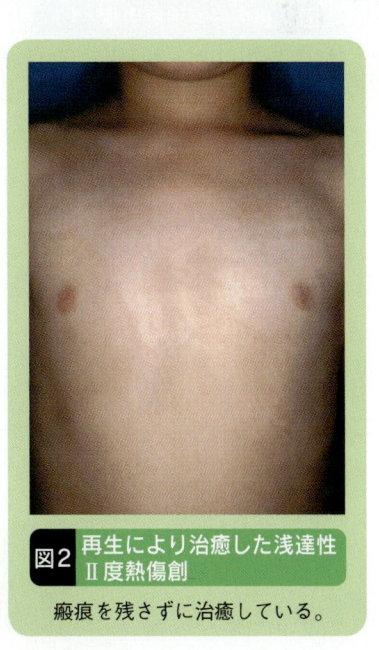

図1 皮膚の構造
④毛囊脂腺系皮膚付属器
⑤汗管系皮膚付属器
①表皮
②真皮
③皮下脂肪

図2 再生により治癒した浅達性Ⅱ度熱傷創
瘢痕を残さずに治癒している。

創傷としては擦過傷、浅達性Ⅱ度熱傷などである。再生によって治癒した創傷では創面は痕跡を残さない。これらの浅達性創傷では創底に皮膚付属器が残存しており、この付属器組織に存在する上皮系幹細胞が動員されて欠損した組織の再生が生じると考えられている（図2）。

他方、損傷や欠損が深部に及んで皮膚付属器も欠損し、上皮系幹細胞が動員されない創では再生による治癒機転は生じない。このような創傷では修復によって創は治癒する。そのメカニズムは以下のとおりである。

まず、皮膚創面に生じた出血が凝固に関与する血小板などによって止血されると、体内より多核白血球やマクロファージなどの炎症性細胞が動員され、創面にある壊死組織や異物を除去することで創の清浄化が図られる。そして、清浄化された創に線維芽細胞

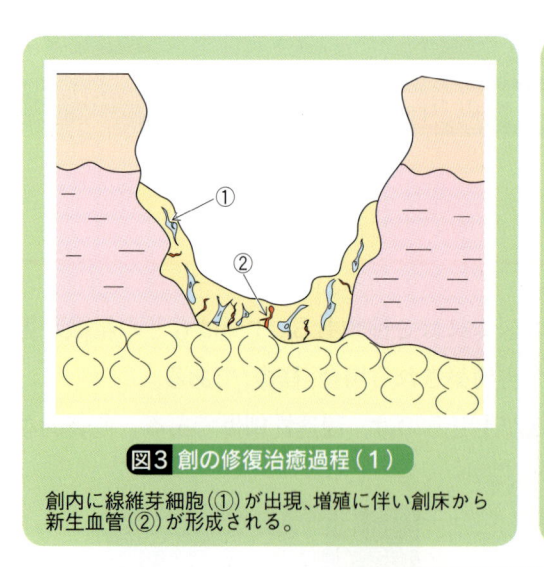

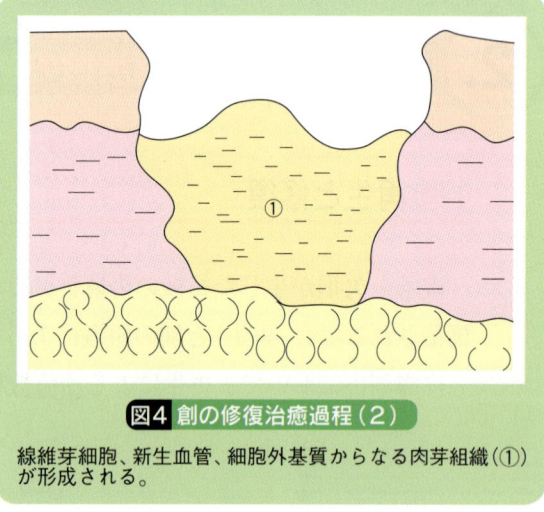

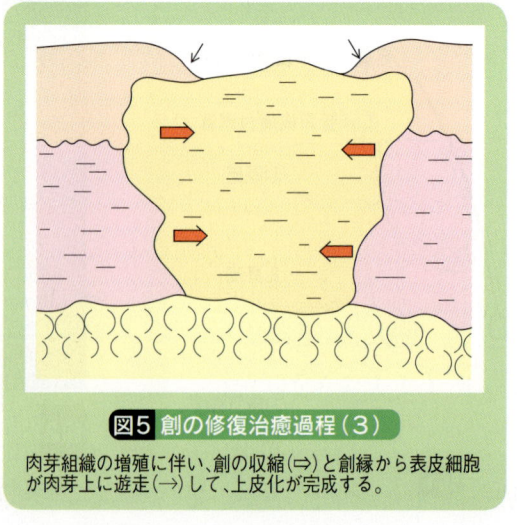

図3 創の修復治癒過程（1）
創内に線維芽細胞（①）が出現、増殖に伴い創床から新生血管（②）が形成される。

図4 創の修復治癒過程（2）
線維芽細胞、新生血管、細胞外基質からなる肉芽組織（①）が形成される。

図5 創の修復治癒過程（3）
肉芽組織の増殖に伴い、創の収縮（⇒）と創縁から表皮細胞が肉芽上に遊走（→）して、上皮化が完成する。

と細胞にエネルギーを供給する新生血管が伸長する（図3）。伸長した線維芽細胞はコラーゲンをはじめとする細胞外基質を産生、皮膚欠損部に線維芽細胞、新生血管、細胞外基質から構成される組織塊が形成される。この組織塊が肉芽組織と呼称されるものである（図4）。肉芽組織が創底から増殖、創縁の表皮層まで隆起してくると、創縁から表皮細胞が肉芽組織上を遊走して創面を覆う。同時に肉芽組織内に筋線維芽細胞と呼ばれる細胞が出現し創を収縮させる[1]。この創の収縮と表皮細胞の遊走によって上皮化（修復）が完了することになる（図5）。上皮化の完了した肉芽組織は瘢痕と呼称されている。皮膚において、再生のメカニズムで治癒する創傷は非常に限られた浅達性創傷であり、ほとんどの創傷は修復機転によって治癒するため、皮膚に瘢痕という痕跡を残すことになる（図6）。

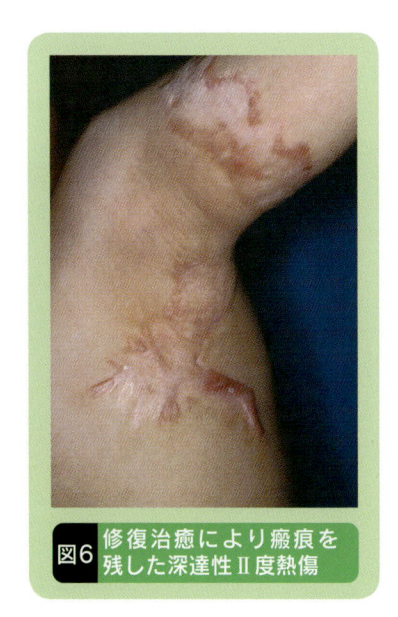

図6 修復治癒により瘢痕を残した深達性Ⅱ度熱傷

2 ● 一次治癒と二次治癒

　皮膚創傷の治癒メカニズムを理解するうえで、もう1つの概念（一次治癒、二次治癒）も理解する必要がある。これらは皮膚の連続性が損なわれた創傷（例：切創、裂創、挫滅創など）の治癒機転を説明する際に用いられる。

　一次治癒とは、創縁間が縫合などによって接着され、創縁間にわずかな瘢痕組織を残して治癒する過程をいう。臨床的には線状瘢痕として認識される（図7）。他方、二次治癒とは創縁間が接着されず、その間隙に肉芽組織の増殖が生じて治癒した場合を指す。臨床的には幅広い瘢痕として認識される。創が縫合によって線状痕として治癒したにもかかわらず、2～3ヵ月後にみると同部が幅広い瘢痕に変化していることをしばしば経験する。この変化は接着部位における表皮層と真皮層の治癒に要する期間の相違に原因している。真皮浅層は真皮深層に比して血流が豊富であり創の治癒は早期に進行し、1週間程度で創縁は接着する。しかし、真皮深層では治癒に2～3週間を要するためにまだ創縁間の接着は完了していない。したがって、この時期に創縁を接着させている皮膚縫合糸を除去すると、同部に負荷される緊張によって徐々に創縁が離開しその間隙に瘢痕組織が形成され、二次治癒と同様の外観を呈することとなる。真皮層を完全に接着させるため、皮膚縫合糸を2～3週間以上除去せずにおけば創にかかる緊張は緩和される。

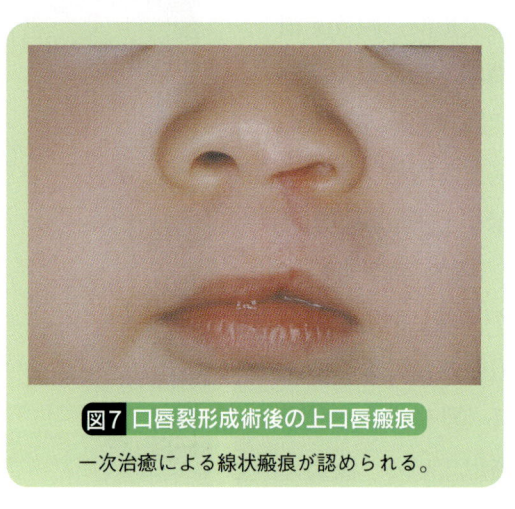

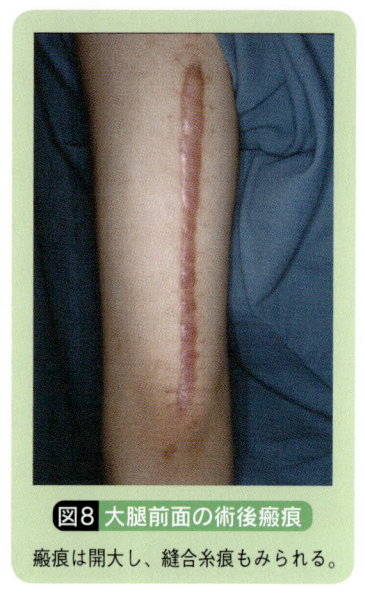

図7 口唇裂形成術後の上口唇瘢痕
一次治癒による線状瘢痕が認められる。

図8 大腿前面の術後瘢痕
瘢痕は開大し、縫合糸痕もみられる。

図9 形成外科的皮膚縫合
①表皮縫合
②真皮（埋没）縫合

　しかし、長期間縫合糸を放置すると、縫合糸周囲に異物炎症反応が生じて、この反応による瘢痕が形成される（図8）。形成外科においては、このような線状瘢痕の開大、縫合糸痕の発生を防止する目的から、皮膚縫合とは別に真皮層に縫合糸を通す真皮縫合（埋没縫合）という手技が用いられている（図9）。

3 ● 瘢痕の肥厚と萎縮

　修復治癒過程で生じた瘢痕はその後隆起・肥厚化し赤色を呈するようになる（肥厚性瘢痕、図10）。そして、瘢痕形成後6ヵ月を過ぎる頃になると色調は褪色、隆起・肥厚

6. 創傷治癒のメカニズム

図10 深達性Ⅱ度熱傷治癒後に生じた肥厚性瘢痕

図11 萎縮性瘢痕

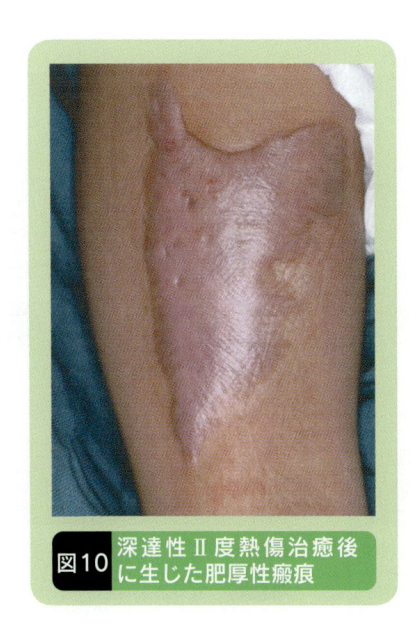

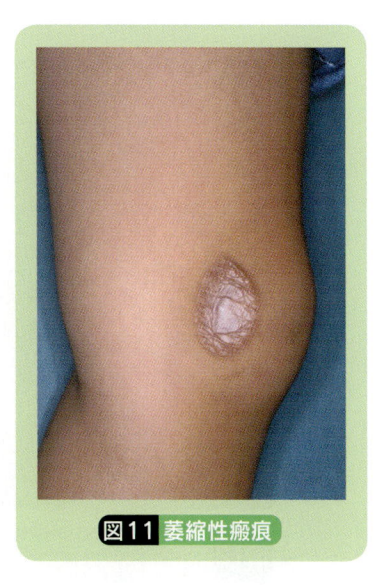

も沈静化し始め、最終的には白色の平坦な瘢痕へと変化していく（萎縮性瘢痕、図11）。萎縮するまでの期間については病変の部位や個人差がある。瘢痕形成後1年以内に萎縮するものや1〜2年以上経過しても肥厚が消褪しないものもある。このような瘢痕の隆起や萎縮は、線維芽細胞のコラーゲン分泌を制御する TGFβ と呼ばれる細胞増殖因子が関与しているといわれている[2]。

4 ケロイド

　ケロイドと呼ばれる異常な経過を示す瘢痕が知られている。虫刺後やBCG接種後の微細な傷から発症したり手術後瘢痕から発症したりする。外観は肥厚性瘢痕と相違はないが、異なるのは周囲の正常皮膚にこの肥厚性瘢痕様変化が拡大する点である（図12）。肥厚性瘢痕ではこのような周囲正常皮膚への拡大は生じない。また、ケロイドの発症する好発部位があり全身のどこにでも発症するものではない。好発部位としては前胸部、下腹部、上腕伸側、耳介、耳垂が知られている[3]。最近多くみられるようになったのは、耳垂部のピアス穴作製後に生じるケロイドである（図13）。ケロイドはいわゆるケロイド体質と呼ばれる素因を有している特定の人に発症するもので、前述の好発部位に傷が生じたすべての人に発症するものではない。この体質は家族性にみられる場合が多いため、遺伝傾向が強いと考えられている。人種間でも発症頻度に相違がある。白人種では少なく、黒人種に多いことが知られている。

147

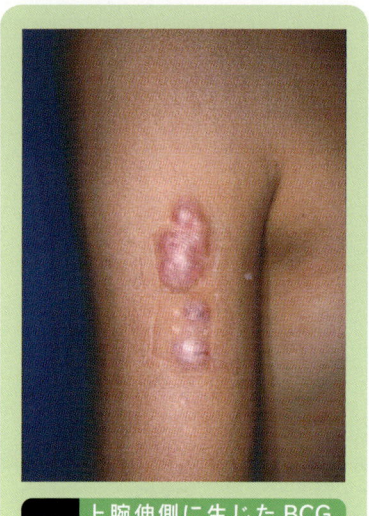

| 図12 上腕伸側に生じたBCG接種後のケロイド | 図13 ピアス穴（2ヵ所）より生じた耳垂ケロイド |

病変の拡大傾向がみられる。

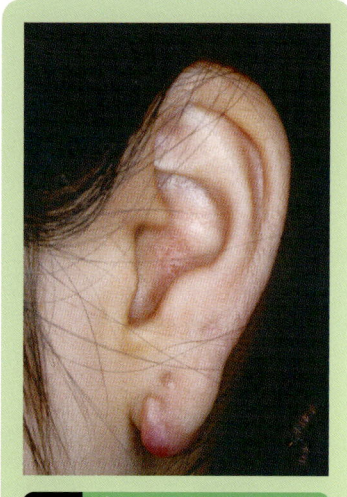

3. 創傷治癒を障害する因子

1 ● 全身的要因

a. 栄養

　細胞活動の源であるエネルギー供給の不足は治癒遷延の原因となる、すなわち栄養不良の指標である血中蛋白質の低下（低蛋白血症；アルブミン値3.0g/dl以下）があれば、創治癒の遅れが懸念される[4]。
　各種のビタミンや微量金属の不足（欠乏）も創傷治癒を遅延させる。ビタミンCの不足は細胞の活動を低下させる。ビタミンKの不足は創の止血メカニズムの異常をもたらす。ビタミンAの不足は表皮細胞や炎症細胞の機能異常を引き起こす。体内の微量金属（鉄、銅、亜鉛、マグネシウム）はコラーゲン合成や表皮細胞の活動（上皮化）に使われるため、不足すれば治癒の遅延が生じる。

b. 凝固系の異常

　凝固系に異常があり出血傾向がみられる場合、創の止血という最初の治癒機転が障害

される。血小板減少、播種性血管内凝固症候群（DIC）、肝硬変などの凝固系因子が低下する病態、抗凝固薬の服用、前述のビタミンK不足などが該当する。

c. 酸素の供給異常

細胞活動に欠かすことができない酸素が供給されないと、治癒は遅延する。酸素を運搬する赤血球が減少する貧血、肺での酸素交換が障害される心肺疾患、血流不足により酸素供給不足が生じる動脈硬化性閉塞症、バージャー病、糖尿病などが該当する。

d. 糖尿病

糖尿病とは、インスリンの分泌不足や細胞のインスリン感受性の低下などによって、血液中の糖が細胞内に十分取り込まれず、その結果高血糖状態が生じる病態である。細胞の活動源である糖が供給されないため、創傷の治癒にかかわる細胞の活動性も低下する。また、糖尿病に随伴してくる血管病変によっても治癒は遅延する。

e. 薬物

ステロイド、免疫抑制薬、抗凝固薬の長期間投与で治癒は遅延する。ステロイドは炎症反応やコラーゲン合成を抑制する。免疫抑制薬も炎症反応を抑制する。抗凝固薬は前述のように創の出血傾向を増悪させる。

2 ● 局所的要因

a. 創内の異常

創に感染が生じていたり、創内に異物や血腫、壊死組織があれば創の治癒は当然遅延する。また、縫合創においては、その他創内の死腔形成も治癒の遅延を招く。

b. 血行障害

縫合創において、強い緊張がかかった創縁、強く結ばれた縫合糸など（図14）、不適切な手技による創周囲の血行障害は創治癒を遅延させる。また、創周辺の浮腫も血行障害の一因となる。

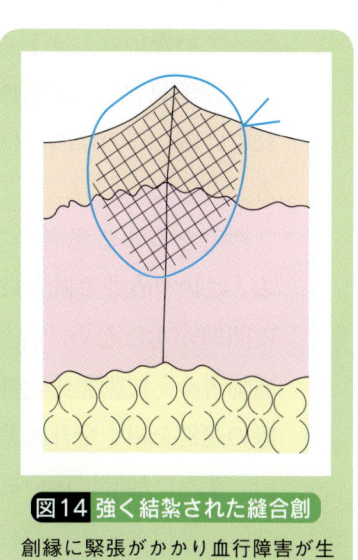

図14 強く結紮された縫合創
創縁に緊張がかかり血行障害が生じる（▨）。

c. 医原性

褥瘡などの慢性創傷においては、創に対する日々の医療行為が治癒の遅延を招くことがあるので注意が必要となる。

消毒薬として一般に用いられている薬剤は多かれ少なかれ細胞毒性を有している。したがって、頻回に消毒薬を創に塗布することは創治癒の遅延を招く恐れがある。消毒薬の使用は、創周辺の皮膚に対して、必要に応じて（汚染がひどい場合など）用いるべきである。また消毒薬による皮膚炎のために治癒が遅延することも経験する。周囲皮膚に発疹などの異常が生じれば皮膚炎を念頭においた対処が必要である。

周辺から創に上皮が伸びてきている時期には愛護的なガーゼ交換に努めなければならない。創からドレッシング材やガーゼを除去する際に創面に伸張してきた再生上皮を損傷することがある。また、創上を被覆するガーゼを多く使用した場合、ガーゼが創を圧迫して褥瘡の悪化要因ともなるので留意しなければならない。

4. 褥瘡における創傷治癒過程の問題点

褥瘡の発症原因は、局所に負荷される圧迫やずれによって皮膚・皮下組織の血行障害が生じる結果、同部に壊死、潰瘍が生じるものである。したがって、その治癒過程は一般的な創傷の治癒過程と基本的には異なっていない。しかしながら、臨床的には慢性創傷、難治性潰瘍といった治癒が遅延する創として認識されている。この原因には全身的要因と局所的要因がある。

褥瘡を有する患者の多くは寝たきりの高齢者である。このような高齢者においては、能動的な食事摂取に問題があるため、容易に低栄養状態に陥る。また、高齢者ゆえに動脈硬化性閉塞症、糖尿病などの創傷治癒の遅延を招く全身的基礎疾患を有していることも多い。また、加齢に伴い細胞活動性も低下する。このように、褥瘡を発症した寝たきりの高齢者では創傷治癒の遅延をきたす全身的要因を有していることが多い[5]。

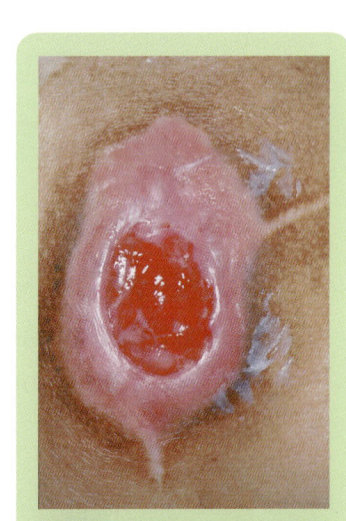

図15 治癒の遅延がみられる褥瘡

上部は上皮が肉芽組織上に伸長しているが、下部では伸長傾向がみられず、肉芽組織内に一部白色を呈する血行不良部がみられる。同部への圧迫負荷が原因と考えられる。

局所的には、褥瘡発症の原因となった圧迫やずれの再負荷である。創内から壊死組織が除去され肉芽組織が増殖し、周囲から上皮化が進行してきた時期に再び発症原因が負荷されれば肉芽組織や上皮は壊死に陥る（図15）。また、肉芽組織の形成期に発症原因が負荷され続ければその増殖や周辺からの上皮化は生じない。すなわち、褥瘡の治癒過程を円滑に進行させるには、その発症原因となった外的要因を常に排除しなければならない。

　このように、褥瘡の治癒が進行しない場合には、全身的に治癒を障害する要因を患者がもっていないかどうか、次に、褥瘡の発症原因が再負荷されていないかを検証する必要がある。

（川上重彦、島田賢一）

文　献

1) Shin D, Minn KW：The effect of myofibroblast on contracture of hypertrophic scar. Plast Recontr Surg 113（3）：633-640, 2004.
2) 久保美代子，森口隆彦：きれいな傷あと形成のための創傷治癒促進機序．形成外科 42（増）：s5-s13, 1999.
3) 大浦武彦：Ⅱ．定義．ケロイドと肥厚性瘢痕，大浦武彦（編），pp7-12，克誠堂出版，東京，1994.
4) 中條俊夫，大石正平：高齢者と褥瘡；予防とケアの技法．Geriatric Medicine 40（8）：1023-1028, 2002.
5) 大浦武彦：褥瘡予防治療ガイド．pp14-27，照林社，東京，2001.

7 Pressure Ulcers
褥瘡の分類

　褥瘡は、長期の臥床などによって皮膚や軟部組織に持続的な圧力が加わり、また多くの局所的、あるいは全身的な因子による組織耐久性の低下とも相俟って、組織の虚血変化をきたすことにより発生する。その病態は極めて多彩であり、褥瘡の分類に関しては従来、多くの報告がなされてきた。これらには、褥瘡が発生してからの時間経過によって、急性期と慢性期に分ける分類や褥瘡の重症度による分類、褥瘡の経過（相）による分類がある。

1. 急性期と慢性期

　褥瘡の病態を把握する場合には、その褥瘡が生じたばかりのものなのか、あるいは発生してから一定の期間が経過したものなのかを判断する必要がある。2005年に発表された「褥瘡局所治療ガイドライン」[1]では、褥瘡が発生した直後から約1～3週間の時期を「急性期」、それ以降を「慢性期」とされており、さらに慢性期の褥瘡は「浅い褥瘡」と「深い褥瘡」に区別されている。

　急性期においては、全身状態が不安定であったり、さまざまな褥瘡発生要因が混在していることが多く、これらが複雑に関与して、褥瘡の状態を多様に推移する。局所的には強い炎症反応を認め、知覚麻痺のない症例では痛みを伴いやすいのが特徴であるが、その病態は急速に変化する可能性があって、1つの病態として把握することが難しい。発赤、紫斑、浮腫、水疱、びらん、浅い潰瘍といった多彩な症状が短時間で刻々と変化していき、不可逆的な阻血性障害がどれぐらいの深さにまで達しているかを判定することは困難を窮めるからである。このような時期に重要なことは、創面を毎日、注意深く観察し、その変化を正確に把握することである。軽症の褥瘡では、この急性期の間に軽

快して治癒するが、多くの場合は慢性期に移行する。

　褥瘡が発生してから1～3週間が経過して、慢性期に入ると、褥瘡の病態は比較的安定する。この時期においても、発赤（紅斑）、水疱、表皮剥離、びらんといった状態に留まり、損傷が真皮までに留まるものを「浅い褥瘡」とし、真皮を越える深さにまで損傷が及んでいると考えられるものを「深い褥瘡」とする。「浅い褥瘡」の場合には、残った真皮成分から上皮が再生して、比較的早期に治癒に至るが、「深い褥瘡」では、このような治癒経過をとることはない。壊死組織が除去された後の組織欠損は、肉芽組織によって充填され、創周囲からの上皮再生によって、瘢痕治癒することになり、治癒までに長期間を要する。

2. 褥瘡の重症度による分類

　褥瘡の重症度は病変の深さによって分類されるのが一般的であり、Shea[2]、Daniel、Campbell[3]、IAET（International Association for Enterostomal Therapy）[4]、NPUAP（National Pressure Ulcer Advisory Panel）[5]、大浦[6]の分類などが報告されている。Sheaは褥瘡をⅠ～Ⅳ度の4段階に区分した。Ⅰ度は紅斑あるいは表皮の欠損であり、Ⅱ度は表皮および真皮の欠損、Ⅲ度は皮下組織の欠損、Ⅳ度は病変が筋膜を越えたものである。Danielは粘膜嚢に沿って拡がった大きな潰瘍、あるいは関節や体腔に及んだ潰瘍に対しては、特に注意深い手術が必要であるとして、Sheaの分類のⅣ度から、それらの潰瘍をⅤ度として区別している。またCampbellも、Sheaの分類をさらに細分化して1～7度に区分している。1度は圧迫を解除すれば消褪する発赤、2度はそれ以上の表皮の病変で、3度は真皮までの欠損、4度は皮下組織までの欠損で、5度は筋肉まで、6度は骨まで、7度は骨髄炎など骨自体にまで病変が及んでいるものである。これらの分類は褥瘡の治療を目的としており、主に医学領域で用いられている。

　IAETの分類は4つのステージに区分され、Sheaの分類とほぼ同じである。Ⅰ度は圧迫除去後30分以内に消褪しない発赤（紅斑）で、表皮に損傷はない。Ⅱ度は表皮あるいは真皮には及ぶが、皮下組織には及ばない欠損、Ⅲ度は真皮を越えて、皮下組織に達する欠損、Ⅳ度は皮下組織を越えて、筋膜や筋肉、関節、骨にまで達する欠損である。NPUAPの分類も4つのステージに区分され、ステージⅠは皮膚の損傷はないものの、圧迫しても褪色しない紅斑があるものであり、褥瘡の前兆である。ステージⅡは真皮の、ステージⅢは皮下組織の、ステージⅣは筋肉および骨の病変を示している。これらの分類は褥瘡の予防を重視しており、主に看護領域で用いられている。

以上のような、褥瘡の及ぶ深さによる分類は重症度分類としては有用であるが、実際の臨床において創面が壊死組織で覆われているような場合には、正確な深達度が判断できないという問題がある。また、これらはいずれも褥瘡の病態を重症度として記述することを目的としており、褥瘡の治癒経過を表したものではない。すなわち、ある症例の褥瘡の重症度はその病歴の中の最も重症度の高い時期の病態によって決められ、その後の治療によって経時的に変化するものではない。Shea 分類のIV度の褥瘡がIII度からII度、I度となって治癒に至るということではなく、これらの分類には治癒経過というものが加味されていないのである。

3. 褥瘡の経過（相）による分類

　褥瘡創面は経過に伴って逐一変化していく。したがって経時的に褥瘡が改善しているのか、あるいは悪化しているのかを評価し、その後の治療介入に役立てるためのアセスメントツールが必要とされる。
　Cuzzell[7]は、赤い創面には適切な湿潤環境を与え、黄色い創面からは過剰な浸出液の排除を行い、黒い創面に対してはデブリドマンを行うという RYB color concept を提唱した。また、福井[8]は褥瘡の病態を黒色期、黄色期、赤色期、白色期、の4期に区分して、それぞれの病期に行うべき処置方法について報告している。この病期分類は非常に単純で、誰にでも判定しやすいことから、これまで医療現場で広く用いられてきた。黒色期は、黒く乾燥した壊死組織が創面を覆っている段階であり、この状態では損傷がどの深さにまで及んでいるかは不明である。黒色壊死組織の周囲には、これを排除するための強い炎症反応が生じて、次第に壊死組織と周囲皮膚の境界がはっきりと分界されるようになる。この壊死組織を取り除くと、深部の壊死組織や不良肉芽が露出して、創面は黄色調を呈するようになる。この時期を黄色期と呼び、大量の浸出液がみられることが多い。さらに適切な治療を続けて、壊死組織が除去されると、創内に細顆粒状の肉芽組織が増生して、赤色期となる。この時期には、浸出液は比較的少なくなり、創は次第に縮小していく。この肉芽組織上に、創縁から表皮細胞が遊走してくることで、上皮が再生されて、白色期となる。これらの色による褥瘡分類は、治癒経過を把握し、行うべき治療法の選択に役立つが、創面の色調が必ずしも褥瘡の病態の経過を示すものではないという批判もある。
　創面の色調による評価のほかに、褥瘡の病態を点数化し、その数値をもってアセスメントの指標とした報告もみられる。PSST (Pressure Sore Status Tool)[9]、PUSH

(Pressure Ulcer Scale for Healing)[10]、PUHP (Pressure Ulcer Healing Process)[11]などがそれにあたる。PSSTは褥瘡が発症した後に使用されるツールで、その病態を15項目から判定する。その項目はサイズ、深さ、部位、形、創縁、ポケット、壊死組織のタイプ、壊死組織の量、浸出液のタイプ、浸出液の量、創周囲の皮膚の色調、周辺組織の浮腫、周辺組織の硬結、肉芽組織、表皮化、である。このうち「部位」と「形」の2項目は数量化されないので、残りの13項目の数値を合計して、13〜65点で評点する。このPSSTは褥瘡アセスメントツールとしてエキスパートナースや研究者にとっては最も有効で信頼性が高い。しかし項目数が多いために評点に時間がかかり、臨床現場では使用しにくいという欠点がある。PUSHはPSSTのこの欠点を解消し、臨床現場で使いやすいスケールとしてNPUAP (National Pressure Ulcer Advisory Panel) によって開発された。サイズ、浸出液の量、創底の主たる組織の3項目を点数化して、0〜17点に評点するもので、ポケットなどの評価はない。項目が少な過ぎるため、適応は浅い褥瘡の評価に限定される。大浦の報告したPUHPは潰瘍の表面積、深さ、ポケット、壊死組織、壊死組織の占める割合と大きさ、浸出液の量、感染・炎症、肉芽組織、上皮形成、の9項目からなっている。ポケットと感染・炎症の項目は重症として点数の重みづけを行い、ポケットに関してはその方向と範囲を記入することになっている。

4. DESIGNについて

　高齢化社会の進展に伴う寝たきりなどの入院患者の増加によって、褥瘡対策の必要性が高まり、今では医師や看護師、薬剤師、栄養士、理学療法士などがチームを組んで、多方面からの専門的な褥瘡対策が行われつつある。これに伴い、チーム内での議論を円滑に進めるための共通の言語ともいうべき褥瘡対策のガイドラインが必要となり、これを契機として2001年に日本褥瘡学会学術教育委員会によるDESIGN[12〜15]が開発された。
　DESIGNは、PSSTの15項目やPUHPの9項目をさらに厳選して6つの評価項目に絞り込んだ、褥瘡のアセスメントツールであり、各項目の英語名、Depth（深さ）、Exudate（浸出液）、Size（大きさ）、Inflammation/Infection（炎症／感染）、Granulation tissue（肉芽組織）、Necrotic tissue（壊死組織）の頭文字をとって命名された。さらにポケットがある場合は-Pをつける。DESIGNの最大の特徴は、褥瘡の重症度分類用（図1）と経過評価用（図2）の2段階構成になっていることである。DESIGNの重症度分類を用いれば、褥瘡の大まかな病態を把握することができ、治療方針を容易に決定できる。一方、DESIGNの経過評価を用いて点数化することで、褥瘡の経過を詳細かつ客観的

カルテ番号（　　　　　）患者氏名（　　　　　　　　　）			日時	/	/	/	/	/	/
Depth　深さ　（創内の一番深いところで評価する）									
d	真皮までの損傷	D	皮下組織から深部						
Exudate　浸出液　（ドレッシング交換の回数）									
e	1日1回以下	E	1日2回以上						
Size　大きさ　［長径（cm）×短径（cm）］									
s	100 未満	S	100 以上						
Inflammation/Infection　炎症/感染									
i	局所の感染徴候なし	I	局所の感染徴候あり						
Granulation tissue　肉芽組織　（良性肉芽の割合）									
g	50%以上（真皮までの損傷時も含む）		50% 未満						
Necrotic tissue　壊死組織　（壊死組織の有無）									
n	なし	N	あり						
Pocket　ポケット　（ポケットの有無）　−P　あり									
部位［仙骨部、坐骨部、大転子部、踵部、その他（　　　　　　）］									

図1「褥瘡の状態の評価」DESIGN：褥瘡重症度分類用

（森口隆彦,宮地良樹,真田弘美,ほか:「DESIGN」;褥瘡の新しい重症度分類と経過評価のツール．褥瘡会誌 4:1-7, 2002 による）

に評価することができる。これは従来の重症度分類法やアセスメントツールにはなかった際立った利点である。

1 ● 重症度分類

　6つの評価項目を軽度と重度の2つに区分して、軽度はアルファベットの小文字、重度は大文字を用いて表す。

a. Depth（深さ）

　創内の一番深い部分で判断する。創傷治癒に伴って真皮層と同等の深さまで肉芽組織が形成された場合は軽度に含める。また、壊死組織が存在して、深さが判定できない場合は重度とする。

　　　軽度：d、真皮全層の損傷
　　　重度：D、皮下組織を越えた損傷

7. 褥瘡の分類

カルテ番号（　　　　）
患者氏名（　　　　　　）

		日時	/	/	/	/	/	/
Depth　深さ　創内の一番深い部分で評価し、改善に伴い創底が浅くなった場合、これと相応の深さとして評価する									

d	0	皮膚損傷・発赤なし	D	3	皮下組織までの損傷						
	1	持続する発赤		4	皮下組織を越える損傷						
	2	真皮までの損傷		5	関節腔、体腔に至る損傷または、深さ判定が不能の場合						

Exudate　浸出液										
e	0	なし	E	3	多量：1日2回以上のドレッシング交換を要する					
	1	少量：毎日のドレッシング交換を要しない								
	2	中等量：1日1回のドレッシング交換を要する								

Size　大きさ　皮膚損傷範囲を測定：[長径（cm）×短径（cm）]										
s	0	皮膚損傷なし	S	6	100以上					
	1	4未満								
	2	4以上16未満								
	3	16以上36未満								
	4	36以上64未満								
	5	64以上100未満								

Inflammation/Infection　炎症/感染										
i	0	局所の炎症徴候なし	I	2	局所の明らかな感染徴候あり（炎症徴候、膿・悪臭など）					
	1	局所の炎症徴候あり（創周囲の発赤、腫脹、熱感、疼痛）		3	全身的影響あり（発熱など）					

Granulation tissue　肉芽組織										
g	0	治癒あるいは創が浅いため肉芽形成の評価ができない	G	3	良性肉芽が創面の10%以上50%未満を占める					
	1	良性肉芽が創面の90%以上を占める		4	良性肉芽が創面の10%未満を占める					
	2	良性肉芽が創面の50%以上90%未満を占める		5	良性肉芽がまったく形成されていない					

Necrotic tissue　壊死組織　混在している場合は全体的に多い病態をもって評価する										
n	0	壊死組織なし	N	1	軟らかい壊死組織あり					
				2	硬く厚い密着した壊死組織あり					

Pocket　ポケット　毎回同じ体位で、ポケット全周（潰瘍面も含め）[直径（cm）×短径（cm）]から潰瘍の大きさを差し引いたもの										
なし	記載せず		-P	1	4未満					
				2	4以上16未満					
				3	16以上36未満					
				4	36以上					

部位[仙骨部、坐骨部、大転子部、踵部、その他（　　　　）]

図2「褥瘡の状態の評価」DESIGN：褥瘡経過評価用

（森口隆彦, 宮地良樹, 真田弘美, ほか:「DESIGN」；褥瘡の新しい重症度分類と経過評価のツール. 褥瘡会誌 4：1-7, 2002による）

b. Exudate（浸出液）

ドレッシング交換の回数で判定するが、ドレッシング材料の種類は限定していない。
　　軽度：e、1日1回以下
　　重度：E、1日2回以上

c. Size（大きさ）

褥瘡面積の長径と短径（長径と直交する最大径）をcmで計測し、それらを掛け合わせた積を数値として表現する。
　　軽度：s、100未満
　　重度：S、100以上

d. Inflammation/Infection（炎症 / 感染）

この判定が最も困難であるが、感染徴候（創周囲の発赤、腫脹、膿、悪臭）の有無により評価する。この項目は創内の炎症反応を表現しているものではなく、創周囲の皮膚への炎症徴候、感染徴候を判定していることに注意する必要がある。
　　軽度：i、局所の感染徴候なし
　　重度：I、局所の感染徴候あり

e. Granulation tissue（肉芽組織）

良性肉芽組織の量で評価する。良性肉芽組織とは鮮赤色、細顆粒状を呈する易出血性の肉芽組織で、必ずしも病理組織学的所見から判断するものではない。
　　軽度：g、良性肉芽が50%以上
　　重度：G、良性肉芽が50%未満

f. Necrotic tissue（壊死組織）

壊死組織の有無で判断する。
　　軽度：n、壊死組織なし
　　重度：N、壊死組織あり

g. Pocket（ポケット）

ポケットが存在する場合のみ、最後に-Pと記載する。

2 ● 経過評価

　DESIGNの経過評価用では、各評価項目を重症度分類用よりも細分化し、点数で表現する。点数が高いほど重症で、改善するとともに点数は低くなり、治癒した時点で0点となる。しかしこの経過表に用いた各項目の得点の重みづけはエキスパートオピニオンであるため、個人の経過は追えるが他の褥瘡患者との重症度の比較はできないことが欠点である。つまり相対評価はできても絶対評価はできない。

a. Depth（深さ）

　d0：正常あるいは治癒した状態
　d1：持続する発赤の存在（図3）
　d2：真皮までの損傷（図4）
　D3：皮下組織までの損傷（図5）
　D4：皮下組織を越える損傷（図6）

図3 持続する発赤の存在

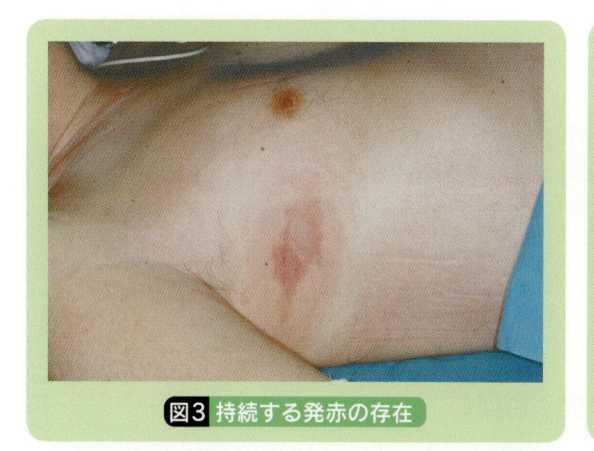

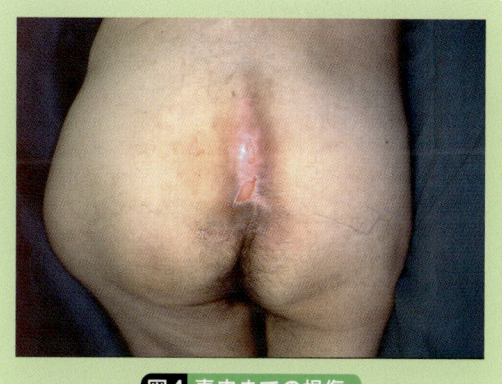

図4 真皮までの損傷

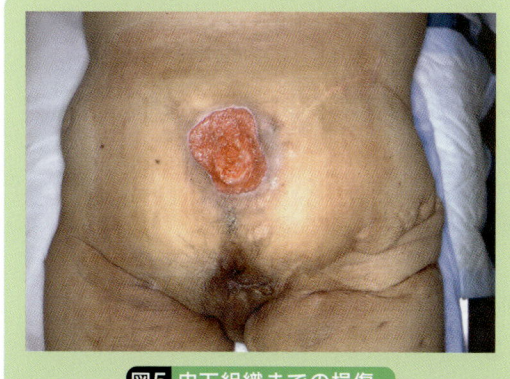

図5 皮下組織までの損傷

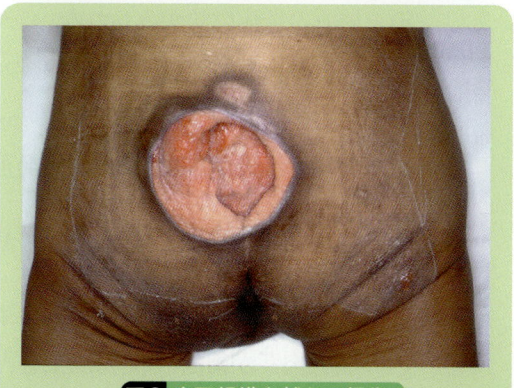

図6 皮下組織を越える損傷

D5：関節腔、体腔に至る損傷または深さが判定できない場合（図7）

b. Exudate（浸出液）

e0：浸出液はみられない
e1：少量（毎日のドレッシング交換を必要としない程度）
e2：中等量（1日1回のドレッシング交換を要する）
E3：多量（1日2回以上のドレッシング交換を要する）

図7 関節腔、体腔に至る損傷または深さが判定できない場合

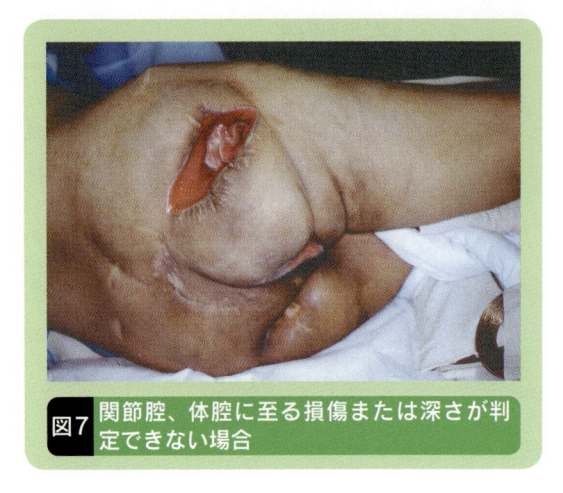

c. Size（大きさ）

褥瘡面積の長径と短径（長径と直交する最大径）をcmで計測し、それらを掛け合わせた積を数値として表現する。

s0：皮膚欠損なし
s1：4未満
s2：4以上、16未満
s3：16以上、36未満
s4：36以上、64未満
s5：64以上、100未満
S6：100以上

d. Inflammation/Infection（炎症/感染）

i0：局所の炎症徴候がみられないもの
i1：局所の炎症徴候がみられるもの（創周囲の発赤、腫脹、熱感、疼痛など）
I2：局所の明らかな感染徴候がみられるもの（炎症徴候に加えて膿、悪臭など）
I3：全身的影響がみられるもの（発熱など）

e. Granulation tissue（肉芽組織）

g0：治癒あるいは創が浅いため、肉芽形成の評価ができない
g1：良性肉芽が創面の90％以上を占める
g2：良性肉芽が創面の50％以上、90％未満を占める

G3：良性肉芽が創面の10%以上、50%未満を占める
G4：良性肉芽が創面の10%未満を占める
G5：良性肉芽がまったく形成されていない

f. Necrotic tissue（壊死組織）

n0：壊死組織はみられない
N1：軟らかい壊死組織がみられる
N2：硬く厚い、密着した壊死組織がみられる

g. Pocket（ポケット）

ポケットの広さの計測は毎回同じ体位で行い、潰瘍面積を含めたポケット全周囲を描き、その長径（cm）×短径（cm）の値から潰瘍面積の値を差し引いた数値で表す。

P1：4未満
P2：4以上、16未満
P3：16以上、36未満
P4：36以上

褥瘡アセスメントツールとしてのDESIGNの比類ない特徴は、「重症度分類用」と「経過評価用」の2段階構成になっていることである。初療時には「重症度分類用」を用いて各評価項目を軽度と重度の2つに大別することで、病態を大まかに把握することができる。さらにその分類を見ただけで、どの項目が問題であるかがわかるので今後の治療方針を容易に決定することができる。すなわち大文字で表記された項目（重症度が高い項目）を小文字に変えていくような治療を行えばよいのである。治療開始後には「経過評価用」を用いて、各評価項目をさらに細かく区分し、これを点数化することで、治癒経過をより詳細かつ客観的に評価することができる。これが日本褥瘡学会が提唱する局所治療のコンセプトである。

DESIGNで採用された評価項目は最小限なもので覚えやすい。Depth（深さ）は創内の一番深い部位で評価し、改善に伴い肉芽組織が形成されて創が浅くなった場合には、これに相当する深さとして評価するという点が従来の深度分類と異なる。

Exudate（浸出液）に関しては量と性状が問題になるが、性状に関してはInflammation/Infection（炎症/感染）の項目で判断できるため、ここでは量のみを評価している。ガーゼ交換数は目安であって、1日1回の交換を行っていてもガーゼから浸出液が漏れ出ているような場合にはE3とし、逆に1日に2回の交換を行っていても浸出液がごく少量である場合にはe1と判定する。また交換回数はドレッシング材料の

材質にも大きく影響されるが、ここではガーゼによるドレッシングを想定している。

　Size（大きさ）の目安としては、円形の創をイメージして、s1は直径2cm以内、s2は直径4cm以内、s3は直径6cm以内、s4は直径8cm以内、s5は直径10cm以内、S6は直径10cm以上と考えると理解しやすい。

　Inflammation/Infection（炎症／感染）では炎症と感染の判別が時として困難である。炎症とは創傷治癒過程に生じる局所の組織反応で、創面の圧迫や摩擦などの機械的刺激によってさらに増悪し、創周辺に発赤、腫脹、熱感、疼痛などを呈する状態をいう。さらに創部に汚染が加わり、細菌が創内に侵入、増殖し、局所の炎症徴候に加えて膿の貯留、悪臭、発熱などを認めた病態を感染と判断する。

　Granulation tissue（肉芽組織）は良性肉芽の面積で評価するが、ここでは良性肉芽と不良肉芽との判別に注意する必要がある。良性肉芽は鮮紅色で細顆粒状の肉芽組織と定義される。

　Necrotic tissue（壊死組織）は創面中で最も多くの面積を有する病態をもって評価する。これを面積で評価しようとすると肉芽組織と重複する可能性があるためである。N1の軟らかい壊死組織は白色や黄白色を呈することが多く、N2の硬く厚く密着した壊死組織は黒色を呈して乾燥していることが多い。

　Pocket（ポケット）に関しては、その面積を計測するためのさまざまな方法が報告されているが、どれをとっても簡便で正確な計測は難しい。DESIGNではポケットを含む褥瘡全体の面積から潰瘍の面積を差し引いた値をもって評価している。毎回同一の体位で測定することに留意する必要がある。

　DESIGNは創面を評価するだけでなく、治療方針の決定に活用することもできる。この場合には、DESIGNの評価項目を以下の3つに分けて考えると理解しやすい。

　①創傷治癒過程に悪影響を与える項目：炎症／感染、壊死組織、ポケット
　②治療効果の目安となる項目：浸出液、肉芽組織
　③治療結果を示す項目：深さ、大きさ

　褥瘡の治療にあたっては、①の項目を改善させることを第一の目標とする。このためには、壊死組織をできるだけ速やかに除去し、大きなポケットがある場合には、十分に切開して開放する。さらに創の洗浄を続け、適切な外用薬を用いる。これらによって、①の項目の点数が下がってくると、浸出液が減少し、良好な肉芽組織が形成されて、②の項目の点数も下がってくる。これらが下がってこないようであれば、①の項目に対する治療が不十分であると考えられる。②の項目が改善して、創内に肉芽組織が充填されれば、③の項目である深さや大きさは次第に改善してくる。このように、DESIGNを利用することで、褥瘡の病態の経過を評価し、治療方法を調整していくことができる。

7. 褥瘡の分類

評価は少なくとも2週間ごとに行うべきである。

　褥瘡の発生予防や発症後早期からの適切な処置を含めた対策については、さまざまな専門分野の知識を集結したチームアプローチが不可欠である。そして多分野間で円滑な議論を行うためには、褥瘡の分類や創面評価についての統一した簡便なツールが必要である。本稿では、日本褥瘡学会学術教育委員会が発表したDESIGNを中心に述べた。

（稲川喜一、森口隆彦）

文　献

1) 日本褥瘡学会（編）：科学的根拠に基づく褥瘡局所治療ガイドライン．pp15-19, 照林社, 東京, 2005.
2) Shea JD：Pressure sores classification and management. Clinical Orthopaedics and Related Research 112：89-100, 1975.
3) Campbell RD：The surgical management of pressure sores. Surg Clin 39：142-148, 1983.
4) International Association for Enterostomal Therapy：Standards of care；ET nursing practice. J Enterostomal Ther 16：171-175, 1989.
5) The National Pressure Ulcer Advisory Panel：Pressure ulcers prevalence, cost and risk assessment；Consensus development conference statement. Decubitus 2：24-28, 1989.
6) 大浦武彦：創傷治癒から見た新褥瘡経過評価法．形成外科 42：389-400, 1999.
7) Cuzzell JZ：The new RYB color code. Am J Nurs 88：1342-1346, 1988.
8) 福井基成：褥瘡治療マニュアル．照林社, 東京, 1993.
9) Bates-Jansen B, Vredevoe DL, Brecht ML：Validity and reliability of the pressure sore status tool. Decubitus 5：20-28, 1992.
10) Thomas DR, Rodeheaver GT, Bartolucci AA, et al：Pressure ulcer scale for healing；derivation and validation of the PUSH tool. Adv Wound Care 10：96-101, 1997.
11) 大浦武彦, 菅原　啓, 羽崎達哉, ほか：創傷治癒からみた新褥瘡経過表（大浦）．褥瘡会誌 2：275-294, 2000.
12) 森口隆彦, 宮地良樹, 真田弘美, ほか：「DESIGN」；褥瘡の新しい重症度分類と経過評価のツール．褥瘡会誌 4：1-7, 2002.
13) 森口隆彦：褥瘡の分類と創面評価．Geriatric Medicine 40：1031-1038, 2002.
14) 森口隆彦：褥瘡学会が提唱する新しい褥瘡の分類．医薬の門 43：392-401, 2003.
15) 森口隆彦：新しい分類法と治癒過程の評価．形成外科 46：449-457, 2003.

8 Pressure Ulcers

褥瘡治療のコンセプト

8-1 急性期褥瘡とその治療

1. 急性期と慢性期

　この度、日本褥瘡学会から出た褥瘡局所治療ガイドラインにおいて、褥瘡は「急性期」と「慢性期」に区別された[1]。急性期の褥瘡とは、褥瘡の発生後1〜3週間までの局所病態の不安定な褥瘡を指し、それ以降を慢性期の褥瘡とした。

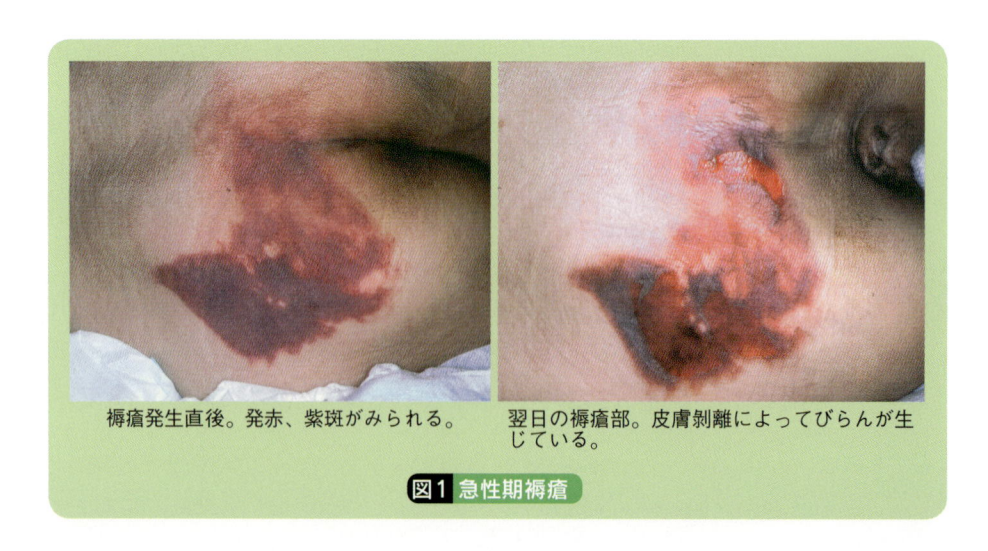

褥瘡発生直後。発赤、紫斑がみられる。　翌日の褥瘡部。皮膚剥離によってびらんが生じている。

図1 急性期褥瘡

褥瘡が発生した直後には、急性炎症反応が強く、紅斑（発赤）、紫斑、浮腫、硬結（浸潤）、水疱、びらん・浅い潰瘍など極めて多彩な局所症状が次々に出現する。また不可逆的な阻血性障害がどの深さまで達しているのかはっきりしないことが多い[2][3]（図1）。この段階では、DESIGN[4]などの褥瘡アセスメントツールでも病態を正確に把握できないことが多い。この時期を急性期と呼び、ガイドラインではそれ以降の慢性期と区別したのである。

2. 急性期褥瘡の特徴

この急性期褥瘡の特徴は以下のとおりである。
1. 全身状態が不安定でさまざまな褥瘡発生要因が混在することが多い。
2. 局所には強い炎症反応を認める。
3. 短時間に、紅斑（発赤）、紫斑、水疱、びらん・浅い潰瘍、浮腫、硬結といった多彩な病態を呈すことがある。
4. 「浅い褥瘡」と「深い褥瘡」を最初から見分けることは難しい（図2）。
5. 褥瘡部およびその周辺の皮膚は脆弱になっている。
6. 知覚障害がない場合、痛みを伴いやすい。

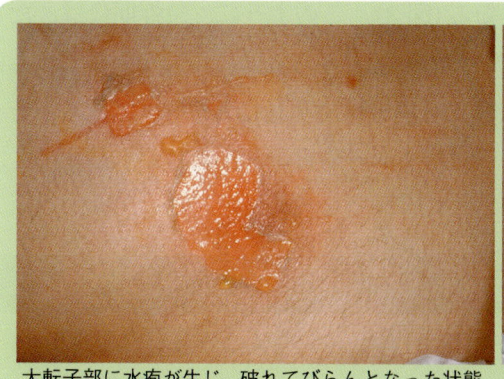

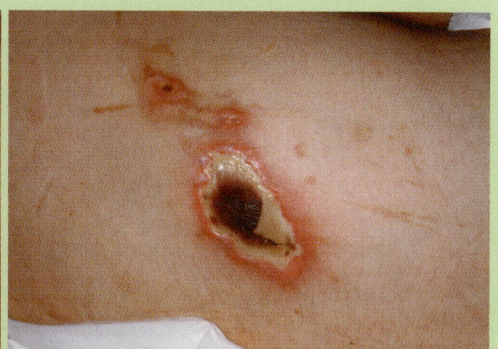

大転子部に水疱が生じ、破れてびらんとなった状態。「浅い褥瘡」と思われた。　2週間後。創面は黒く壊死に陥り、「深い褥瘡」であることが判明した。

図2 急性期褥瘡

図3 褥瘡の進展様式

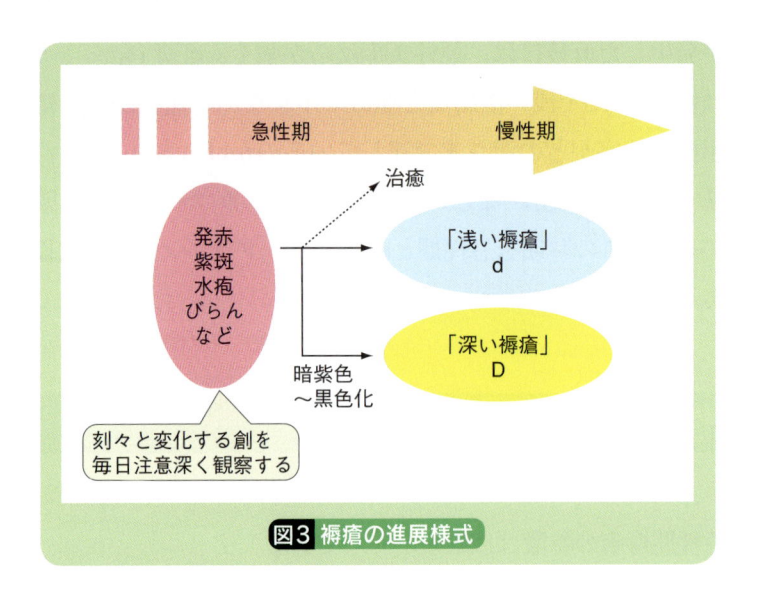

3. 急性期褥瘡の経過

　急性期の褥瘡は上記のようにさまざまな病態をとり得るが、時間経過とともに局所病態は落ち着いてくる。紅斑（発赤）だけの場合、1〜2週間以内に治癒することもある。また、紅斑や水疱、びらん・浅い潰瘍といった「浅い褥瘡」（DESIGN重症度分類におけるd）の状態が続くこともある。一方、創面が次第に暗紫色から黒褐色に変化してくることもある。この場合は、不可逆的な障害が真皮を越えて深部組織にまで達する「深い褥瘡」（D）である可能性が極めて高くなる（図3）。このように、急性期には、たとえ不可逆的な障害が深部組織にまで及んでいても、最初から表面に現れないことがしばしばある。このことについては、患者や家族にも早めに説明しておくべきである。そうしないと、褥瘡がどんどん悪化しているように捉えられる可能性がある。

4. 急性期と慢性期の分岐点

　急性期と慢性期の分岐点を正確に定義することは難しい。個人差も大きい。基本的に局所病態の変化が少なくなり、DESIGNで正確に評価できるようになれば、慢性期として対処してもよいと思われる。また、創面が次第に黒ずんできて、壊死組織が明らかになれば、慢性期の「深い褥瘡」と捉えてガイドラインに基づいた治療法を開始すべきと思われる。

5. 発赤（紅斑）について

　発赤（紅斑）の解釈については現場でかなり混乱がみられる。その端緒はNPUAP分類（1989年）[5]にあると思われる。この分類においてstage Iの褥瘡を圧迫しても消退しない発赤（nonblanchable erythema）と定義したのである。皮膚科学の立場からいえば大変矛盾した定義である。すなわち、erythemaとは本来ガラス板などで圧迫すると消退するものを指すからである。圧迫によっても消退しないものは、より深部組織まで障害された紫斑などと捉えられる。すなわち、NPUAP分類でいうところのstage Iは、「深い褥瘡」の急性期の状態を表している可能性が高い。実際にstage Iの定義にはheralding lesion of pressure ulcer（褥瘡潰瘍の前駆病変）とある。すなわち、NPUAP分類はもともと褥瘡が急性期から潰瘍化するまでの初期経過を示した病期分類の1つといえる。Gradeではなく、stageという言葉が使用されていることからもそれは明らかである。しかしながら、一般に看護の分野ではこのNPUAP分類を深達度分類として用いることが多いため、混乱をきたすのである。NPUAP分類を用いる場合にはこのことを十分に知って使用すべきである。

　一方、DESIGNにおいては、d1は持続する発赤（紅斑）と定義しており、深達度分類をより意識したものとなっている。もちろん、DESIGNを急性期に用いると「深い褥瘡」となるべき創をd1やd2と判定する可能性はある。

　なお、急性期の発赤の段階で、「浅い褥瘡」なのか「深い褥瘡」なのかを早期に鑑別しようとする試みがなされている。佐藤らによると、NPUAP stage Iの褥瘡をプロスペクティブに調査した結果、悪化する例とそのまま治癒していく例では、二重発赤（おそらく紫斑）の有無や骨突出部頂点からの距離に差があると報告している[6]。また悪化群では、超音波検査で深部組織の浮腫を認めたり、サーモグラフィーで発赤部が高温を示した。今後、この分野でのさらなる研究が進むことを期待する。

6. 急性期褥瘡の管理と治療

　急性期褥瘡を管理するうえで重要なことが2つある。
　1つは、褥瘡を発見したとき、局所治療に入る前にまず褥瘡の発生原因を追求し、それを徹底的に除去することである。これを怠ると、いくら適切な局所治療を行っても褥

瘡の改善は望めないばかりか、悪化する恐れすらある。

　もう1つは、急激に変化する可能性がある創をできるだけ毎日、注意深く観察することである。例えば、発赤が生じたということで、不透明なドレッシング材を貼付してしまうと、創の変化がわからず、1週間後にドレッシング材を剥がすと、局所病態は大きく変化してしまっていることもあり得る。

　急性期褥瘡の局所治療の基本は、創の保護と適度な湿潤環境の保持である。その際、上述した急性期褥瘡の特徴を十分に踏まえて治療を行うことが重要である。急性期には各種ドレッシング材が用いられることが多いが、創が短時間に急激な変化をきたす可能性があるため、毎日創を観察することが容易なものが望ましい。また、創および周囲の皮膚は脆弱化しているため、ドレッシング材の交換時に皮膚剥離を起こさないよう、ドレッシング材の中でも粘着力の弱いもの、または、創に固着しないものがよい。このような条件を満たすものとしては、薄いハイドロコロイドドレッシング材やハイドロジェルドレッシング材などが挙げられる。浸出液がない場合には、透明なフィルムドレッシング材で創を保護することもよく行われるが、ドレッシング材の交換時に傷ついた皮膚の剥離をきたさないように注意が必要である。一方、ハイドロポリマードレッシング材やポリウレタンフォームドレッシング材は不透明であるが、創に粘着しないため、必要時にドレッシング材を少し剥がして創面を確認することも可能である。

　外用薬としては、創の保護効果の高い油脂性軟膏などがよく用いられる。この場合、創を覆うガーゼが創に固着しないよう注意する。具体的には、通常のガーゼを用いる場合には、ガーゼに十分量の油脂性軟膏を塗布することで創への固着を防ぐか、あるいは非固着性ガーゼを用いる。びらんや浅い潰瘍には時に感染を合併することがある。このような場合は銀イオンによる非特異的抗菌活性を有する外用薬(ゲーベン®クリーム)などを使用することが多い。抗生物質含有軟膏を局所に使用すると耐性菌を生じる可能性があるため、一般には推奨されない。

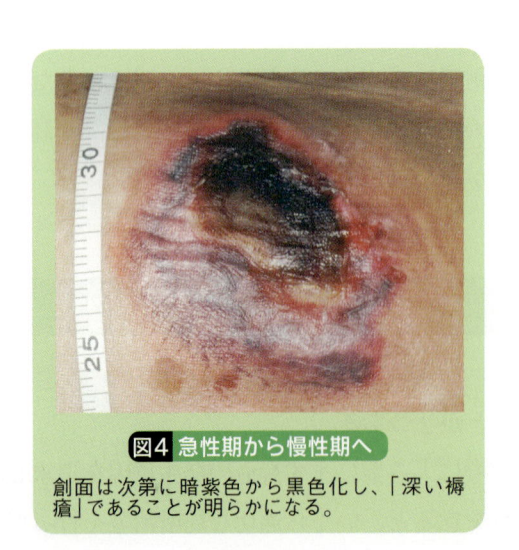

　時間経過とともに、創面が次第に黒ずみ、壊死組織が明らかになりつつある場合、あまり慌てて壊死組織を外科的に除去してしまおうと考えない方がよい(図4)。慢性期に入って壊死組織が周囲の組織から十分に分離される(分画される)まで待ってから切除する方がよい。

　急性期褥瘡は痛みを伴うことが多い。言

図4 急性期から慢性期へ
創面は次第に暗紫色から黒色化し、「深い褥瘡」であることが明らかになる。

語障害などで痛みを訴えられない患者も多いため、ケアを行う者がそのことを十分に認識しておく必要がある。

　急性期褥瘡の概念および治療はまだ十分に確立されたとは言い難い。今回、褥瘡局所治療ガイドラインにおいてまず急性期褥瘡と慢性期褥瘡に分けたが、急性期褥瘡についてのエビデンスは乏しく、治療に関してもエキスパートオピニオンが中心となった。今後、急性期褥瘡に関する研究や検討が進み、さまざまなエビデンスの集積が期待される。例えば、急性期の迅速で適切なケアや治療によって、「深い褥瘡」となるべきところを「浅い褥瘡」で留めることが可能であるのかどうかという疑問に対しても明快に答えられる日がくればよいと思う。

（福井基成）

文献

1) 日本褥瘡学会（編）：急性期褥瘡の治療．科学的根拠に基づく褥瘡局所治療ガイドライン，pp15-16，日本褥瘡学会，東京，2005．
2) 福井基成：褥瘡治療マニュアル．第2版，照林社，東京，2000．
3) 福井基成：急性期褥瘡の局所治療．Geriatric Medicine 40：1039-1043，2002．
4) 森口隆彦，ほか：「DESIGN」；褥瘡の新しい重症度分類と経過評価のツール．褥瘡会誌 4：1-7，2002．
5) NPUAP：Pressure ulcer incidence, economics and risk assessment. Care-Science and Practice 7：96-99, 1989.
6) 佐藤美和，ほか：Stage Iの褥瘡における治癒過程の実態；14症例の分析から．褥瘡会誌 6：63-67，2004．

8-2 慢性期褥瘡治療の基本スキーム

[慢性期褥瘡治療のポイント]

　今回、日本褥瘡学会から褥瘡局所治療ガイドラインが出されたが、その中で慢性期に入った褥瘡を治療するにあたっての基本的な考え方が述べられている[1]。それは以下のようにまとめられると思われる。

1. 急性期と同様、局所治療を行うと同時に褥瘡の発生原因を徹底して取り除く。
2. 治療する褥瘡が「浅い褥瘡」（d）であるのか、それとも「深い褥瘡」（D）であるのかを見極め、それぞれに適した治療を行う。
3. 「浅い褥瘡」の場合、発赤、水疱、びらん・浅い潰瘍に分けて治療方針を考えるとよい。
4. 「深い褥瘡」の場合、DESIGN重症度分類の深さ（D）以外の項目の中で大文字（重度）であるものに注目し、それを小文字（軽度）に変えていく、あるいはポケット（P）がある場合はそれを解消するような治療方針を考える[2,3]。

1. 褥瘡の発生原因を取り除く

　今回、日本褥瘡学会から出された褥瘡局所治療ガイドラインでは、局所治療を中心に論じているが、それだけでは褥瘡は治癒しないことは言うまでもない。まず、褥瘡が発生するに至った原因を徹底的に追求し、それを除去することに努める必要がある。これを怠るといくらガイドラインに沿って局所治療を行っても、褥瘡は改善しないばかりか、悪化・拡大することすらある。例えば、尾骨部に生じる浅い褥瘡は、ベッドのギャッチアップや車椅子での不適切な座位による「ずれ」が原因で生じることが多い。このような場合にエアマットレスの導入だけを行っても褥瘡はよくならない。また、いったん治癒しても褥瘡はすぐに再発する。対策としては、まず「ずれ」を最小限にすることが大切である。具体的にはベッドの背上げの角度を最小限に抑えたり、ギャッチアップの時間を短くしたりする。車椅子の場合は、身体に合ったものを用いて正しい座位を保てるようにしたり、ずれを生じにくいクッションに変えたりすることが重要である。局所治療を行う際にも褥瘡の原因であるずれを絶えず念頭におくことが重要である。例えば、粘着性のあるドレッシング材をずれが加わる部分に貼ると、ずれによってドレッシング材が剥ぎ取られるとともに脆弱化した創および創周囲の皮膚の剥離をきたす可能性があ

る。ましてやずれが加わる部分にガーゼを用いると、ガーゼがよれて創を擦り傷つけ、出血や皮膚剥離を引き起こす。このような場合は、ずれ応力によっても変形しにくい非固着性のドレッシング材（例えばポリウレタンフォームドレッシング材など）などを用いるべきである。これらのことは、褥瘡の原因がずれであると認識されることによって初めて考慮することができる。

2. 「浅い褥瘡」と「深い褥瘡」の治癒過程

　慢性期褥瘡の局所治療を考えるうえで、まず治療する褥瘡が「浅い褥瘡」（DESIGN 重症度分類でd）であるのか、あるいは「深い褥瘡」（D）であるのかを見極めることが重要である。なぜなら、この両者では褥瘡の治癒過程が大きく異なってくるからである。障害が真皮までに留まる「浅い褥瘡」の場合は、ほとんどの場合、新しい皮膚が再生してもとどおり治癒することが可能である。一方、真皮を越えて深部組織まで壊死に陥った「深い褥瘡」の場合は、まず壊死組織を除去することが治癒への大前提となる。壊死組織が除かれると創面から肉芽組織が盛り上がり、その上に新たな上皮が形成される。最終的にはこの肉芽組織が線維成分の多い瘢痕組織に変化して治癒に至る（これを瘢痕治癒と呼ぶ）。

3. 「浅い褥瘡」の局所治療

　「浅い褥瘡」の局所治療の基本は、急性期の褥瘡と同様に創の保護と適度な湿潤環境を保つことである。具体的な治療方針を決める際には、「浅い褥瘡」を発赤（紅斑）、水疱、びらん・浅い潰瘍に分けて考えるとわかりやすい。

a. 発赤（紅斑）

ポリウレタンフィルムなどのドレッシング材で保護することが多い。

b. 水疱

発赤と同様にポリウレタンフィルムなどのドレッシング材で保護することが多い。但し、ドレッシング材の粘着力が強い場合はこれを交換する際に、水疱が破れることがある。その場合は、後述のびらんと同様の治療を行う。なお、水疱が緊満な状態になった

場合は、穿刺して内溶液を排出した方が早く治癒する[4]。通常、水疱はびらんと同様に損傷が表皮内に留まることが多いが、踵部の水疱などで水疱下床が黒ずんでくる場合はより深部まで不可逆的障害が及んでいる可能性がある。

c. びらん・浅い潰瘍

びらんや浅い潰瘍の場合は、吸水能を有するドレッシング材（ハイドロコロイドドレッシング材、ポリウレタンフォームドレッシング材、ハイドロポリマードレッシング材など）を使用する。

「浅い褥瘡」に対して外用薬を用いることもある。基本的には創を保護する作用の強い油脂性基剤のものを用いることが多い。浸出液の多いびらんや浅い潰瘍の場合には、吸水作用を有するマクロゴール基剤などを配合した外用薬を用いることもある。但し、この場合、創面が乾燥し過ぎたり、当てガーゼが創に固着したりしないように注意すべきである。

4. 「深い褥瘡」の局所治療

「深い褥瘡」（D）の場合は、治療経過とともに局所の病態が大きく変化するので、定期的にDESIGNを用いて創を評価し直し、治療方針を変えていく必要がある。その際、DESIGN重症度分類の項目のうち、深さ（D）以外の項目の中で重度である（すなわち、大文字で表記されている）ものに注目するとよい。そして、その項目を軽度（小文字で表記）の状態に変えていくような治療方針を立てる（図1）。

そのDESIGNの項目の中でも、壊死組織（N）、肉芽組織（G）、大きさ（S）については、一般にはN→G→Sの順に注目して治療方針を立てる。すなわち、まず創から壊死組織を除去し（N→n）、次に清浄化した創面から良性肉芽組織を盛り上げ（G→g）、さらに創の縮小を図る（S→s）ことで「深い褥瘡」を治癒に導く。

その他の項目である浸出液（E）や炎症／感染（I）、ポケット（P）については、大文字（重度）のものがある場合には、適宜これを解消するような治療を優先的に、あるいは上記の治療と併せて行う。

次にDESIGNの個々の項目について、重度から軽度にするための治療方針を示す。

1 ● N → n（壊死組織の除去）

　壊死組織は創傷治癒を強く阻害するので、壊死組織が存在する場合は、それを積極的に除去する。その方法としては、まず外科的デブリドマンがある。壊死組織と周囲の健常組織との境界が明瞭になった段階で行うとよい。また、カデキソマー・ヨウ素（カデックス®、デクラート®）、デキストラノマー（デブリサン®）、ブロメライン（ブロメライン軟膏）などの外用薬や、ハイドロジェルドレッシング材などを用いて壊死組織の除去を促進する。生理食塩水などによる洗浄も創の清浄化に重要である。その他、物理療法が行われる場合もある。

2 ● G → g（肉芽形成の促進）

　良好な肉芽組織がみられない、あるいは乏しい場合には、トレチノイントコフェリル

N ➡ n　　（壊死組織の除去）
G ➡ g　　（肉芽形成の促進）
S ➡ s　　（創の縮小）

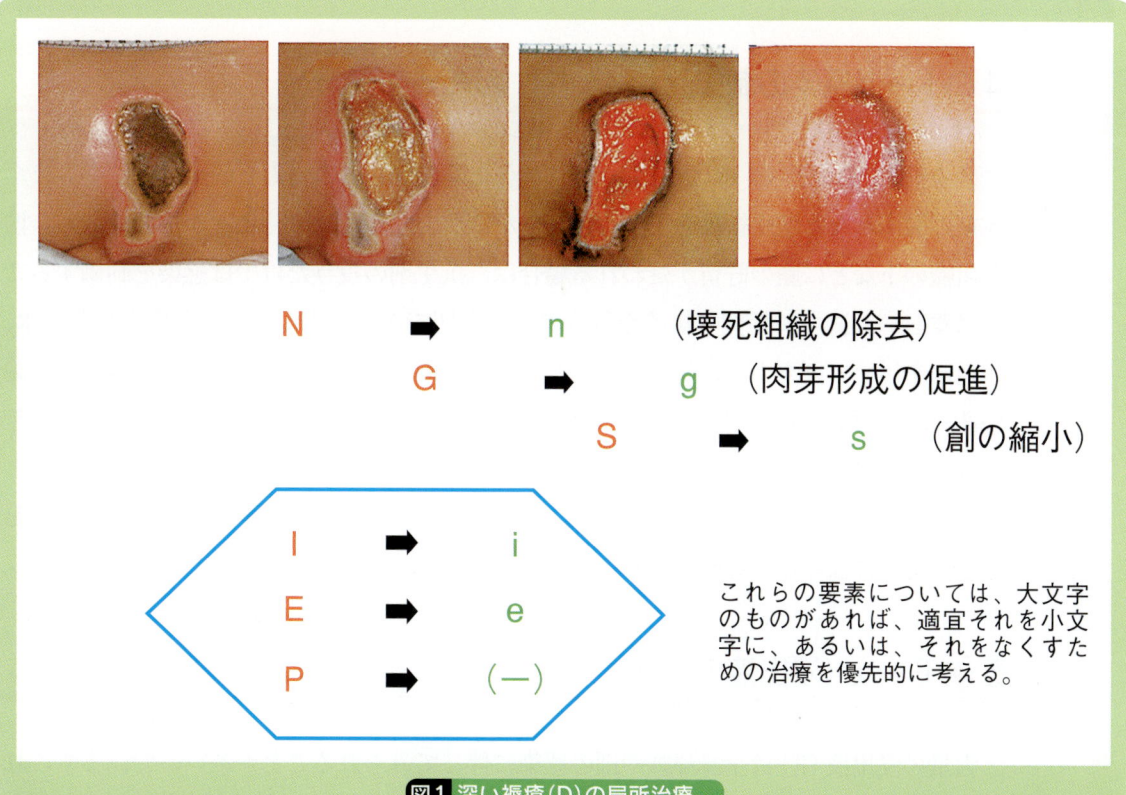

I ➡ i
E ➡ e
P ➡ （―）

これらの要素については、大文字のものがあれば、適宜それを小文字に、あるいは、それをなくすための治療を優先的に考える。

図1 深い褥瘡（D）の局所治療

（日本褥瘡学会（編）：慢性期褥瘡における局所治療の基本スキーム．科学的根拠に基づく褥瘡局所治療ガイドライン，pp17-19，日本褥瘡学会，東京，2005による）

(オルセノン®軟膏)やトラフェルミン(フィブラスト®スプレー)などの肉芽形成促進作用のある外用薬を用いたり、ドレッシング材などによって創の適度な湿潤環境を保持して、肉芽形成を促進する。なお、肉芽形成には栄養状態が良好であることが不可欠であるので、併せて栄養管理を十分に行う。

3 ● S→s(創の縮小)

　DESIGN重症度分類では皮膚損傷範囲の長径(cm)×短径(cm)が100以上をS(重度)とし、100未満をs(軽度)と定義しているが、ここでいうところのS→sの意味は、創の相対的な縮小を図ることである。保存的治療において、この創の縮小は肉芽組織の収縮と新たな上皮形成により実現される。これらの生体反応は、N→n、G→gに続いて生じるものであるが、適切な外用薬やドレッシング材を用いたり、物理療法を行うことによってこれらの反応を促進させることができる。

　一方、皮弁・筋膜皮弁・筋皮弁形成術などの外科的治療によって短期間に創の閉鎖を図ることも有効な手段の1つである。

4 ● I→i(感染の制御)

　感染(I)を合併しているときは、どのような場合でもその制御を最優先に行う。まず感染の温床となる壊死組織を創面から速やかに除去する(N→n)ことが重要である。壊死組織の下などに膿の貯留が疑われる場合は、抗生剤の投与だけでは感染を制御することは難しい。直ちに切開・排膿を行うことが大切である。また、生理食塩水や蒸留水、水道水を用いて創を十分に洗浄することも重要である。創面の消毒については賛否両論がある。外用薬としては感染制御作用を有するカデキソマー・ヨウ素(カデックス®、デクラート®)、ポビドンヨード(ユーパスタ®など)、スルファジアジン銀(ゲーベン®クリーム)などが用いられる。一方、ドレッシング材は基本的に感染制御作用を有しておらず、使用には注意が必要である。

5 ● E→e(浸出液の制御)

　大量の浸出液(E)は全身浮腫や創の感染に伴ってみられることが多いので、まずこれらを改善することが大切である。次に、過剰な浸出液を吸収することのできるカデキソマー・ヨウ素(カデックス®、デクラート®)、デキストラノマー(デブリサン®)、ポビド

ンヨード・シュガー（ユーパスタ®ほか）などの外用薬や、ポリウレタンフォーム、キチン、ハイドロファイバー®、アルギン酸塩などのドレッシング材を用いる。なお、創傷治癒過程においては、浸出液が少な過ぎることも却って治癒の妨げになることがあるので、注意が必要である。

6 ● P →（−）（ポケットの解消）

　ポケット（P）がある場合は、まずこれを解消することを優先する。なぜなら、創傷治癒が進み、創口が小さくなればなるほど、却ってポケットの治療が難しくなるからである。ポケット内部に壊死組織がある場合は、ポケットの最深部までよく洗浄することが大切である。また、外用薬を注入したり、ドレッシング材を軽く充填したりしてポケット内部からのドレナージを図る。これらの治療でうまくいかない場合は、切開を加えてポケットを開放することもある。最近では、陰圧閉鎖療法などの物理療法が試みられている。ポケット内部が清浄化されたら、肉芽形成を促進させる治療（G→g）を考慮する。なお、ポケット解消についての治療法はまだまだ確立されておらず、今後の大きな課題である。

　ここでは日本褥瘡学会から出された褥瘡局所治療ガイドラインに基づき、一部私見を加えて述べた。治療の詳細は以下の章を参照されたい。

　　　　　　　　　　　　　　　　　　　　　　　　　　　　　　　　（福井基成）

文　献

1) 日本褥瘡学会（編）：慢性期褥瘡における局所治療の基本スキーム．科学的根拠に基づく褥瘡局所治療ガイドライン，pp17-19，日本褥瘡学会，東京，2005．
2) 福井基成：DESIGN重症度分類用を用いた褥瘡の治療計画．褥瘡会誌 5：150-155，2003．
3) 福井基成：褥瘡治療へのDESIGNの活用．褥瘡状態評価法DESIGNのつけ方，使い方，大浦武彦（監修），pp44-62，照林社，東京，2003．
4) 福井基成：褥瘡治療マニュアル．第2版，照林社，東京，2000．

9 Pressure Ulcers

慢性期褥瘡治療の実際

9-1　Wound bed preparation のコンセプトと実際

　褥瘡が治癒しにくいのは、多くが深達性皮膚障害であるということのほかに、創傷治癒を阻害する要因が存在することによる。創傷治癒を阻害する要因としては、全身的要因として低栄養、貧血、基礎疾患の存在などが挙げられる。局所的要因としては圧迫、摩擦・ずれや失禁による湿潤・汚染など外部から局所へ加わる、いわば攻撃因子と、壊死組織や感染、ポケットなど創面そのものに内在する因子とがある（図1）。褥瘡を治癒に導くためには、これらすべての要因について分析し、改善する必要がある。本稿で述べる wound bed preparation は創床環境調整とも訳され、創傷治癒を阻害する要因を

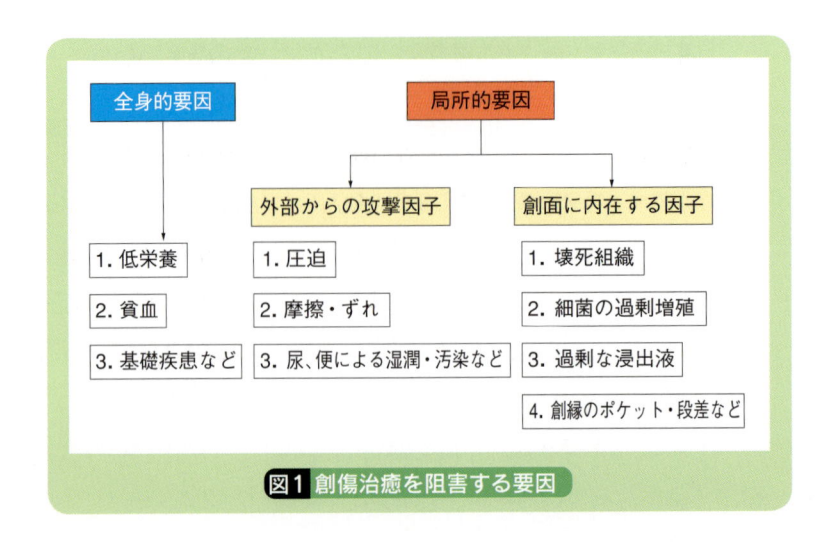

全身的要因
1. 低栄養
2. 貧血
3. 基礎疾患など

局所的要因

外部からの攻撃因子
1. 圧迫
2. 摩擦・ずれ
3. 尿、便による湿潤・汚染など

創面に内在する因子
1. 壊死組織
2. 細菌の過剰増殖
3. 過剰な滲出液
4. 創縁のポケット・段差など

図1　創傷治癒を阻害する要因

9. 慢性期褥瘡治療の実際 ❶Wound bed preparation のコンセプトと実際

取り除き、創傷が治癒するための環境をつくることを意味するが、特に慢性創傷の局所に内在する創傷治癒阻害因子を除去することをいう[1]。すなわち、創面に存在する、①壊死組織の除去、②細菌負荷の軽減、③過剰な浸出液のコントロール、④ポケットや陳旧性創縁の処理、などを行うことにより、創傷治癒に適した状態に導くことを指す。この柱となる4項目は、① Tissue：nonviable or deficient、② Infection/Inflammation、③ Moisture imbalance、④ Edge of wound：nonadvancing or undermined の頭文字を採って、TIME として重要視されており[2]、これを改善することは、肉芽形成を図る前に不可欠なステップである。

1. 壊死組織除去：N を n にする

　発症初期の褥瘡において傷害を受けた組織の範囲や深さを判断することは困難である。しかし、発症後2週前後までには壊死に陥った組織と生き残った組織との境界が判断できるようになることが多い。真皮までの損傷に留まる「浅い褥瘡」(d) ではこの時期までに傷害を受けた組織と健常部のとの境界が明瞭になるが、壊死層はわずかであるので、清潔な湿潤環境を保つことにより創傷治癒を促せばよい。この時期に創面が黒色調あるいは皮内出血を伴って紫紅色調であれば表面は厚い壊死組織で覆われており、「深い褥瘡」(D) と診断される (図2)。この場合には褥瘡の治癒を導くために壊死組織の除去が必要になってくる。また、壊死組織を放置した場合には創部から周囲の健常組織に感染を生じる危険があり、皮下膿瘍や蜂窩織炎から時に生命を脅かすことになる。したがって、壊死した範囲が明らかになった時点から、積極的に壊死組織の除去を行うことが望ましい。広範囲に壊死組織が存在する場合には、一度にすべてを除去すると創面からの体液の漏出が増加するので、全身状態を考慮しながら行うようにする。しかし、大量の壊死組織が存在する褥瘡では、多くの場合、壊死組織の存在やその下の感染が全身状態を悪化させる大きな要因になっている。

　生体の防衛反応が働かない壊死組織は細菌増殖の温床になるばかりか、物理的に肉芽組織の増生や創の収縮を妨げる。たと

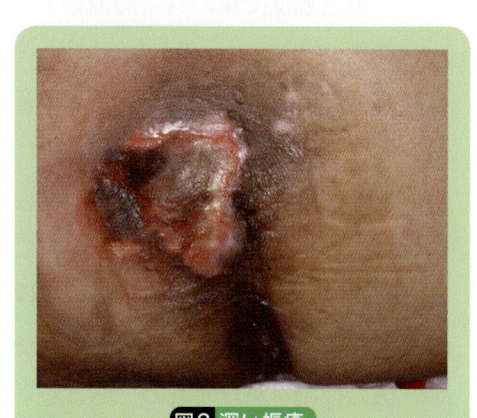

図2 深い褥瘡
灰黒色調の壊死を呈することから、「深い褥瘡」(D) と判断される。

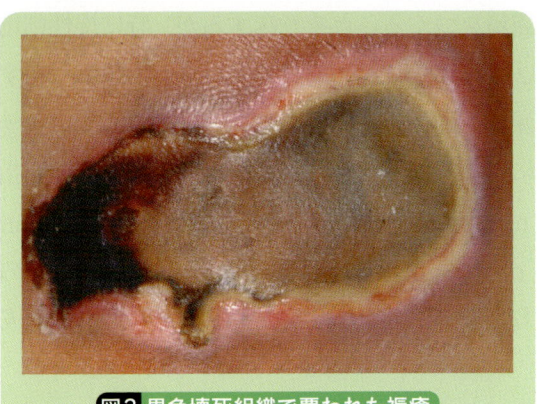

図3 黒色壊死組織で覆われた褥瘡
創面は乾燥傾向にあり、壊死組織の融解は辺縁部のみに生じている。

え、運よく感染を引き起こさなくとも、適切な局所処置が行われないと乾固した黒色壊死組織は長期間にわたり融解・脱落せずに創面に固着することがある。当然、このような場合にはいくら時間が経過しても創傷治癒はほとんど進行しない。本来、壊死組織は生体や細菌由来の蛋白分解酵素の働きで次第に融解・除去されるべきものである。しかし、真皮全層が壊死に陥って乾固してしまった場合には、適切な処置が行われないと健常組織との境界部付近しか融解しない（図3）。したがって、なんらかの方法で積極的に壊死組織を除去する必要がある。壊死組織の除去、すなわちデブリドマンの方法には、①メスやハサミを用いる外科的デブリドマン、②酵素製剤による化学的デブリドマン、③自己融解を促進する方法、④外科的デブリドマン以外の物理的デブリドマン、などがある。これらの中で最も信頼できる方法は外科的デブリドマンである。ほかの方法は医師の診察を受ける機会がないなどの理由で外科的デブリドマンが実施し得ない場合や、壊死組織の量がわずかな場合、あるいは外科的デブリドマンの補助的手段として用いる。

1 ● 外科的デブリドマン

　黒色痂皮で覆われた褥瘡のように、まだほとんど手をつけられていない状態の「深い褥瘡」（D）では、外科的デブリドマンを行うことが望ましい。表皮や皮下脂肪織のようにほとんどが細胞成分からなる組織が壊死した場合には軟化・融解しやすい。しかし、真皮や腱などのように線維成分が主体をなす組織では細胞成分が消滅しても硬い線維成分が残存するので放置した場合には脱落しにくい。外科的デブリドマンはこのような壊死組織をメスやハサミを用いて機械的に除去する方法である。踵部では硬い壊死組織自体が創保護になっている可能性があるので、炎症所見がない限りデブリドマンしない方がよいという考えもある。しかし、硬く乾燥した壊死組織や痂皮は踵部に限らず創保護の役割を果たすものである。下床に感染がない限り壊死組織を放置しても問題はないが、痂皮下に創傷治癒を進行させるよりも痂皮や壊死組織を除去したうえで湿潤環境を維持した方が創傷治癒は早い。したがって、積極的に創傷治癒を早めようと意図する場

9. 慢性期褥瘡治療の実際 ❶Wound bed preparation のコンセプトと実際

図4 局所麻酔下に電気メスで行う外科的デブリドマン

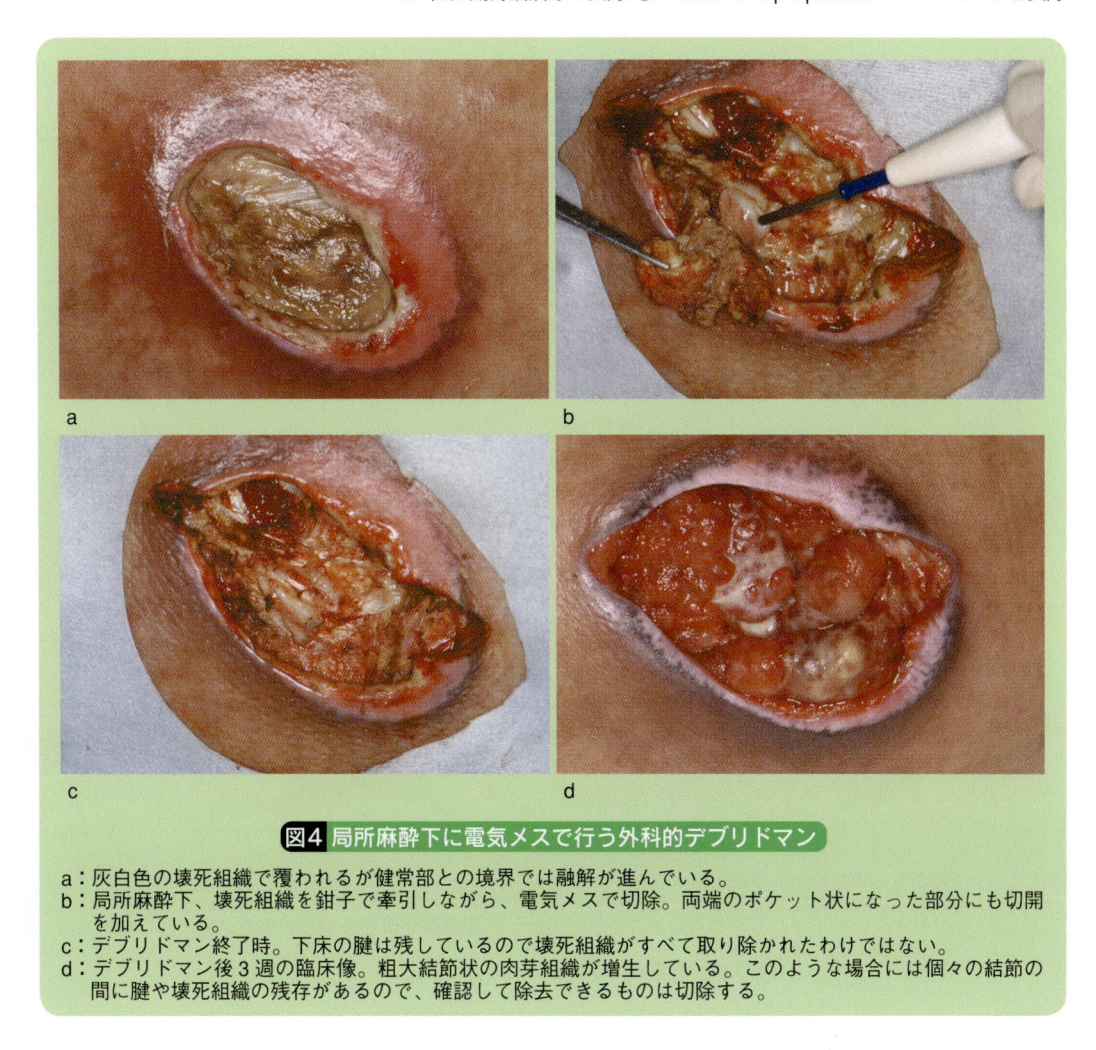

a：灰白色の壊死組織で覆われるが健常部との境界では融解が進んでいる。
b：局所麻酔下、壊死組織を鉗子で牽引しながら、電気メスで切除。両端のポケット状になった部分にも切開を加えている。
c：デブリドマン終了時。下床の腱は残しているので壊死組織がすべて取り除かれたわけではない。
d：デブリドマン後3週の臨床像。粗大結節状の肉芽組織が増生している。このような場合には個々の結節の間に腱や壊死組織の残存があるので、確認して除去できるものは切除する。

合には部位にかかわらずデブリドマンを行う。
　最も確実な方法は局所麻酔、場合によっては腰椎麻酔や全身麻酔を用いて電気メスで出血し得る新鮮な創面が出るまで壊死組織や不良肉芽を完全に切除することである。これにより数日後には創面からの肉芽組織の新生を期待できる（図4）。電気メスと麻酔が必要であり時間も要するが、効果は最も確実で、短期間で肉芽形成を誘導することが可能である。しかし、診療時間に制約のある日常診療の中でこのように完全な外科的デブリドマンを行うことは容易ではない。したがって、多くの場合には、メスやハサミを用いて無麻酔で壊死組織を健常組織との境界部付近で切除する方法が採られる。境界部が融解してはっきり認識できる場合には無麻酔でもかなりきれいに壊死組織を除去することが可能である。しかし、壊死組織の融解・分離が進んでおらず、境界が明瞭でない場合には無理をせずに、壊死組織内で切除する（図5）。この場合、「深い褥瘡」（D）では少

図5 無麻酔で行う外科的デブリドマン

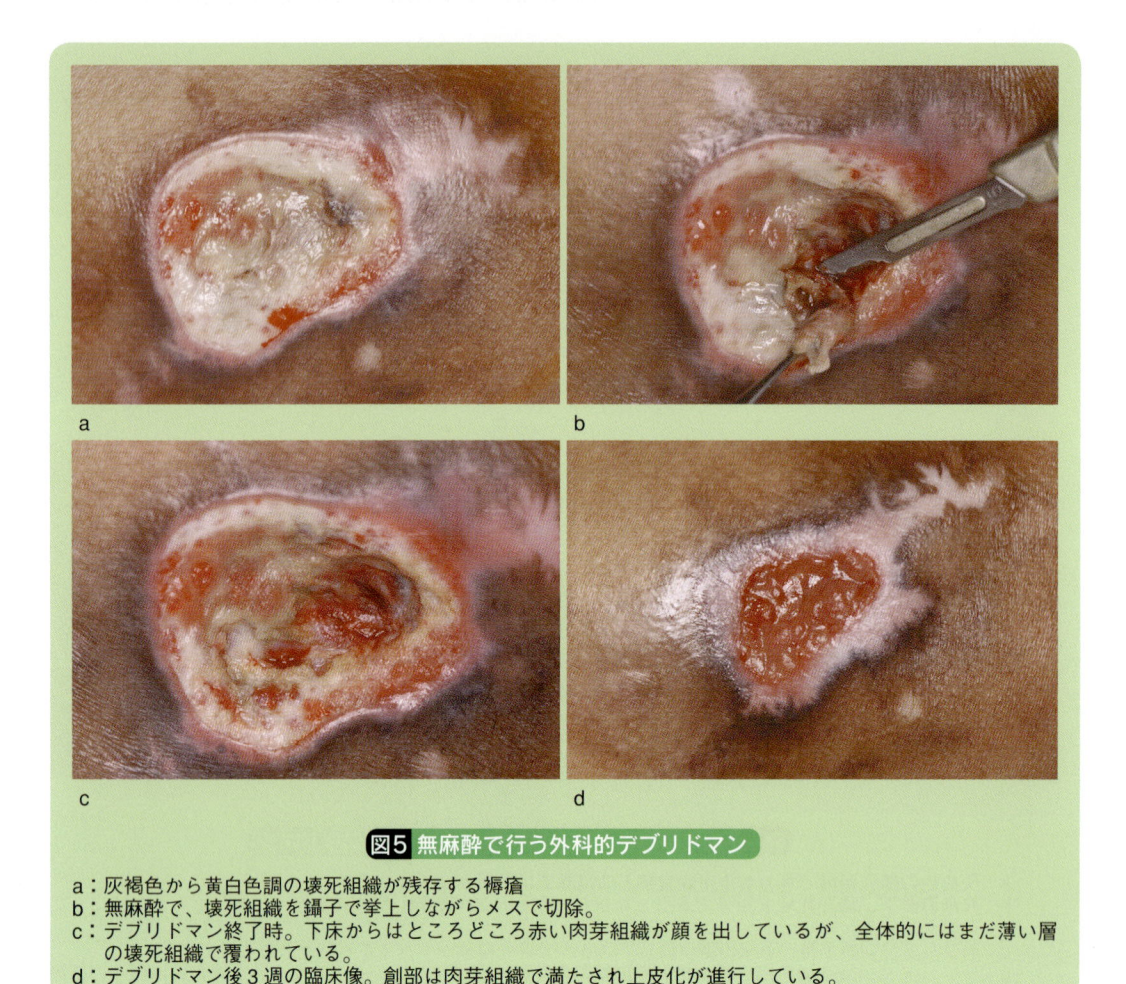

a：灰褐色から黄白色調の壊死組織が残存する褥瘡
b：無麻酔で、壊死組織を鑷子で挙上しながらメスで切除。
c：デブリドマン終了時。下床からはところどころ赤い肉芽組織が顔を出しているが、全体的にはまだ薄い層の壊死組織で覆われている。
d：デブリドマン後3週の臨床像。創部は肉芽組織で満たされ上皮化が進行している。

なくとも真皮の全層を切除しておくとよい。硬い真皮成分がなくなれば、その後の対応が容易になるからである。時間経過とともにさらに深部の壊死組織が明瞭になればその都度同様のことを繰り返す。

　壊死組織の残量をできるだけ少なくし、無麻酔で、しかも出血せず安全にデブリドマンを行うためには、小型の円刃（15番、大きくても10番程度）を付けたメスを使用するとよい。このときのコツはメスで切る際に圧力を加えず、浅く頻回にメスを動かすようにすることである。メスを右手に持つ場合には、左手は有鈎の止血鉗子や鑷子で切除すべき壊死組織の辺縁を持つ。この左手で常に辺縁部を上に牽引しながらメスで浅く頻回に切ることにより、切断面が常時展開し直下にある組織が直視下に確認できるようになる。1回のメスの動きで壊死組織を深く切断すると下床の健常組織を傷つけ思わぬ出血を招くことになる。同じ圧力を加えても大きなメス刃は深く切れるので注意を要する。また、切れの悪いメス刃を使用していると刃に圧力を加えがちになるので同様の結果を

招きやすい。出血させないようにデブリドマンを行うにはメス刃にあまり圧力を加えないことがポイントで、そのためには替え刃を何枚か準備し常によく切れるメス刃に交換する必要がある。メスの代わりにハサミを用いる場合も同様に、ハサミの先端付近で少量ずつ頻回に組織を剪断することにより健常組織に切り込むことを防ぐことができる。

壊死組織切除後、問題になるような出血がなく、壊死組織の残存があれば、スルファジアジン銀クリーム（ゲーベン®クリーム）を外用しておく。出血が問題になる可能性があるときにはガーゼを厚めに当てて軽く圧迫し、体位変換の際にドレッシングの表面まで出血していないか確認させる。厚いガーゼの表面まで血液が滲んでいる場合には動脈からの出血であることが多いので、もう一度創部を観察して拍動性の出血点を結紮する。

外科的デブリドマンは、迅速、かつ、確実に壊死組織を除去し得る唯一の方法であるが、日常、メスやハサミを握らない医師にはやや困難である点や、医師以外の者には実施できない点が最大の難点である。しかし、硬い壊死組織が固着した状況で全身的な発熱や局所の感染徴候を認める場合には、少なくとも壊死組織の一部を切開し、膿の貯留がないかを確認すべきである。

2 ● 化学的デブリドマン

酵素製剤の薬理作用を利用して壊死組織の分解除去を促進する方法である。薬剤としては、ブロメライン（ブロメライン軟膏）、フィブリノリジン・デオキシリボヌクレアーゼ（エレース®）、硫酸フラジオマイシン・トリプシン外用散（フランセチンT®パウダー）がある。このうちブロメライン軟膏は創面に単純塗布したり、ガーゼに伸ばして貼付したりするが、やや刺激性があり、疼痛を訴える例が少なくない。辺縁部の健常皮膚にも浸軟、疼痛、出血などを生じることがあるので、あらかじめ辺縁皮膚にはワセリンなどを塗布して保護しておくとよい。また、スルファジアジン銀クリームと併用すると効力が低下する。エレース®は粉末であるため、通常、1バイアルを生理食塩液10mlに溶かし、局所に塗布、注入、噴霧するか、あるいはガーゼに湿して貼用する。フランセチンT®パウダーも粉末であるが、こちらは容器を強く圧迫して適量を患部に直接散布するのが一般的である（**表1**）。エレース®およびフランセチンT®パウダーは、いずれもポビドンヨードやスルファジアジン銀クリームと併用すると効果が低下する。

化学的デブリドマンは、外科的デブリドマン後に残存した厚みの少ない壊死層を日々の処置の中で出血させずに除去するのに適した方法である。物理的・機械的手段がまったく不要という意味ではなく、多くの場合、壊死組織を鑷子などでつまみ取れる程度に軟化・融解させる方法と考えてよい。したがって、これら酵素製剤による薬理作用のみ

表1 化学的デブリドマンに使用する酵素製剤

薬剤名（製品名）	剤型	有効成分	用法
ブロメライン製剤（ブロメライン軟膏）	水溶性軟膏	ブロメライン	ガーゼ、リントなどに適量の軟膏を伸ばし、潰瘍辺縁になるべく触れないようにして塗布。1日1回交換する。創傷面が清浄化し、新生肉芽組織の再生が認められた場合は使用を中止する。
フィブリノリジン・デオキシリボヌクレアーゼ（エレース®）	粉末	フィブリノリジン（プラスミン）、デオキシリボヌクレアーゼ	1バイアル中の内容物を生理食塩液10m*l* に溶かし、適量を局所に塗布、注入、噴霧しまたはガーゼなどに湿して貼用する。あるいは適量を用いて局所を洗浄する。1日1～数回反復使用する。
硫酸フラジオマイシン・トリプシン外用散（フランセチンT®パウダー）	散剤	結晶トリプシン（硫酸フラジオマイシン）	容器を強く圧迫して適量を患部に散布する。

で厚い壊死組織が分解消失することは期待できない。壊死組織が少量の比較的浅い褥瘡や、あるいは外科的デブリドマン後に少量の壊死層が残存している褥瘡が最もよい適応である。それ以外にも、外科的デブリドマンを繰り返す間の保存的処置、さらには他の方法によるデブリドマンの際の付加的薬剤として用いられる。

3 ● 自己融解

　自己融解は、生体の自然治癒力に依存するものであり、本来、デブリドマンに含めるべきではないと思われる。しかし、近年、これをデブリドマン法の1つに含めることが少なくないので、この項に加えた。自己融解とは自己の組織や浸出液由来の種々の酵素作用により、壊死組織が軟化・融解する機序を指す。壊死組織と周囲の健常組織との境界部付近で融解、分離することにより、壊死組織が脱落しやすくなり、創傷治癒が促進される。自己融解は創部を放置していても通常、進行するものである。特に積極的な処置を行わずに、ガーゼで創部の保護だけをしている場合や吸湿性のある外用薬を使用した場合には、創面は硬く乾燥、ミイラ化し、壊死組織との境界部付近のみで融解が進む。これに対して、創面をポリウレタンフィルム（オプサイトウンド®など）やハイドロコロイド複合膜（デュオアクティブ®など）のように外側にフィルム材のついたドレッシング材、さらには一部の施設で行われている食品包装用のプラスチックフィルムなどで覆った場合には、浸出液によって壊死組織全体が軟化し、融解も早くなる。しかし、壊

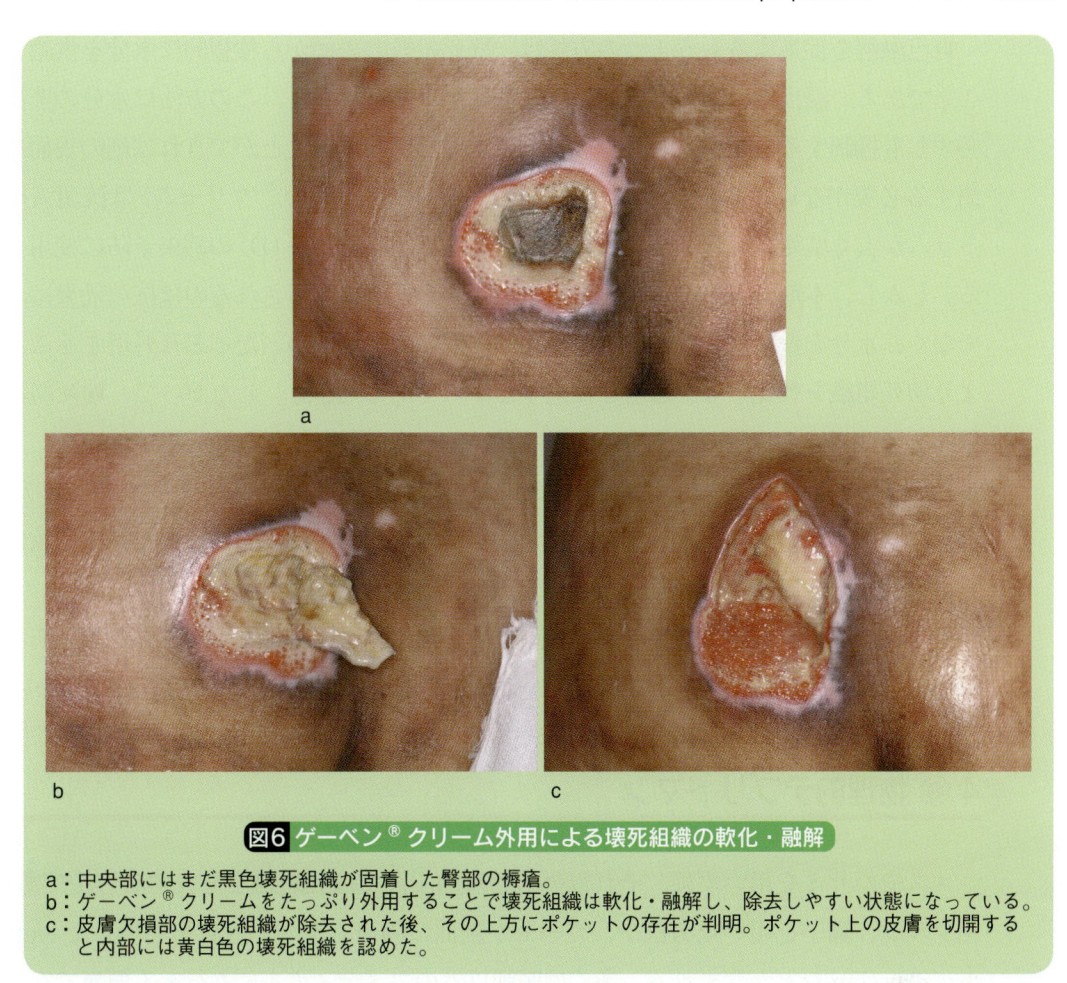

9. 慢性期褥瘡治療の実際 ❶Wound bed preparation のコンセプトと実際

図6 ゲーベン®クリーム外用による壊死組織の軟化・融解

a：中央部にはまだ黒色壊死組織が固着した臀部の褥瘡。
b：ゲーベン®クリームをたっぷり外用することで壊死組織は軟化・融解し、除去しやすい状態になっている。
c：皮膚欠損部の壊死組織が除去された後、その上方にポケットの存在が判明。ポケット上の皮膚を切開すると内部には黄白色の壊死組織を認めた。

　死組織存在下での湿潤閉鎖環境は細菌にとって絶好の繁殖条件であり、感染の危険度は当然、飛躍的に高くなる。そもそも、本来の創の表面は壊死組織の下に存在するわけであり、これが壊死組織によって蓋をされ閉鎖環境になっていること自体で感染の危険は高いわけである。自己融解の促進は、外科的デブリドマンなどで開放創にした後に、残存した厚みの少ない壊死組織に対して補助的に用いるべきである。ところが、実際には、このような治療は感染による多量の浸出液と悪臭に耐えながら実施されている場合が多く、自己融解というよりも、繁殖した細菌と過剰に遊走した好中球由来の酵素により融解していると考えられる。

　このように、壊死組織の融解を早めるために閉鎖湿潤環境におくことは、壊死組織の下に膿瘍や蜂窩織炎を生じ、さらには敗血症から死に至る危険を有した治療法であることを理解していなければならない。したがって、このような治療を選択した場合には経時的に臨床所見、検査所見を厳重にチェックしながら実施する必要がある。

自己融解を促進するもう1つの方法は、壊死組織の表面から積極的に水分を供給することである。浸出液に頼って壊死組織を軟化するのと異なり、この方法は水分の蒸散を必ずしも抑制する必要がないので、多量に水分を供給することができれば創の表面を密閉する必要がない。スルファジアジン銀クリーム（ゲーベン®クリーム）は抗菌スペクトラムが広く壊死組織の深部にまで浸透するので「深い褥瘡」（D）の感染予防に使用される。しかし、本剤が疾患を問わず壊死組織のある創面に頻用されるのは抗菌効果ばかりでなく、水分を豊富に含む水中油型の乳剤性軟膏であるため、たっぷり外用することにより壊死組織を軟化させ、融解を促進するからである（図6）。したがって、壊死組織が創面を覆っている時期には多くの創傷において、第一選択となる外用薬である。
　このほかドレッシング材の中でもジェリパーム®、イントラサイト®ジェルシステム、グラニュゲル®のような水分を豊富に含むハイドロジェルは、同様に壊死組織を軟化させ、自己融解を促進させる。
　いずれの方法を用いた場合でも、壊死組織を軟化・融解させながら、外科的、あるいは他の物理的デブリドマンを併用して、これを少しずつでも除去しなければならない。

4 ● 物理的デブリドマン

　メスやハサミを用いずに、それ以外の物理的手段で壊死組織を除去する方法である。歯ブラシ、鑷子を用いた方法や、ガーゼが創面に固着しやすい性質を利用したwet to dry dressingなどが含まれる。多くは医師以外のコメディカルにも行える簡便で安全な手技である。いずれの方法も壊死組織の量が少なく、軟化・融解が進んでいる場合に適している。発症後長時間経過して自己融解が進むと壊死組織が創底から浮いてくる。このような状態に至れば外科的操作を加えなくても鑷子で軽く引っ張るだけで除去できる場合が多い。市販の歯ブラシを用いて創面を摩擦するブラッシング療法も保存的デブリドマンを進めるうえでの有効な物理的手段である。Wet to dry dressingは生理食塩水などで湿潤させたガーゼを創内に詰め込み、ガーゼが乾燥するときに壊死組織がガーゼに付着することを利用した創面の浄化法である。生理食塩水に酵素製剤であるエレース®を溶解して用いるとさらにデブリドマン効果を高めることができる。

5 ● その他のデブリドマン

　酵素製剤以外の薬剤や医療用具の中にも壊死組織除去作用があるとされるものが存在する。カデキソマー・ヨウ素（カデックス®、デクラート®）、デキストラノマー（デブリ

サン®)においては、それぞれデキストリン、あるいはデキストランのポリマービーズが皮膚潰瘍面の膿、浸出液、細菌などを吸収・吸着し、潰瘍面を清浄化する作用を有する。これにより、二次的に壊死組織が除去されると考えられ、褥瘡局所治療ガイドライン[3]でも推奨されている。しかし、その機序から考えると、壊死組織除去というよりも、むしろ後述する「浸出液の管理」(189頁)に適している。

そのほか物理療法として、壊死組織のある創部に陰極を設置して直流電流を流す電気刺激療法や水治療法が行われる場合もあるが、いずれも臨床的な有効性について検証されていない[3]。

2. 感染対策：I を i にする

感染対策には、感染を生じにくい環境づくりと発生した感染症に対する治療とが含まれる。Wound bed preparation としては、もちろん前者が重要である。感染を生じにくい創面をつくり上げるために最も重要なことは壊死組織の除去であり、次いで浸出液のコントロールである。前者については既に述べた。後者については次項に記すので、ここでは、より直接的な感染制御法である消毒、洗浄、抗菌薬の投与について説明する。特に消毒については最近、米国流の極端に否定的な考えが広まっている。しかし、試験管内での消毒薬の細胞毒性は実証されているが、実地臨床上は、消毒薬使用の有無で褥瘡のような慢性創傷の治療経過が大きく影響されることはまずない。ポビドンヨード使用のメタアナリシス解析においても、全経過を通じて創傷治癒を妨げないとされている[4]。したがって、消毒については、目くじらを立てて否定するほどのことではないが、敢えて行う必要もないという程度に捉えていればよい。

1● 消　毒

褥瘡のみならず創面に消毒薬を使用すべきかどうかは議論のある点であり、最近の動向としては明らかな感染のある場合以外は用いないという見解が一般的である。これにはいくつかの理由がある。まず、壊死組織を切除するなどして物理的に汚染された組織を除去することの方が、消毒よりも効率的に創面を清浄化させることができるという点が挙げられる。次に、消毒薬は試験管内ではすべて細胞毒性を有し、抗生物質にみられるような選択毒性がない。したがって、直接生体内に使用することは局所の組織を傷害し、創傷治癒を妨げるということが指摘されている。さらに創面からの分泌物や組織

表2 創傷部位に使用できる消毒用医薬品

消毒作用	消毒液の種類	一般名	剤型
酸化作用を有するもの	ヨウ素系	ヨウ素	液
		ヨードチンキ	液
		ポビドンヨード	液・ゲル
		ヨードホルム	散・ガーゼ
	過酸化物系	過マンガン酸カリウム	散
		オキシドール	液
細胞膜に傷害を与えるもの	ビグアナイド系	グルコン酸クロルヘキシジン	液
界面活性作用による細胞膜変性作用有するもの	四級アンモニウム塩系	塩化ベンザルコニウム	液
	両性界面活性剤系	塩酸アルキルジアミノエチルグリシン	液
蛋白質の吸着・凝固変性作用を有するもの	水銀系	マーキュロクロム	液
酵素系を阻害するもの	色素系	アクリノール	散
		塩化メチルロザニリン	散

（文献3）による）

　蛋白により消毒薬が不活化されたり、壊死組織中の細菌がバイオフィルムと呼ばれる膜様構造物に取り囲まれ除菌が困難であったりすることなどもその理由である。したがって現在では、消毒をせずに生理食塩水、蒸留水、または水道水などを使用して洗浄することが推奨されている[3]。しかし、壊死組織が創面を覆っている状態、すなわち、N1、N2の褥瘡では、感染のリスクが高いことや消毒薬の組織傷害を考慮する必要性が少ないので消毒を行っても差し支えないと考えられる。もちろん、このような状態の創に対しては可及的早期に壊死組織の機械的な除去を行うことの方が大切であることは言うまでもない。現実問題としては壊死組織を除去し終えるまでにはある程度の日数を要することの方が多いので、この間、なんらかの感染対策は必要となる。特に、仙骨部、坐骨部、転子部などのようにおむつで覆われる部位に生じた褥瘡は排泄物により汚染されやすいので、少なくとも創部周囲の健常皮膚を消毒して、創面への感染を予防することは悪いことではない。また、明らかな創部の感染徴候を認めるときには洗浄前に消毒を行ってもよいとされる[3]。

　褥瘡局所治療ガイドラインは、消毒薬として**表2**に示したものを挙げている[3]。このうち多くの施設で使用されているポビドンヨード（イソジン®）、グルコン酸クロルヘキシジン（ヒビテン®）、塩化ベンザルコニウム（オスバン®）の3剤については、使用濃度と各種病原体に対する効果を**表3**に示した。

　ポビドンヨード（イソジン®）は幅広い抗菌スペクトラムと速効性の強い殺菌力を有

9. 慢性期褥瘡治療の実際 ❶Wound bed preparation のコンセプトと実際

表3 代表的な消毒薬の使用濃度と各種病原体に対する効果

薬剤名 （製品名）	使用濃度 （創傷部位）	一般細菌	緑膿菌	MRSA	結核菌	真菌	芽胞菌	ウイルス	HBV	HIV	蛋白による 不活化
ポビドンヨード （イソジン®）	10%	○	○	○	○	○	△	○	×	○	大
グルコン酸クロルヘキシジン （ヒビテン®）	0.05%	○	△	△	×	×	×	×	×	×	中
塩化ベンザルコニウム （オスバン®）	0.01〜0.025%	○	△	△	×	○	×	△	×	×	中

し、好気性菌、嫌気性菌のほか、真菌、ウイルス（B型肝炎ウイルスを除く）などにも効果があるため、最も多く使用されている。しかし、創面においては有機物との結合でヨウ素の殺菌力が低下するため、濃度の高い10％の原液が使用される。この濃度においては創内の炎症細胞や線維芽細胞を傷害するため、肉芽組織で覆われた褥瘡には用いない方がよい。また、接触皮膚炎を起こすことがあるので、創周囲の皮膚表面に発赤、びらん、湿潤傾向のある皮疹を生じた場合には使用を中止する。

グルコン酸クロルヘキシジン（ヒビテン®）は低濃度で広範囲の細菌に対し殺菌作用を有するが、緑膿菌やMRSAでは耐性を示すものがある。また、グラム陰性菌に対しては速やかに作用するが、グラム陽性菌では30秒以上とやや殺菌までに時間を要する。本剤も蛋白によって不活化されるので創内での効果には問題が残るが、創面への悪影響は少ないと考えられている。

塩化ベンザルコニウム（オスバン®）はグルコン酸クロルヘキシジンに類似した抗菌スペクトラムを有し、緑膿菌に対する抗菌力は弱い。また、有機物による不活化が生じる。

いずれの消毒薬を使用した場合にも、薬液を直接、生きた創面に作用させた場合には、1〜2分後に生理食塩水で洗い流す方がよい。

2 ● 洗　浄

創の感染予防では物理的、あるいは機械的手段が中心となる。すなわち、壊死組織除去と洗浄である。前者については既に述べた。創部のみを清浄に保つことは困難であるので、可能な限り入浴やシャワー浴を行って全身皮膚を清潔に保つ。このとき創部もシャワーの湯で洗い流す。壊死組織が表面を覆っている場合には、入浴後は水分を含んで軟らかくなるので壊死組織の除去に都合がよい。

ガイドライン[3]では創の洗浄液として、消毒薬など細胞毒性のある製品を避け、生理

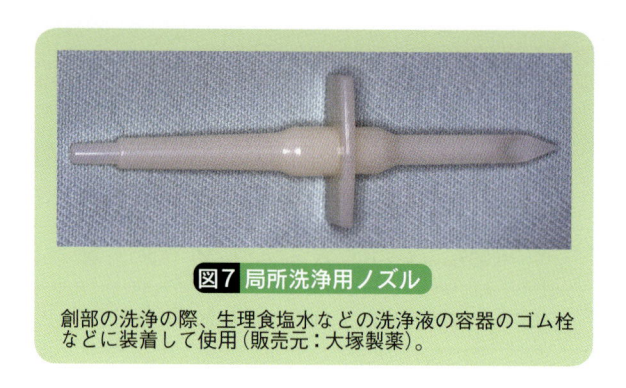

図7 局所洗浄用ノズル
創部の洗浄の際、生理食塩水などの洗浄液の容器のゴム栓などに装着して使用（販売元：大塚製薬）。

食塩水、蒸留水、または水道水などを使用するよう推奨している。細菌除去率を高めるためには洗浄時に水圧をかけた方がよい。WOCNガイドラインでは35ml注射器に19Gの注射針を付けて洗浄（洗浄圧8PSI：Pounds per Square Inch）することが推奨されているが[3]、本邦では18G針を付けたシリンジや洗浄用ノズル（図7）を付けた生理食塩水のプラボトルを手で圧迫することにより、水圧をかける場合が多い。洗浄後は、創面の状態に合った外用薬やドレッシング材を使用する。

3 抗菌薬の投与

　抗菌薬の投与には外用薬による局所への投与と、内服薬や注射剤による全身投与とがある。局所への抗菌外用薬の投与は感染予防と表在性感染の治療の両者に使用される。しかし、内服薬や注射剤による抗菌薬の全身投与は感染予防目的に行うべきではなく、膿瘍や蜂窩織炎など二次的に感染症を生じた場合に行うものである。
　褥瘡において創面を無菌状態に保つことは不可能であり、いかなる抗菌薬・消毒薬を用いようとも表面にはなんらかの細菌が存在しているのが普通である。抗菌外用薬を創面から検出された細菌の薬剤感受性試験の結果に応じて正しく外用しても、多くの場合、耐性菌化するか、もしくは菌交代現象が生じる。したがって、感染の予防に抗菌外用薬を用いることは、褥瘡のように治癒までに長期間を要する創傷ではあまり効果的とはいえない。褥瘡局所治療ガイドライン[3]では、感染抑制作用のある抗菌外用薬として、カデキソマー・ヨウ素（カデックス®、デクラート®）、スルファジアジン銀クリーム（ゲーベン®クリーム）、精製白糖・ポビドンヨード配合軟膏（ユーパスタコーワ®、ソアナースパスタ®）を推奨している。
　カデキソマー・ヨウ素はヨウ素を徐々に放出することにより、持続的な殺菌作用を有する。基剤のカデキソマー（デキストリンポリマー）は浸出液吸収作用に優れるため、

次項に述べる浸出液の管理にも適している。本剤の剤型には散剤と軟膏剤とがある。軟膏剤の方が使いやすいが、吸水能は散剤の1/2である。精製白糖・ポビドンヨード配合軟膏もヨウ素による殺菌作用と白糖による吸水作用を併せ持つ薬剤であり、感染制御と浸出液の抑制に適している。これらの薬剤は浸出液の少ない創面に使用すると、創面を乾燥させる恐れがある。

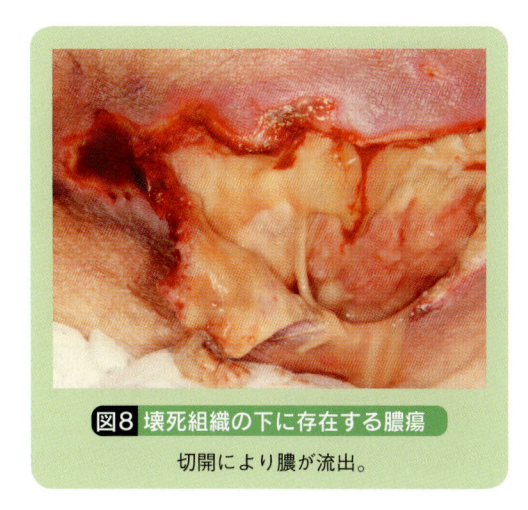

図8 壊死組織の下に存在する膿瘍
切開により膿が流出。

これらに対して、スルファジアジン銀クリームには吸水作用がない。逆に水分を豊富に含む水中油型の乳剤性軟膏であるため、壊死組織の軟化・融解を促進する（図6）。スルファジアジン銀はスルホンアミドの誘導体であるが、サルファ剤とは異なり、銀が細胞膜、細胞壁に作用して抗菌作用を発現すると考えられている。このため、抗菌スペクトラムが広く、MRSAを含めた黄色ブドウ球菌のバイオフィルム形成を抑制する。また、壊死組織の深部にまで浸透するので壊死組織の除去が必要とされる創面の感染抑制に適している。

創面からの膿性分泌物が多い場合や、細菌が組織1g中に10^6個以上検出される場合には創傷治癒が阻害される。この場合、壊死組織の除去や洗浄が優先されることは言うまでもないが、創面に壊死組織があまりないときには、次項に述べる浸出液のコントロールで対処するか、または検出された細菌に感受性のある抗菌外用薬を使用する。しかし、菌量が少なく、組織内で増殖していなければ創傷治癒に与える影響はほとんどなく、抗菌薬の全身投与はもちろんのこと、局所的にも積極的な抗菌外用薬による治療は必要でない。創周囲に発赤、腫脹を伴う場合や壊死組織の下に膿瘍を形成した場合など明らかな感染を生じたときには、抗菌薬を内服や静注などで全身投与する。このような場合には、外用薬による抗菌療法は補助的なものとなる。また、壊死組織の下に膿の貯留が疑われる場合には、壊死組織の切開やデブリドマンが必要である（図8）。

3. 浸出液の管理：Eをeにする

浸出液が多い時期には感染の危険性が高く、また、感染を生じている場合には浸出液が多くなる。したがって、両者は密接に関係し、浸出液をコントロールすることは感染

表4 浸出液制御に有効な外用薬

薬剤名（商品名）	付随する作用	その他
精製白糖・ポビドンヨード配合軟膏（ユーパスタコーワ®、ソアナースパスタ®）	殺菌作用、肉芽形成促進作用	浸出液の少ない創面に使用すると固まりやすい。ヨウ素過敏症の患者には禁忌。
カデキソマー・ヨウ素（カデックス®、デクラート®）	殺菌作用、創面清浄化作用	ビーズのままで使用しにくい場合はマクロゴール400、4000を加えたカデックス®軟膏を使用。包交時に創内に残さないように十分に洗浄。ヨウ素過敏症の患者には禁忌。
デキストラノマー（デブリサン®）	創面清浄化作用	ビーズのままで使用しにくい場合はマクロゴール400を加えてペースト状にして使用。包交時に創内に残さないように十分に洗浄。医薬品ではなく、特定保険医療材料。

の予防や治療にも結びつく。特に表在性の感染は浸出液を制御し、創面をややドライな方向に傾けることによって抑制できる場合が少なくない。

　浸出液が最も多いのはデブリドマンの途上にある褥瘡のように壊死組織が残存している創面である。この場合、浸出液は創面を湿潤させ感染の危険を高める一方で、そこに含まれる各種蛋白分解酵素によって壊死組織の自己融解に貢献する。したがって、感染を生じない限り、浸出液そのものを必ずしも抑制する必要はなく、壊死組織の除去を進めることにより肉芽組織が新生してくれば浸出液も自然に少なくなる。つまり、デブリドマン自体が浸出液のコントロールにつながることになる。他方、壊死組織がほとんどなく、創床が肉芽組織からなる褥瘡に多量の浸出液がみられる場合は問題である。このような褥瘡にはなんらかの創傷治癒を阻害する要因が存在することが多く、それを見い出して対策を立てるとともに、浸出液自体を制御する必要がある。慢性潰瘍にみられる過剰な浸出液は、創面を湿潤させ感染の危険を高めるとともに、多量の蛋白分解酵素を含み、肉芽形成を妨げるからである。

　過剰な浸出液の要因として、細菌数の増加や感染も重要であるが、創周囲の発赤、腫脹など明らかな感染徴候を伴うとき以外は、必ずしも抗菌薬は必要なく、創面をややドライな方向に導くことで対処し得る。

　創面の浸出液が多い場合には吸湿効果の高い外用薬を用いるとよい。**表4**に褥瘡局所治療ガイドライン[3]が推奨する浸出液制御に有効な外用薬を示した。これ以外に、ブクラデシンナトリウム軟膏（アクトシン®軟膏）や軟膏基剤であるマクロゴール軟膏も吸水作用が強い。これらの薬剤は創面を湿潤環境から過度の乾燥状態に変化させ得るので、使用期間中は創の状態を観察して乾燥し過ぎないように注意する。

　ドレッシング材には浸出液を減少させる効果はない。しかし、過剰な浸出液を吸収保

持したり、製品によっては通過させたりすることにより適度な湿潤環境へと誘導する。中でも、ハイドロサイト®のようなポリウレタンフォームは浸出液を吸収する能力が高く、ガイドライン[3]で推奨されている。ポリウレタンフォームドレッシング材は、親水性ポリウレタン中に無数のセル（小部屋）を有し、毛細管現象によりこのセルの中に浸出液を吸収するとともに、セルを取り囲むポリウレタン部分でも水分を保持する。ポリウレタンが飽和状態になると浸出液は次のセルに移動するため高い吸水力を有するとともに、一度吸収した水分は漏らしにくいため、創面の適度な湿潤環境を保持する。ガイドラインは、このほかにキチン膜（ベスキチン®W-A、ベスキチン®F）、ハイドロファイバー®（アクアセル®）、アルギン酸塩（アルゴダーム®、カルスタット®、クラビオ®AG、ソーブサン®）を推奨している。標準型のポリウレタンフォームドレッシング材（ハイドロサイト®、ハイドロサイト®AD）は浸出液を通過させないが、キチン膜、ハイドロファイバー®、アルギン酸塩はいずれも浸出液を吸収・保持するばかりでなく通過させる点が異なる。

　これらのドレッシング材は浸出液が多い創面に適しているが、あまり浸出液が多いと頻回の交換が必要になり、コストがかかる。種々のドレッシング材料や皮膚潰瘍治療薬が登場した今日、創面を傷害するという理由で、とかく批判されがちなガーゼドレッシングも浸出液吸収やデブリスを吸着するうえでは有用である。この場合、ガーゼを1枚ずつバラバラにして、創内に隙間なく詰め込むことで、単に浸出液を吸収するばかりでなく、適度な圧迫効果が加わり浸出液を制御できる。他の方法に比べクッション性がないため、十分な体圧分散が行われていることが前提である。そのほかにも、創内にチューブを留置し、創面をフィルム材などで閉鎖し、浸出液を持続吸引する方法もあるが、チューブによる圧迫の問題や処置の煩雑さなどから、あまり行われていない。

　肉芽組織が形成されている創面においては浸出液が少な過ぎて創が乾燥気味になるのも問題である。創面は適度に湿潤していなければならないが、これについては次項を参照されたい。

4. 創縁の処理：Pをなくす

　創縁にポケット形成があると、時間経過とともに創縁の収縮により見かけ上は潰瘍が縮小したように思われても、実際のポケットを含めた創の大きさは変わらず、治癒しないことが多い（図9）。また、ポケット形成はなくても創縁の上皮化が著しく遅滞している創では、辺縁部に十分な肉芽形成が起こらず創縁の白く上皮化した部分が軽く隆起し

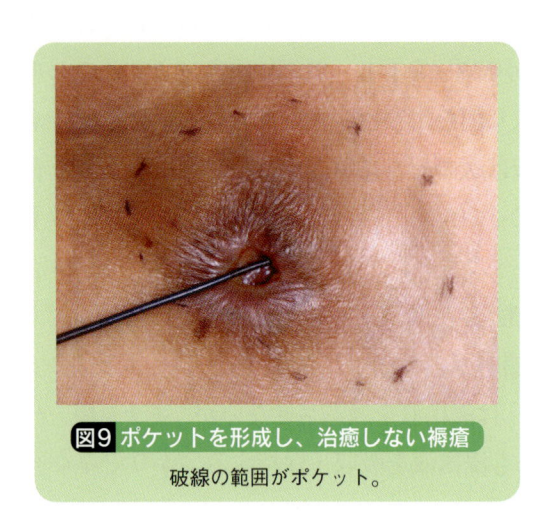

図9 ポケットを形成し、治癒しない褥瘡
破線の範囲がポケット。

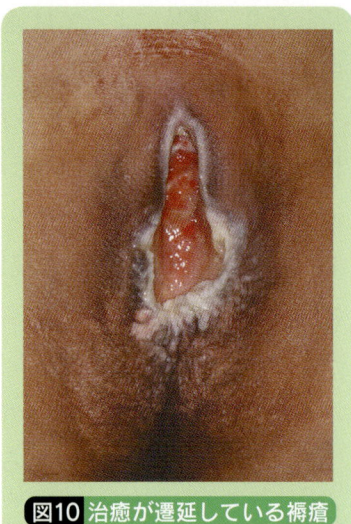

図10 治癒が遷延している褥瘡
辺縁部の肉芽形成に乏しく、創縁は白く隆起して段差がある。

て段差があるようにみえることが少なくない（図10）。これらの所見を呈する褥瘡は難治であり、創縁に特別な処理を加える必要がある。詳細は第11章「難治性褥瘡の治療」（231頁）を参照されたい。

（田村敦志）

文　献

1) Romanelli M, Mastronicola D : The role of wound-bed preparation in managing chronic pressure ulcers. J Wound Care 11 : 305-310, 2002.
2) Dowsett C, Ayello E : TIME principles of chronic wound bed preparation and treatment. Br J Nurs 13 : S16-S23, 2004.
3) 日本褥瘡学会（編）：褥瘡局所治療．科学的根拠に基づく褥瘡局所治療ガイドライン，pp39-110, 照林社, 東京, 2005.
4) Mayer DA, Tsapogas MJ : Povidone-iodine and wound healing ; A critical review. WOUNDS 5 : 14-23, 1993.

9-2 Moist wound healing のコンセプトと実際

　褥瘡治療の前半においては、前稿に述べられたようにwound bed preparation、すなわち、壊死組織の除去（N→n）、感染の制御（I→i）、浸出液のコントロール（E→e）を行うことで創面の清浄化を図ることが大切である。一方、治療の後半では、少し前まで創部を乾燥環境下にもっていくdry wound healingがよいと盲目的に支持され、実地診療においても褥瘡を含めた創傷処置の際に行われていた。しかし、最近やっとmoist wound healing、すなわち、創部を湿潤環境下にもっていくことでよりよい創傷治癒過程が営まれることが一般の医療従事者にも受け入れられるようになってきた。

　本稿では、moist wound healingについて概説するとともに、褥瘡治療の後半における局所治療についての注意点を2005年7月に公表されたガイドライン[1]に沿って説明する。

1. なぜdryよりmoist wound healingがよいのか

　1958年にOdland[2]は水疱を破らずそのままにしておく方が治りの早いことを報告した。さらに、1962年にWinter[3]は実験動物に作製した皮膚創傷の上皮形成速度はポリエチレンフィルムで密封した方が開放したまま治癒させた場合より速いこと、また、1963年にHinmanら[4]はヒト皮膚においても同様の所見がみられることを報告し、創傷治癒におけるmoist環境下の有用性を確認した。

　すなわち、創面からの浸出液が除去されることなく維持されると、創表面における表皮の遊走・移動が円滑に行われて上皮化が速やかに進行することが提唱された。また、moistの環境下では創面の保護、保温、低酸素状態からの回避、浸出液の中に含まれる炎症細胞の活動性保持、さらには、各種サイトカインの放出が認められることが次々と解明されてくるに及び、最近では最も合理的な創傷治癒理論として受け入れられるようになった[5,6]。

　創傷治癒の過程は、出血・凝固期から炎症期を経て、血管新生および線維芽細胞の増殖による肉芽組織の形成、コラーゲンの新生、さらには創面の上皮化がみられる組織新生期に移行することで完了する。また、この最終段階での創面の上皮化は、表皮細胞が増殖することによって得られるのではなく、増殖した表皮細胞が主として創面を遊走・

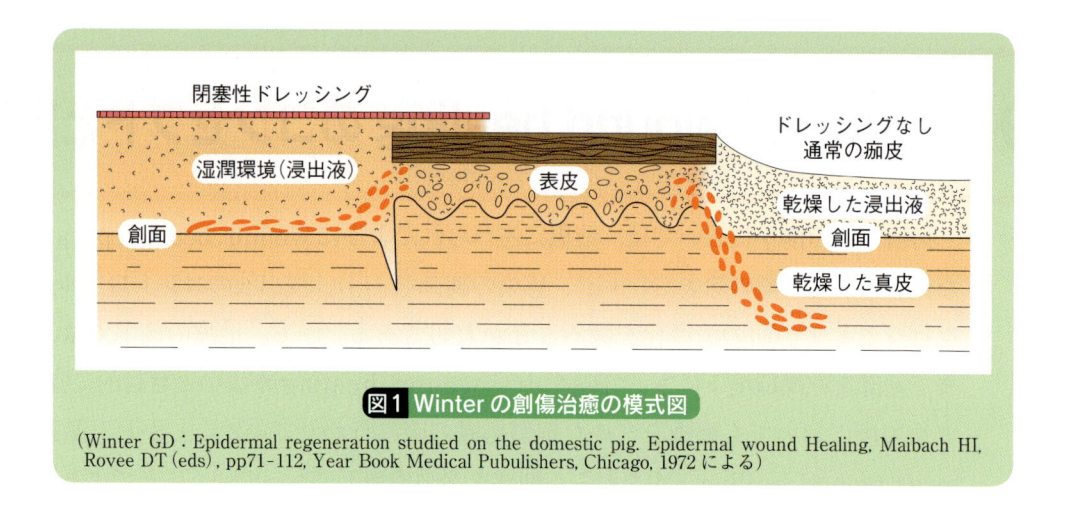

図1 Winterの創傷治癒の模式図

(Winter GD：Epidermal regeneration studied on the domestic pig. Epidermal wound Healing, Maibach HI, Rovee DT (eds), pp71-112, Year Book Medical Pubulishers, Chicago, 1972による)

移動していくことによるとされる[7]。Moistの環境下では、真皮側の線維芽細胞、コラーゲンの増生が起こり良好な肉芽組織が形成されていく。また、その表面には表皮細胞が遊走・移動していくときの障害物がないため、円滑かつ迅速に上皮化が進行する（図1）。

一方、従来行われてきたdryの環境下では、創表面の壊死が進み、乾燥した痂皮が形成される。この乾燥した痂皮は創表面を覆い、表皮細胞の遊走・移動を妨げる障害物となって円滑な上皮化を阻害し、結果として創傷治癒を遷延させる。これに加え、表皮細胞の遊走・移動の足場となる線維芽細胞やコラーゲンなどの真皮成分も乾燥により死滅し、創傷治癒遅延のもう1つの原因となる。また、創に残存し上皮化の起点となるはずの付属器周囲の表皮細胞も、乾燥のため同様に壊死に陥り、同部からの上皮化が阻害されて創傷治癒はさらに遅れる[5]。

2. 創傷被覆材について

1● ガーゼ

これまで局所治療に広く用いられてきた創傷被覆材はガーゼである。入手が容易で使いやすく安価であるなどの利点があるが、その最大の理由は長い間信じられてきた"傷は乾かして治す"という乾燥理論、すなわちdry wound healingにかなった創傷被覆材であったからである。しかし、ガーゼの使用は創傷治癒に影響する4つの局所環境因子である湿潤、温度、感染、酸素濃度のどれも満たしていない[6)8)]。

単ガーゼや少ない量の軟膏を染み込ませたガーゼで創を覆うと、浸出液は毛細管現象

9. 慢性期褥瘡治療の実際 ❷ Moist wound healing のコンセプトと実際

によりガーゼに吸収され蒸散していく。そのために創の乾燥化が起こり治癒が遅れる。また、創底部の乾燥のため表皮細胞や肉芽がガーゼに付着して再生した創を壊したり、創の熱がガーゼを通じて逃げていく。

このようなガーゼの欠点を補いつつ創の湿潤状態を保つためには、軟膏をガーゼに厚く伸ばして被覆するか、皮膚欠損が大きいときはヘラなどで補填した後にガーゼで被覆するとよい[8)-10)]（**図2**）。また、浸出液を吸収するためにガーゼの枚数を多くすると却って創に圧迫が加わるので、被覆ガーゼは薄いままでその上に、新生児用紙おむつ（ネピアドレミ新生児®、メリーズ新生児®、ムーニーおしりピュア新生児®など）を吸収パッド代わりに併用するなどの配慮も大切である。

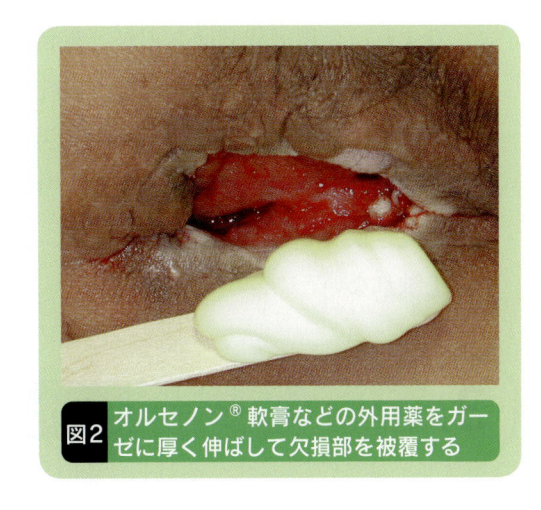

図2 オルセノン®軟膏などの外用薬をガーゼに厚く伸ばして欠損部を被覆する

2 ● ドレッシング材

最近使われるようになったドレッシング材は湿潤環境保持、創部の保温などの創傷治癒理論に基づいて開発されている[6)]（**表1**）。また、どのような創面に対しても感染に注

表1 ドレッシングの目的と機能

目的	機能
・感染の予防 ・吸収（浸出液、膿など） ・外力からの保護 ・圧迫 ・止血 ・薬剤の投与 ・人体像（body image）の変化を覆い隠す	・不感蒸泄のコントロール ・体液の漏出防止 ・過剰な浸出液のドレナージ ・外部からの細菌侵入の阻止 ・創面に存在する細菌の増殖防止 ・創部の保温 ・肉芽形成の促進 ・表皮化の促進 ・創部の汚染防止 ・創面の保護・移植創の保護 ・疼痛緩和 ・包交回数の軽減 ・その他

（文献6)による）

意すれば使用可能ではあるが、各製品ごとに使用の意図が異なるため目的によっての使い分けが必要となる。しかし、病院経営の面からはすべてのドレッシング材を揃えるのは困難である。さらには、創の深さによる償還価格（ドレッシング材の機能区分）や使用期間などの保険上の制約がある[8)10)]などの問題点もあり、ガーゼドレッシングから完全に置き換わるものではない。なお、次章に詳しく述べられているので、ここではこれ以上触れない。

3. Moist wound healing を目指した局所治療

　肉芽形成期の浅い褥瘡（d）には、創面を外力から保護し、適度な湿潤環境を保つことで皮膚の再生を図ることが大切である。例えば、発赤の場合はポリウレタンフィルムやハイドロコロイドなどのドレッシング材の方が適しているが、アズレン（アズノール®軟膏など）や酸化亜鉛（亜鉛華軟膏など）などの油脂性基剤の外用薬、あるいは、塩化リゾチーム（リフラップ®軟膏など）や幼牛血液抽出物（ソルコセリル®軟膏）などの水分含有率の低い乳剤性基剤の外用薬を用いることでも可能である。

　水疱の場合は破らずそのまま、破れたときにはドレッシング材による被覆を第一選択とするが、緊満した場合は穿刺することもある。外用薬では創の保護目的にアズレンや酸化亜鉛を、浸出液が多いときにはブクラデシンナトリウム（アクトシン®軟膏）などを用いてもよい。また、びらん・浅い潰瘍には創面が観察できるハイドロコロイド、ハイドロジェル、あるいは、キチン、ハイドロポリマー、ポリウレタンフォームなどのドレッシング材による被覆を第一選択とするが、外用薬では創面保護を目的にアズレン、酸化亜鉛、あるいは、上皮形成促進を期待して塩化リゾチーム、ブクラデシンナトリウム、プロスタグランジンE_1（プロスタンディン®軟膏）などを用いてもよい。

　一方、深い褥瘡（D）の場合は、壊死組織を除去（N→n）したうえで、肉芽形成を促進し（G→g）、さらに創の縮小、閉鎖を目指す（S→s）。その各々の段階で、壊死組織の除去、肉芽形成の促進、上皮形成ないし創収縮の促進効果を有する外用薬やドレッシング材を選択する（図3）。あるいは、症例によっては観血的創閉鎖や物理療法を選択してもよい。

　なお、浸出液や炎症/感染が重度（大文字）であれば、適宜その原因を検索して除去するとともにそれを軽度（小文字）にもっていくような外用薬やドレッシング材を選択する（図3：E→e、I→i）。あるいは、外科的デブリドマンや物理療法を選択してもよい。また、ポケット（P）を生じた場合にも、その原因を検索、除去できるまでの間は外用薬

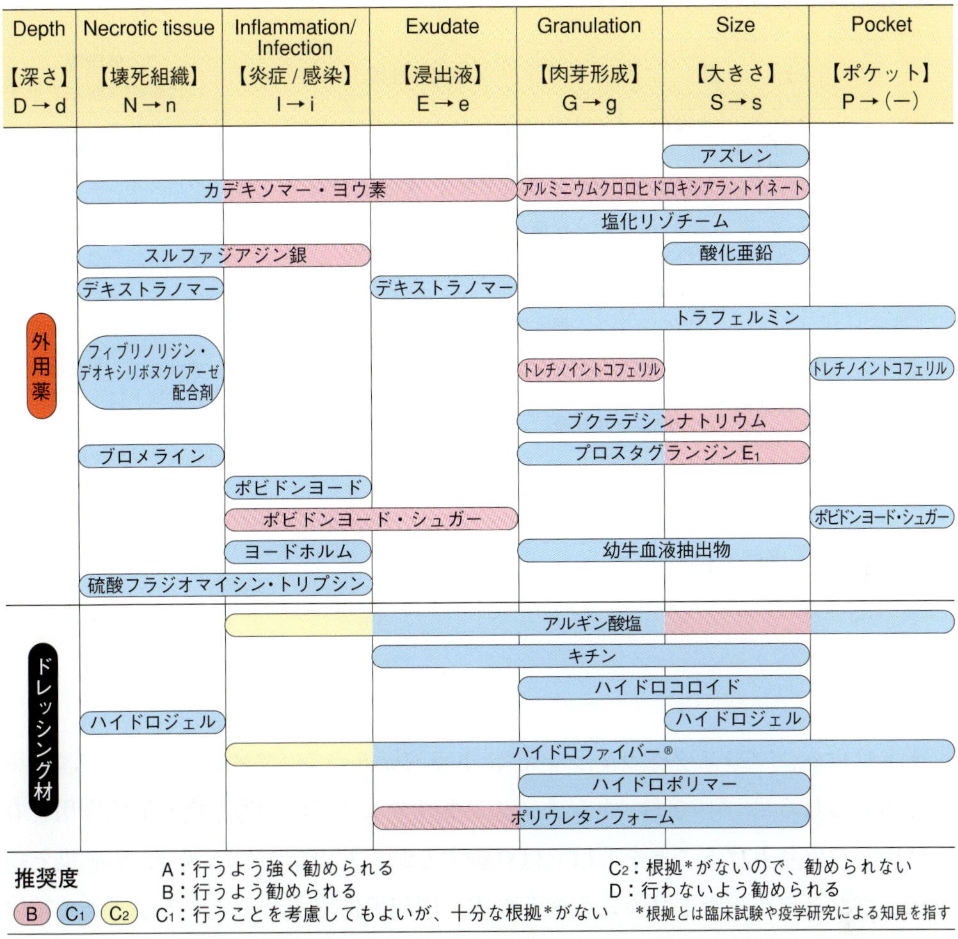

9. 慢性期褥瘡治療の実際 ❷ Moist wound healing のコンセプトと実際

Depth【深さ】D→d	Necrotic tissue【壊死組織】N→n	Inflammation/Infection【炎症/感染】I→i	Exudate【浸出液】E→e	Granulation【肉芽形成】G→g	Size【大きさ】S→s	Pocket【ポケット】P→(-)

外用薬
- カデキソマー・ヨウ素（炎症/感染〜浸出液）
- スルファジアジン銀（壊死組織〜炎症/感染）
- デキストラノマー（壊死組織、浸出液）
- フィブリノリジン・デオキシリボヌクレアーゼ配合剤（壊死組織）
- ブロメライン（壊死組織）
- ポビドンヨード（炎症/感染）
- ポビドンヨード・シュガー（炎症/感染〜浸出液、ポケット）
- ヨードホルム（炎症/感染）
- 硫酸フラジオマイシン・トリプシン（壊死組織〜炎症/感染）
- アズレン（大きさ）
- アルミニウムクロロヒドロキシアラントイネート（肉芽形成〜大きさ）
- 塩化リゾチーム（大きさ）
- 酸化亜鉛（大きさ）
- トラフェルミン（肉芽形成〜大きさ）
- トレチノイントコフェリル（肉芽形成、ポケット）
- ブクラデシンナトリウム（肉芽形成〜大きさ）
- プロスタグランジン E₁（大きさ）
- 幼牛血液抽出物（肉芽形成）

ドレッシング材
- ハイドロジェル（壊死組織、大きさ）
- アルギン酸塩（炎症/感染〜ポケット）
- キチン（浸出液〜ポケット）
- ハイドロコロイド（肉芽形成〜大きさ）
- ハイドロファイバー®（浸出液〜ポケット）
- ハイドロポリマー（肉芽形成〜大きさ）
- ポリウレタンフォーム（肉芽形成〜大きさ）

推奨度
- A：行うよう強く勧められる
- B：行うよう勧められる
- C₁：行うことを考慮してもよいが、十分な根拠*がない
- C₂：根拠*がないので、勧められない
- D：行わないよう勧められる

*根拠とは臨床試験や疫学研究による知見を指す

図3　DESIGN に準拠した外用薬とドレッシング材の使い分け

文献1）に基づき、五十音順に記載した。また、慢性期褥瘡では moist wound healing を心がけ、これらの中から適切な局所治療を選択する。

などの保存的治療を行い、それでも改善しないときにはポケット切開や陰圧閉鎖療法などを考慮する。

　壊死組織が除去され感染が制御できれば、創傷治癒のための環境づくりとしての創面の清浄化は達成されたので、生体が本来有する肉芽形成は自ずと生じる。皮膚潰瘍・褥瘡治療薬としての外用薬の多くはこの肉芽形成促進薬の範疇に入り、そのほとんどは、線維芽細胞増殖作用による基質成分（ムコ多糖類）や線維成分（コラーゲン）の形成促進、血管新生の促進、局所血流改善などによる組織修復、あるいは、肉芽形成の促進などのうちのいずれかの作用を有する。

　これらの中では特にトレチノイントコフェリル（オルセノン®軟膏）、ブクラデシン

表2 外用薬の基剤による分類

分類			基剤の種類	外用薬 （代表的な製品を示す）
疎水性基剤	油脂性基剤	鉱物性	白色ワセリン、プラスチベース 　　（ワセリン、流動パラフィン）	亜鉛華軟膏 アスノール®軟膏 プロスタンディン®軟膏
		動植物性	単軟膏、亜鉛華軟膏（植物油、豚脂、ろう類）	
親水性基剤	乳剤性基剤	水中油型（O/W）	親水軟膏、バニシングクリーム	オルセノン®軟膏 ゲーベン®クリーム
		油中水型（W/O）	吸水軟膏、コールドクリーム、加水ラノリン、親水ワセリン、精製ラノリン	リフラップ®軟膏 ソルコセリル®軟膏
	水溶性基剤		マクロゴール軟膏	アクトシン®軟膏 アラントロックス®軟膏 カデックス®軟膏 ブロメライン軟膏 ユーパスタ®
	懸濁性基剤		ハイドロゲル基剤	ソフレット®ゲル
			FAPG基剤	

（文献1）による）

ナトリウム、プロスタグランジン E_1、トラフェルミン（フィブラスト®スプレー）がよく用いられる[9)11)-13)]。なお、トレチノイントコフェリルは強力な肉芽形成作用を有し急速に肉芽を盛り上げることをしばしば経験するが、外用薬が黄色調のため感染と紛らわしい。ブクラデシンナトリウムも肉芽形成、創収縮作用などを有するが、その特異臭が気になることがある。プロスタグランジン E_1 は血流改善作用が強い反面、局所の刺激作用がある。トラフェルミンは新生血管に富んだ良性肉芽を形成するが、製剤の調製が煩雑である。

　また、外用薬の使用に際しては、厚めに塗布して創の湿潤状態を維持するとともに創面の性状に合った基剤を選ぶことも大切である[1)]（**表2**）。例えば、浸出液が多いときは吸水性の高いマクロゴールを基剤としたブクラデシンナトリウムなどを選択する。反対に、浸出液が少なく乾燥傾向にあるときは水分含有量の多い乳剤性基剤のトレチノイントコフェリル、あるいは、油脂性のプラスチベースを基剤とするプロスタグランジン E_1 などを選択するとよい。

　アルギン酸塩、キチン、ハイドロコロイド、ハイドロジェル、ハイドロファイバー®、ハイドロポリマー、ポリウレタンフォームなどの合成あるいは生体由来のドレッシング材も多用されている[11)-13)]。これらドレッシング材は創面に湿潤環境あるいは肉芽組織形成環境を形成、保持するとともに処置回数を減少させたりシャワー浴が可能となるなど

QOL の側面からの評価も高いが、やはり感染があったり壊死組織の残存がみられる場合には適応にならない。

　表皮細胞と線維芽細胞は皮膚の再生と修復に関与する重要な細胞であり、これら細胞を利用した培養皮膚代替物は再生組織工学の分野で注目されており、その一部が欧米では商品化されている。本邦においても厚生科学再生医療ミレニアムプロジェクト（皮膚部門）として、既に同種培養真皮を用いた多施設臨床研究が進行している[14]。製品化されるとさらに多彩なドレッシング材の選択が期待されるが、感染創への適応はないので用いるときには常に感染に注意を払わなければならないのは従来品と同じである。

　各種成長因子の解明や創傷治癒理論の発展、さらには EBM に基づいた局所治療など、褥瘡を取り巻く最近の進歩は著しく、今までの経験と勘の時代から科学的根拠に基づいた治療の時代へと移りつつある。さらには、細胞成長因子を含有した新しい外用薬あるいはドレッシング材なども開発されているが、皮膚の代替物としてのすべての機能を持ち併せてはいないので、煩雑ではあるが現時点では個々の特徴を熟知したうえで使用する目的により使い分ける必要がある。

　最後に、例えば肉芽形成を促進（G→g）する外用薬として、ガイドラインではアルミニウムクロロヒドロキシアラントイネート（アルキサ®軟膏など）、トレチノイントコフェリルを、あるいは、塩化リゾチーム、トラフェルミン、ブクラデシンナトリウム、プロスタグランジン E_1、幼牛血液抽出物を推奨している[1]。また、前2薬の推奨度を B、後5薬の推奨度を C1 としているが、日本褥瘡学会が DESIGN を提唱したのは2002年であり、それ以前の論文は必ずしも DESIGN に即したものではない。ましてや、対象となる外用薬やドレッシング材がその論文の中で DESIGN の各項目別に検討がなされていない場合には、個々の clinical questions（CQ）に対するエビデンスレベルが低くなる可能性があるものの、それらの有用性や効果を否定するものではないことを蛇足ながら付記しておく。

（立花隆夫）

文　献

1) 日本褥瘡学会「褥瘡局所治療ガイドライン」策定委員会：科学的根拠に基づく褥瘡局所治療ガイドライン．照林社，東京，2005．
2) Odland G : The fine structure of the interrelationship of cells in the human epidermis. J Biophysiochem Cytol 4 : 529-535, 1958.
3) Winter GD : Formation of the scab and the rate of epithelization of superficial wounds

in the skin of the young domestic pig. Nature 199：293-294, 1962.
4）Hinman CD, Maibach H：Effect of air exposure and occlusion on experimental human skin wounds. Nature 200：377-378, 1963.
5）中岡啓喜：moist wound healingの考え方．皮膚科診療プラクティス 15；難治性皮膚潰瘍を治すスキル，橋本公二，宮地良樹，瀧川雅浩（編），pp34-38，文光堂，東京，2003.
6）美濃良夫：創傷被覆材の使い方．よくわかって役に立つ褥瘡のすべて，宮地良樹，真田弘美（編著），pp96-124，永井書店，大阪，2001.
7）倉本　秋，味村俊樹，山崎一樹：創傷治癒に必要となる局所環境因子；ドレッシング理論の変遷と展開．臨外 52：291-298, 1997.
8）立花隆夫，古川福実：褥瘡の理論に基づいた治療と予防について．MB Derma 81：212-218, 2003.
9）立花隆夫，宮地良樹：褥瘡の処置と管理．外科治療 83（6）：740-747, 2000.
10）立花隆夫，宮地良樹：褥瘡の理論と予防．皮膚病診療 25（増 1）：31-36, 2003
11）立花隆夫，宮地良樹：褥瘡の対処と治療．診断と治療 90（9）：1601-1607, 2002.
12）立花隆夫，宮地良樹：褥瘡・皮膚潰瘍治療薬．看護のための最新医学講座，第 19 巻，皮膚科疾患，日野原重明，井村裕夫，岩井郁子，ほか（編），pp370-373，中川書店，東京，2001.
13）立花隆夫，宮地良樹：薬剤による保存的治療．形成外科 46（5）：459-470, 2003.
14）黒柳能光：厚生科学再生医療プロジェクト；同種培養真皮の開発．医学のあゆみ 200（3）：247-251, 2002.

10 Pressure Ulcers

ドレッシング材

10·1 理論と分類

　創を被覆することはドレッシング（dressing）であり、包帯、包帯剤（防護、吸収、廃液などの目的で、傷に用いるもの、またその適用）と医学辞典に記載がある。なんらかの原因により皮膚が損傷した場合に創全体を何かで覆う処置を意味し、覆う材料がドレッシング材であり、創傷治癒環境整備を目的に創を直接覆う治療材料と定義されよう。

　近年創傷治癒のメカニズム解明に伴う閉鎖性の環境における moist wound healing 理論の確立は、ドレッシング材の役割が単に創を保護する目的に留まらず創の治癒に向けてより積極的な影響をもたらす局所的要因であることを明らかにした。現在創管理に使用されるドレッシング材のうち、moist wound healing 理論に基づき開発されたドレッシング材は近代ドレッシングと総称され、創傷治癒環境整備に積極的に働く特徴に注目してアクティブドレッシングともいわれてきており、ドレッシング材は単に傷を覆うだけの目的から現在では創の治癒や QOL 向上など創傷治癒環境整備のために直接的、積極的に関与する治療材料として進化を続けている。

　ここでは moist wound healing 理論に基づき開発された近代ドレッシングに至るドレッシング材の歴史と、特徴と使用上の注意、機能別分類について述べる。

1. ドレッシング材の歴史[1)-4)]

1 ● ドレッシング材はいつ頃から使用されたのか

　記録に残っている最古のドレッシング材は、油、蜂蜜、リント布、生肉が使用されたことが、エジプトの"Papyrus"（1700BC）に記録されている。麻布の紐にゴムの樹脂をつけた接着性のある包帯は創を早く治すために傷を寄せる目的で使用された最古の粘着性をもつドレッシング材である。

　古代エジプト時代の終焉に現れたHippocrates（460～377BC）は、創の清潔と乾燥保持を推奨した。ぬるま湯、ワイン、ビネガーが創洗浄に用いられ、感染には、膿のドレナージを指導したということである。創はもっぱら乾燥して痂皮が形成される処置が推奨された。この時代にインドでは外科医のSushrytaにより記載された"Sushryta Samhita"の中に、絹、麻、羊毛、綿などを材料とする14種類のドレッシング材が使用されたこと、また清潔な処置の重要性が記載されている。Sushrytaは局所管理のみならず、創傷治癒には栄養が重要であることについて既に気づいており、ヒンズーにはタ

表1 ドレッシング材の歴史①

古代エジプト時代	1700BC：「Papyrus」の記録 　・油・蜂蜜・生肉・リント布などによる創処置 460～377BC：Hippocrates 　・ぬるま湯・ワイン・ビネガーによる創の洗浄 　・創の清潔と乾燥保持、痂皮形成を推奨
インド	Sushrytaによる外科書「Sushryta　Samhita」の記録 　・14種類のドレッシング材（絹・麻・羊毛・綿など）が使用された
ローマ時代	「ルカ伝10章34節」の記録 　・ワインと油による創処置 100BC：Celsus 　・炎症の四徴候を定義 129～199AD：Galen　創傷管理の暗黒時代（19世紀まで） 　・化膿は治癒に必要　⇒　インク・クモの巣・泥・ハトの血などで創処置
15～19世紀	1510～1590：Pare　余計な処置は治癒を障害する "I dressed him and God healed him" 「創はドレッシングで覆うだけで自然に治癒する」 　　1822～1895：Pasteur　細菌学説 　　1827～1912：Lister　消毒・無菌手技感染予防理論 　　1881～1955：Fleming　ペニシリンの発見 1828～1886：Gangee　吸収性ドレッシングの使用（創を乾燥させる処置に貢献）

ブーである肉食が創傷治癒に重要であるとしたことは興味深い。

ローマ時代には、油とワインで創の処置が行われていたが、この時代 Celsus（100BC）は創を洗浄するだけではなく異物を創から積極的に除去することを提唱した。彼は医師ではないが、炎症の Cardinal サイン（発赤、腫脹、硬結、発熱、機能障害）を最初に定義した（表1）。

2 ● 「創傷管理の暗黒時代」におけるドレッシング材

　Galen（AD129 〜 199）は創の治癒過程には膿が必要と提唱し、インク、クモの巣、泥、テレピン油、トカゲの尻尾、ハトの血などを用いた処置が行われた。Galen の感染リスク状態をむしろ意図的につくる創処置の考え方は批判されることなく、19 世紀に至るまで最も一般的な創傷管理方法として教会の支持のもとに「創傷管理の暗黒時代」が続いた。

　このような暗黒時代とたとえられる時代でも、13 世紀にはイタリア人の Thodoric（1205 〜 1296）は、創をワインで洗浄し、異物を除去してから創を縫合しその上をドレッシング材で被覆する画期的な創処置を提唱したが、ほとんど受け入れられることなく消滅していった。

　「創感染による膿は治癒によい」という創傷治療の定説を覆したのは、近代外科の父と呼ばれる Pare（1510 〜 1590）である。その当時銃創は火薬そのものが毒と考えられており、銃創に対しては、沸騰した油を止血に使用していたが、たまたま処置に必要な油が不足していたために、卵の黄身、薔薇の油、テレピン油を沸騰させた油の代用品として使用したところ、これまでの処置よりもよい結果が得られ、このことをきっかけに「膿は治癒に必要」という教えに疑問をもち、ドレッシング単独使用の処置が検討され始めた。

　"I dressed him and God healed him"（『我それを覆い、神それを癒したもう』）は、創をドレッシング材で覆えばそれだけで創は自然治癒していくものであり、余計な処置は治癒の邪魔という近代的ドレッシング材による moist wound healing 理論と一致する考え方を示す言葉として有名である。

　19 世紀末になり医学界では Pasteur（1822 〜 1895）による細菌学説が容認され始めるようになると、外部からの汚染による感染の予防を目的に創傷をドレッシング材で覆う利点が明らかにされたが、ドレッシングで覆われた創は細菌増殖を防止する処置としてできるだけ乾燥させる処置が最優先された。また Lister（1827 〜 1912）による消毒と無菌手技感染予防の理論が確立した。さらに、Fleming（1881 〜 1955）によるペニシリン

表2 ドレッシング材の歴史②

「乾かして治す」から「湿らせて治す」 ⇒ moist wound healing		
1957年	Gimbel	水疱は破らない方が早く治癒する
1962年	Winter	乾燥環境と湿潤環境における上皮化の実験
1963年	Hinman、Maibach	ヒトにおける湿潤環境下の創傷治癒の有効性の確認
1972年	Rovee	湿潤環境における表皮化の促進
ポリウレタンフィルム材の開発（手術ドレープ）		
1978年	Eaglestein	閉鎖性ドレッシングによる湿潤環境

の発見は画期的な治療方法として創傷管理向上に貢献した。

　ドレッシング材は交換の手間がかからないものとして、最初の吸収性ドレッシングがGangee（1828〜1886）により考案された。このようなドレッシング（布、綿およびガーゼ）は単に創を覆い、浸出液を排除し創面を乾燥させ自然な治癒を受動的に待つだけのものであった（表2）。

3 ● Moist wound healing 理論に基づくドレッシング材の開発

　Moist wound healing 理論の確立には、臨床で実施していた創を乾燥させる処置が偶然できなかったことにより研究されるようになった。創面を乾燥させない環境を形成するドレッシング材開発のきっかけは、従来は破って処置していた熱傷の水疱を破らない方が治癒が早いとする1957年のGimbelの報告に始まる。水疱と同じ閉鎖した湿潤環境を保持する機能をもつドレッシング材の開発、つまり湿潤環境を創面に保持するドレッシング法への革命的な変更は、1962年にWinterにより、ポリエチレンフィルムで密閉した創傷の上皮形成速度は、従来の乾燥させ痂皮を形成して治癒させる処置よりも2倍速いことを動物実験で証明し報告した[5)6)]（図1）。Hinmanらがこれらの所見を健康なヒトで再現し、湿潤環境下における創傷治療の有効性を報告した[7)]。当時は創を閉鎖し、湿潤環境保持を可能にするポリエチレンフィルムは、創感染のリスクが高まるのではないかとの懸念が解決されなかったため、創傷ドレッシング材としての開発は積極的には行われなかった。

　1970年代初め、Roveeにより、湿潤な痂皮のない環境は上皮細胞が創傷面を横切って遊走するのを助け、自然な表皮再形成が順調に行われることが報告された[8)]。1972年に手術切開創のドレープとして商品化されたポリウレタンフィルムドレッシング材は半閉鎖性ドレッシングではあるが、その後のmoist wound healing 理論に基づくドレッシング材の開発に影響を与えた[9)]。

図1 乾燥環境と湿潤環境における肉芽増生と表皮再生

(Goslen JB : Wound healing for the dermatrogic surgeon. J Dermatol Sugeon Oncol 14 : 959-972, 1988 より改変)

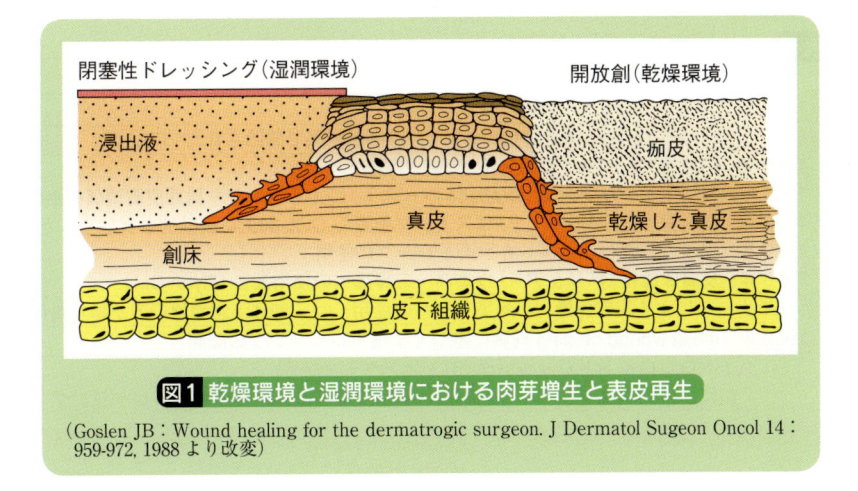

4 ● 皮膚保護材の褥瘡ケアへの応用

　オストメイト(ストーマ保有者)の最も一般的なストーマ管理上の問題は、ストーマ周囲皮膚障害である。皮膚保護材を予防的に使用することが理想であるが、1960年代は入れ歯使用時に固定用に使用するカラヤ(天然ゴム)が使用されていた。カラヤを板状にしたりリング状にしてストーマ周囲に密着させ、その上にベルト式の装具を組み合わせたり、あるいはストーマパウチにリング状に組み合わせて使用していた。欠点は溶けやすく、毎日交換が必要なこと、またアレルギーの問題、傷んだ皮膚には使用できないなど、ストーマ周囲皮膚障害の予防は困難で、いったん皮膚障害が生じると治癒するまで日常生活に制限が生じQOLの低下を余儀なくされていた。

　ストーマケアに難渋するオストメイトの生活を変革させた皮膚保護材が口腔内軟膏基材として1972年に皮膚保護材としてオラヘーシブから商品化された合成系皮膚保護材Stomahesive(バリケア®)である。乾燥粘性と湿性粘性を併せ備えるために、汗で剥がれることがなく連用することができること、傷んだ皮膚にも密着させることが可能なため、これまでは皮膚が傷むと治癒するまで時間と手間をかけて治療が必要であったストーマ周囲皮膚炎は、合成系皮膚保護材を貼用するだけで数日のうちに治癒させることが可能になった。便の接触によりストーマ周囲に生じる潰瘍が劇的に治癒する経験は、直ちにストーマと同様に排泄物の接触があると一気に悪化する仙骨部に生じる褥瘡のケアに応用された。

　このような科学的根拠や理論に基づかないケアは、使用してうまくいく場合もあれば、むしろ感染や創が悪化することもあったようである。いずれにせよ、創を密閉して湿潤環境を維持する方が乾燥させるよりも創治癒を促進させる環境であること、閉鎖性

表3 ドレッシング材の歴史③

1952年	カラヤをストーマ周囲皮膚保護に使用
ET（enterostomal therapist）の研修が米国で開始された（1958年）	
1960年	口腔内ドレッシング（Orahesive）の開発
1964年	口腔内ドレッシング（Orabaseペースト）によるストーマ周囲皮膚潰瘍の治療報告
1972年	皮膚保護材（バリケア®）はストーマ患者のQOL向上に画期的な貢献をした
1972年	ポリウレタンフィルムを手術ドレープに使用
1976年	皮膚保護材（バリケア®）ウエハーの褥瘡への使用報告（Ryan DM）
ETナースによる皮膚保護材の褥瘡ケアへの使用 ⇒ 創は湿潤環境の方が早く治癒する	
1982年	moist wound healing理論に基づく創傷ドレッシングの開発
ハイドロコロイドドレッシング（デュオアクティブ®） 創には湿潤環境を保持し、創周囲は健常皮膚を保護する閉鎖性ドレッシング	

表4 Moist wound healing理論に基づく閉鎖性ドレッシング材の利点

1. 創に湿潤環境形成
2. 創面保護作用
3. 組織の二次損傷を予防
4. 表皮細胞の分裂、遊走を妨げない
5. 創に直接密着し、酸素を遮断する
6. 細菌を通さない
7. 肉芽組織の増殖を妨げない
8. 創感染率の低下
9. 血管新生促進
10. 壊死組織の自己融解効果
11. 疼痛緩和
12. 創周囲の健常皮膚を保護
13. ドレッシング交換が簡便
14. QOLの向上

の環境を創に形成するドレッシング材の有用性と安全性などの研究が創傷治療の専門家により実施された。今日あるmoist wound healing理論に基づく閉鎖性ドレッシング材の開発はET（enterostomal therapist）ナースの経験に基づく褥瘡ケアへの皮膚保護材使用がそのきっかけをつくった（表3）。

5 近代ドレッシング材の開発

　Moist wound healing理論に基づき閉鎖性環境を創に維持するこれまでのドレッシング法を覆すドレッシング材がハイドロコロイドドレッシング材（デュオアクティブ®）として1982年に商品化された。以後創傷治癒環境として、湿潤した環境を保持するドレッシング材の有効性に基づく各種ドレッシング材が続々と開発された。湿潤環境保持ドレッシング材を用い創面に閉鎖性環境を維持するドレッシング法は、従来のドレッシング法と比較して、安全な創傷治癒環境であるばかりでなく、本来ヒトに備わる自然な治癒を妨げないドレッシング法として、創の治癒に直接的かつ積極的に関与する処置方法としてさまざまな創に使用されている（表4）。

2. ドレッシング材の特徴と使用上の注意

　ドレッシング材は合成材料からなる5種類と生物由来材料2種類の合計7種類と、特定医療材料として保険適応にはならないが、皮膚保護や二次ドレッシングとして使用するポリウレタンフィルムの8種類を褥瘡治療環境整備に使用することができる(表5)。

　ドレッシング材は、創の解剖学的深さにより皮膚欠損用ドレッシング材(特定保険医療材料)として褥瘡治療にも適用になる。創の状態に適した湿潤環境形成にあたり機能別に分類することができるが、現在特定保険医療材料として使用できるドレッシング材のそれぞれの特徴と使用上の注意について述べる。

1 ● 皮膚保護として予防に使用(保険適応なし)

a. ポリウレタンフィルムドレッシング

　ポリウレタンフィルムは皮膚の不感蒸泄を妨げず、貼用した皮膚面を浸軟しない特徴を備えるため手術ドレープやIVHの固定などに用いられる。健康な皮膚面に直接貼付して使用する。創管理において湿潤環境を形成するドレッシング法の二次ドレッシング材として用いることができる。

ⅰ. 特徴
　①酸素など気体の透過性があり、貼用部皮膚の不感蒸泄を妨げず浸軟を予防する。
　②液体や細菌は透過させないため、外部の汚染から貼用部を保護する。
　③透明で貼用部皮膚の観察が妨げられないため、骨突起部や、既に圧迫により発赤が認められる皮膚に貼用し、摩擦・ずれなどの負荷による皮膚損傷を予防する。

ⅱ. 適用と使用上の注意
　①感染創、浸出液のある創には使用しない。
　②皮膚保護を目的として健康な皮膚面に直接貼付する。
　③褥瘡発生リスクの高い患者の骨突起部に、摩擦・ずれによる皮膚保護のために貼用する。
　④創傷ドレッシング材の二次ドレッシングとして使用し、創の汚染と創周囲皮膚の浸軟を予防する。

表5 皮膚欠損用ドレッシング材一覧

保険上の名称	機能別分類	使用材料	保険点数	製品名	販売元
保険償還上包括化	包括化	ポリウレタンフィルム	なし	カテリープ	ニチバン㈱
				パーミエイド S	日東メディカル㈱
				バイオクルーシブ	ジョンソン・エンド・ジョンソン㈱
				オプサイトウンド	スミス・アンド・ネフュー㈱
				キュティフィルム	テルモトレーディングカンパニー㈱
				テガダーム	スリーエムヘルスケア㈱
皮膚欠損用創傷被覆材	医療用具（特定保険医療材料）	真皮用	ハイドロコロイド	10円/cm²（注1）	アブソキュアサジカル	日東メディカル㈱
				テガソーブライト	スリーエムヘルスケア㈱
				デュオアクティブ ET	ブリストル・マイヤーズスクイブ㈲
				デュオアクティブ ET スポット	
				ビューゲル	ニチバン㈱
		キチン		ベスキチン W	ユニチカ㈱
				ベスキチン W サポートプラス	
		ハイドロジェル		ニュージェル	ジョンソン・エンド・ジョンソン㈱
	皮下組織用（標準）	ハイドロコロイド	14円/cm²（注2）	デュオアクティブ	ブリストル・マイヤーズスクイブ㈲
				デュオアクティブ CGF	
				アブソキュアウンド	日東メディカル㈱
				コムフィールアルカスドレッシング	コロプラスト㈱
				コムフィール PRD	
				キュティノバハイドロ	テルモ・バイヤースドルフ㈱
				テガソーブ	スリーエムヘルスケア㈱
		ハイドロジェル		ジェリパーム　ウエットシート I 型	㈱竹虎
				ジェリパーム　ウエットシート II 型（多孔性）	
		ハイドロポリマー		ティエール	ジョンソン・エンド・ジョンソン㈱
				ティエールライト	
				ティエールプラス	
		ポリウレタンフォーム		ハイドロサイト	スミス・アンド・ネフュー㈱
				ハイドロサイト　ボーダータイプ	
				ハイドロサイト　ヒールタイプ	
				ハイドロサイト AD　スクエア型	
		ハイドロファイバー®		アクアセル	ブリストル・マイヤーズスクイブ㈲
				カルトスタット	
		アルギン酸塩		アルゴダーム	スミス・アンド・ネフューウンドマネジメント㈱
				クラビオ AG	光陽産業㈱
				ソーブサンフラット	アルケア㈱
				ソーブサンプラス	
				ソーブサンリボン	
				ソーブサン SA	
		キチン		ベスキチン W-A	ユニチカ㈱
	皮下組織用（異型）	ハイドロジェル	47円/g（注3）	グラニュゲル	ブリストル・マイヤーズスクイブ㈲
				イントラサイトジェルシステム　アプリパック	スミス・アンド・ネフュー㈱
				イントラサイトジェルシステム　コンフォーマブルタイプ	
				コムフィール（ペースト）	コロプラスト㈱
				ジェリパーム（粒状ゲル）	㈱竹虎
	筋・骨用	ポリウレタンフォーム	32円/cm²（注4）	ハイドロサイトキャビティ	スミス・アンド・ネフュー㈱
		キチン		ベスキチン F	ユニチカ㈱

＊表内の償還価格は 2006 年 4 月 1 日～12 月 31 日のもの。
注1：2007 年 1 月 1 日～3 月 31 日（9 円 /cm²）、2007 年 4 月 1 日～（8 円 /cm²）
注2：2007 年 1 月 1 日～3 月 31 日（14 円 /cm²）、2007 年 4 月 1 日～（14 円 /cm²）
注3：2007 年 1 月 1 日～3 月 31 日（42 円 /g）、2007 年 4 月 1 日～（37 円 /g）
注4：2007 年 1 月 1 日～3 月 31 日（29 円 /cm²）、2007 年 4 月 1 日～（25 円 /cm²）

ⅲ．交換時の注意

　予防的に使用する場合は最長7日連用する場合もあるが、衛生上から7日以上は貼付しない。除去時は四隅をやさしく剥がし、創傷面に対してドレッシング材を水平方向にゆっくりと引き伸ばしながら剥離する。

2 ● 治療環境をつくるドレッシング材（皮膚欠損用創傷被覆材：保険適用）

a．ハイドロコロイドドレッシング

　親水性ポリマー（ゼラチン・ペクチン・CMCナトリウム）と疎水性ポリマー（ポリイソブチレン）の粘着層にフィルム層を重ねた合成材料からなるドレッシングである。親水性と疎水性のポリマーの相互作用により、乾いた皮膚にも湿った皮膚にも密着し、創部に湿潤環境を維持する閉塞性の環境を形成する。ゲルの漏れがなければ7日間まで連用が可能である。

ⅰ．特徴

　①皮膚粘着面の親水性コロイド粒子が浸出液を吸収してゲルを形成し、湿潤環境を保持する。

　②酸素が透過しない閉塞性環境を創に形成することにより血管新生を促進し、肉芽組織増殖が促進される。

　③防水性のため貼用したまま入浴が可能であり、貼用部創傷を外部からの細菌や汚染から保護する。

　④ドレッシング交換時に肉芽組織を損傷しない。

　⑤デュオアクティブ®、デュオアクティブCGF®には、フィブリン・壊死組織溶解作用がある。

ⅱ．適用と使用上の注意

　①脂肪層までの深さで、感染していない褥瘡。

　②肉芽組織増殖期への移行期から肉芽組織増殖期、上皮形成期に適用する。

　③感染のない壊死組織を伴う浅い褥瘡の自己融解を目的に使用する。

　④薄く透明なハイドロコロイドドレッシングは、骨突起部の保護あるいは浸出液が少なく上皮化に移行した褥瘡で使用する。

ⅲ．交換時の注意

　ドレッシングからゲルが漏れる前に交換する（浸出液の量に応じて交換日を決定する）。浸出液の程度によるがゲルの漏れを認めなくても7日以上は使用しない。皮膚を

軽く押しながら四隅をやさしく剥がし、全体を持ち上げるようにしてドレッシング材を除去する。

b. ハイドロジェルドレッシング

　ポリエチレンオキサイドからなるハイドロジェルドレッシングの組成は、90％以上が水である。冷却作用により疼痛緩和し、炎症を軽減する。ドレッシング貼用部に湿潤環境を形成し創傷治癒環境を維持する。

　皮膚貼用面がゲル状になっているシートと、創に充填するゼリー状（グラニュゲル®、イントラサイトジェル®システム）の2種類のタイプがある。

ⅰ. 特徴

　①創部に湿潤環境を形成する。シートタイプは透明であり、貼用部位の観察が可能である。

　②浸出液を吸収しても軟化や崩壊はしないが吸収保持が可能な量は限られている。

　③皮膚への粘着性は期待できないが、容易に除去しやすいため肉芽組織を損傷しない。

　④シートタイプは、貼用部の疼痛を緩和する。

　⑤ゼリータイプは、浸出液の保持と壊死組織除去作用があり、創清浄化を目的に使用する。

ⅱ. 適用と使用上の注意

・シートタイプ：表皮剥離などステージⅡ程度の浅い褥瘡や、感染のない肉芽増殖期に移行した褥瘡。
・ゼリータイプ：壊死組織が存在し、肉芽増殖期への移行が妨げられている感染のない褥瘡の壊死組織除去。ポケット内の壊死組織除去に有用である。

ⅲ. 交換時の注意

　ジェルが浸出液を吸収し、二次ドレッシングから漏れる前に交換する。浸出液の量に応じて交換日を決定する。

c. ハイドロファイバー®ドレッシング

　カルボキシルメチルセルロースナトリウム100％からなる繊維が浸出液をコントロールし、崩壊しないゲルを形成し、創部に湿潤環境を維持する。シートタイプとリボンタイプがある。

ⅰ. 特徴

　①ハイドロファイバー®繊維内に浸出液を保持する。

②浸出液保持力に優れており、コラゲナーゼによる壊死組織の自己融解環境を創に維持する。
③創面に固着しないため除去しやすく、ドレッシング交換時の二次損傷を防止する。
④自重の約30倍の吸収力があり、アルギン酸塩ドレッシングよりも浸出液吸収に優れる。

ⅱ. 適用と使用上の注意

①皮下組織に至る深さの創。
②感染していない創（感染創は浸出液ドレナージの目的で頻回交換を条件にして使用する場合もある）。
③肉芽組織増殖期に移行している創で浸出液が多量に認められる創。

ⅲ. 交換時の注意

浸出液を吸収しドレッシングがゼリー状の飽和状態で交換する（浸出液の量に応じて交換日を決定する）。浸出液の多い創傷へ使用する場合、創周囲皮膚に浸出液を吸収したドレッシング材が接触する場合には交換する必要がある。

d. ポリウレタンフォームドレッシング

ポリウレタンフォームは、シートタイプと、深い創に充填するキャビティタイプがある。キャビティタイプとは、ポリウレタンフォームのチップを、3種類の大きさの異なるエンボス加工したフィルムで包みパッドにしたものである。

ⅰ. 特徴

①シートタイプは3層からなる。外層はポリウレタンフィルム、中間層は浸出液吸収性が高い親水性フォーム層、皮膚面は非固着性ポリウレタンである。
②自重の10倍、ハイドロコロイドドレッシングの約4倍の吸水力がある。余分な浸出液を中間層の親水性フォームで保持し、創面の湿潤環境を形成する。
③皮膚面は非固着性ポリウレタンのため、創および創周囲皮膚を損傷しない。またドレッシングが浸出液により崩壊しないため、創に残渣を残さない。

ⅱ. 適用と使用上の注意

①感染のない浸出液が多量の創。
②肉芽組織増殖期に移行している創。
③キャビティタイプは、深さがあり浸出液が多量に認められる創に使用する。

ⅲ. 交換時の注意

ドレッシング材の外側から観察し、浸出液が漏れたり創を越えて拡がったときを交換の目安にする（浸出液の量に応じて交換日を決定する）。

e. アルギン酸塩ドレッシング

　海草(brown seaweed)に由来するアルギン酸カルシウム塩ドレッシング材である。形状はフェルトのようなシート状のタイプと、繊維をロープあるいはリボン状にしたタイプがあり、自重の約20倍の吸収力がある。浸出液と接触すると直ちにゲル状に変化し、創面に湿潤環境を形成する。創傷ドレッシング材としての使用とともにカルシウムイオンによる止血効果が期待できる。

ⅰ．特徴
①粘着性、閉鎖性はないので二次ドレッシングが必要である。
②浸出液の吸収力に優れているが、多量の浸出液で崩壊する。

ⅱ．適用と使用上の注意
①創の深さにかかわらず、浸出液が多量～中等量の創。
②感染していない創(感染創はドレナージの目的で使用する場合もある)。
③ドレッシングを褥瘡のポケット内部に押し込まない。
④外科的デブリドマン後の止血。

ⅲ．交換時の注意
　ドレッシングが浸出液を吸収してゲル化し飽和状態になったら交換する(浸出液の量に応じて交換日を決定する)。浸出液の多い創傷へ使用する場合は1日複数回交換する必要がある。浸出液が多くなければ数日連用する場合もある。

f. キチン

　紅ズワイガニの甲羅より抽出したムコ多糖類の1種であるキチン(ポリ-N-アセチルグルコサミン)を成分としたドレッシングである。ペーパー状、綿状、スポンジ状のタイプがあるが、深い創には綿状シートの使用が適用する。自重の約30倍の吸水性とともに細菌の吸着・除去作用がある。キチンは二次ドレッシングと併用して使用する。

ⅰ．特徴
①吸水性および吸着性の作用により、創面の清浄化に有用である。
②肉芽組織形成促進、鎮痛、止血効果が報告されている。

ⅱ．適用と使用上の注意
①壊死組織が除去され肉芽増殖期に移行した、深さがあり浸出液の多い褥瘡。
②局所感染していない創。
③キチンは膨潤や崩壊はしないので、吸収性のある二次ドレッシングを併用する。

ⅲ．交換時の注意

浸出液が多い場合は、吸収に二次ドレッシングが必要であり、二次ドレッシングを適宜交換する。キチンは膨潤や崩壊はしないため、創傷の状態に応じてドレッシング交換が必要である。

g. ハイドロポリマードレッシング

ハイドロポリマー・吸収パッド、不織布吸収シート、ポリウレタン・カバーフォームの3層構造からなる。ハイドロポリマーは空洞部と壁部からなる多孔構造からなり、浸出液はこの空洞部へ吸収され、その後壁部に取り込まれる。

ⅰ．特徴
①創部へ湿潤環境を提供する。
②過剰な浸出液を速やかに吸収し、創傷周囲の健常皮膚の浸軟を防止する。
③深さのある創傷部位へフィットし浸出液の貯留を防止する。

ⅱ．適用と使用上の注意
①浸出液は少量から中等量の創
②肉芽組織増殖期に移行した創
③感染のない創傷

ⅲ．交換時の注意

中央の吸収パッドの縁までに浸出液が染みてきたら交換する（浸出液の量に応じて交換日を決定する）。浸出液の多い創傷へ使用する場合は頻回に交換する必要がある。浸出液が多くなければ数日間連用する場合もあるが、7日以上は使用しない。

3. ドレッシング材の機能別分類

ドレッシング材には、それぞれ湿潤環境を創面に形成する機能に特徴がある（**表6**）。

表6 ドレッシング材の機能別分類

創面を閉鎖し創面に湿潤環境を形成する	ハイドロコロイドドレッシング材、ポリウレタンフィルム材*
乾燥した創を湿潤させる	ハイドロジェル
浸出液の吸収・保持	アルギン酸塩、キチン、ハイドロファイバー®、ハイドロポリマー、ポリウレタンフォーム

*保険適応外

ドレッシング材の機能と適応する創の状態をDESIGNツールで示した。

1 ● 創面を閉鎖し創に湿潤環境を形成するドレッシング材

　創面に密着させることで、閉鎖性環境の下でドレッシング材の親水性ポリマーが浸出液によりゼリー状に変化し創面に湿潤環境を保持する。浸出液により親水性ポリマーがゲル状に変化すると漏れが生じる。ゲルの漏れにより閉鎖性環境が創面に維持できない状態になったときにはドレッシング交換を行う。
- ドレッシング材：ハイドロコロイド
- 機能：主に肉芽組織の増殖・上皮細胞の遊走を妨げない、自己融解による壊死組織除去作用
- 作用：ドレッシング交換時肉芽組織を損傷しない。創面を密閉することにより、疼痛緩和、保温、創部保護（入浴）・汚染の予防などバリア機能が期待できる。
- 適応する創の状態：肉芽組織（G→g）、上皮形成（S→s）

2 ● 乾燥した創を湿潤させるドレッシング材

　乾燥した痂皮や、壊死組織を積極的に湿潤させドライからウエットな創面に変化させる機能をもつドレッシング。乾燥した痂皮を軟らかくし、切除しやすい状態に変化させる。ゼリー内に浸出液を保持し、浸出液に含まれる蛋白分解酵素で壊死組織を自己融解する。
- ドレッシング材：ハイドロジェル
- 機能：自己融解による壊死組織の除去作用
- 作用：除去が困難なポケット内の壊死組織や、自己融解により肉芽組織を損傷せずに壊死組織を除去する。
- 適応する創の状態：主に壊死組織（N→n）

3 ● 浸出液を吸収し保持するドレッシング材

　ステージⅢ（NPUAP分類）以上の深さの創は壊死組織の有無にかかわらず、健康な肉芽組織が形成されるまでは浸出液が多量に認められる。創に余分な浸出液を溜めないように創面に適切な湿潤環境を形成するには、水分吸水力に優れ、かつ浸出液を保持する機能を備えるドレッシング材を、創に軽く充填して過剰な浸出液をコントロールする。

ドレッシング材の素材や、形態により浸出液の吸収量は異なる。
- ドレッシング材：アルギン酸塩、ハイドロファイバー®、キチン、ポリウレタンフォーム、ハイドロポリマー
- 機能：浸出液を吸収して湿潤環境をコントロール、浸出液を吸収し自己融解による壊死組織除去作用、湿潤環境保持し肉芽組織を増殖
- 作用：過剰な浸出液を吸収して創面を清浄化し、肉芽組織が増殖しやすい環境を形成する。
- 適応する創の状態：浸出液（E→e）、壊死組織（N→n）、肉芽組織（G→g）

4 その他

- ドレッシング材：ポリウレタンフィルム（保険適応なし）

湿潤環境保持機能を備えるドレッシング材の二次ドレッシングとして使用する半閉鎖性ドレッシング材。
- 機能：気体の透過を妨げないため、健常皮膚に密着させ連用しても貼用部が浸軟しない利点を備える。褥瘡の好発部に貼用し、皮膚を摩擦から保護する目的で使用する。

　以上、湿潤環境保持機能を備えるドレッシング材について述べたが、ドレッシング材で創を覆うことにより、細胞遊走を妨げない環境を創面に形成するばかりでなく、自己融解による壊死組織除去機能、バリア機能として創面の保護（汚染防止）、疼痛緩和、創面の保温が、創傷治療環境形成の利点として明らかにされている。
　またドレッシング材は材型による特徴とともに、浸出液の吸収機能や、閉鎖的な環境を創面に形成する機能をもつものなどそれぞれ特徴があるので、ドレッシング選択にあたっては適切な創アセスメントとともに個々のドレッシング材がもつ機能を熟知している必要がある。
　ドレッシング材個々の有用性についてのエビデンスレベルの検証では、湿潤環境保持機能を備えるどのようなタイプのドレッシング材を使用しても褥瘡治癒率には有意差が認められないことがわかった[10]。このことは、褥瘡治療においてドレッシング材そのものに優劣をつける研究がないことを意味している。また褥瘡は患者の全身状態や可動性を考慮しながら創の状態に適するドレッシング材を選択し、治癒状況に応じて適宜変更していく必要がある。褥瘡治癒率に影響するのはドレッシング材に限らず、何よりも褥瘡の状態を適切にアセスメントする能力であり、それに基づく全身管理も含めた創傷治療環境整備が影響する。さらに褥瘡管理は moist wound healing 理論に基づく創の処

置とともに、褥瘡をもつ人の安楽などを含めた全身的な治療環境としての栄養状態の整備や、QOL向上を考慮したドレッシング材の選択が大切である。

（徳永恵子）

文献

1) 塚田邦夫：創傷ケアの歴史．創傷ケアの科学, pp6-15, 日本看護協会出版会, 東京, 1995.
2) 穴澤貞夫：ドレッシングの歴史．ドレッシング；新しい創傷管理, 穴澤貞夫（監修）, pp9-13, へるす出版, 東京, 1995.
3) 中村義徳：創傷治癒の考えかた．創傷アセスメントとドレッシング, 中村義徳, ほか（編）, pp61-86, へるす出版, 東京, 1999.
4) Dealy C：Wound management Products.The Care of Wounds, pp68-95, Blackwell Science, London, 1994.
5) Winter GD：Formation of the scab and the rate of epithelization of superficial wounds in the skin of the young domestic pig. Nature 193：293-294,1962.
6) Winter GD：Effect of air drying and dressings on the surface of a wound. Nature 197：91-92, 1963.
7) Hinman CD, et al：Effect of air exposure and occlusion on experimental human skin wounds. Nature 200：377-378,1963.
8) Rovee DT, et al：Local wound environment and epidermal healing. Arch Dermatol 106：330-334,1972.
9) Eaglestein WH, et al：New method for assessing epidermal wound healing, the effect of tramcinolone acetonide and polyethylene film occlusion. J Invest Dermal 71：382-384,1978.
10) 日本褥瘡学会（編）：ドレッシング材について．科学的根拠に基づく褥瘡局所治療ガイドライン, pp27-30, 照林社, 東京, 2005.

10・2　ドレッシング材の使用方法—実践編

　ドレッシング材は、感染が明らかな場合を除き、褥瘡の全経過で使用される。細菌感染があれば主として薬剤が用いられる。日本褥瘡学会発行の「科学的根拠に基づく褥瘡局所治療ガイドライン（以下、ガイドラインと略す）」にも、感染のある褥瘡には薬剤を優先して使用すると記載されている。

　ドレッシング材は、感染徴候（発熱、悪臭のある浸出液、顕著な炎症徴候など）がある場合、これらが消褪した以後に使用される。感染徴候のない褥瘡には初期から使用される。

　ドレッシング材は褥瘡のケアになくてはならない医療材料であるが、その使用については、いろいろな問題がある。

　①ドレッシング材は高価なため使用が制限されている。社会保険診療報酬制度（以下、保険と略す）では、褥瘡に対するドレッシング材の使用期間が2週間、特別な場合でも3週間に制限されている。NPUAPステージⅢ（以下、NPUAPは略す）以上の褥瘡が、そのような短期間に治癒することはない。

　②在宅ケアでは、保険によるドレッシング材の使用は現実的にほとんどできない。医師以外の使用は保険で認められず、処方もできず、往診時のみの使用では無意味である。

　③ドレッシング材は褥瘡の発生予防にも有効であるが、ドレッシング材の予防的使用は保険では認められず、使用すれば医療者側の負担となる。

　④1つの褥瘡の中に深い創と表層の創が混在することがあり、異なるドレッシング材をそれぞれに使用する方がよいと判断しても、保険では複数のドレッシング材を1つの褥瘡に同時に用いることは認められていない。

　ガイドラインをみてもわかるように、褥瘡の各状況に対応した最適なドレッシング材を決めるだけのしっかりしたエビデンスはほとんどなく、どのドレッシング材もエビデンスレベルが低い。ドレッシング材を選択するには、ガイドラインに解説されているようなドレッシング材の特性を理解し、自分なりに選択理由を明確にする必要がある。

　著者はすべてのドレッシング材の使用経験をもたないので、本稿では、著者が1997年3月から2005年5月までの間にケアしてきた714症例、1,357ヵ所の褥瘡の中から、代表的なドレッシング材使用例を提示し、解説を加える。

1. 深く大きな褥瘡

　損傷が皮下組織に及ぶが筋膜を越えないステージⅢ、DESIGN D3（以下、DESIGNは略す）や、筋膜を越えて筋や骨に及ぶステージⅣ、D4、D5の褥瘡を例にとってドレッシング材の選択について解説する。

　大きな創腔を有する褥瘡は、感染徴候は既に消褪していることが通常である。壊死組織は部分的に残存しており、ポケットを保有することが多い。浸出液は多量に認められる。

　局所ケアの目標は、過剰な浸出液を吸収して適度の湿潤環境を保持し、残存する壊死組織の融解排除を促し、良性肉芽の増生を促進することである。

　浸出液が多い褥瘡に対しては、吸収性に優れ、肉芽形成にも有利であるドレッシング材が用いられる。創腔内にはアルギン酸塩、ハイドロファイバー®の使用が、被覆にはポリウレタンフォーム材の使用が適切と考える。ガイドラインでも、Eをeにするドレッシング材としてこれらの使用が推奨されている。

　ガイドラインによれば、Nをnにするドレッシング材としてハイドロジェルが推奨度C1として挙げられている。これはハイドロジェルに多く含まれる水分によって湿潤が保たれるからである。したがって、浸出液が多い創腔に対しては、吸収性の高い上記のドレッシング材も壊死組織融解を阻害するものではなく、著者は選択している。

　ガイドラインでは、Gをgにするドレッシング材として、肉芽形成を阻害する要因を排除し、自然な肉芽形成を助長するものが推奨され、ハイドロコロイド、ポリウレタンフォーム、キチン、ハイドロポリマー、アルギン酸塩、ハイドロファイバー®などが推奨度C1とされている。

　アルギン酸塩、ハイドロファイバー®、キチンなどには二次被覆の必要があり、これにはポリウレタンフォーム材を用いるのが望ましいが、特定保険医療材料を複数品用いることは保険で認められていない。したがって、浸出液がさほど多くない場合は、被覆にポリウレタンフィルム材を用いるが、浸出液が多い場合、著者は尿取りパッドで被覆する。尿取りパッドは吸収した浸出液を内部のファイバー材が吸着してジェル状となり、圧迫しても創面に逆流しにくく、また経験上、ガーゼより創面の清浄化に有効であるからである。但し、尿取りパッドは無菌の医療材料ではないので、創に使用する場合は医師の責任をもって選択し、経過観察を行うことが大切である。

症例1 ● ポリウレタンフォーム材＋陰圧療法(図1〜4)

　保険に従い1種類の特定保険医療材料に制限する場合、著者はドレッシング材の創腔内使用をせず、ポリウレタンフォーム材で創口を被覆することが多い。本例は陰圧療法を併用し極めて有効であった。

　この仙骨部褥瘡は当初浅いD3の小さな潰瘍であったが難治であり、周囲に径数cmの発赤と軽度の腫脹があって消褪しなかった。褥瘡発生後174日目になり、全身状態の悪化とともに褥瘡に壊死が拡大し、ステージⅣ、D5の褥瘡にまで悪化した。その後壊死組織は徐々に融解排除され、悪化後49日後には創腔は長径175mm×短径121mmとなった(図1)。

　感染徴候はなくなり、この状態ならば陰圧療法が奏効すると判断し、ハイドロサイト®(スミス・アンド・ネフュー(株))を斜めに貫通させた吸引チューブを創腔内に留置し、オプサイトff®(スミス・アンド・ネフュー(株))で密閉し、吸引圧約60mmHg

図1 陰圧療法開始時のポケットの範囲

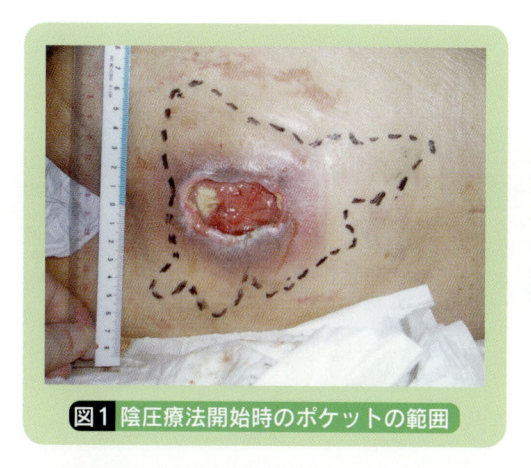

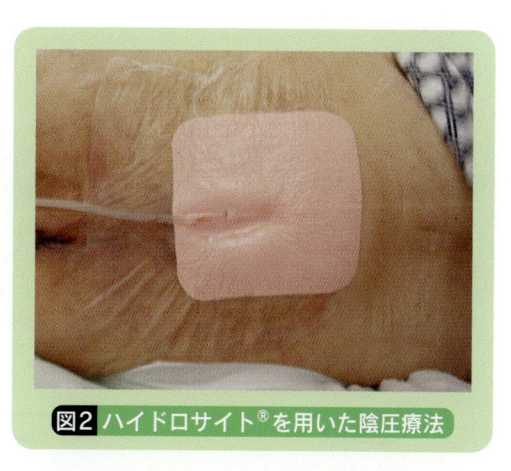

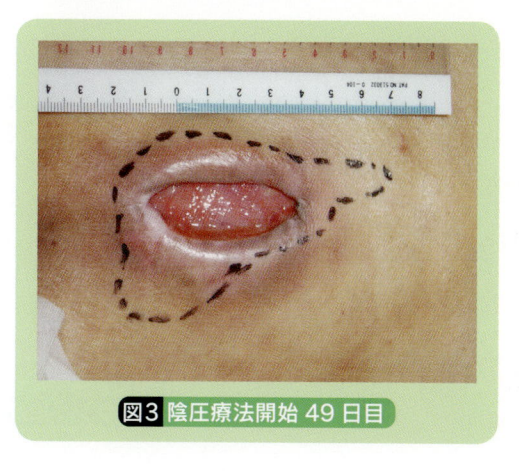

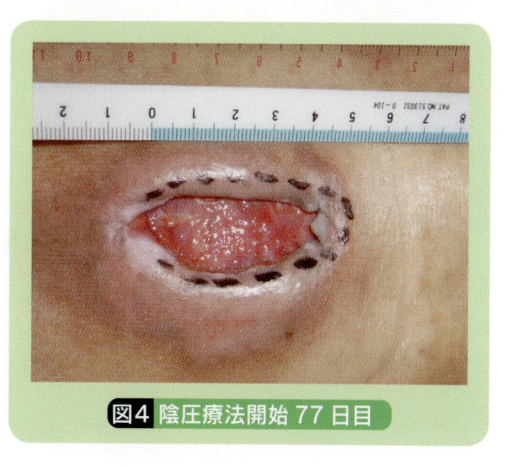

図2 ハイドロサイト®を用いた陰圧療法

図3 陰圧療法開始49日目

図4 陰圧療法開始77日目

で持続吸引した(図2)。高機能エアマットレスを使用し、体位変換は左右側臥位を2時間おきに行った。その結果、急速に創腔は縮小し、49日目には図3のようになり、77日目にほとんどポケットは消失した(図4)。陰圧療法を中止し、以後ハイドロサイト®被覆のみに変更する。

症例2 ●ハイドロサイトキャビティ® (図5〜8)

　ステージⅣ、D4、D5の褥瘡に対しては、保険での適応としてハイドロサイトキャビティ®(スミス・アンド・ネフュー(株))がある。ポリウレタンフォームを細断してネットのバッグに納めたもので吸収力に富んではいるが、反面、創内面を圧迫して創腔の縮小を妨げる問題もあり、小さめの材形を選択するなど、巨大な褥瘡の少ないわが国では適応が限られる。

　仙骨部に発生したステージⅢ、D3の褥瘡が発生後50日を過ぎて悪化し、大きなポケットを形成し、仙骨の一部が腐骨となった。発生後211日には壊死組織はすべて排除され、

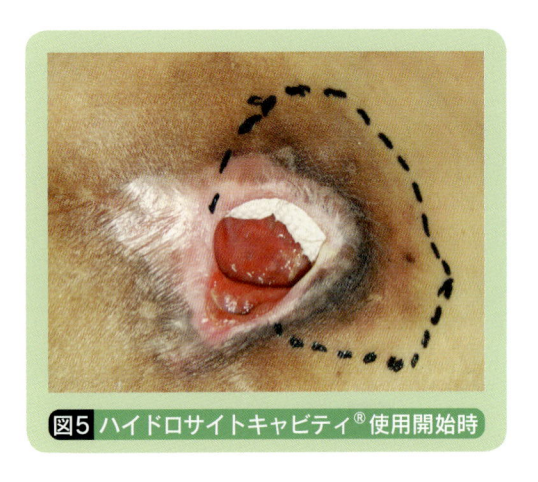

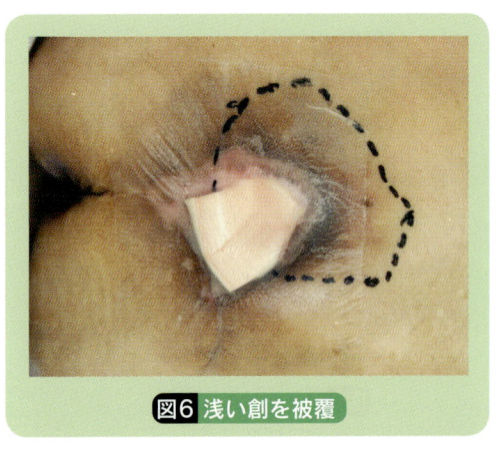

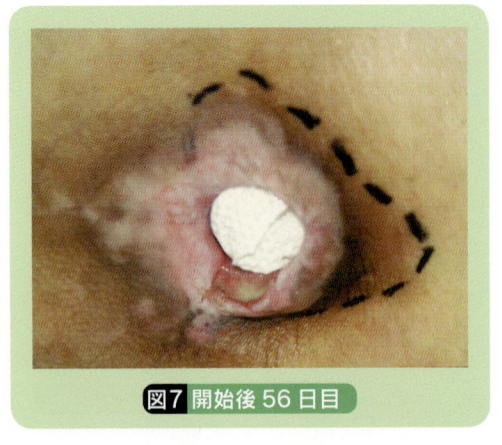

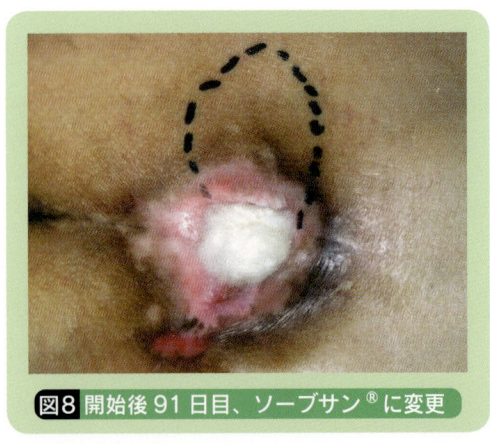

図5 ハイドロサイトキャビティ®使用開始時

図6 浅い創を被覆

図7 開始後56日目

図8 開始後91日目、ソーブサン®に変更

創腔およびポケットは最大となった。ポケットが大きく浸出液が多く、感染徴候がないのでハイドロサイトキャビティ®を使用し（図5）、浅い潰瘍部分はハイドロサイト®で被覆した（図6）。

ハイドロサイトキャビティ®を使用後56日目にはポケットは最大時の半分となり（図7）、91日目にはハイドロサイトキャビティ®が創壁を圧迫するのではないかと危惧するほど縮小したので、ソーブサン®（アルケア（株））に切り替えた（図8）。

症例3 ● ハイドロファイバー®（図9～12）

仙骨部褥瘡で発生後73日目に入院した。大きなポケットを伴う創腔内の壊死組織はほとんど排除されていたが、仙骨の一部や靱帯が露出していた（図9）。浸出液が多いのでアクアセル®（ブリストル・マイヤーズスクイブ（有）コンバテック事業部）を創腔全体に使用し（図10）、その上をハイドロサイト®で被覆した。使用後42日目（図11）には創腔は最大時の約2/3となり、使用後84日目には約1/4となり（図12）自宅退院となる。

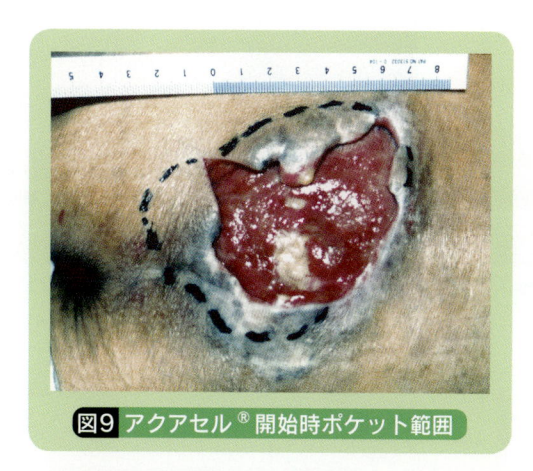

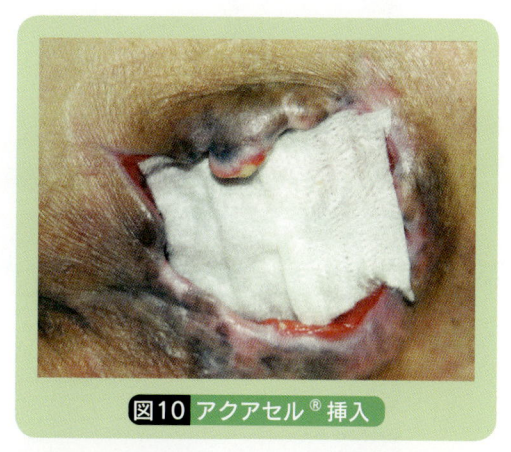

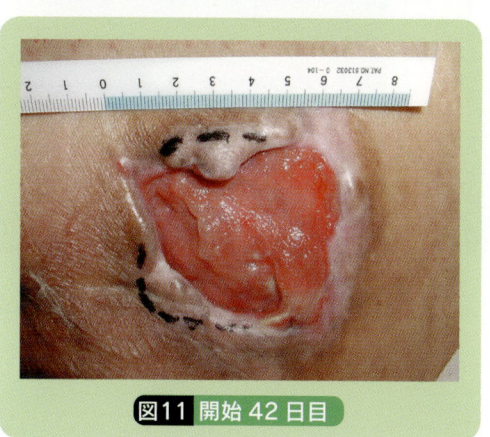

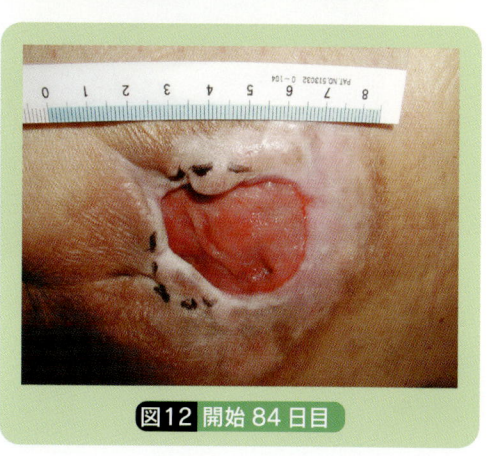

図9 アクアセル®開始時ポケット範囲

図10 アクアセル®挿入

図11 開始42日目

図12 開始84日目

本例は骨や靱帯の露出があったが、アクアセル®を使用後、これらの上にも肉芽が形成され、ポケットを含む創腔の縮小が得られた。

症例4 ●アルギン酸塩(図13〜16)

初診時の仙骨部褥瘡は発生後46日経過しており、壊死組織はほぼ融解排除され、ステージⅣ、D4であった(図13)。多少膿性の浸出液があるが感染徴候はない。

ソーブサン®を使用したが(図14)、創口の部分にソーブサン®が接触すると痛がった。ゲーベン®クリームを創口周囲に塗布すると痛がらなかった。ソーブサン®使用後151日目(図15)には創腔は最大時の1/6となり、249日目(図16)にごく小さな創腔を残すのみとなり退院となった。その後約2週間で治癒している。

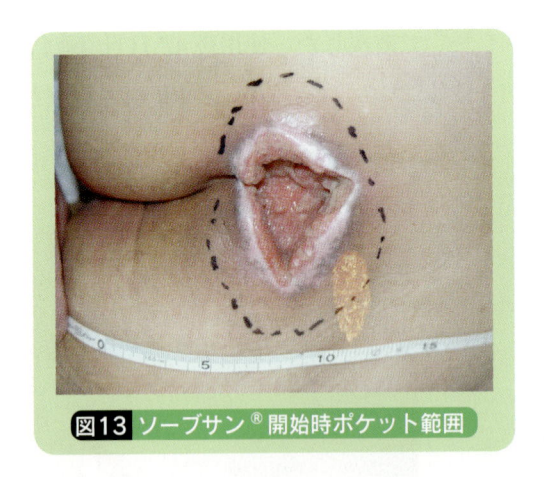

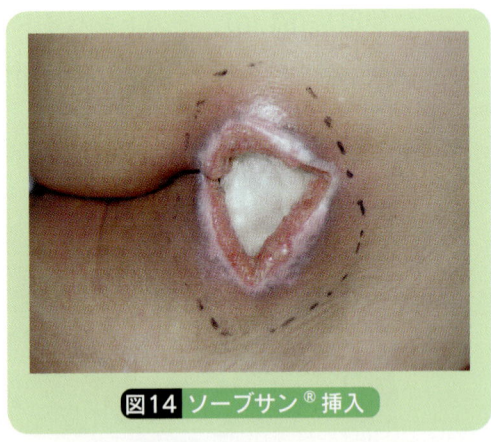

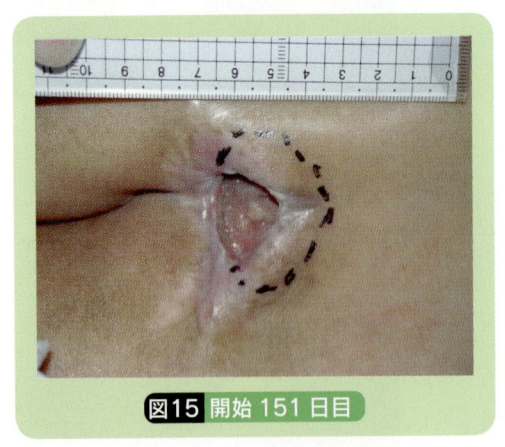

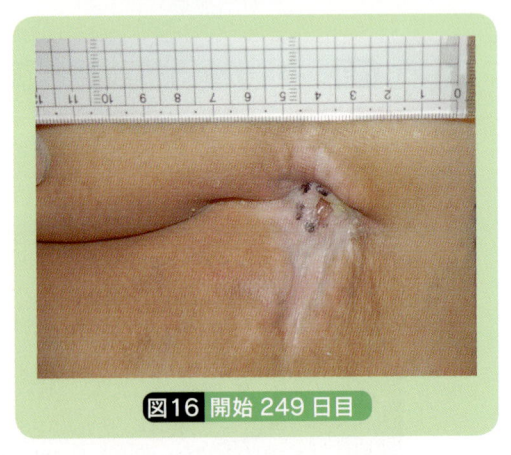

図13 ソーブサン®開始時ポケット範囲

図14 ソーブサン®挿入

図15 開始151日目

図16 開始249日目

症例5 ● ポリウレタンフォーム材 (図17〜19)

　創腔が深くとも、創面にドレッシング材を接着させる必要は必ずしもないと考える。創腔に浸出液がある程度あっても、フォーム材で被覆すると浸出液が適度に吸収され、ケアが順調にいくことが多い。

　図17は仙骨一部欠損を伴うステージⅣ、D5の仙骨部褥瘡で、発生後37日経過している。創腔は洗浄のみで何も挿入せず、ハイドロサイト®で被覆した(図18)。膿性浸出液は次第に漿液性となり、仙骨の一部は腐骨となって脱落し創面はきれいになってきたが、ハイドロサイト®開始後56日経過しても、仙骨の一部が露出している(図19)。その後フィブラスト®スプレーを併用したが、重篤な全身状態が継続するために創腔はほとんど縮小せず、褥瘡発生後136日目に死去した。

　この褥瘡にアルギン酸塩、ハイドロジェルなどを使用すれば創の改善がより早かったか否かは不明である。原疾患による重篤な全身状態が持続する状況では、どのようなケアを行っても褥瘡の改善は望めなかったのではないかと推測される。本例ではハイドロサイト®単独でも十分に浸出液は吸収できたし、遅々としてはいたが壊死組織の融解排除も行われ、創腔清浄化には効果があったと判断する。

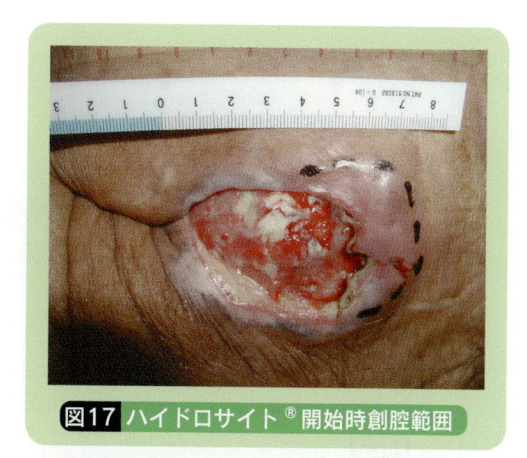

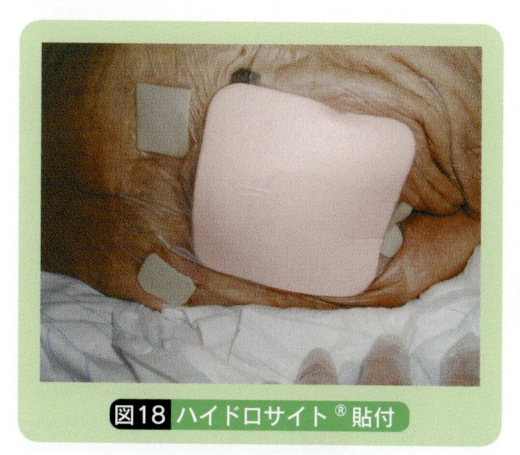

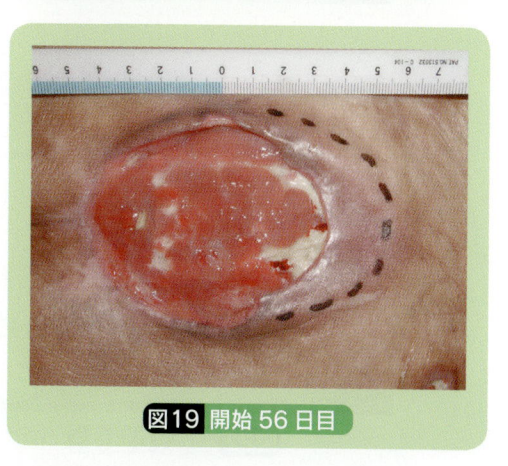

図17 ハイドロサイト®開始時創腔範囲

図18 ハイドロサイト®貼付

図19 開始56日目

2. 浸出液が多量ではない褥瘡、周囲皮膚炎を伴う褥瘡

　ハイドロジェル材は水分を多く含み、ある程度の浸出液を吸収すると同時に、浸出液が少ない創には水分を供給して湿潤環境を保ち、壊死組織融解や肉芽形成を促進する。水分を多く含むために創面の乾燥を防ぎ、局所温度を適度に保つためか、痛みのある創面や周囲皮膚損傷に使用すると、痛みを軽減する。

　ガイドラインには、ハイドロジェルは壊死組織に水分付与し、壊死組織の自己融解環境を形成し壊死組織を除去する、との解説がある。

症例6 ●ハイドロジェル（図20〜23）

　発症後44日目に初診となった左仙腸関節部褥瘡で、壊死組織の大部分が融解排除さ

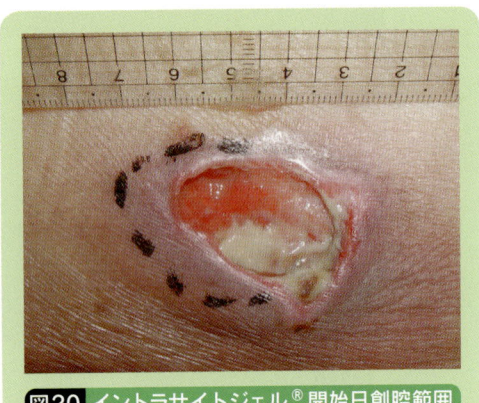

図20 イントラサイトジェル® 開始日創腔範囲

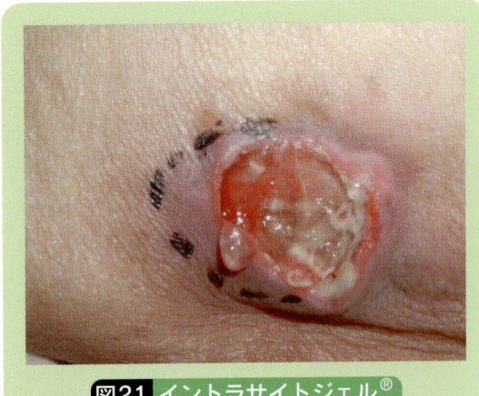

図21 イントラサイトジェル®

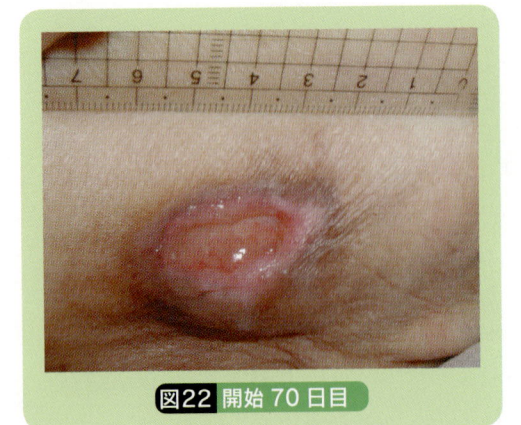

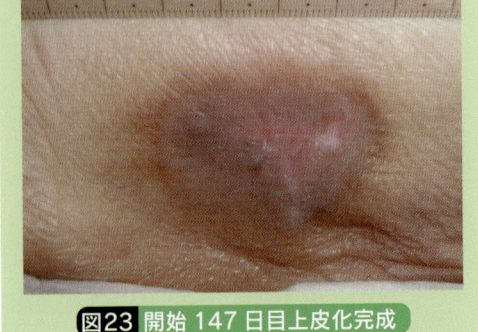

図22 開始70日目

図23 開始147日目上皮化完成

れ、ポケットを形成しているが感染徴候は消失している(図20)。浸出液は毎日のドレッシング材の交換を要する程度の量が出ているが多量ではない。湿潤環境を維持して壊死組織の融解排除と肉芽形成を促進するため、イントラサイトジェル®(スミス・アンド・ネフュー(株))を使用した(図21)。創の被覆閉鎖はハイドロサイト®を使用した。壊死組織はよく融解排除されポケットも消失し、イントラサイトジェル®使用後70日には創底が浅くなって創縁の段差はわずかとなり(図22)、147日目には色素沈着を残して上皮化された(図23)。

症例7 ●イントラサイト・コンフォーマブル® (図24)

　ハイドロジェルはポケット内部に注入しても間もなく排除されてしまうことが多い。ジェルをメッシュに浸み込ませた材形のイントラサイト・コンフォーマブル®(スミス・アンド・ネフュー(株))は、創腔の隅々まで挿入するのが容易であり、その際の疼痛の訴えが少ない(図24)。

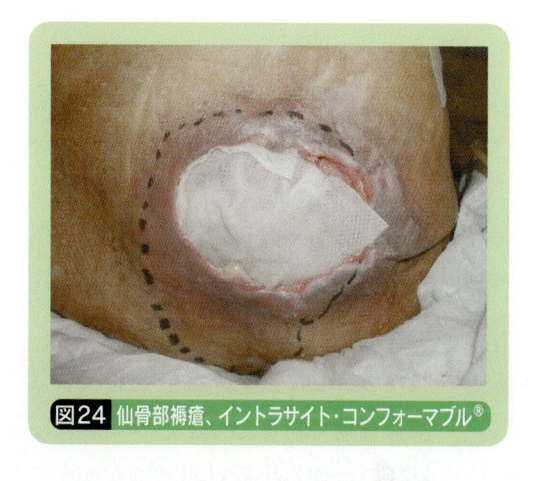

図24 仙骨部褥瘡、イントラサイト・コンフォーマブル®

症例8 ●イントラサイト・コンフォーマブル® (図25～27)

　ひんやりする感覚も気持ちがよいようであり、創周囲の皮膚炎が強く痛みを訴えている場合に使用すると有効である。仙骨部褥瘡からの浸出液のため周囲皮膚に広範な皮膚炎を起こし、強く痛みを訴えている事例(図25)の褥瘡周囲のびらん面にイントラサイト・コンフォーマブル®を使用した(図26)。使用直後から疼痛は軽減し、使用後7日目には皮膚炎は顕著に改善している(図27)。

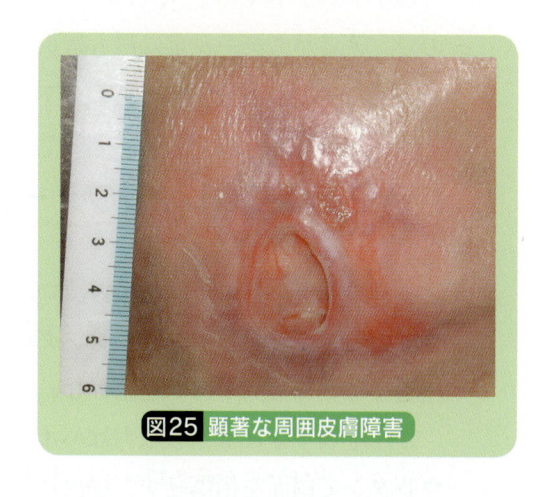

図25 顕著な周囲皮膚障害

図26 イントラサイト・コンフォーマブル®

図27 開始7日目

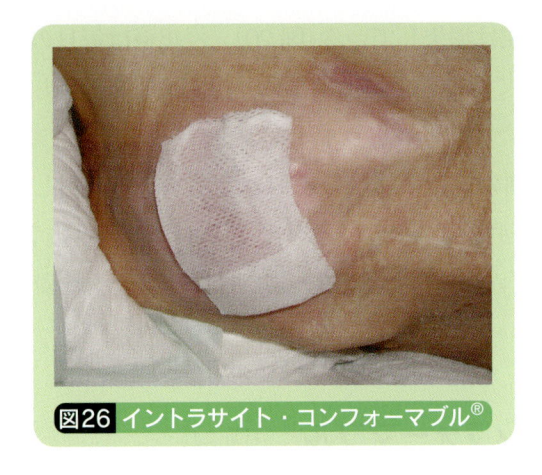

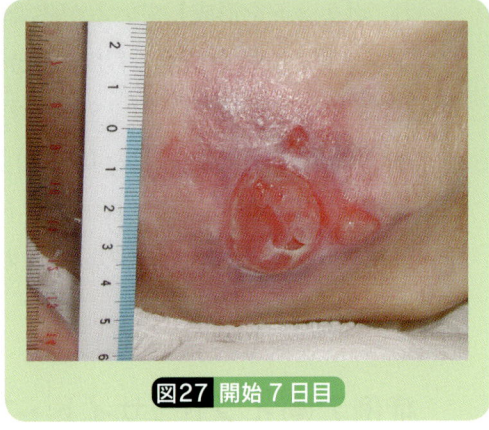

3. ステージⅢの褥瘡

　ドレッシング材のほとんどは、医療保険での褥瘡への使用適用がステージⅢとなっている。それはステージⅢの状態の褥瘡が最も多く、また長期にわたってこの状態が続くため、メーカー各社が厚生労働省に申請した際に、適応をステージⅢに選んだためと思われる。しかし、ステージⅢに有効なドレッシング材のほとんどは他のステージの褥瘡にも有効である。ガイドラインに解説されているように、褥瘡に対する各ドレッシング材間の無作為比較対照試験が臨床で十分に行われていないため、どのドレッシング材がより優れているかについてのエビデンスレベルは低い。

　ハイドロファイバー®、アルギン酸塩、ハイドロジェルについてはこれまで例示したので、著者がステージⅢに最も選択・使用するポリウレタンフォーム材とハイドロコロイド（シート型）材を主体としたケアについて例示する。

症例9 ●ポリウレタンフォーム材（図28〜31）

　ポリウレタンフォーム材は、薄い隔壁で独立した顕微鏡的な細かい無数の気泡からできているスポンジ状のドレッシング材であり、いったん腔に収容された細菌や浸出液は圧迫を加えても簡単には逆流しないため、創面の清浄化に有効である。

　ガイドラインには、吸収力はハイドロコロイドの約4倍あり、創傷面は非固着性ポリウレタンで創面を損傷せず、浸出液で崩壊しないので創に残渣を残さないなどの特徴が挙げられている。

10. ドレッシング材 ❷ ドレッシング材の使用方法−実践編

図28 ハイドロサイト® 開始日仙骨部褥瘡

図29 ハイドロサイト® 貼付

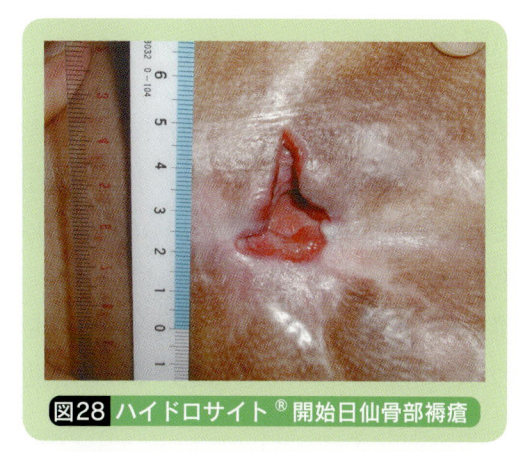

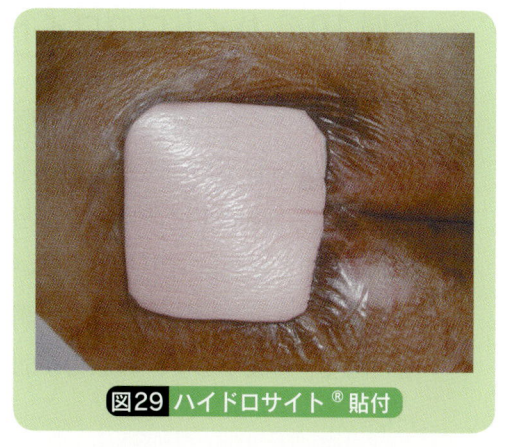

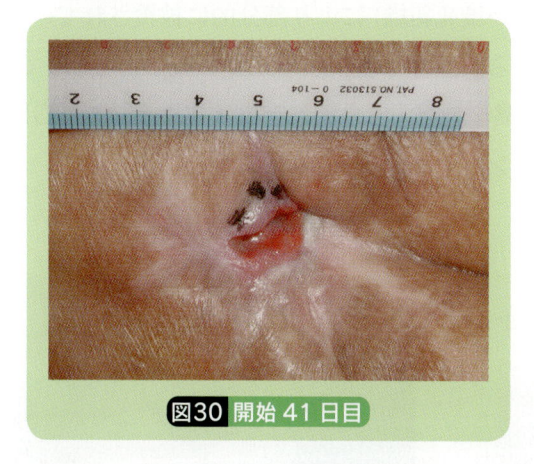

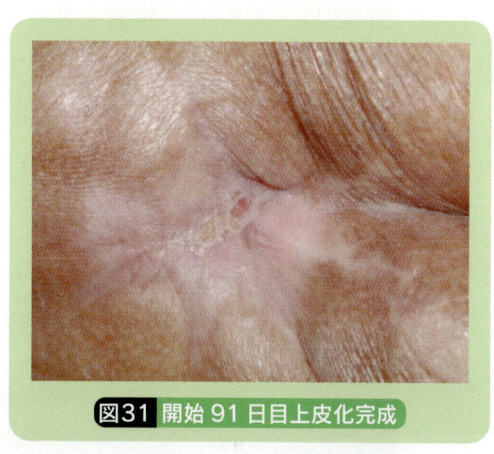

図30 開始41日目

図31 開始91日目上皮化完成

　図28は、小さなポケットを伴う仙骨部褥瘡で、褥瘡発生日は入院前で不確実であるが、既に壊死組織は融解排除されている。褥瘡初診時には、創底は肉芽組織で占められて損傷の深さの判断は難しいが、本来の損傷の深さはD4と判断される。浸出液は1日1回のドレッシング交換を要する程度であったので、クラビオAG®（クラレメディカル（株））を創腔内に入れ、ハイドロサイト®で被覆し、その上をオプサイトff®で二次被覆した（図29）。ケア開始後41日目には創腔は顕著に縮小し（図30）、91日目には治癒した（図31）。

　本例はアルギン酸塩との併用であるが、ハイドロサイト®単独使用でも大差のない経過を示す褥瘡が多く、保険も考慮して、最近はハイドロサイト®単独使用が多い。

症例 10 ● ハイドロコロイド材（図32〜35）

　ハイドロコロイド材は水分の吸収力ではフォーム材に劣るが、それ自身に粘着性があること、pH5以下の弱酸性に緩衝能があり制菌力が期待されること、水分の含有量が多く壊死組織の融解を促進しやすいと考えられること、などから、浸出液の比較的少ない、ステージⅢであればあまり深くない褥瘡に著者はよく使用している。
　ガイドラインには、閉塞性の湿潤環境を創に形成し、血管新生促進と細胞遊走を妨げない環境を形成するが、吸収力が弱いので、浸出液の多いときは避ける、と解説されている。
　図32は、エスカー（皮膚を含んだ硬い壊死組織）により部分的に被覆されていた仙骨部褥瘡のエスカー切除直後の写真である。深さは筋膜を越えていないのでD3である。浸出液があまり多くないので、壊死組織を融解するためにデュオアクティブCGF®（ブリストル・マイヤーズスクイブ(有)コンバテック事業部）を貼付し、ずれやすい部位な

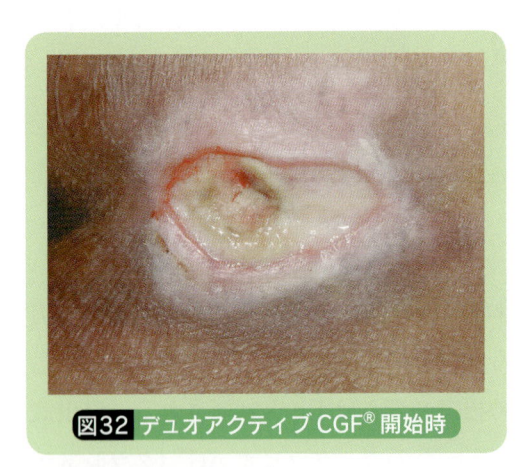

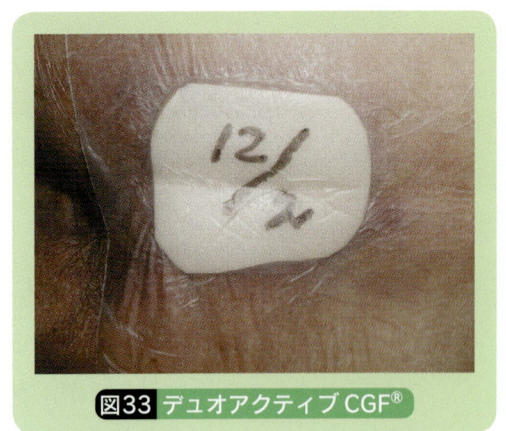

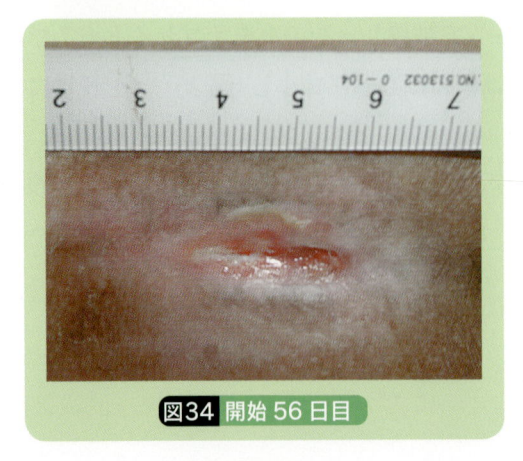

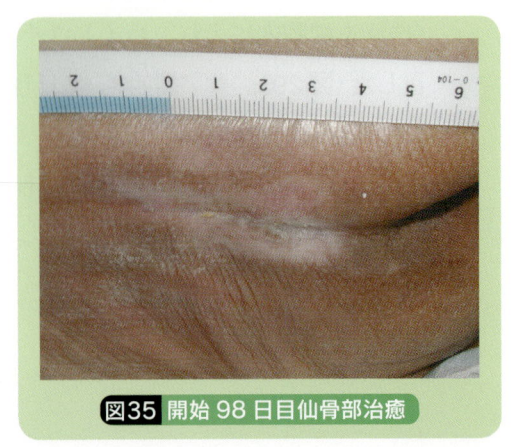

図32 デュオアクティブCGF® 開始時

図33 デュオアクティブCGF®

図34 開始56日目

図35 開始98日目仙骨部治癒

10. ドレッシング材 ❷ドレッシング材の使用方法 ―実践編

のでオプサイトff®で二次被覆した（図33）。デュオアクティブCGF®開始後56日目には創は顕著に縮小し（図34）、98日目には治癒した（図35）。

4. 真皮を越えない褥瘡

　今後ステージⅢ以上に所見が悪化する褥瘡の初期段階は、皮下組織の損傷が高度であるため、発赤、腫脹が顕著であり、皮下に浮腫／硬結を触れることが多い。

　ここで述べる真皮を越えない褥瘡のケアは、少なくとも初期段階では浅層に止まると判断する褥瘡である。このような褥瘡の特徴は、浸出液が少ないことである。

　著者は、前述のような特性を有するハイドロコロイド材を主として使用する。但し、骨突出が顕著な部位であれば、著者はある程度クッション性のあるハイドロサイト®を選択することが多い。ハイドロサイト®をステージⅡ褥瘡に使用することは保険では認められていないが、医学的には間違いではない。

　また、薄いハイドロコロイド材やフィルム材も、ケースバイケースで使用される。ガイドラインの急性期褥瘡の項には、創の状態を透見でき、創に強く粘着しないドレッシング材の使用が望まれると述べられている。

　発赤のみ、あるいは水疱に対しては、ガイドラインでは、ステージⅡと同様に透明で薄いハイドロコロイドまたはポリウレタンフィルムが推奨されている。但し、ポリウレタンフィルムは強い粘着性があって交換時に表皮を剥脱しやすいので、著者はあまり使用していない。

症例11 ● 真皮に至る創傷用ハイドロコロイド材（図36〜38）

　ステージⅡ、D2の右大転子部褥瘡である（図36）。浸出液はわずかであるので、デュオアクティブET®（ブリストル・マイヤーズスクイブ（有）コンバテック事業部）を貼付した（図37）。7日後には上皮化が完成し、発赤も消褪してきている（図38）。

　このように、浸出液が少ない褥瘡に対しては、創の透視ができる薄いハイドロ

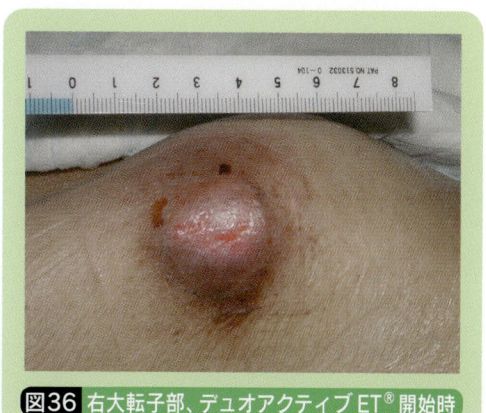

図36 右大転子部、デュオアクティブET®開始時

229

図37 デュオアクティブET®

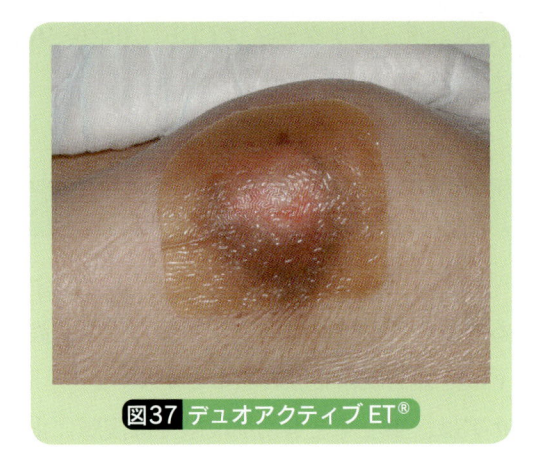

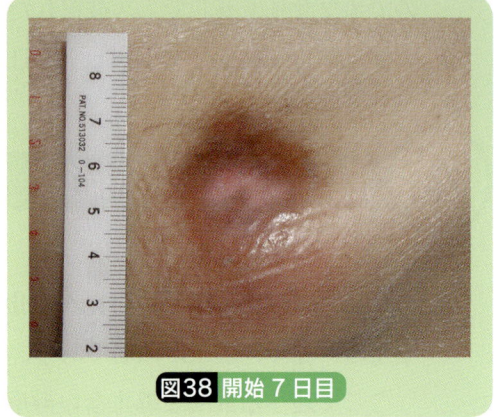

図38 開始7日目

コロイド材は有用であり、疼痛の軽減にもなる。

　今回はドレッシング材による褥瘡局所ケアの経験例を提示し、ガイドラインでどのように評価されているかを述べた。局所ケアには手術的治療、薬剤治療、理学的治療、体圧分散や除圧などもあり、これらを併用して最善のケアをしなければならない。全身状態は褥瘡の治癒経過に大きな影響があり、その改善も重要であり、これらの改善に努めて初めて局所治療が活きてくることを銘記して頂きたい。

（中條俊夫）

11 Pressure Ulcers

難治性褥瘡の治療

　褥瘡が難治化する主な要因として、①不十分な除圧・ずれ対策、②慢性の低栄養状態、③不適切な局所治療、が挙げられる。その結果、ポケット（dead space）形成、肉芽形成の遅滞、不良肉芽形成、創辺縁の堤防状隆起（不良肉芽形成と共存することが多い）などが起こり難治化を招く。さらに、感染制御も重要である。難治化した個々の褥瘡において、それぞれの要因がどの程度関与しているかはさまざまである。日常臨床においては、常にこれらの要因の有無をチェックし、難治化の悪循環を断ち切るための対策を講じなければならない。本稿では難治化した褥瘡の原因と代表的対処法を具体的に説明する。

1. ポケットを有する褥瘡

1 ● 難治化する原因

　ポケット（dead space）を有する褥瘡治療に難渋した経験をもたれる方は少なくないであろう。ポケットが容易に治癒しない理由として、処置がポケットの奥まで及びにくいために、①壊死組織が残存すること、②感染や壊死組織に対する炎症反応が持続することが挙げられ、そのために肉芽形成機転が始まらない。他方、褥瘡に加わる「ずれ」はポケットを形成する重要な因子であるとともに、治癒をも妨げる要因となる。できてしまったポケットに「ずれ」が加わり続けていたら改善・治癒は期待できない。また、時にポケットを覆う皮膚の裏面にまで上皮化が進行してしまい、ポケットを覆う皮膚と創面が肉芽組織同士で密着しないことが原因のこともある（図1）。

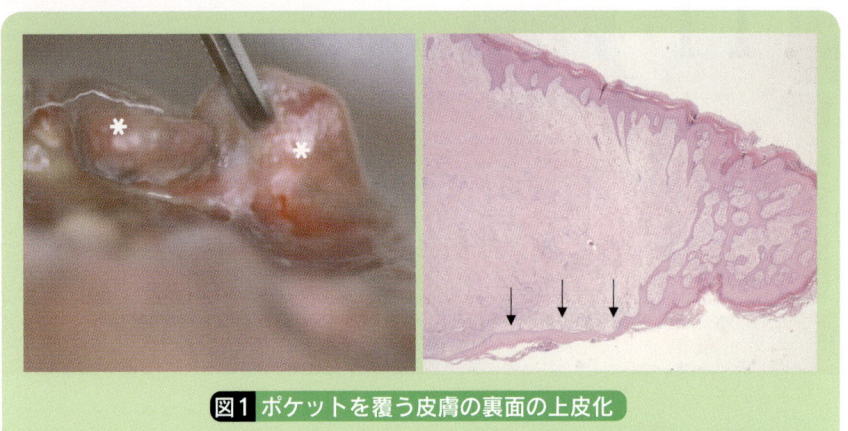

図1 ポケットを覆う皮膚の裏面の上皮化

ポケットを覆う皮膚の裏面は上皮化が進行している（＊）。外科的に切除した皮膚を組織学的に観察すると、表面から裏面へと連続性に上皮化が起こっていることがわかる（↓）。

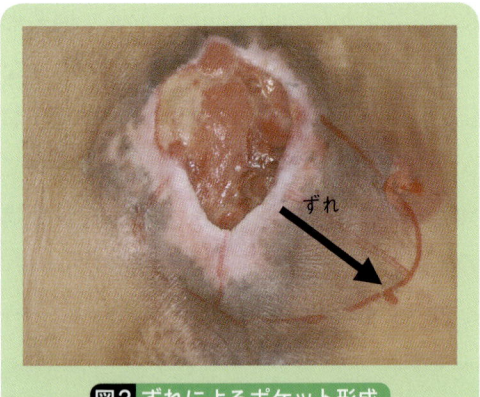

図2 ずれによるポケット形成

増殖期、または肉芽形成期に生じるポケットは、ずれによって一方向に生じる。

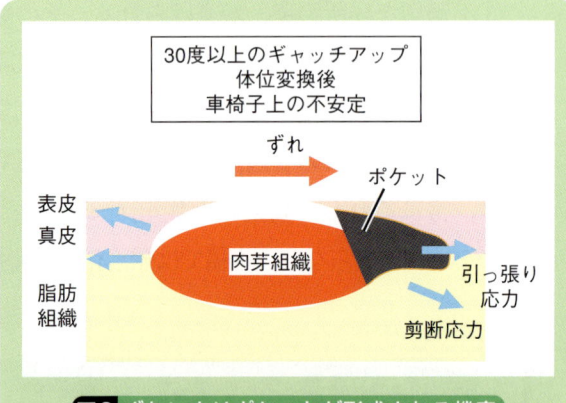

図3 ずれによりポケットが形成される機序

ずれは創面と周囲健常皮膚との境界部に集中するため、その部分が虚血状態に陥り新たな皮膚壊死が生じてポケットを形成する。ずれによって引き伸ばされた血管は、通常の半分以下の圧迫で血行が途絶する。

2 ● ポケットができる機序

　褥瘡にポケットが形成される機序は2つに大別できる。すなわち、肉芽形成期または増殖期の褥瘡に「ずれ」が加わったとき、壊死組織残存期または炎症期の褥瘡の壊死組織除去の時期を失したとき、あるいはこれに感染を併発したときにポケットが生じる[1]。

　肉芽形成期の褥瘡にポケットが生じる原因は「ずれ」である。このポケットは創周囲の一部分に生じるのが特徴である（図2）。ギャッチアップ時や体位変換時に創周囲皮膚に対して「ずれ」が加わると、「ずれ」力は創面と周囲健常皮膚との境界部に集中するため、その部分が虚血状態に陥り新たな皮膚壊死が生じてポケットを形成することになる（図3）。

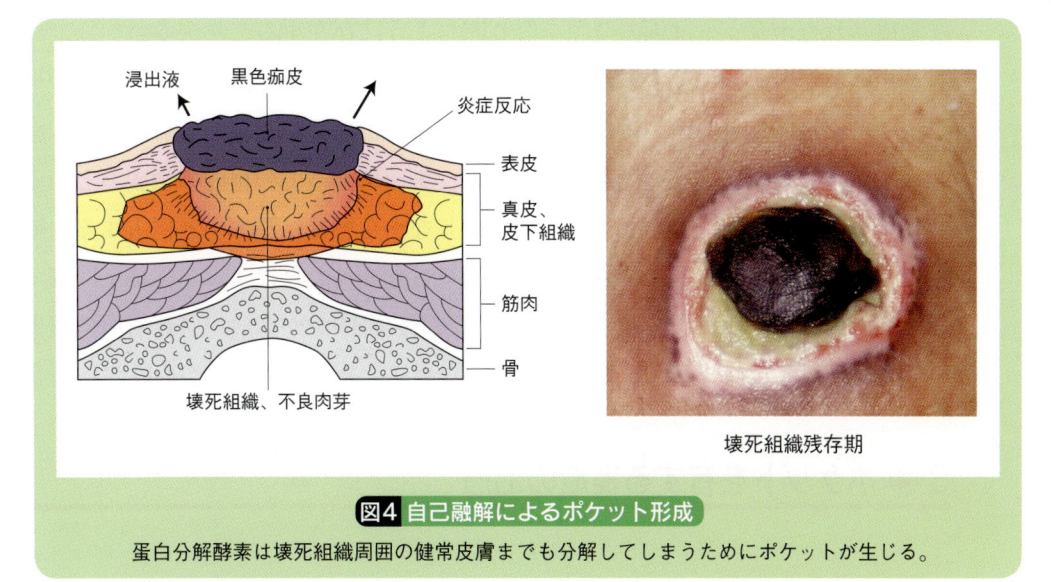

図4 自己融解によるポケット形成
蛋白分解酵素は壊死組織周囲の健常皮膚までも分解してしまうためにポケットが生じる。

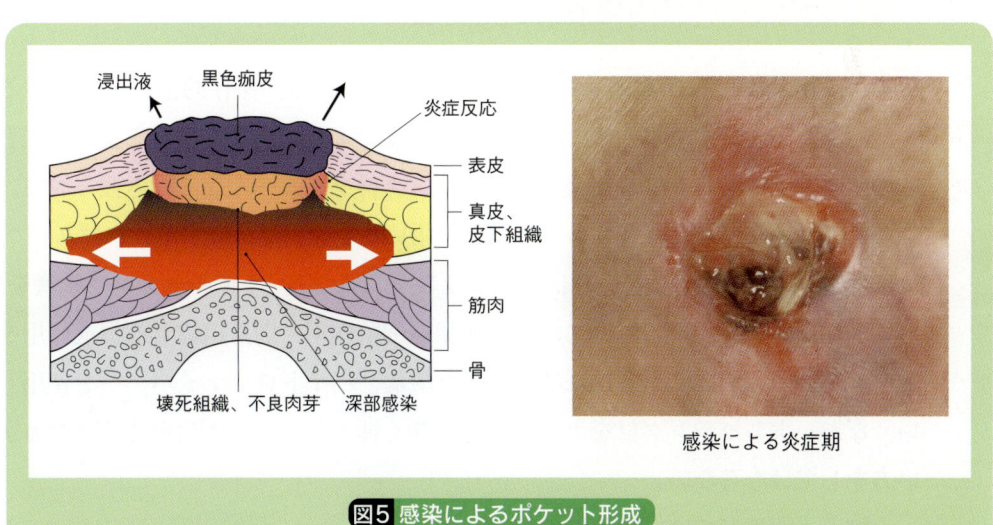

図5 感染によるポケット形成
細菌由来の蛋白分解酵素および好中球から放出される活性酸素や蛋白分解酵素が健常皮膚に甚大な傷害を与えるために大きなポケットが形成される。

　壊死組織残存期または炎症期の褥瘡にポケットが生じる原因は、壊死組織や感染に対する炎症反応が周囲の健常組織にまで傷害を与え、壊死に陥れることによる。壊死組織は生体にとっては異物であり、生体はこの壊死組織を身体から切り離そうとする反応（自己融解；autolysis）を起こす。この際、好中球やマクロファージなどが壊死部周辺に遊走し、蛋白分解酵素を盛んに分泌する。保存的に治療された壊死組織残存期または炎症期褥瘡の壊死組織が浮き上がってくるのは、これらの酵素の働きによって壊死組織が周囲の健常皮膚から遊離されるからである。しかし、これらの蛋白分解酵素は壊死組織周囲の健常皮膚までも分解してしまうためにポケットが生じる（図4）。このようにし

て形成されたポケットは創の全周を取り囲むように存在することが多い。

　壊死組織を外科的に除去したときに大量の膿が排出され、巨大なポケットが形成されていたという症例をしばしば経験する。壊死組織は血行が途絶えているため、細菌感染にはまったくの無防備状態であるばかりか、細菌にとっての格好の栄養源となる。壊死組織に細菌感染が成立すると、細菌は増殖しながら容易に深部へと侵入する。細菌が周囲健常皮膚へと侵入すると、好中球は細菌を貪食することによって生体を防御する。このとき、細菌由来の蛋白分解酵素ばかりでなく、好中球から放出される活性酸素や蛋白分解酵素が健常皮膚に甚大な傷害を与えるために大きなポケットが形成される（図5）。

3 ● ポケットを有する褥瘡の治療

a. ポケットに対する保存的処置法

　ポケット治療には保存的治療と外科的治療とがある。保存的治療を継続する場合には、微温生理食塩水や水道水でポケットの奥までよく洗浄した後、こまめに残存壊死組織のデブリドマンをして外用薬やドレッシング材をまんべんなく行き渡らせる。壊死組織のデブリドマンを最優先する。外用薬を用いる場合、浸出液が多ければユーパスタ®、カデックス®軟膏を、少なければフィブラスト®スプレー、オルセノン®軟膏を用いる。ドレッシング材を用いる場合には、壊死組織融解作用と肉芽組織形成促進作用をもつものを使用する。浸出液が多ければアルギン酸塩、ハイドロファイバー®を使用してもよい。なお、ドレッシング材をポケット内に深く挿入したり、圧迫を生じさせるような用い方をしてはならない。

　入院・入所患者では持続陰圧下で創を管理する vacuum-assisted closure（VAC）を試みてもよい[2)3)]。具体的には、ベッドサイドの痰吸引用の端末に点滴用のシリコンチューブを繋ぎ、他端を褥瘡創面に置いて創面より大きめのポリウレタンフィルム（オプサイト®など）で固定する（図6）。創面に固定するチューブ部分には数ヵ所側孔を空けておき、150mmHg前後の陰圧で吸引する。チューブが肉芽組織を傷めないようにハイドロサイト®などを下に敷いてもよい。在宅患者では三方割栓とディスポーザブル注

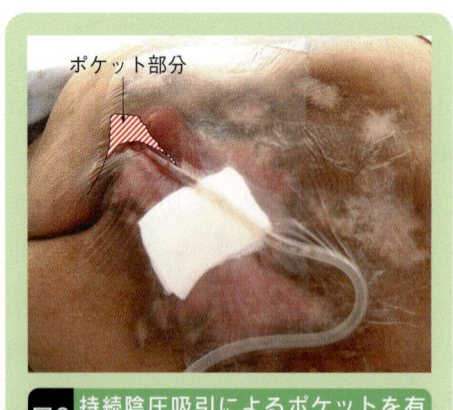

図6 持続陰圧吸引によるポケットを有する褥瘡の治療

11. 難治性褥瘡の治療

射器を用いて陰圧をかけることも可能である。

b. ポケットに対する外科的処置法

2〜3週間の保存的治療によって改善傾向がみられなければ、外科的にポケットを開放することを考える。ポケットを開放する前には、患者の状態が安定していること、出血傾向がないことを必ず確認する。基礎疾患に対して抗血小板薬や抗凝固薬を内服している患者も少なくないので、これらの薬剤を事前に休止してよいかを主治医に相談し許可を得ておく。表1に頻用される薬剤に関して、休止後に薬剤の影響がなくなるまでのおおよその日数を示した。

ポケットを開放する場合、まず、ゾンデなどでポケットの広がりを確認し

表1 デブリドメント処置前の投薬中止の目安

商品名	術前休止日
ドルナー・プロサイリン	1日前
オパルモン	1日前
アンプラーグ	1〜2日前
ペルサンチン	1〜2日前
プレタール	3〜4日前
ワーファリン	5日前
バファリン81・バイアスピリン	7日前
エパデール	7〜10日前
パナルジン	10〜14日前

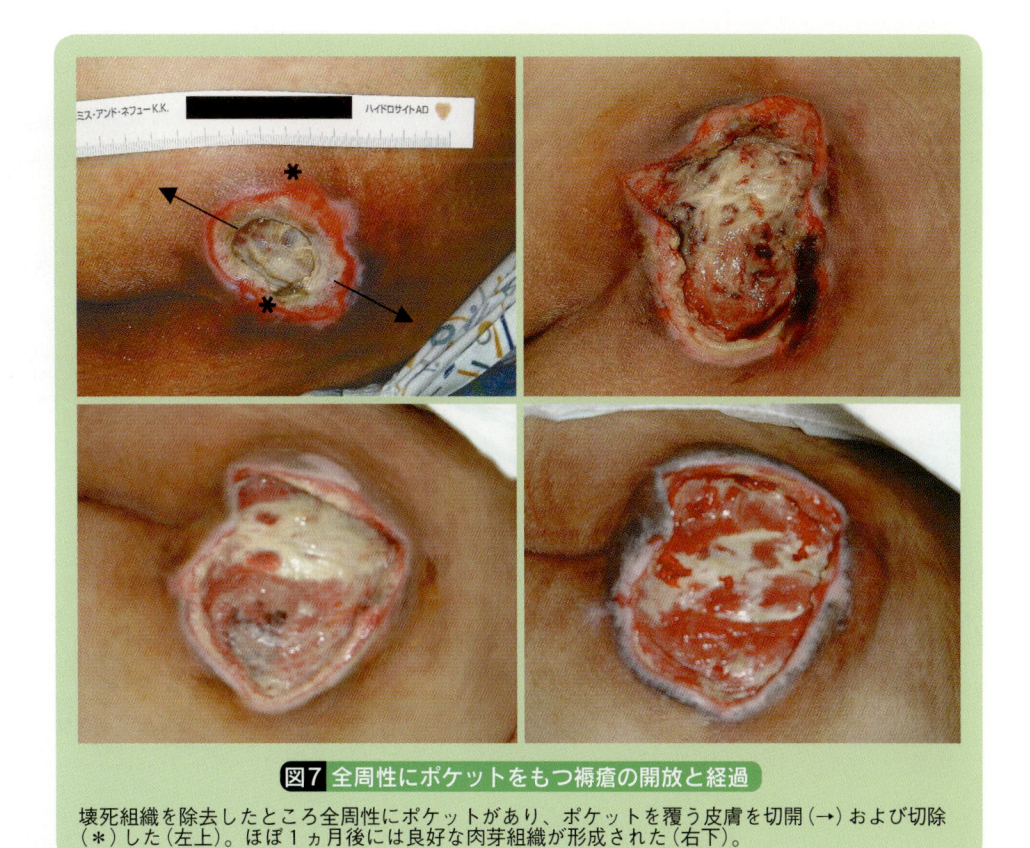

図7 全周性にポケットをもつ褥瘡の開放と経過
壊死組織を除去したところ全周性にポケットがあり、ポケットを覆う皮膚を切開（→）および切除（*）した（左上）。ほぼ1ヵ月後には良好な肉芽組織が形成された（右下）。

ながら皮膚表面にポケットの形をマーキングする。ポケットを覆う皮膚をエピネフリン入り局所麻酔薬で麻酔した後に切開する。ポケットが創全周の1/4以下である場合は中央に切開を入れる。創全周の1/4以上にポケットが広がっている場合は数ヵ所に均等に切開を入れる（図7）。切開して皮弁状になった皮膚は、小さければそのままでよい。大きい場合には翻転させてナイロン糸で固定することもある。時に、仙骨部褥瘡から大転子あるいは大腿外側面に通じる瘻孔が形成されることがある（図8）。このような瘻孔は、多くの場合深部に及ぶ感染を伴っている。瘻孔が深く長いと処置は不可能なので、ポケットと同様に瘻孔を開放しなければならない。切開は通常のメスで行ってかまわないが、圧迫のみで出血が止まらない場合には結紮、縫合などの止血操作を加える。この点、バイポーラの電気メスは切開と止血が容易にでき、便利である。ポケットを開放したら十分に洗浄しながら壊死組織や不良肉芽組織を十分に取り除き、抗菌作用と吸水作用をもつ外用薬（ユーパスタ®、カデックス®軟膏など）を塗布する。肉芽組織が創面の8割以上を覆ったら肉芽形成または増殖期に適した外用薬に変更する。吸水作用をもつ外用薬を漫然と使用していると不良肉芽を生む原因となる。

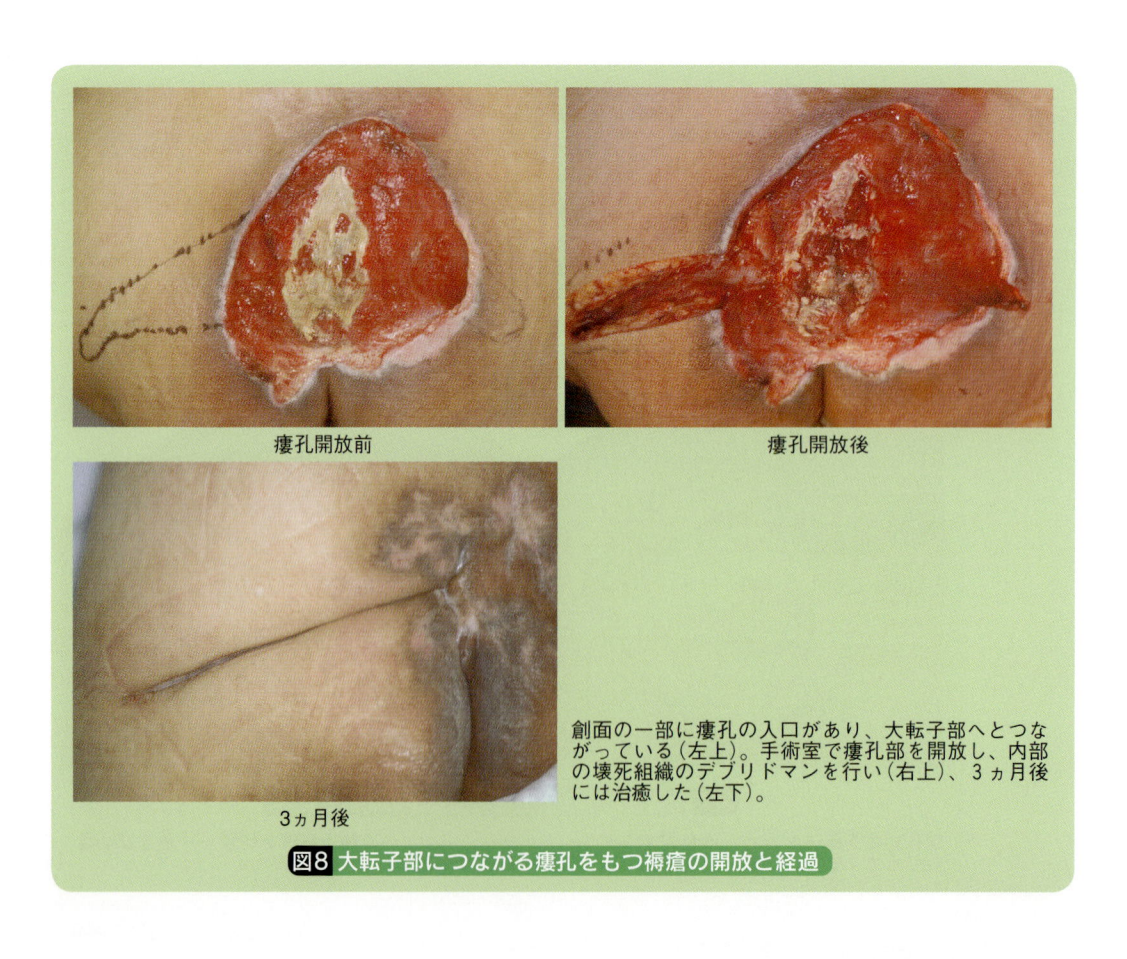

瘻孔開放前

瘻孔開放後

3ヵ月後

創面の一部に瘻孔の入口があり、大転子部へとつながっている（左上）。手術室で瘻孔部を開放し、内部の壊死組織のデブリドマンを行い（右上）、3ヵ月後には治癒した（左下）。

図8 大転子部につながる瘻孔をもつ褥瘡の開放と経過

11. 難治性褥瘡の治療

なお、褥瘡などの開放創、ポケットなどの死腔(dead space)、臀部膿皮症などの瘻孔に対して抗菌作用とドレナージ効果をもつホルムガーゼを使用することがある。その際、ヨウ素中毒の症状(興奮、せん妄、昏睡、食欲不振など)には十分注意しなければならない[4]。

4 ● ポケットをつくらないためのケアと処置

　第一に行うことは、「ずれ」を生じさせないケアを行うことである。このケアがポケットの発症や増悪を防ぐとともに、治癒を促進させる。皮膚に「ずれ」が生じやすい場面は、ギャッチアップ時、体位変換時、車椅子上座位時である。ギャッチアップの角度は30度以下が原則であることはいうまでもないが、ギャッチアップ後には「背抜き」を行うことを忘れてはならない。「背抜き」とは、ギャッチアップ後に患者の上体をベッドからいったん起こすことにより、皮膚のしわやよれを取り除く手技である。同様に、体位変換後にも皮膚やシーツのしわやよれを取り除くことを忘れてはならない。

　壊死組織は可及的速やかに除去しなければならない。壊死組織を放置していると、感染のリスクが増すばかりでなく、肉芽形成が始まらない。塊状の黒色壊死組織に対して、自己融解を期待して抗菌作用を有する外用薬やドレッシング材を漫然と使用している例をしばしばみる。前述したように、壊死組織の存在は肉芽形成機転を阻止し、感染のリスクを増大させる。このような処置は、感染を併発して褥瘡を悪化させる危険性を高めることの方が多い(図9)。壊死部と健常部の境界が明瞭になった時点で外科的デブリドマンを行うべきである。外科的デブリドマンの適応がある症例に対してこれを行わないことは、何もしていないことと同じである。

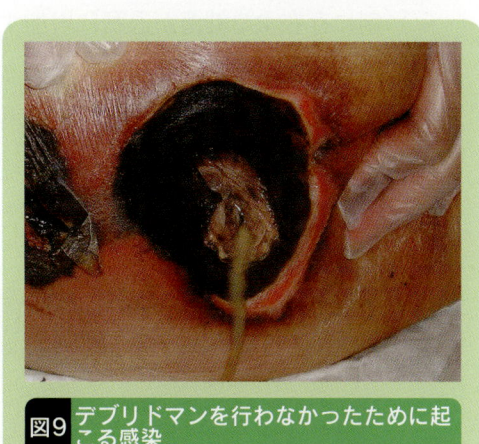

図9 デブリドマンを行わなかったために起こる感染
褥瘡は波動を触れ、感染徴候(周囲の発赤腫脹)を呈している。切開したところ、大量の排膿があった。

2. 不良肉芽

1 ● 不良肉芽が生じる原因

　褥瘡に限らず、皮膚潰瘍は壊死組織が取り除かれて初めて肉芽形成が始まり、肉芽組織が欠損部を充填して周囲皮膚との段差がなくなると周囲から上皮化が起こる。肉芽組織の形成が不十分であると段差が埋まらず、上皮化は起こりにくくなる。壊死組織が取り除かれたにもかかわらず肉芽組織が順調に形成されない理由としては、①高齢者では線維芽細胞自体の加齢による増殖能力低下、コラーゲン合成能低下と分解能上昇[5]、②循環障害、③細菌感染、④不適切な創面の水分バランス、などが挙げられる。

　循環障害が存在すると、肉芽組織形成に関与する血管内皮細胞や線維芽細胞への酸素や栄養素が不足するために細胞が十分に活性化されない。循環障害をきたす内的因子としては動脈硬化や心不全などがあり、低アルブミン血症（低栄養状態）による組織浮腫も組織内での物質輸送を妨げる遠因となる。外的因子は圧迫やずれであり、これらが循環障害を惹起することはいうまでもない。

　創に存在する細菌が過剰に増加すると創治癒が遅滞するばかりでなく、真の意味での深部感染が起こる。詳細は後述するが、表面に細菌が過剰に増殖すると、鮮紅色の脆弱な肉芽組織が形成され、悪臭と浸出液の増加を伴うようになる[6]。

　過度の湿潤あるいは乾燥環境が続くと良性肉芽組織が形成されない。良性の肉芽組

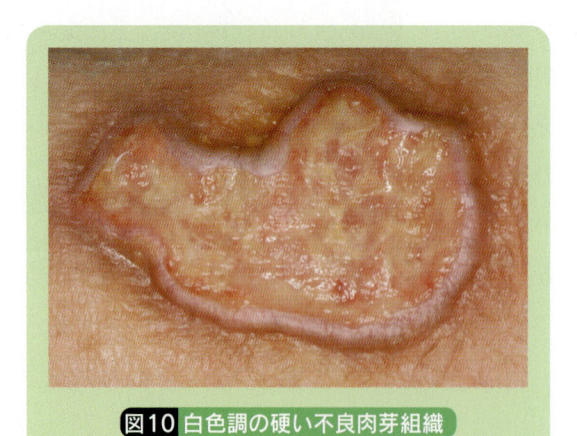

図10 白色調の硬い不良肉芽組織
このような白色調の硬い不良肉芽組織は決して創治癒へは向かわない。不良肉芽組織のデブリドマンをし、肉芽形成を促す治療を開始しなければならない。

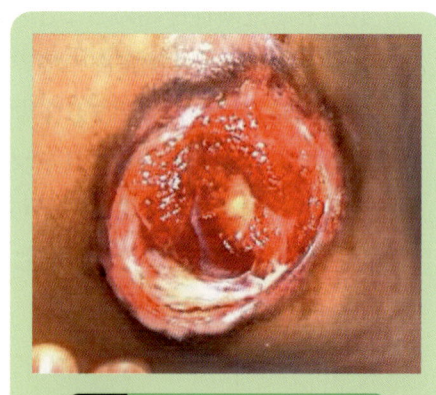

図11 浮腫の強い不良肉芽組織
吸水作用のある外用薬に変更することにより良性肉芽へと導くことができる。

織は暗紅色で引き締まっており，軽微な外力では肉芽組織からの出血や肉芽組織の崩壊は起こらない．乾燥環境が続くと肉芽組織は白色調を呈して硬くなり，ピンセットなどでつついても容易には出血しない（図10）．湿潤環境形成により肉芽形成を阻害する要因を排除し，自然な肉芽形成を助長するためにハイドロコロイドゲル，ポリウレタンフォーム，キチン，ハイドロポリマーを使用してもよい．過度の湿潤環境が続くと肉芽組織は過剰の水分を含んで浮腫状となる（図11）．また，浸出液中に肉芽形成を阻害する因子が増加して肉芽形成を阻害することもあるので，湿潤環境であるにもかかわらず肉芽形成が進まないときには，水分吸収作用のあるドレッシング材に変更してみるとよい結果を生むことがある．

2 ● 不良肉芽への対処法

　肉芽形成が起こらない，あるいはわずかにしか起こらないときには，まず外科的デブリドマンができるような壊死組織が残存していないかを確認する．存在していればこれを除去する．壊死組織が除去されたにもかかわらず肉芽形成が進まない場合には，局所の循環障害（虚血）と低栄養状態に対する対策を再検討する．「体圧分散寝具が有効に機能しているか？」「体位変換は確実に行われているか？」などがポイントとなる．経口摂取が可能な患者の褥瘡は必ず治癒へと導くことができる．患者ごとに経口摂取が可能かどうかを正確に評価し，できるだけ多くの栄養を経口摂取できるように工夫する．

　過度の乾燥環境によって生じた不良肉芽組織が，外用薬などを変更することによって良性肉芽組織へと変わることは期待できない．白色調の硬い不良肉芽は鋭匙などで外科的に除去し，改めて肉芽形成のための治療を行う．

　過度の湿潤環境によって生じた浮腫状の不良肉芽組織は，吸水作用のある外用薬に変更することにより良性肉芽へと導くことができる．カーボワックス，あるいはカーボワックス基剤のアクトシン®軟膏，副腎皮質ステロイド外用薬などを1週間程度外用し，肉芽組織の浮腫を除く．

3 ● 不良肉芽の鑑別疾患─有棘細胞癌

　慢性放射性皮膚炎や熱傷瘢痕などの慢性炎症性皮膚疾患を母地として表皮細胞由来の有棘細胞癌がしばしば発生する．褥瘡を発生母地とした有棘細胞癌も報告されており[7]，難治性褥瘡をみた場合には有棘細胞癌の発症も想起しなければならない．

　有棘細胞癌は，淡い紅色調の肉芽様組織がカリフラワー状に隆起するという特徴をも

つ（図12）。カリフラワー状とは小結節が多発融合して大きな塊を形成した状態である。増殖している腫瘍細胞は表皮細胞であるため、ピンセットなどで触れると正常の肉芽組織に比べて硬くて脆い。確定診断は病理組織学的に行う。

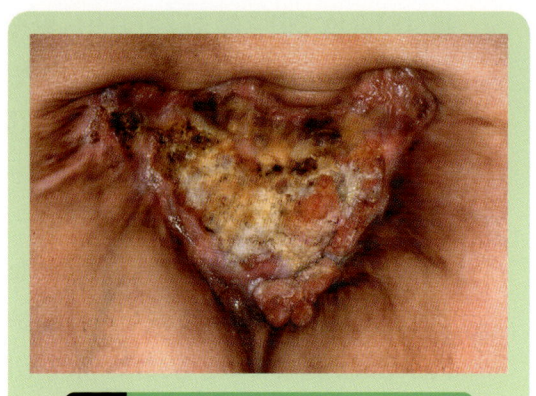

図12 褥瘡を発生母地とする有棘細胞癌
創辺縁には淡い紅色調の肉芽様組織がカリフラワー状に隆起している。

3. 創辺縁の変化―堤防状隆起、周囲皮膚との段差および浸軟

1 ● 原　因

　肉芽形成が十分に進行したにもかかわらず、その後の創周囲からの上皮化が遅々として進まないことがある。このような褥瘡に共通する変化として創辺縁の変化、すなわち堤防状隆起、周囲皮膚との段差および浸軟が挙げられる。褥瘡を取り囲む皮膚が堤防状に隆起した部分を詳細に観察すると、その部分は浅いポケット状（undermined、穿掘性ないし潜蝕性）となり（図13）、ポケットを覆う皮膚の裏面に上皮化が進行していることが多い（232頁図1）。このような変化をきたす原因として、軽度のずれや圧迫、吸水作用のある外用薬（カデックス®軟膏、ユーパスタ®など）による創の乾燥化などが考えられる。創が乾燥していると表皮細胞を創面へと遊走させるKGF（keratinocyte growth factor）やbFGF（basic fibroblast growth factor）が効率よく標的細胞へと作用しないばかりでなく、表皮細胞が遊走するときの足場となるコラーゲンに変性が起こるために上皮化が遅れる。その結果、湿潤環境にあるポケットを覆う皮膚の裏面に表皮細胞が遊走してしまうと考えられる。

　周囲皮膚との段差が大きいと上皮化が進みにくい。創面の上皮化は、周囲皮膚から表皮細胞が分裂増殖し、創面へと遊走することによって進行する。表皮細胞の遊走にはⅠ型コラーゲンなどの細胞外基質（extracellular matrices；ECM）が足場として必要である。したがって、周囲皮膚と肉芽組織との間は段差がなく連続していることが必須条件である。

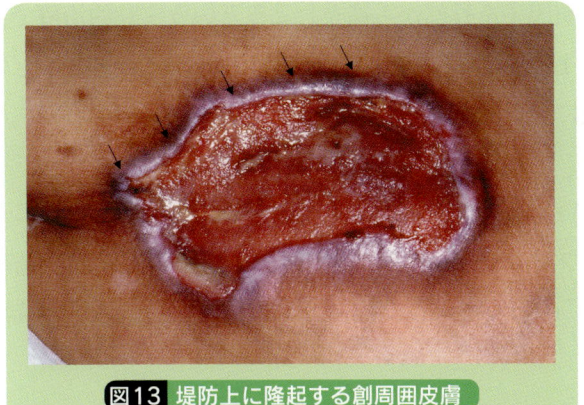

図13 堤防上に隆起する創周囲皮膚
堤防状に隆起した周囲皮膚の下の部分（↓）は浅い穿掘性ないし潜蝕性のポケットを伴っている。

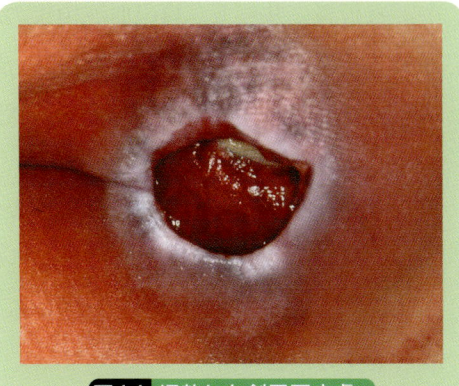

図14 浸軟した創周囲皮膚

　過度の湿潤環境により創周囲の皮膚が白くふやけた状態（浸軟；maceration）となることがある（図14）。臨床的観察からこのような状態も上皮化を妨げていることは明らかではあるが、その機序は不明である。原因としては細菌のcritical colonization（後述）による浸出液の増加、あるいは水分を多く含むクリーム基剤の外用薬（オルセノン®軟膏、ゲーベン®クリーム）の使用などが考えられる。さらに、一部の患者では失禁の関与もあろう。

2 ● 対処法

　上皮化が皮膚の裏面に進行した部位では、創面の上皮化が非常に遅れるか、まったく進行しない。また、堤防上に隆起した部位は圧迫が強く加わるために虚血状態を起こし、穿掘性ないし潜蝕性変化をきたしやすくなる。このような状態を保存的治療によって改善することは難しいので、ポケット開放と同様の操作で堤防状に隆起した部分を外科的に切除する。

　肉芽形成が進まず、周囲皮膚との段差が解消されないときには、局所治療、栄養状態、体圧分散ケアなどの面から総合的に再検討する必要がある。局所治療に関しては、外用薬やドレッシング材をほかのものに変更してみるのも1つの手段である。近年、難治性の皮膚潰瘍に対してPDGF（platelet-derived growth factor；血小板由来増殖因子）、TGF-β（transforming growth factor-β；形質転換増殖因子）などの増殖因子を大量に含む自己血液を用いた治療が有効であったとの報告がなされている[8]。本治療は、増殖因子が肉芽組織内で標的細胞に有効に作用していないために肉芽形成が進まないとい

う仮説に基づき、自己血液由来の増殖因子を外部から補充しようという実験的治療である。将来的には、PDGF、TGF-β、bFGF、EGF（epidermal growth factor）などの遺伝子組み換え増殖因子を創の状態に合わせて調整したカクテル製剤が登場するであろう。

浸軟に対しては、水分含量が少ないあるいは吸水作用を有する外用薬に変更することで対処可能である。これには油性のプロスタンディン®軟膏や亜鉛華軟膏、水溶性基剤のアクトシン®軟膏が適している。Critical colonization が疑われる場合には創の洗浄を十分に行う。

4. 踵部、大転子部の褥瘡

1 ● 難治化する原因

踵部褥瘡が仙骨部褥瘡に比べて治りにくい理由はない。但し、閉塞性動脈硬化症や糖尿病性血管障害を有する患者では、末梢部分の血流が乏しいために肉芽形成能が低下して難治化しやすい。

大転子部に褥瘡が発症する原因としては、30度以上の側臥位や体位変換後の皮膚・寝巻き・シーツのしわの残存（圧迫がしわの部分的に集中する）などが考えられる。大転子部は皮下脂肪と筋肉組織が少ないため、関節軟部組織にまで壊死が及ぶことも少なくない。関節軟部組織を構成する腱や靭帯などからは肉芽形成が起こりにくく、周囲から肉芽組織が形成されるのを待たねばならないため難治化する。また、自立度の高い患者は歩行やリハビリテーションによって患部の安静が保たれず、創周囲皮膚と肉芽組織との密着維持が妨げられてしまうことも難治化の一因となる。

2 ● 踵部、大転子部の褥瘡への対処法

踵部は最も角層の厚い部位である。感染徴候（wound infection、後述）がなければ、強固なバリア機能をもつ角層自体がドレッシング材の機能を担ってくれるので、デブリドマンはしないでおく（図15）。しかし、感染徴候が出現したら直ちにデブリドマンを行うべきである。

先に述べた理由により、大転子部の関節包に達するような深い褥瘡は難治化しやすい。しかし、こまめにデブリドマンを行い、肉芽形成促進作用を有する外用薬を使用し

ていれば肉芽組織は形成される。活動性の高い患者では創の安静が守られにくい。このような場合、ディスポ注射器を用いた持続陰圧吸引法は試みる価値のある治療法かも知れない。

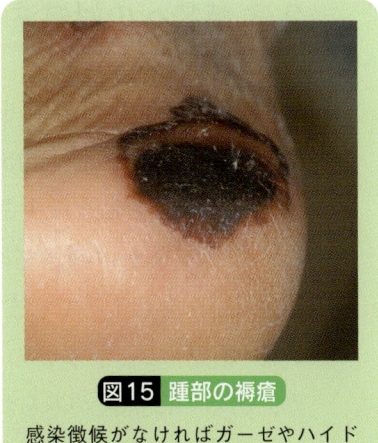

図15 踵部の褥瘡
感染徴候がなければガーゼやハイドロサイト®などで保護して保存的に経過をみてよい。

5. 感　染

1 ● 感染とは

　褥瘡のような慢性の開放創の表面に細菌が存在することは避けられない。細菌による創の傷害程度は細菌の種類・数と生体の防御能のバランスで決まり、以下の4段階に分けられる（表2）[9]。Wound contaminatoin は創部で増殖できない細菌が存在する状態、wound colonization は生体に傷害を与えない細菌（例：表皮ブドウ球菌、コリネバクテリウムなど）が増殖している状態、critical colonization は細菌数が増え、明らかな感染徴候はないが創治癒が遷延している状態、wound infection は細菌が増殖しながら肉芽組織の深部へと侵入して組織破壊を起こしている状態である。通常、critical colonization を経て wound infection へと移行する。

　Critical colonization の状態では、細菌由来のコラーゲン分解酵素（matrix metalloproteinases；MMPs）や炎症惹起物質が肉芽形成を妨げている。臨床的に創の縮小化がなくなり、肉芽組織は鮮紅色調となって易出血性と脆弱性を示すようになる。Wound infection に進行すると、疼痛、発赤、腫脹、局所熱感、膿性分泌物の増加などが認められる。

表2 創に対する細菌のかかわりの程度

1. Wound contamination
2. Wound colonization
3. Critical colonization
4. Wound infection

2 ● 感染への対処法

　褥瘡のような開放創を無菌状態に保つことは不可能である。そして、wound infection は critical colonization を経て起こると考えられる。したがって、毎日の処置のときに細菌数を減少させるように微温生理食塩水や水道水などで十分に洗浄する。この際、圧をかけ過ぎて肉芽組織に物理的損傷を与えないように注意する。Wound infection を起こしてしまった場合には抗生剤の全身投与を行う。深部に膿が溜まっている(膿瘍)ことが多いので、創を軽く圧迫して波動感(ブヨブヨした感じ)を触れるか、あるいは排膿がみられた場合には迷わず切開排膿を行う。同時に、壊死組織のデブリドマンをし、入念に創を洗浄した後に吸水作用と抗菌作用を有するカデックス®軟膏やユーパスタ®軟膏などを外用する。鋭い観察眼をもって適切な治療を行えば、I(nfection)をi(nfection)にすることは決して難しくない。

　慢性に経過する褥瘡のような開放創に対する消毒薬の使用の是非については議論のあるところである。確かに消毒薬の成分は線維芽細胞などに対して細胞毒性をもつことは実験的に確認されている。しかし、*in vitro* の実験は生体(*in vivo*)とはまったく異なった条件下で行われている。生体における細胞毒性の強さは消毒薬の種類と使用濃度に依存するが[8]、消毒薬が創治癒をどの程度遅らせるかは不明である。

　実験的に確認された消毒薬の細胞毒性、消毒綿球などによる物理的傷害が創治癒に対する阻害因子であることは間違いない。また、消毒薬は生体蛋白と反応して数分以内

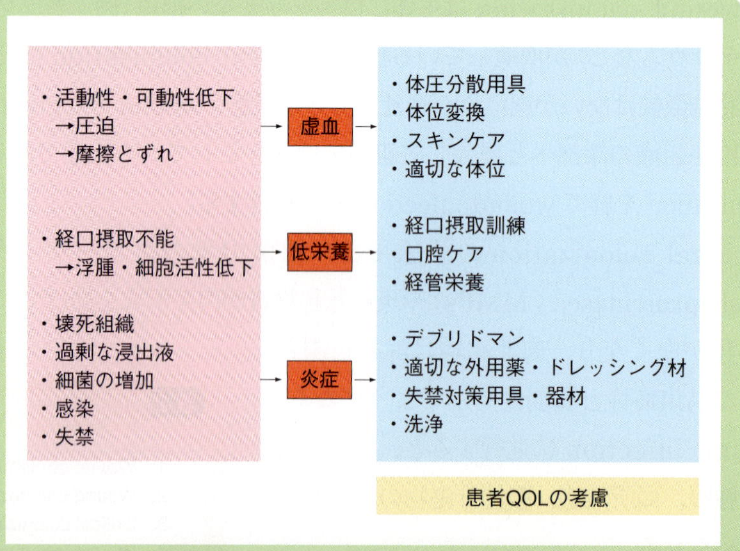

図16 褥瘡が難治化する原因とその対策

に不活性化されるため、創表面の細菌にしか作用しない。言い換えると、壊死組織や肉芽組織内に侵入した細菌には無効である。基本的に創の清浄化は洗浄のみで十分であるが、明らかな創部の感染を認め、浸出液や膿苔が多いときには洗浄前に消毒を行ってもよい。なお、MRSA が創部に検出された場合も基本的には他の細菌と同様に対処してよい。MRSA が存在するから治癒が進まないのではなく、壊死組織が残存して肉芽形成が悪いために MRSA が存在できるのである。もちろん、MRSA による wound infection や併発する敗血症に対しては有効な抗生剤を全身的に投与しなければならない。

　難治化する褥瘡にはそれぞれ原因がある。患者の臨床所見や検査データから治癒阻害因子を見い出し、それを取り除く対処が求められるといえる（**図 16**）。この際、患者の今後の見通し、予後を考慮した QOL 重視の対処が必要であることも忘れてはならない。

（石川　治）

文　献

1) 石川　治：ポケットを有する褥瘡の難治化の原因と治療．褥瘡会誌 2（3）：329-330, 2000.
2) Argenta LC, et al：Vacuum-assisted closure；a new method of wound control and treatment；clinical experience. Ann Plast Surg 38：563-577, 1997.
3) 河合修三：治りにくい褥瘡に困ったとき．よくわかって役に立つ褥瘡のすべて，宮地良樹，真田弘美（編著），pp125-138，永井書店，大阪，2001.
4) 堀田健人，ほか：褥瘡患者に生じたヨードホルム中毒．皮膚臨床 46：2027-2073, 2004.
5) 横山洋子，ほか：三次元培養系を用いた UVA 照射によるヒト真皮由来線維芽細胞の I 型コラーゲンおよびグリコサミノグリカンの変動の解析．日皮会誌 112：953-959, 2002.
6) Cutting KF, Harding KGH：Criteria for identifying wound infection. J Wound Care 3：198-201, 1994.
7) 大西泰彦，大原國章：褥瘡に併発した有棘細胞癌．Visual Dermatology 2：574-575, 2003.
8) Schultz GS, et al：Wound bed preparation；a systemic approach to wound management. Wound Rep Reg 11(2, suppl)：S14-S20, 2003.
9) Gruber RP, et al：The effect of commonly used antiseptics on wound healing. Plast Reconstr Surg 55：472-476, 1975.

12 Pressure Ulcers

褥瘡の外科的治療

12-1 外科的治療（手術療法）

　褥瘡の外科的治療（手術療法）の利点は、保存的治療よりも早期治癒が期待できる点である。その結果、早期の社会復帰が可能となる。しかし手術療法では再発の可能性を常に念頭におかなければならない。米国医療政策研究機関（Agency Health Care Policy Research；AHCPR）のガイドラインでは手術後の再発率を13～56％と記載している。再発をきたせば、さらに再建方法は限定されることになるため、周術期の管理が重要なことは言うまでもない。

　本稿では、①手術適応、②手術時期・術前管理、③手術手技、④術後管理、に分けて外科的治療（手術療法）について記載する。

1. 手術適応について

　手術適応を考える場合、①全身的要因、②局所的要因、③社会的要因、について考慮する必要がある。

1 ● 全身的要因

　褥瘡患者では、脳血管障害、悪性腫瘍、糖尿病などの基礎疾患を有する場合が少なくない。このため術前の心肺機能、腎機能あるいは肝機能などの全身的な評価が必要とな

る。特に糖尿病では、術前のコントロールが重要である。不十分なコントロールでは、合併症の発生や再発を引き起こす原因となる。術前検査の結果、全身麻酔のリスクが高い症例では、保存的治療を継続することとなる。手術は、全身状態が安定している患者に限定されるべきである。しかし手術侵襲を過大評価しないことも重要である。

術後に高い再発が予想される場合として、高齢者、脊髄損傷患者、対麻痺患者、低栄養状態にある場合、病的骨突出や関節拘縮のある場合、喫煙習慣を有する場合、疾患名としては糖尿病、腎不全、心疾患を有する場合、坐骨部褥瘡などが挙げられる。このような場合、手術の適応を慎重にすると同時に手術後の管理を指導できる体制を整えておくようにする。また認知症症状の強い場合、術後の体位変換や安静保持に問題があり合併症発生の原因になりやすいと考えられる。さらに術後ケアの点から再発にもつながりやすいので、手術の適応には慎重であることが望まれる。このため術前の精神状態を把握しておくことも重要である。

2 局所的要因

局所的には、褥瘡の深さが大きな因子となる。一般に皮下組織に達する褥瘡では、創底からの再上皮化が期待できず、主に周辺からの収縮による治癒を期待することになる。このため保存的治療では非常に長い時間を要する。皮下組織を越える褥瘡とは、Daniel 分類ではⅢ度、NPUAP (National Pressure Ulcer of Advisory Panel) 分類では stage Ⅲ になる。日本褥瘡学会から提唱された DESIGN 評価のD項目ではD3（皮下組織まで）以上を手術療法の適応と考える。その他、再発例や多発例では、再発の要因や術後管理の方法を十分に検討したうえで、慎重に再建方法を決定すべきである。

3 社会的要因

褥瘡の手術のためには少なくとも約1ヵ月の入院期間を考える必要がある。全身的に局所的に手術適応と考えられても、長い入院期間に同意できない患者も少なくない。また術後の再発予防のための体位変換や体圧分散寝具の使用などには介護力や経済的な問題なども関与する。さらに対麻痺による褥瘡では再発予防のためのリハビリテーション訓練を組み込むことも大切である。このような患者を取り巻く社会的環境を考慮したうえで手術の適応を考える必要がある。

2. 手術時期・術前管理について

　術前管理では、寝たきりとなった患者背景を把握しておくことが重要である。糖尿病や腎不全などでは術前からの厳重な管理がなければ、合併症や再発の大きな要因となる。さらに局所的に褥瘡評価ツール（DESIGN 評価）を用いて、少なくとも 2 週間ごとに経時的に評価していくことが望ましい。ここでは術前の全身管理と局所管理に分けて記載する。

1 ● 全身管理

　術前の全身管理の要点は、患部の除圧と栄養管理にある。褥瘡患者は、基礎疾患の存在や創面からの体液の喪失により低栄養状態を認めることが多いとされている。蛋白代謝が障害されると、末梢リンパ球数やT細胞数が減少し、免疫能が低下して易感染性を招く。このため褥瘡部は感染を併発しやすくなり、特に手術療法では感染を併発すると治療は難渋するようになる。褥瘡患者の栄養摂取量の目安として 30kcal/kg/ 日が必要とされる[1]が、高齢者や咀嚼能力、嚥下機能に障害のある患者の場合、十分な栄養補給を経口で行うことは困難である。最近では、比較的低侵襲で経皮内視鏡的胃瘻造設術を行うこともできるので、術前に検討しておく。栄養状態の改善の目安として、血清ヘモグロビン値は 10.0 g/dl 以上、血清アルブミン値 3.0 g/dl とされている。しかし必ずしもこの状態でなければ手術をしないというのではなく、その他の全身状態も考慮して症例ごとに手術時期を判断するべきである。

　一方除圧に関しては、体圧分散寝具の適応を最優先に考えなければならない。基本的には自力での体位変換が可能な場合、安定性を優先しウレタンフォームマットレスとし、不可能な場合は圧切替型エアマットレスを適応する。

　なお術後は、車椅子への移動を禁じるためベッドはウレタンフォームマットレスから厚みのある圧切替型エアマットレスもしくはエアフローティングベッドへ変更する。

　また体位変換については、可能であれば褥瘡部が圧迫されない体位のみで体位変換スケジュールを立てる。その際、体位変換時間は原則的に 2 時間ごとにする。しかし 2 時間ごとという明らかなエビデンスはないため、体位変換前に骨突出部の周辺皮膚を観察し、発赤を認めるようであればさらに短くすることを検討する。またさまざまな大きさのクッションを利用して身体の接触面積を高めるようにすると患者自身の安定感を得る

ことができる。

2 ◉ 局所管理

　近年、褥瘡治療においては wound bed preparation の概念が大きく取りあげられている。その要点は、①デブリドメント、②感染のコントロール、③浸出液の管理、にある。術前の管理において最も重要なことは、感染の鎮静化である。DESIGN 評価では、Inflammation/Infection の項目を少なくとも小文字にするようにする。全身的な発熱がなく、局所的には膿汁の排泄や悪臭のない状態が手術直前の望ましい状態である。感染の鎮静化の方法として外科的デブリドメントとポケット切開について常に考慮すべきである。創内に壊死組織が残存したままでは、軟膏やドレッシング材を用いた保存的治療が有効でないばかりか、敗血症などの全身的な感染症を引き起こす可能性もある。このためできるだけ早期に外科的デブリドメントを行うようにする。

　2003 年の Wound Ostomy Continence Nurses society のガイドラインでも再建手術と外科的デブリドメントは時期を分けて行うことが推奨されている。また術前には下床の骨の評価を MRI や骨シンチグラフィーなどを用いて行っておく。骨髄炎を有する場合には、腐骨除去について整形外科医と相談しておく必要がある。特に褥瘡が股関節腔にまで及んでいる場合には、股関節が温存できるかどうかを術前に整形外科医と検討しておくことが重要である。

　経過の長い褥瘡ではポケットを形成していることが多く、壊死組織がポケット下に残存している。ポケット切開により周辺の健常組織を損傷するとして、手術を前提とした場合にはポケット切開を行わないとする意見もあるが、周囲に蜂窩織炎を起こしているような症例ではポケットは積極的に開放するべきである（図1）。感染の鎮静化のためには洗浄が不可欠であるが、深いポケットを形成しているような症例では不十分な洗浄しかできない。創の洗浄では、膿汁を洗い流すだけではなく、創表面に形成されたバイオフィルムを綿棒や手袋を着用した手指で擦り取る必要がある。また骨盤周囲の褥瘡では便や尿の排泄により創周囲が汚染している場合もあるので、スキンケアを十分に行うべきである。尿汚染は、バルーンカテーテルの留置を考慮し、便汚染はストーマ用パウチやフィルムドレッシング材の使用を考慮する。さらにひどい下痢のある場合は内科医や栄養士とともに術前に治療をしておく。但し、排便習慣がしっかりとしている場合には手術に際して無理に変えない方がよいと思われる。

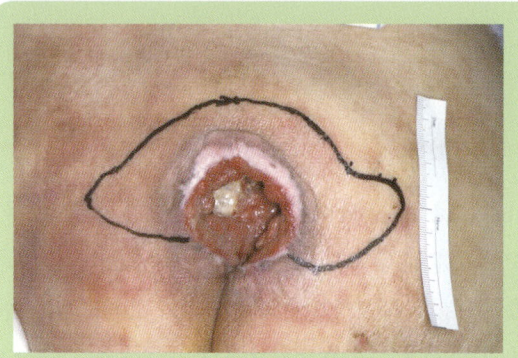

a：52歳、女性。仙骨部褥瘡入院時所見。褥瘡歴は7ヵ月と非常に長い。

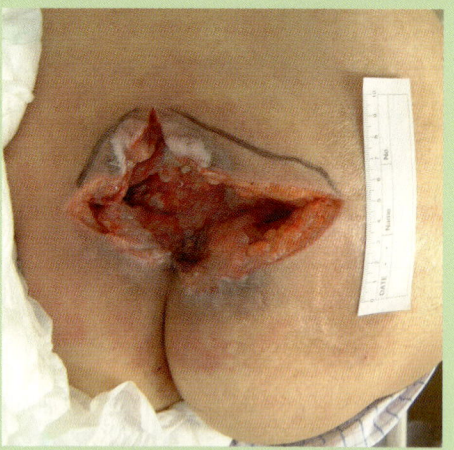

b：ポケット切開直後。最深部には壊死組織が残存している。

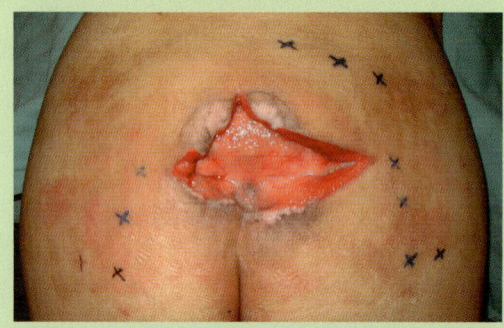

c：ポケット切開後25日目。良好な肉芽組織が形成されている。

図1 仙骨部褥瘡に対するポケット切開

（岡　博昭，ほか：手術症例における術前のDESIGN評価の推移について．褥瘡会誌6：140-146, 2004による）

3. 手術手技について

1● 褥瘡部の処理、デブリドメント

　はじめに褥瘡内の壊死組織、不良肉芽、瘢痕組織を除去することが重要である。術前に完全にポケットを開放した症例では、良好な肉芽が形成されていることが多いので、表面を浅くデブリドメントするだけにし、創底の骨突出部の処理を行う。但しポケットを有し、不良肉芽を残す症例では、褥瘡部を巾着状にして完全に摘出するべきである。骨突出部は必要最低限の骨を切除して、表面を平坦化させるようにする。しかし坐骨部では過度に切除すると術後の座位保持に支障をきたし、術後に反対側の坐骨部に新たな褥瘡を発生させる可能性もあるといわれている。またこの部位では過度のデブリドメントによって尿道皮膚瘻を引き起こす可能性もあり、十分な注意が必要である。

2 ● 再建方法について

再建方法の選択には、褥瘡の部位や大きさ、生じると思われる死腔の大きさなど局所的な因子を考慮することも重要であるが、全身状態や手術侵襲も考え総合的に判断するべきである。以下に褥瘡の一般的な再建方法について記載する。

a. 単純縫縮

簡単で手術侵襲も少なく、非常に小範囲の褥瘡で周囲の皮膚に余裕のある症例に行われる。下床の骨突出部を切除することにより皮膚に余裕が生じるが、再発には十分な注意が必要である。

b. 遊離植皮術

単純縫縮と同様に簡単で侵襲の少ない方法であるが、外力に対する抵抗が弱いのが欠点である。しかし最近では術前に十分な外科的デブリドメントを行った後に人工真皮を貼付し良好な肉芽組織を形成させ、二次的に遊離植皮を行うという報告もある。確かな術後管理と再発予防が可能であれば、創面積を縮小させるという観点からはよい方法であるかも知れない。

c. 局所皮弁

局所皮弁はその移動方法から、伸展皮弁、回転皮弁（図2）、転位皮弁、横転皮弁などに分けることができる。筋組織を含まないため術後の機能的な損失のないのが利点である。また再発に備えて筋弁や筋皮弁を温存できるため、小範囲な褥瘡には第一選択として考慮するべきである。しかし、褥瘡が大きい場合には皮弁の可動性が不十分なため、創縁に緊張がかかり創離開や創縁の壊死を招く可能性もある（図3）。

d. 大臀筋皮弁

一般的には仙骨部の褥瘡に対して用いられることが多いが、大転子部や坐骨部に対しても使用されることがある。筋皮弁は良好な血行をもった組織を大量に移動できるため死腔の大きな褥瘡には大変有用である。しかし大臀筋は股関節伸展などの機能を有しており、非麻痺患者への適応は慎重であるべきである。大臀筋は下臀神経により支配されており、機能的損失を最小限にするためにはできる限り上臀動静脈を血管茎として筋皮弁を挙上するべきである。大臀筋皮弁の移動方法としては、①大臀筋縫縮法、②V-Y伸展法、③島状皮弁法、が多く用いられている。しかし筋皮弁の特徴としてのクッショ

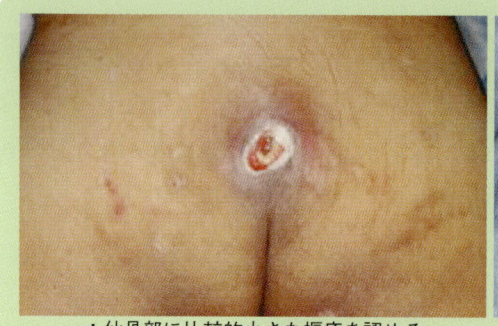

a：仙骨部に比較的小さな褥瘡を認める。　　　　　　　　b：回転皮弁をデザインした。

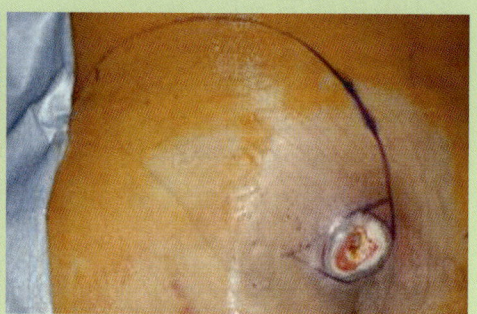

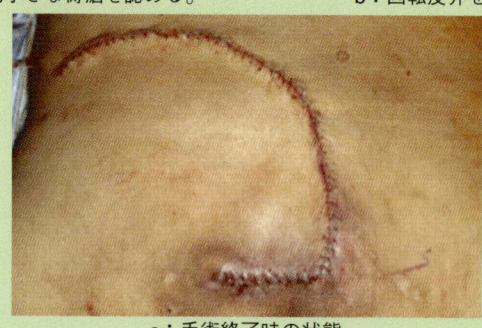

c：手術終了時の状態

図2 回転皮弁

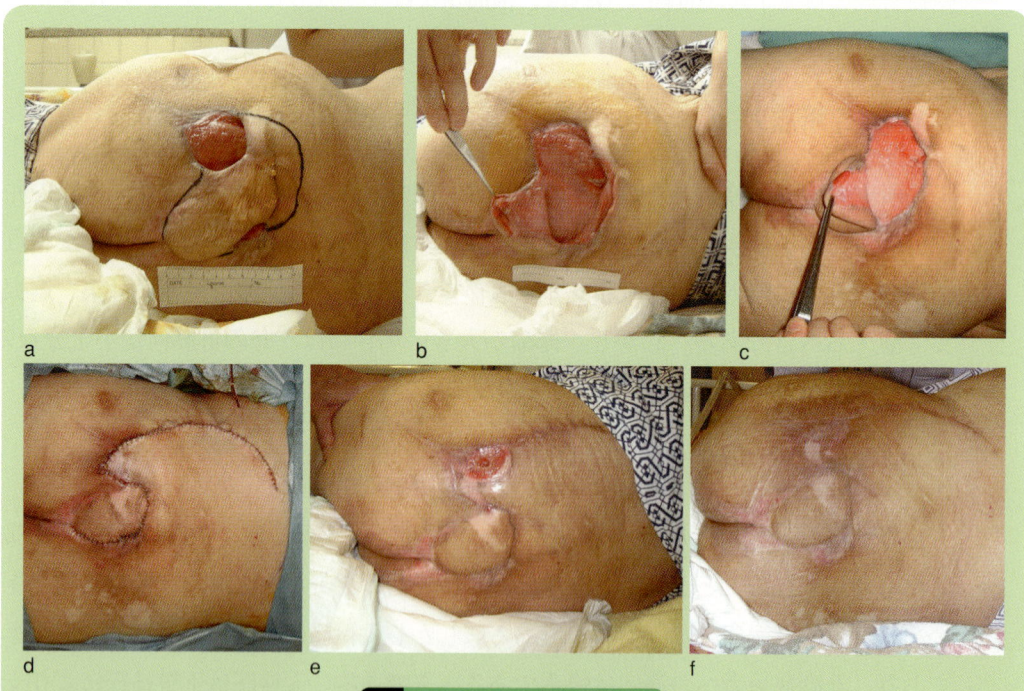

a　　　　　　　　　　　　　b　　　　　　　　　　　　　c

d　　　　　　　　　　　　　e　　　　　　　　　　　　　f

図3 術後創離開を生じた症例

a：76歳、男性。仙骨部褥瘡に対して他施設にて臀部に3回の局所皮弁が作成されたが、創離開とポケット形成のため当科紹介となった。既往歴として胃癌があるため、低侵襲な手術が望まれた。
b：入院後ポケットを切開すると、深部には壊死組織を認めた。その後、洗浄とデブリドメントを繰り返し行った。
c：手術直前の状態。ポケット開放後27日目。
d：前回の皮弁を戻すとともに、頭側に局所皮弁を追加した。手術終了時の状態。
e：皮弁の緊張と血行不全のため、術後皮弁の部分壊死を認めた。このためさらに遊離植皮術を追加した。
f：術後3ヵ月目の状態

ン効果は、術後数ヵ月で筋萎縮のため消失するので、あまり最近では用いられなくなっている。特に仙骨部では以下の大臀筋穿通枝皮弁が開発されたことにより、大臀筋皮弁の使用頻度は少なくなりつつある。

e. 大臀筋穿通枝皮弁

　筋皮弁の血行形態を研究することにより、皮膚への血行は筋穿通枝によることが確認された（図4）。これにより皮膚への血行を保つためには筋組織自体は不要で、穿通枝が重要とされるようになった。特に大臀筋に関しては筋体を含めない大臀筋穿通枝皮弁（図5）として報告されるようになった。大臀筋穿通枝皮弁では、筋体を含めないため手術時間が短時間で低侵襲のうちに手術を施行することができる。また1本の穿通枝で約10×20cmの大きさの皮弁が挙上できるので、皮弁を180度回転させたり2葉や3葉の皮弁を作成することも可

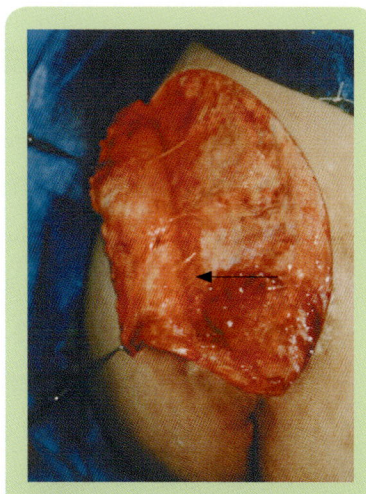

図4 大臀筋よりの皮膚穿通枝（矢印）

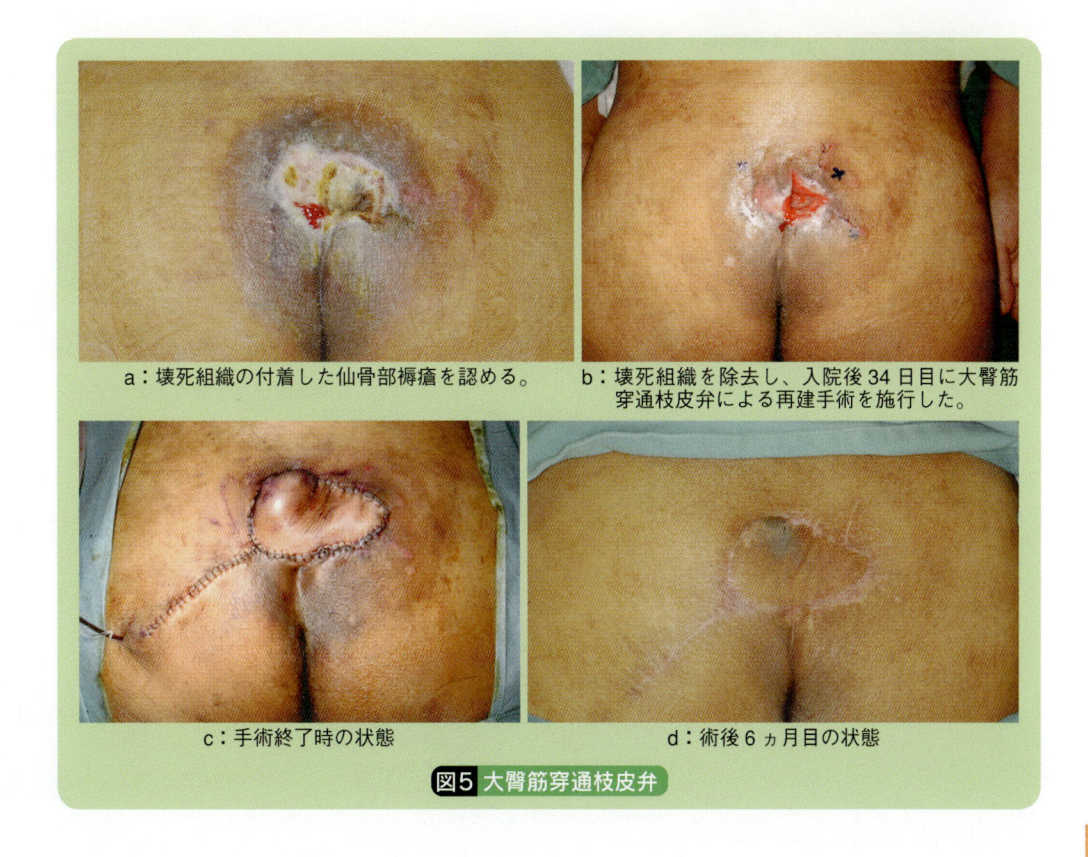

a：壊死組織の付着した仙骨部褥瘡を認める。
b：壊死組織を除去し、入院後34日目に大臀筋穿通枝皮弁による再建手術を施行した。
c：手術終了時の状態
d：術後6ヵ月目の状態

図5 大臀筋穿通枝皮弁

能である。一般に皮弁の移動方法は、①横転、②V-Y伸展法、③島状皮弁、が多用される。また皮弁には筋膜が含まれるため、外力への抵抗も強くなる。皮弁の挙上には多少の技術は必要とするものの、穿通血管自体を確認する必要はないので比較的容易である。しかし手術前に超音波ドプラで穿通血管を確認しておく方がよい。また糖尿病を有する場合は、血行が不安定になりやすいので皮弁のデザインには注意を要する。

f. 大腿筋膜張筋皮弁(図6)

大転子部や坐骨部の褥瘡の再建に用いられることが多い筋皮弁である。栄養血管である外側大腿回旋動脈の横行枝は、大腿直筋と外側広筋の間を通り大腿筋膜張筋の裏面に入っている。この部位は、上前腸骨棘から末梢へ約8cmで、このあたりを皮弁の回転の中心としてデザインをする。皮弁の幅は15cmくらいまでで、末梢は膝蓋骨上端から約5cm上方まで採取できる。膝上部では筋体成分はなく、皮膚、皮下組織と筋膜だけの薄い皮弁になる。また皮弁の知覚は第2、3腰神経の外側枝である外側大腿皮神経によって支配されているので、下部腰椎レベルでの脊髄損傷患者には知覚皮弁として移行できる。筋皮弁の採取で、階段の昇降に多少の支障をきたすことがあるが、日常生活に

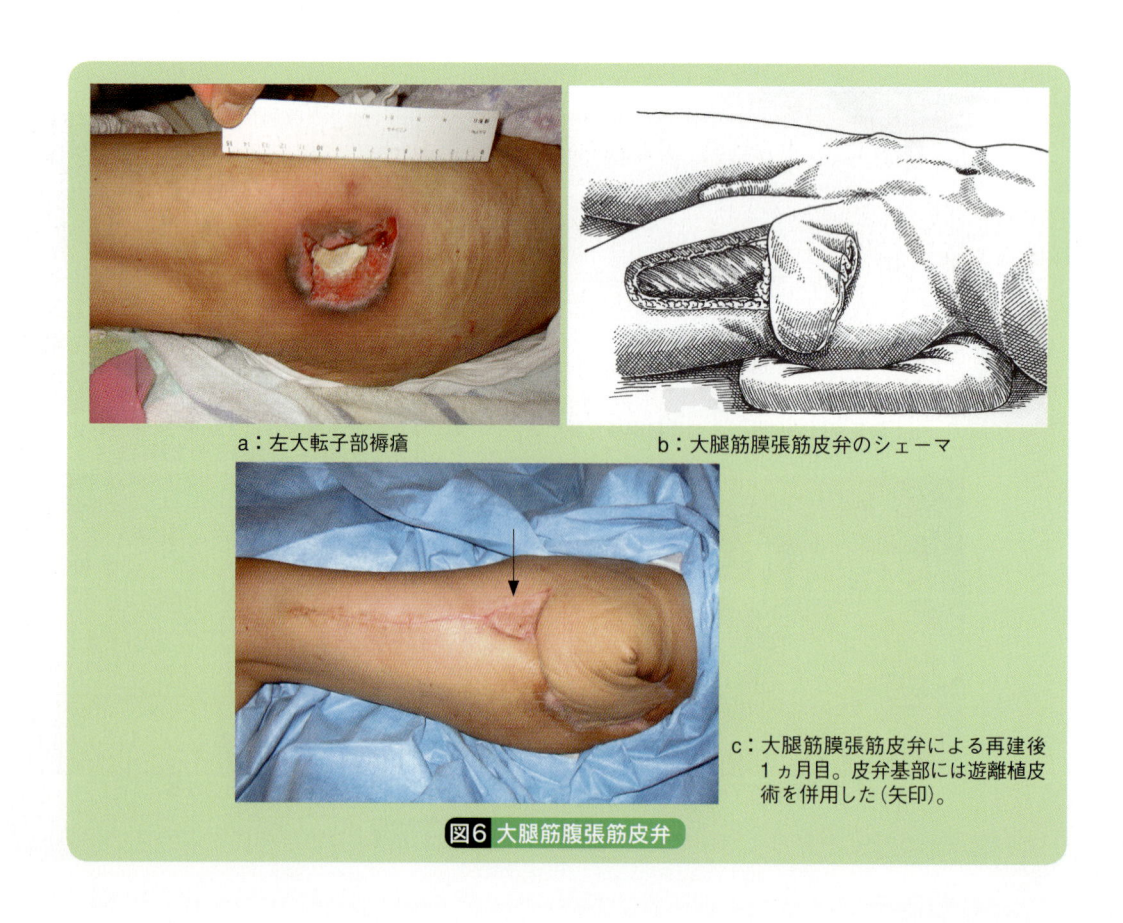

a：左大転子部褥瘡

b：大腿筋膜張筋皮弁のシェーマ

c：大腿筋膜張筋皮弁による再建後1ヵ月目。皮弁基部には遊離植皮術を併用した(矢印)。

図6 大腿筋膜張筋皮弁

は大きな問題となることはない。

g. 薄筋皮弁(図7)

　内側大腿回旋動脈を栄養血管とし、長内転筋と短内転筋の間を通って、筋の中枢側約1/3の部分で筋体の中に入る。この部位は恥骨内転筋結節から6～8cm末梢で、このあたりを皮弁の回転の中心としてデザインをする。薄筋の末梢は非常に細い腱になっているので、皮弁は中枢側2/3から採取する必要がある。坐骨部の比較的小さな欠損の修復にはよいが、大きな欠損には不向きである。筋皮弁の採取によって、ほとんど機能的な損失はない。

h. 膝屈曲筋皮弁

　膝屈曲筋群は、大腿二頭筋、半腱様筋、半膜様筋で構成されている。これらの筋群とともにその上部の皮膚を頭側へV-Y皮弁の形で伸展させることが最も多いデザインである。栄養血管である大腿深動脈からの分枝は筋体の中央から上1/3に含めるようにする。栄養血管の剥離と筋体の起始部と停止部の切離で筋皮弁の坐骨部への移動が可能と

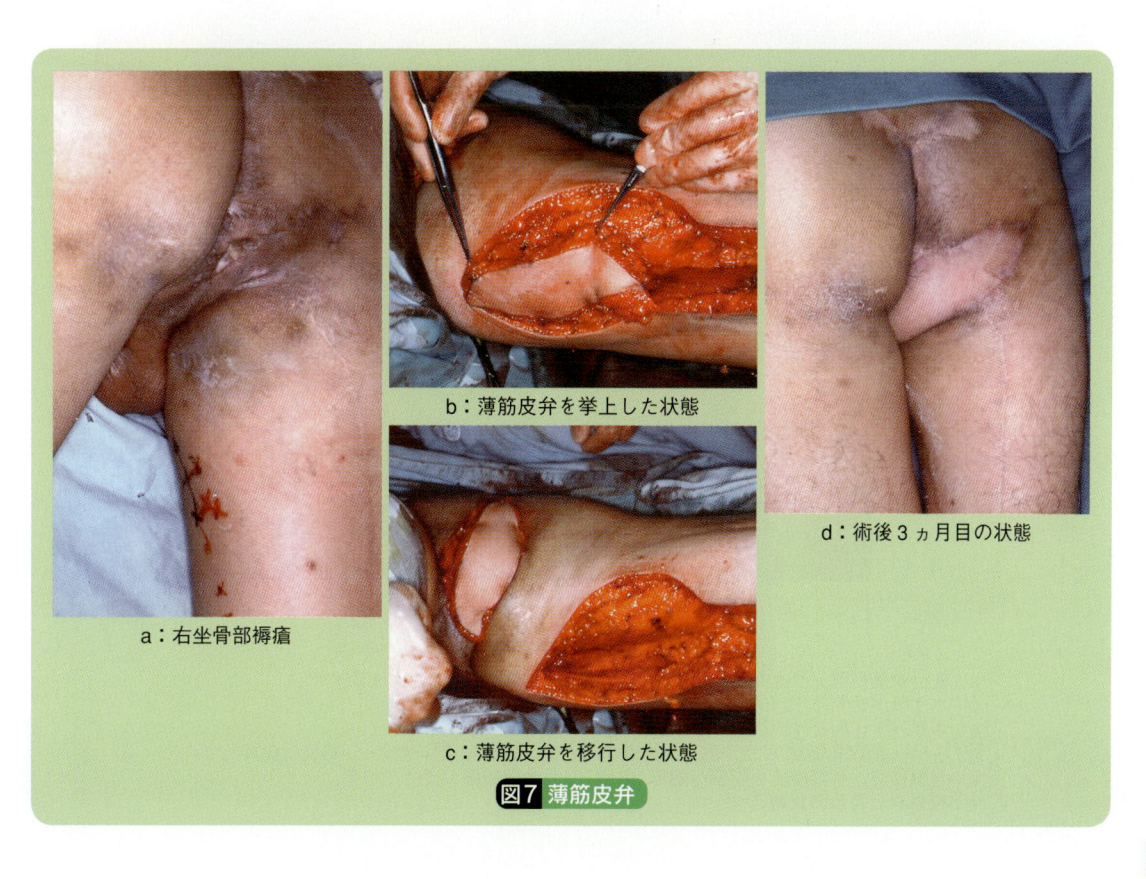

a：右坐骨部褥瘡
b：薄筋皮弁を挙上した状態
c：薄筋皮弁を移行した状態
d：術後3ヵ月目の状態

図7 薄筋皮弁

なる。また坐骨部で皮膚欠損が小さいのに大きな死腔を形成しているような場合、皮弁を含まず膝屈曲筋群を筋弁として死腔に充填することもある（図8）。

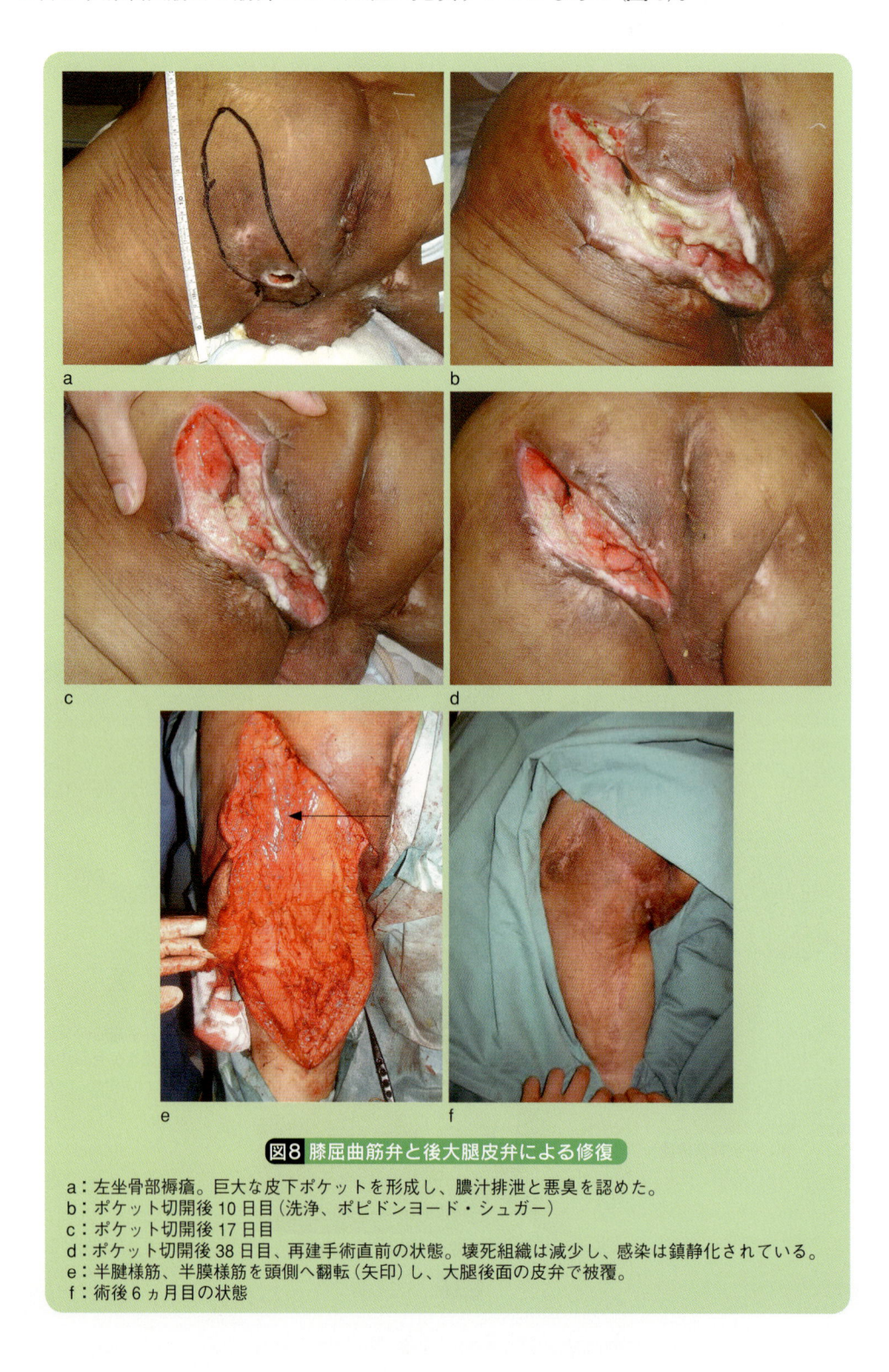

図8 膝屈曲筋弁と後大腿皮弁による修復

a：左坐骨部褥瘡。巨大な皮下ポケットを形成し、膿汁排泄と悪臭を認めた。
b：ポケット切開後10日目（洗浄、ポピドンヨード・シュガー）
c：ポケット切開後17日目
d：ポケット切開後38日目、再建手術直前の状態。壊死組織は減少し、感染は鎮静化されている。
e：半腱様筋、半膜様筋を頭側へ翻転（矢印）し、大腿後面の皮弁で被覆。
f：術後6ヵ月目の状態

12. 褥瘡の外科的治療 ❶外科的治療（手術療法）

i. 後大腿皮弁（図9）

栄養血管は、下臀動脈よりの下行枝で大臀筋下縁から下降する。皮弁は大腿後面の正中線を長軸として膝窩まで延長することができる。筋肉を含まない筋膜皮弁なので、皮

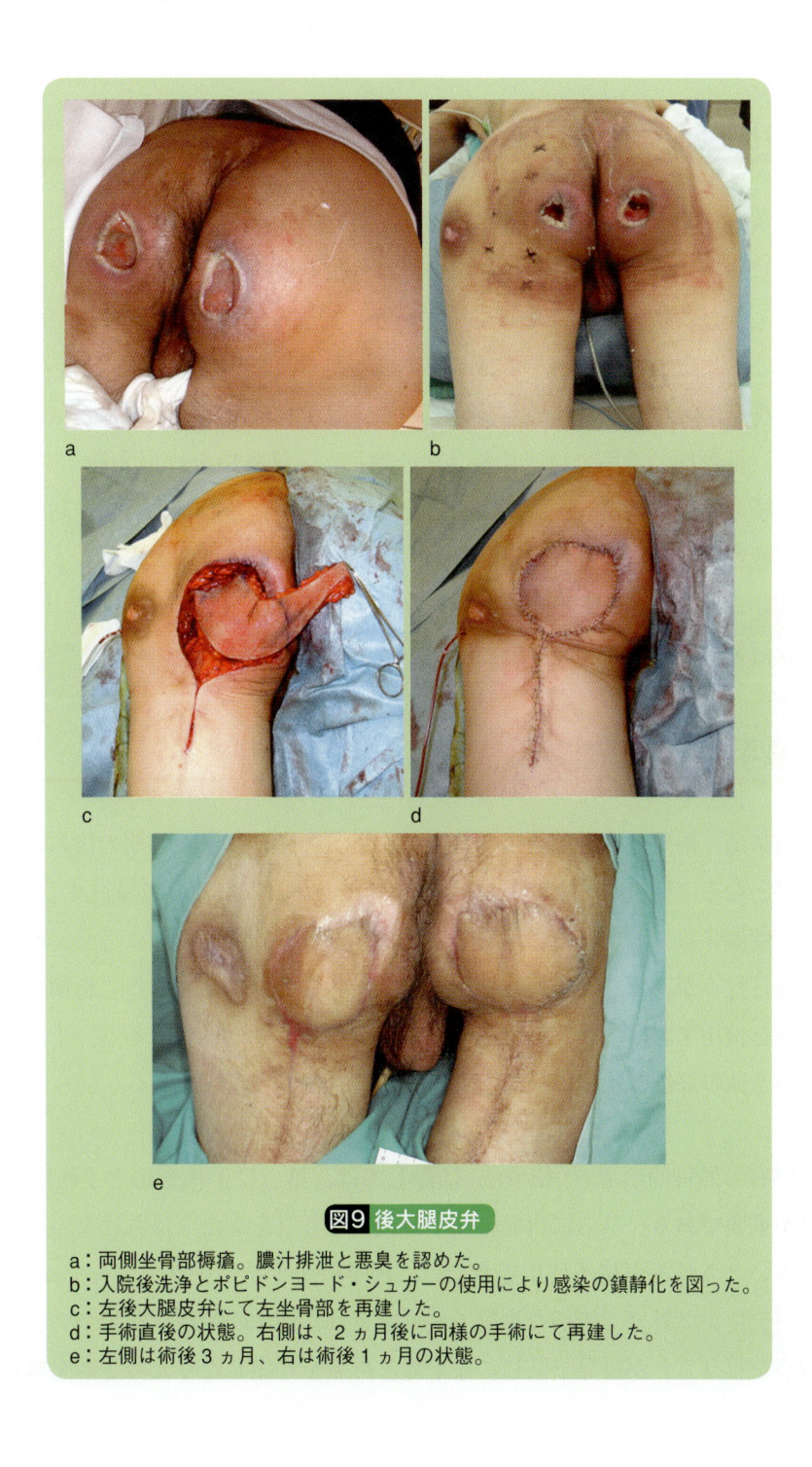

図9 後大腿皮弁

a：両側坐骨部褥瘡。膿汁排泄と悪臭を認めた。
b：入院後洗浄とポピドンヨード・シュガーの使用により感染の鎮静化を図った。
c：左後大腿皮弁にて左坐骨部を再建した。
d：手術直後の状態。右側は、2ヵ月後に同様の手術にて再建した。
e：左側は術後3ヵ月、右は術後1ヵ月の状態。

弁挙上後の機能的損失はない。主に坐骨部の褥瘡に対して用いられるが、島状皮弁にすればさらに仙骨部、大転子部へも移行することができる。

4. 術後管理について

1 ● 圧迫、ずれの管理

　術後管理も術前同様に患部への徹底した除圧が重要になる。術後に、熱傷患者用のエアフローティングベッドが使用できれば体位変換の必要もなく除圧は容易になる。使用に際しては、術創が下になってもよいが、血腫や漿液腫の発生に注意するようにする。またこのような特殊ベッドでは不感蒸散が多く、厳重な輸液管理を必要とする。しかし圧切替型エアマットレスでも体位変換に留意すれば、術後結果に差はないとする報告もある。仙骨部の手術では、術後3～4週目から仰臥位を許可する。坐骨部の手術では、車椅子の使用は術後5～6週目からを目安とする。しかし、再発予防のための車椅子使用の教育指導が行われれば少し早めの使用も考慮してよいと思う。また体位変換は、約2時間ごとを目安にするが、腹臥位を強要しないようにする。なお体位変換の際には、ずれ対策に効果的なシーツを利用するとよい。

2 ● 手術創の管理

　抜糸は、術後2～3週目頃を目安にする。あまりに早い時期の抜糸は創の離開を招く結果となる。持続吸引ドレーンは、5～10ml／日になるまで留置するが、術後10日間ほど留置することが多く、通常の手術よりは留置期間を長めに考えておく。創部の観察は毎日行うが、ガーゼ交換は術後の創部の状態を見て判断する。術創にハイドロコロイド材を使用すれば、ガーゼ交換の回数を減らすことも可能である。またガーゼの枚数が多いと他の部位の圧迫になるので、薄めにするように注意する。

　褥瘡の外科的治療（手術療法）に際しては、第一に手術適応と手術時期を検討することが重要である。さらに再発に関する確かな考察をもたなければならない。特に再発率が高いとされる車椅子使用患者では、理学療法士とのコラボレーションが重要である。シーティング外来で適切な車椅子が選定され、個々の使用状況について定期的な指導と観察を行うことが再発予防につながる。再発を考慮したうえで手術を施行し、適切に術

後管理を行えば，手術療法は保存的治療に比べて明らかに早期治癒が期待できる．

（岡　博昭）

参考文献

1) 足立香代子：褥瘡の予防 2 ；栄養の整え．褥瘡ケア完全ガイド，真田弘美（編），pp50-63，学習研究社，東京，2004．
2) Niazi ZBM, et al : Surgical management of pressure ulcers. Ostomy Wound Manage 43 : 44-48, 50-52, 1997.
3) Schryvers OI, et al : Surgical treatment of pressure ulcers : 20-year experience. Arch Phys Med Rehabil 81 : 1556-1562, 2000.
4) Schultz GS, et al : Wound bed preparation : a systematic approach to wound management. Wound Repair Regen 11 : S1-S28, 2003.
5) Yamamoto Y, et al : Long-term outcome of pressure sores treated with flap coverage. Plast Reconstr Surg 100 : 1212-1217, 1997.
6) 川上重彦，ほか：褥瘡の手術治療．褥瘡会誌 3 : 251-258, 2001.

12-2 術前術後の看護

褥瘡には圧迫やずれという原因があり、それはその人の生活に大きく関与しているという認識が定着してきた。これは褥瘡の治療には局所療法だけでなく全身的な管理が必要であることを意味し、局所の治癒を目的とした手術療法が第一選択となることは少なくなっている。しかし保存療法で治療が困難な症例などは手術による治療が選択される場合がある。

褥瘡の手術療法を受ける患者は創の安静のために一時的に安静や体位を強制される。また手術手技や術後のケアなどによっては、創の離開や感染、瘻孔形成、血行障害、皮弁の壊死などの合併症を起こすこともある。このような場合、手術前以上に創の拡大や全身状態の悪化をきたすこともある。手術療法を受ける患者には、周術期の看護、そして原因の除去に対する看護の大きく2つの視点をもつことが重要である。

また手術療法はできた褥瘡に対しての治療であり、再発する可能性については十分認識しておかなければならない。再発予防には患者、家族、その他支援する人の理解と協力と実行力が不可欠であり、術前からこれらに対する情報を収集し検討していく。

1. 術前の看護（表1）

手術療法の対象となる患者の多くは、基礎疾患があり、創の治癒機転を阻害する褥瘡の感染や浸出液の増加で低栄養の状態であることが多い。

手術を安全に乗り切り、術後の経過をよくするにはできる限り局所や全身の状態を改善させておく必要がある。

表1 術前看護のポイント
・全身状態
・創の清浄化
・褥瘡発生の原因のアセスメント
・周術期に行われる看護に対しての理解と実行が可能か

1 ● 全身の管理

a. 全身状態の改善

糖尿病などの基礎疾患がある場合は、できるだけ手術に悪影響を及ぼさない状態にコ

ントロールすることが望ましい。また肺炎や尿路感染が全身状態を悪化させたために同一部位に圧迫が加わり褥瘡を形成するケースも多く、まずは全身状態の改善を行う。

b. 栄養状態の改善

褥瘡患者の中には、創面からの浸出液が多く低蛋白血症や貧血をきたしていることが多い。

一般的に栄養状態の指標として用いられるデータはヘモグロビン（Hb）値、アルブミン（Alb）値、総コレステロール（TC）値である。

創傷治癒のために必要な値はそれぞれの研究によりばらつきがあるが、Hb 11 g/dl、Alb 3.0 g/dl、TC 160 mg/dl 以上にしておくことが望ましい。

c. 術後の経過の説明

術後は手術部位の圧迫の除去、創の緊張の軽減のために長期間の安静や必要に応じて腹臥位などの強制体位をとることが多い。術後に指示される体位や使用する体圧分散寝具などその経過を説明し、術前にその状況に耐え得るか確認し同意を得ておく必要がある。

これらが不可能な場合は、術後の経過が悪く結果的に手術という苦痛だけが残ることになる。

d. 褥瘡の原因のアセスメントと共有

褥瘡を発生させた原因を、患者の生活を聴取、観察し明確にしておく。褥瘡は生活の中で発生するものである。保存療法が生活しながら治療していくのに対し、手術療法では治療のために生活を一時的に制限することになる。その原因が改善されないと再発する可能性も高い。手術療法を成功させるためには原因を明確にして術後の生活環境を整えることが必要である。

情報収集する内容は
・本人や介護者の褥瘡に対する知識、認識
・1日の過ごし方と体位、得手体位
・ベッド上生活の場合、使用しているマットレスの種類
・車椅子生活者の場合、車椅子のサイズ、使用しているマットレスの種類
・介護者がいる場合は介護力
などである。

2 ● 局所の管理

a. 除圧

　手術による治療を選択する場合も、褥瘡の悪化を阻止するために術前のできるだけ早期から体圧分散寝具などで創の除圧を行う。術後に使用する体圧分散寝具を用いると、体圧測定やマットレスの底付き状態の確認も可能である。但し手術までの期間が長期になる場合は患者のADLや身体機能が低下しないように体圧分散寝具やベッドの選択に注意が必要である。

b. 創の評価と清浄化

　創の状態は手術に直接関係するため評価は重要である。悪臭のある浸出液や膿、壊死組織、ポケットの存在などの創の状態を評価する。手術適応になる褥瘡は黄色や黒色の壊死組織が存在することが多く感染の原因となる。このような場合には術前にできる限り壊死組織の除去を行い清浄化しておく。

　創の洗浄には温めた生理食塩水を用いることが多いが、発熱など全身症状がない場合にはシャワー浴を行うと創周囲を含め効果的に洗浄ができる。

2. 術後の看護（表2）

a. 創、ドレーンの管理

　術後数日間は創からの血液や浸出液の排出のために創部にドレーンが挿入される。ドレーンからの排液量や性状の観察はもちろん、十分なドレナージができないと感染を起こす可能性があるため確実な固定を行う。

　創のドレッシング材は手術室からフィルムドレッシングが行われると創の観察は容易になり、ガーゼなどの厚みによる創の圧迫を防止することができる。

表2 術後看護のポイント

- 創の観察、ドレーン管理
- 創の安静、圧の管理
- 排泄のコントロール
- ストレスへの対応
- リハビリテーション

b. 圧の管理

術後、創の緊張や圧迫を回避するための体圧管理が行われる。その方法は体圧分散寝具や特殊ベッドなどを使用、時間ごとの体位変換に代表される。術式や手術部位にもよるが通常2〜3週間のベッド上安静が強いられる。体圧分散寝具や特殊ベッドは除圧には効果的であるが、それぞれ長所と短所があることを理解しなければならない。特殊ベッドはコンピュータ制御により患者のとるどんな体位でも低圧が保持される。しかし患者によっては「いつも宙に浮いている感じがする」「体位が不安定なために、首や肩に異常な緊張が起こり頭痛や肩こりが激しい」などの症状を訴える。一方、低圧が保持されない体圧分散寝具では効果的な体位変換ができないと創に圧迫が加わる。また腹臥位など創の安静を重視し過ぎると他の部位に褥瘡が発生することもある。

術後の圧管理には使用するベッドやマットレスの特徴をよく理解し、底付きやエアの入り過ぎなどのチェックを行う。また創部はもとよりその他の部位の発赤などの有無を確認する。圧管理にはマットレスや体位変換などの医療者側の問題もあるが、長期間の安静が患者の心理面に与えるストレスは大きく、必要なケアが継続できなくなることもある。これらにいかに対応できるかも看護の大きな役割である。

c. 創汚染防止のための排泄のコントロール

褥瘡が仙骨や坐骨など陰部に近く、尿や便の失禁がある場合は、タイムリーにケアができないと創の汚染や感染を起こす可能性がある。

尿失禁に対しては、留置カテーテルや収尿器、パッド類の使用方法を考慮する。便失禁に対しては術前に浣腸や緩下薬などを使用し腸管をできるだけ空虚にする。術後2〜3日は排便がないようにコントロールすることが多い。

患者によっては抗生剤の使用などにより下痢をきたすことがある。便意がある場合は大きな問題とならないが、便意がなく常に失禁状態の場合は、患者の同意が得られれば一時的に人工肛門用のストーマ袋を用いて肛門パウチングを行う方法もある(図1)。

その他、水様性や泥状の下痢便が持続する場合に専用の道具を用いて便を回収する方法も紹介されている。これは先端にバルーンのついた軟らかいシリコン製チューブを経肛門的に挿入して、直

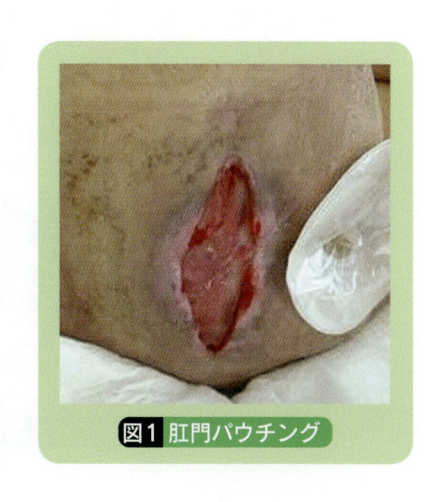

図1 肛門パウチング

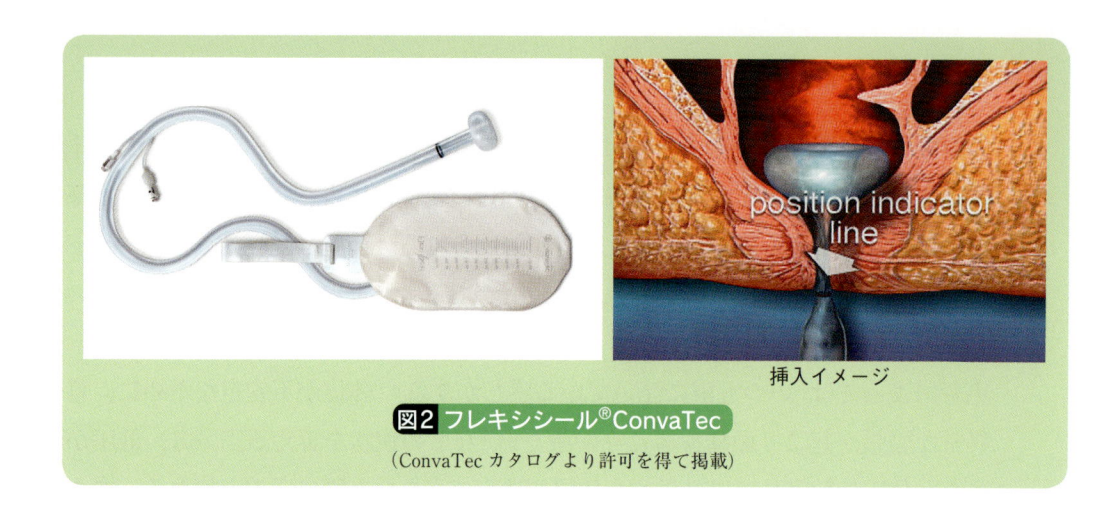

図2 フレキシシール®ConvaTec
（ConvaTec カタログより許可を得て掲載）

挿入イメージ

腸内に固定し便を回収するシステムである（図2）。

また反対に創にフィルムドレッシングなど防水性のあるドレッシング材の使用により汚染を回避できる。

d. ストレスへの対応

手術を希望し、術後の経過を理解し同意していてもほとんどの患者は苦痛を訴える。手術を受けた患者にインタビューを行ってみると「褥瘡が治ったことはうれしいが二度と手術は受けたくない」「次に褥瘡になっても手術をせずに治してほしい」という回答が多い。

この理由は、創やドレーン挿入に伴う痛み、安静による苦痛、体圧分散寝具や特殊ベッドの使用による苦痛、昼夜を問わない体位変換による苦痛、これらによる不眠、食欲低下、術後の経過の良否に対する不安など多種多様で強いストレス状態におかれることにある。

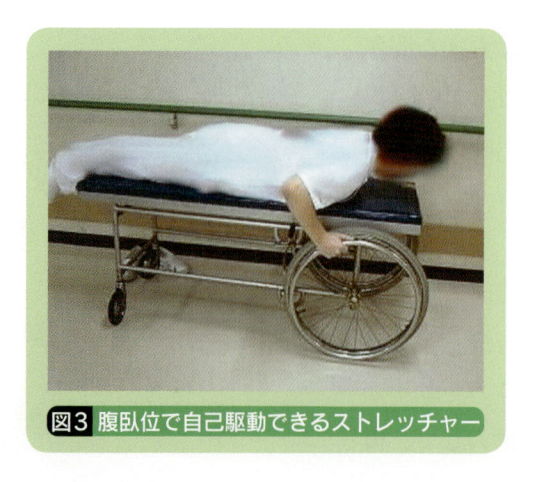

これを完全に取り除くことは難しいが、できるだけ軽減するケアを行う。まずは患者の訴えや起こっている症状に十分耳を傾ける。それらが痛みなどの身体症状であれば医師と相談し適切な薬剤を使用する。また術後の創状態や経過には写真や図を用いながら説明をすることも効果がある。安静に対するストレスにはマッサージや保清などのリラク

図3 腹臥位で自己駆動できるストレッチャー

ゼーションを計画する。ある程度創の状態が落ち着けばストレッチャーなどで圧のかからない工夫をしながら散歩をすることも可能である。

当院では脊髄損傷など車椅子操作に長けている患者には自分で操作が可能な特殊なストレッチャーを用いて移動をすることもある（図3）。

e. リハビリテーション

術後全身状態が安定したら、創に緊張や圧迫が加わらないリハビリテーションは早期に開始する。ベッド上で寝たきりの患者であっても残された機能を低下させてしまい褥瘡が治癒したとしても決してQOLが向上したとはいえない。例えば拘縮予防のリハビリテーション、脊髄損傷などの車椅子生活の患者であれば上肢の機能を低下させないための筋力トレーニングなどを行う。これらは手術部位、手術方法などにより変化するため医師、理学療法士と相談しながら進めていく。

また創の荷重をかけるリハビリテーションは、術後2〜3週間頃から行われることが多い。このときには時間を決めて行い、問題がないことを確認しながら徐々に進めていく。

3. 再発予防のための看護（表3）

褥瘡治療は創が治癒し日常生活に戻ってしまうと、継続的な観察や予防は患者自身や家族に委ねられる場合がほとんどである。外科的治療は褥瘡の治癒を目標として行われる。しかし多くの患者にとっては褥瘡治療の最終的な目標は再発予防である。

手術により褥瘡が治癒した患者の再発率などの調査はまだ少ない。われわれが1994〜2003年の10年間に手術を受けた157名の脊髄損傷患者について調査を行った再発率の結果では、頸髄損傷で約14％、胸髄損傷で約43％、腰髄損傷で約33％であった（図4）。

表3 再発予防のための看護のポイント
- 患者教育
- 継続的な支援システム

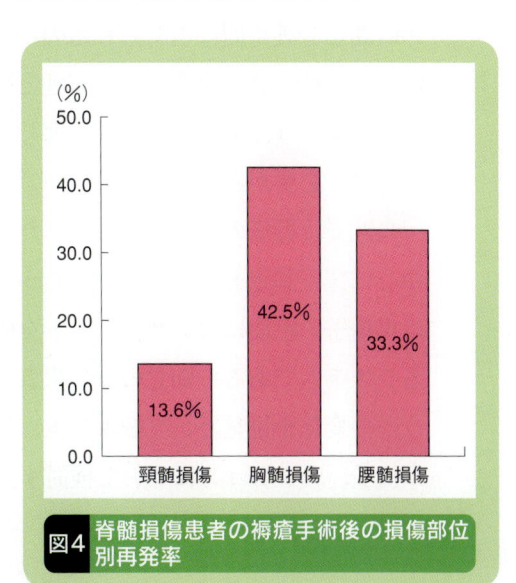

図4 脊髄損傷患者の褥瘡手術後の損傷部位別再発率
- 頸髄損傷: 13.6%
- 胸髄損傷: 42.5%
- 腰髄損傷: 33.3%

この調査は切開術、単純縫合術などの術式も含まれ、さらに当院以外で再発の治療を行ったケース、再発後の治療が保存療法であったケースは含まれていないため参考程度であるが、褥瘡が治癒しても再発するケースは比較的多いのではないかと推測される。
　一方、再発をしない患者に何が再発予防に役立っていると思うかと聞いたところ、「外来受診時に褥瘡について聞かれるので、できないように自己チェックしている」「褥瘡の大変さを知ったので、絶対つくらないように注意する」「おかしいと思ったらすぐに見てもらう」などの意見が聞かれた。これらのことからも再発予防には、本人への教育と継続的にかかわる体制が必要であるといえる。

1 ● 患者教育

　患者や家族の褥瘡予防教育は術前から計画的に進めていく。このときに注意することは、事故や一時的な疾患の罹患や手術で褥瘡発生した場合を除くと、その人の当たりまえの日常生活の中で発生していることを十分認識しておくことである。
　つまり褥瘡の手術で創は治癒しても、日常生活に変化がなければ再発してしまうのである。術前に褥瘡発生の原因をアセスメントしたことに対して必要な教育を行うのであるが、このときに陥りやすいのが医療者のよいと思うことを患者や家族に一方的に説明してしまうことである。
　病院の中のマンパワーも道具も時間も確保された環境とは違い、それぞれの患者にはそれぞれの環境と生活がある。
　例えば自分で体位を変えることのできない患者には、介護者はいるのか、どのぐらいの時間を介護時間に当てられるのか、どのような社会資源を使えるのか、また脊髄損傷など活動性の高い患者には、家庭と職場での環境と時間はどうなのかなど総合的に評価する。そのうえで、日常生活に即した実行可能な具体的な方法を患者や家族とともに考えていく必要がある。
　当院では褥瘡の再発を繰り返した脊髄損傷の患者に、褥瘡対策チームの理学療法士を中心に体圧測定センサーを用いたシーティングチェックを実施した。体圧測定センサーは車椅子の座面にセンサーシートを敷いて圧力分布を数値としてパソコン上で確認できるシステムである。知覚のない患者でもクッションによる座圧の違いや姿勢の変化に伴う圧の変化を視覚として認識でき、患者自身が今後の褥瘡再発予防に必要な日常生活や車椅子、クッションについて検討するための教育に有効である。

2 ● 変化する状況に対応できる継続的な支援システム

　褥瘡治癒後の長期管理には、患者および家族の認識と実行力が大きく関与する。また褥瘡予防と日常生活の便利さは必ずしも一致しているとは限らないため、車椅子や装具等の器具などを使用する患者に対しては必ず使用している状況での確認を行う。しかし一度行った指導を継続できればいいとは限らない。人間の身体は時が経てば変化する。そうなると環境や使用する用具も変更する必要が出てくる。このような変化への対応には、医師、看護師、栄養士、理学療法士、作業療法士などそれぞれの専門的知識が必要であり、連携できる体制と相談窓口をつくっておきたい。

　褥瘡の治療において、手術による根治術は少なくなってきている。しかし保存療法では治癒に1年以上かかるケースでも再建術を行えばその期間は短縮できる。褥瘡があるゆえ精神的ストレスを抱えている患者もいる。また在宅で介護しているものにとって毎日の褥瘡の局所処置は時間的にも経済的にも負担がかかることもある。このような患者や家族にとって手術療法は非常に意味ある治療法である。

　手術療法を選択した患者のQOLが向上できることを目標にトータルなケアを実施していく。

（菅井亜由美）

参考文献

1) 大浦武彦：わかりやすい褥瘡予防・治療ガイド．pp170-190, 照林社，東京，2002.
2) 真田弘美（編）：褥瘡ケア完全ガイド．pp115-125, 学習研究社，東京，2004.
3) 田中克己, 藤井　徹：本格的手術療法．よくわかって役に立つ褥瘡のすべて，宮地良樹，真田弘美（編著）．pp151-160, 永井書店, 大阪, 2001.
4) 日本褥瘡学会（編）：科学的根拠に基づく褥瘡局所治療ガイドライン．日本褥瘡学会, 東京, 2005.
5) 菅井亜由美：脊髄損傷患者の褥瘡；予防と治療のポイント．エキスパートナース 19(11)：60-63, 2003.

13 Pressure Ulcers

褥瘡の物理療法

　物理療法という名称はどことなく硬い印象を与えるが、褥瘡の創面に物理的作用を加えることによって褥瘡の治癒過程を促進させる治療である。褥瘡治療、予防の根幹である除圧、応力の防止も広い意味で物理療法であるが、ここでは狭い意味でなんらかの装置を用いた物理療法について述べる。北米では理学療法士が創部の治療にかかわってきた歴史があるので、北米でよく行われており、大規模な臨床試験データもある。ところがわが国では国産の機械もないため、装置を輸入せねばならず、また物理療法はいずれも保険適応となっていない。そのため本邦では研究者が各々工夫して施行している現状である。このような事情から、文献的に有効性が謳われている物理療法も本邦では簡単には利用できない。また保険適応でないことからも、十分な説明と同意が必要である。

1. 物理療法の位置づけ・種類

　物理療法は全体的には補助療法として捉えられている。すなわち除圧・標準的な創処置を補助するというものである（図1）。適応はShea分類Ⅲ度の深い褥瘡に対して考慮されることが多い。標準的な創部処置に付加して行うわけであるので、余計なコスト・時間が加わるが、基本的に生体に侵襲的な処置ではないので、もし標準的

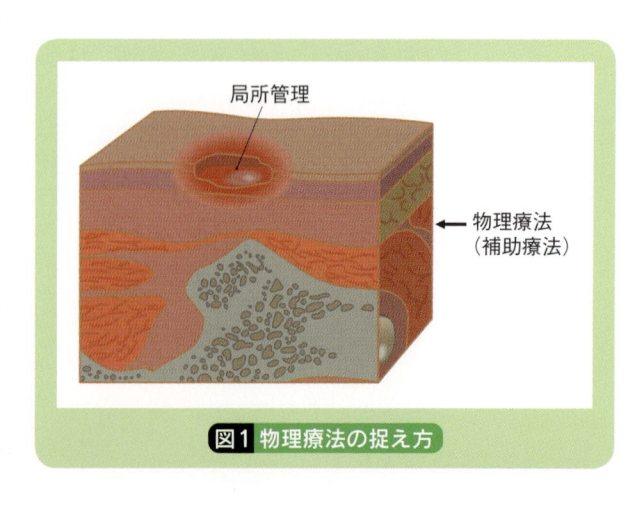

図1 物理療法の捉え方

な褥瘡治療を行っていて、治癒速度が遅くなった場合などでは、物理療法をより積極的に利用してもよい。

物理的な創の管理方法は**表1**にあるようにさまざまなものがある。文献的に有効性を検討した結果、有効性が確立されているのは、電気刺激療法、非接触性・常温療法、陰圧閉鎖療法、水治療法、光線療法、高圧酸素療法である。このほか、電磁波、超音波などが報告されているが、これらの有効性は認められていない。まず本邦で行われている陰圧閉鎖療法について述べ、その後は有効性の高い順に解説を加える。

表1 褥瘡治療に用いられる物理療法
・電気刺激療法 ・非接触性・常温療法 ・水治療法 ・陰圧閉鎖療法 ・光線療法 ・高圧酸素療法 ・超音波療法 ・電磁波療法

2. 各物理療法の解説

1 ● 陰圧閉鎖療法

a. 陰圧閉鎖療法の呼び名

(Topical) negative pressure therapy (TNP、NPT)、vacuum assisted (wound) closure (VAC)、などの名称が使用されている。日本での正式な訳はまだ決まっていないが、陰圧閉鎖療法と呼ばれることが多くなっている。なおVAC療法という名称はKCI社オリジナルの製品を使用したときのみに用いた方がよい。

b. 原理

創面全体をフィルムなどで覆い、創面を陰圧に保つことによって創部を管理する方法である。VACとして製品化されたものが海外では使用されている。この製品は吸引の動力部分と創部に充填するスポンジからなり、創部での接続は比較的簡単であり、外来で使用可能な小型のタイプや洗浄しながら吸引ができるタイプなどが新たに開発されているが、残念ながら2006年現在国内では未発売である。したがって本邦ではポリウレタンフォーム材を充填材として使用する方法や、チューブを直接創内に固定するなどの方法が試みられている。

創面を陰圧にして管理する方法は、創部のマネジメントが発達しパウチングの技術が

図2 陰圧閉鎖療法の原理

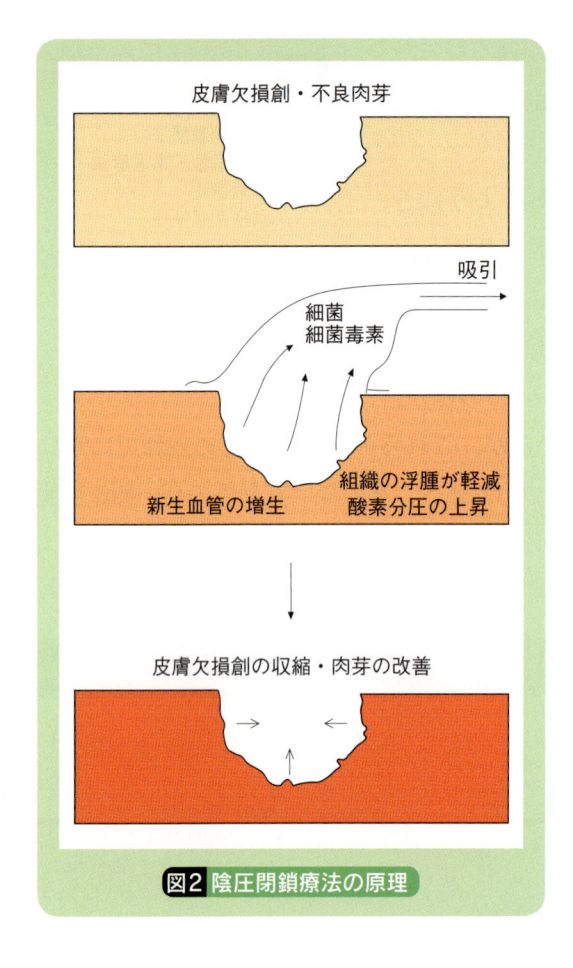

向上するのに伴って発生した技術であり、文献的には1997年にArgentaらが報告したのがはじめである[1]。この療法は外力に対する生体の反応を利用したものであり、組織拡張術や骨延長などと同じ原理である。創縁全体に圧がかかるため、糸による縫合や他の機械的閉創と異なり組織が破壊されることはない。創部を陰圧に保つことの有用性には以下の点が挙げられている。死腔内に貯留する浸出液を排出する。また細菌も同時に排出する。細胞外液を排出し組織の浮腫を軽減する。このことが新生血管増生を促進し、組織内の酸素分圧を上昇させ、肉芽増生を促進する。慢性潰瘍の創縁の組織は通常硬く浮腫状であるが、陰圧療法によって軟らかくなり、陰圧によって創縁同士が引き寄せられる作用もある（図2）。保存的な治療の中ではポケットの前後壁を癒着させるのには最適の方法であると思われる。

C. 成績

Argentaらは1997年の時点で300例の創を治療しており、そのうち褥瘡はステージⅢとⅣ、合わせて141症例であった。ほとんどの褥瘡が通常の保存的治療で十分な結果が得られなかった症例である。対照のない試験であったが、93％の症例で50％以上の創縮小率が得られた。たとえ完全な治癒が得られなくても、植皮手術や局所皮弁などで被覆できる範囲に縮小させることができた。また陰圧療法で治療した褥瘡は再発が認められなかったという。陰圧閉鎖療法による合併症は少ないが、疼痛、肉芽の過剰増殖、出血が稀に認められ、一例に腸瘻の発生が生じた。においが問題となる場合があるが、水治療法や洗浄を行うことで対処できたという。陰圧の程度は動物実験の結果では125mmHgが適当で、5分間の吸引と2分間の休止時間をおくというサイクルが最も効果が高かったという。

d. 褥瘡に対する有効性

　VAC療法の発表の後、追試がわが国を含めて多くなされたが、陰圧閉鎖療法の評価に関してはまだ定まっていない[2)3)]。今のところ褥瘡のみを対象としたランダム化試験は2件のみである。この2件では通常の標準的治療と比較して、有意差はなかったと報告されている。システマティックレビューはCochrane Libraryで2003年に行われ、対照群との統計的検討が甘いとされ、有効性は確立されていないと判断している[4)]。一方、WOCNのガイドラインでは有効性を認めており、推奨度はAと判断している[5)]。すなわち評価は割れており、今後の大規模な研究が俟たれているところである。

e. 適応となる褥瘡

　NPUAP Ⅲ度以上で浸出液の多い褥瘡が適応となる。感染徴候が明らかに認められる場合や、壊死組織が多い場合には適応外であるが、これは使用することが危険であるというわけではなく、チューブやフォームドレッシングが頻回に詰まってしまうという技術的な理由に加えて、企業側からみた安全性のためであると思われる。原理のところで述べたように基本的に感染に強い方法であるので、黒色壊死が融解し始めた頃の状態で、デブリドマンと併行して使用することは可能である。また治癒が進んで浸出液が少なくなってもそのまま使用し続けることも可能である。このような場合では1週間に1度くらいの交換間隔となる。

　比較的適応が難しい場合は、臀裂に近く、創周囲の形状が複雑で閉鎖環境をつくることが難しい場合である。あるいは非常に面積が広い場合にも閉鎖環境の維持が難しくなる。但しこれらの場合は浸出液も多いことが多いので、うまく閉鎖環境をつくることができれば、逆にメリットが大きいことにもなる。

f. 陰圧閉鎖療法の禁忌

　禁忌と考えられている事項は表2に掲げたが、出血の危険がある場合や、感染がコントロールされていない場合である。

表2 陰圧閉鎖療法の禁忌

1. 厚い痂皮や大量の壊死組織が存在している場合
2. 深部に血管や内臓などの重要な臓器が露出している場合
3. 抗凝固薬使用や出血傾向のある場合
4. 悪性腫瘍がある場合
5. 未治療の骨髄炎（逆に陰圧で改善する場合もあるので、相対的禁忌といえるかも知れない）

g. 実際

　専用のVACシステム（The V.A.C.®ATS®System、KCI社）の

ほかに、フォームドレッシングにチューブを組み合わせる方法や、チューブをフィルム材で固定するだけの方法も行われている。さらにドレナージパウチを用いることも可能である。チューブを潰瘍面に接触させる方法は手軽であるが、潰瘍面をチューブで傷害するので（図3）、十分な注意が必要である。ここでは比較的安全に行えるドレナージパウチ（ドレインパウチ®、コンバテック社）を用いた方法と、フォームドレッシングを用いた方法を紹介する。

　創部の洗浄や創周囲の皮膚の洗浄を行った後、皮膚を乾燥させる。創縁の形をトレースし（図4）、その大きさに合わせてパウチの底面を切り取る（図5）。パウチを創周囲に貼付し、密着するようにポリウレタンフィルムで被覆する。パウチのドレナージ部分は胸腔ドレーンやNGチューブと接続する（図6）。胸腔ドレーンを使用する場合には側口をいくつか開ける必要がある。ドレーンとの接続は輪ゴムやポリウレタンフィルムを利用して密着するように工夫する。ドレーンはポータブルの吸引器か中央配管の陰圧器と接続する。陰圧の程度は125mmHgが基本であるが、80mmHg程度の圧があれば利用可能である。原法では吸引と休止を繰り返して行うことになっているが、24時間吸引

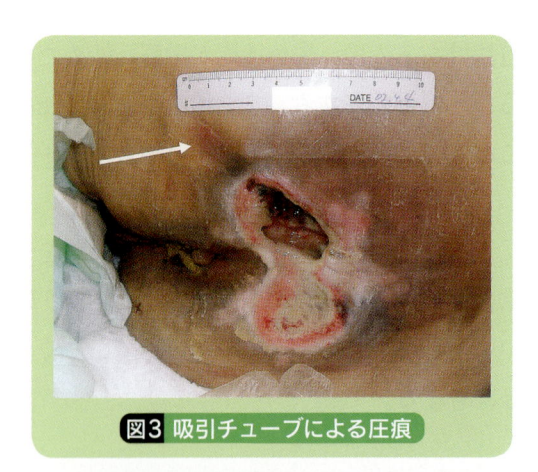

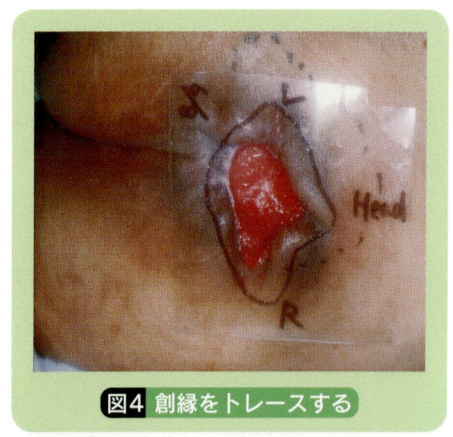

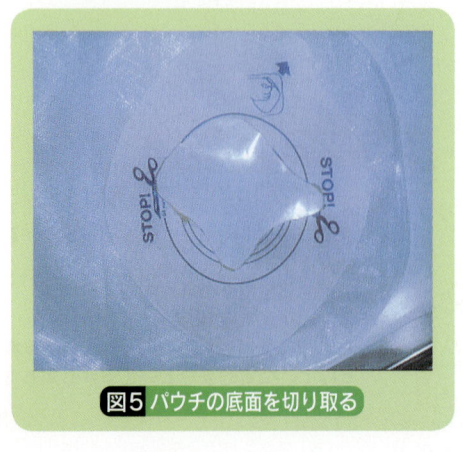

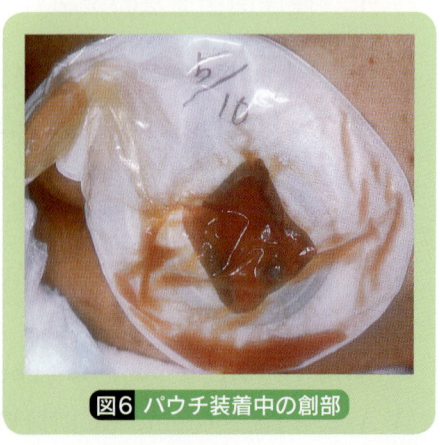

図3 吸引チューブによる圧痕

図4 創縁をトレースする

図5 パウチの底面を切り取る

図6 パウチ装着中の創部

のままでも構わない。また常に装置に繋いでいる必要はなく、検査やリハビリテーションなどのときには三方活栓を利用してクランプするか、一度吸引を中止しても構わない。

h. フォームドレッシングを用いた方法

　ハイドロサイト®（スミス・アンド・ネフュー（株））標準タイプのパッド面（赤色の面）に割を入れる（ハサミで切り取るようにするが、粘着面は残すようにする）（図7）。このパッド面の溝にチューブを当て、その上から全体をフィルムドレッシングで覆う（図8）。ハイドロサイト®は厚みがないので深い褥瘡の場合には潰瘍底にまでフォームが充填されない。その場合にはキャビティタイプのものを使用するなどの工夫が必要である。筆者がパウチを使った経験から考えると、そもそも潰瘍底まで充填材を詰める必要はないかも知れない。

　手術の血腫予防のための吸引器（リリアバックやSBドレーンなど）は陰圧がすぐになくなってしまうため、実用的ではない。われわれはHAMAサーボドレインSD-2001（浜医科工業（株））の99cm水柱で引いている（図9）。

　パウチやフォームドレッシングの交換の目安は特になく、陰圧の環境が保たれる限り継続してよいと考えている。すなわち浸出液の多い、黄色の壊死組織があり、創内の細菌数も多い場合には水漏れするので頻回の交換が必要になる。フォームドレッシングを使用する場合にはフォームの端まで浸出液が染み込んでいるのが認められれば交換の時期である。またチューブが詰まる場合もあるので、チューブをよく観察することが必要である。

図7　割を入れたハイドロサイト®

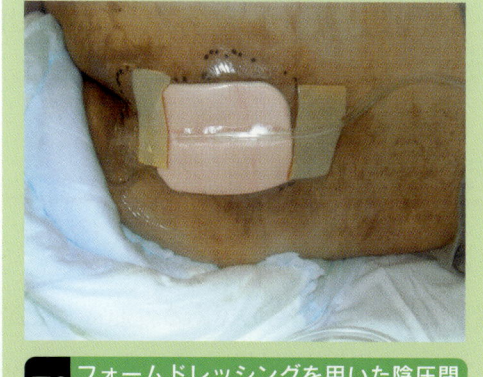

図8　フォームドレッシングを用いた陰圧閉鎖療法
ハイドロサイト®の背面に割を入れ、NGチューブを沿わせる。肛門側には便汚染からシールするためにデュオアクティブ®を貼付し、頭側にはチューブによる皮膚圧迫を防止する意味でデュオアクティブ®を貼付し、全体をポリウレタンフィルムで被覆した。

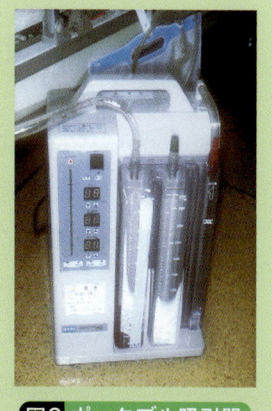

図9　ポータブル吸引器

図10 点線の部分がポケット

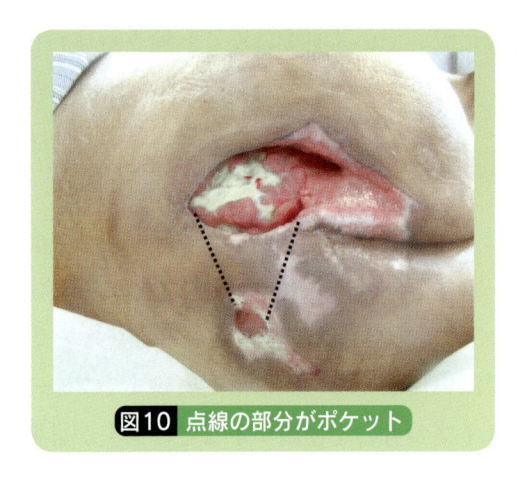

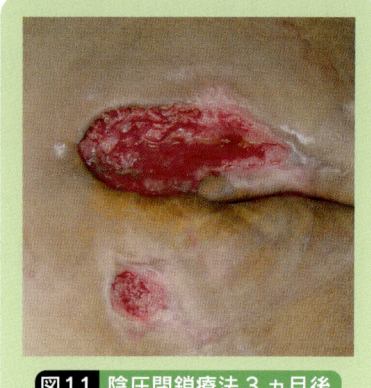

図11 陰圧閉鎖療法3ヵ月後

　比較的新しい治療法であるので、実施する前に十分な説明を行っておく必要がある。創部に知覚のある場合は陰圧にすることで疼痛を訴える場合もある。したがって最初は低めの圧から開始し疼痛がないかを確認する必要がある。陰圧の底部に血管や管腔臓器が露出している場合には、それらの損傷も危惧されるので、廃液の性状には注意が必要である。また陰圧中に吸引圧が高くなり過ぎないか、チューブの詰まりがあって、十分に吸引が効かない状況にないか、などの注意が必要である。

i. 症例

　65歳、男性。閉塞性動脈硬化症で両下肢を切断した方である。仙骨部に大きなポケットをもつ褥瘡が生じたために当科に入院した。仙骨部には2つの褥瘡があり、両者は皮下でつながっていた（図10）。ハイドロサイト®を用いた陰圧閉鎖療法を施行し、およそ3ヵ月でポケットは消失し（図11）、この後植皮手術を施行し、自宅療養が可能となった。

2 ● 電気刺激療法

　通常の体表面はマイナスで創面はプラスに帯電している。この治療は電流を外から与えて、創傷治癒過程を活性化させるものである。通常、生食ガーゼ上に電極を留置し、身体の別の部位にもう1つの電極を貼付し、その間で特定の電流を流す。さまざまな電流の形での治療が行われていることに注意が必要である。最もよく用いられている波形は高電圧のパルス電流である。パルス電流の間隔は20〜200 msecである。電流の向きは創傷治癒の時期により変化させる。パルス電流の形にしてあるのは、組織のpHや温度に変化を生じさせないという意味で安全だからである。

以前は1日4〜6時間の長時間、直流の電流を流す方法が主流であったが、最近はパルス電流を使用して1時間以内の治療時間とすることが多い。電極は単一極と創の周囲に2〜4つの電極を留置する2つの方法がある。電極が小さければより電流の幅は小さくなり、電極の距離が近ければより表面の電流が多くなる。

マイナス極周囲では、血栓を融解し、血管拡張作用が現れる。すなわち創傷治癒初期の炎症期の出血や血腫を吸収する。逆にプラス電極付近では血管収縮、白血球凝集作用、殺菌的作用が認められる。

a. 適応

AHRQの勧めではステージⅢ以上の深い褥瘡か、治療に抵抗性のⅡ度褥瘡が適応であるとしている。

b. 有効性

Gardnerらが1999年にそれまでの文献をメタアナリシス[6]しており、エビデンスレベルはⅠである。9件のRTCをレビューした結果、生食ガーゼドレッシングと比較して13%のnet effectをもって有意に有用であった。但し患者の背景因子、感染、血行などの因子が不揃いであるため再評価が必要である、と注釈を付けている。欧米のガイドラインでは各々少しずつ推奨度が異なっている。AHRQでは、治療に抵抗するステージ2、3、4に使用してもよく、推奨度はBと判断している[7]。EPUAPではデータ不足であり、推奨度はCと判断している[8]。WOCN Clinical Practice Guideline 2003は有用であり、推奨度はAと判断している[5]。わが国での使用報告例はない。

c. 禁忌（表3）

電流刺激を治療に用いる場合と同じで、心臓への影響や、ペースメーカーへの影響を考慮する。

d. 注意点

電極の接触面の皮膚炎や電極の下の皮膚がチリチリすることが稀に認められる。末梢血管が閉塞している下肢に使用した場合、時として疼痛が認められる。

表3 電気刺激療法の禁忌

1. 心臓や横隔神経を横切って電流を流すこと
2. 心臓ペースメーカー使用中の患者
3. 悪性腫瘍
4. 妊婦
5. 頸動脈洞や咽頭筋肉上に電極を置くこと
6. 金属イオンを含むドレッシング材上に電極を置くこと
7. 創内のヨウドやマーキュロなどが洗い流されていること
8. 骨髄炎の上に電極が置かれること

e. 使用の実際（図12）

　患者を安楽な体位にする。創部を通常の方法で洗浄するが、このとき、ヨウドやワセリンベースの軟膏はきれいに洗い流す。

　必要であればデブリドマンを行う。創周囲は通電を効果的に行うために乾燥させる。生食ガーゼを創内にまんべんなく敷き詰める。ポケットの下にも軽く詰める（ハイドロゲル製剤を使用することもある）。電極を生食ガーゼ上に置き、その上を乾いたガーゼで覆う。全体をフィルムで覆う。もう一方の電極を貼る（通常は創から中枢側の軟部組織上、骨突出部は避ける。ストラップなどを用いて皮膚とよく接触させる。創の大きさより大きな電極を貼付する。創が深ければそれだけ電極間の距離を離す。電極同士は接しないよう注意する）。1秒間のパルス数(pps)、電極の極性は研究者によって微妙に異なる。Sussmanのプロトコール[9]では初期にはマイナス極で100〜150ボルト、30pps、1日60分、肉芽が十分盛り上がったら3日ごとに電極の極性を変え、100〜150ボルト、100〜128pps、1日60分、さらに上皮化が終了する頃には電極の極性は1日おきに変更、60〜64ppsとする。通電後は電極をガーゼの間から引き抜き、創部はそのままとする。電極は1人の患者に1つ使用し、使い回しは院内感染防止の意味で好ましくない。

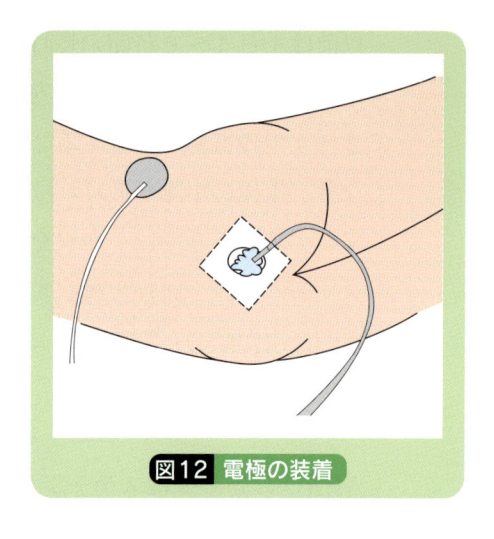

図12 電極の装着

3 ● 非接触性・常温療法

　創部を加温するためには創部に熱源を接触させるか、放射加熱ランプなどによる方法がある。ホットパックなどの熱源を接触させることは熱傷の危険をはらんでいるので、絶対に使用してはならない。一方、放射熱による加温では創部が乾燥することが問題である。そこで創部を湿潤環境に置きつつ、安全に加温する装置が米国で開発された［Warm-Up® (Arizant Health Care Inc)、図13］。これは閉鎖環境を維持する皮膚保護カバーに、温熱ヒート板が取り付けられる構造になっており、温熱ヒート板は温度コントロールユニットに接続され、38℃に制御される。1日3回1時間ずつの加温を行う。褥瘡においてコントロール群と比較し、有用性があるとの報告が多い。ただFDAによる認可が下りなかったため製造が中止されている。創部を加温しながら褥瘡を治療することの有用性は高いと思われるが、先に述べた理由により、閉鎖環境を保ちつつ、温度

図13 Warm-Up® の構成

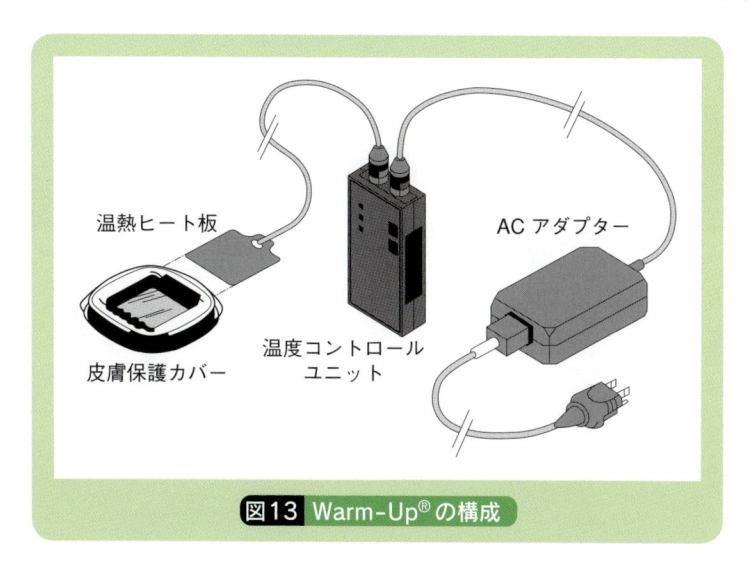

コントロールを厳密に行う製品があって初めて可能となる治療であり、Warm-Up® が入手困難な状況では創部の加温療法は行ってはならない。

創面の温度が上皮化に重要であることはかなり以前から知られていることである。褥瘡部の創洗浄によって創面の温度が下がると、皮膚温が戻っても白血球の機能回復には3時間を要するといわれている[10]。閉鎖ドレッシングを推進する根拠の1つとして、体液を吸収すると冷たくなるガーゼより、閉鎖ドレッシング材の方が保温効果が高いことが挙げられている。また、術中に加温した場合には有意に褥瘡発生が減少するという報告が出ているので、手術中の低体温にも注意を払うべきである。

4 水治療法

水治療法とは湯あるいは渦流浴を全身あるいは褥瘡部に対して行うものである。作用機序としては線維芽細胞、毛細血管の新生作用などが知られている。治療はエレベーターバス・ハバードタンクで使用しても可能であるが、通常の浴室でも可能であるし、大がかりな設備がなくても部分浴槽、簡易浴槽を用いることで可能である。因みにハバードタンクは医療用具として認められている (図14)。

1994年の AHCPR のガイドラインでは壊死組織のデブリドマンとして古くから使われているとの記載があるが、実際に褥瘡治療に有効であるということを証明した報告は少ない。唯一の研究はステージⅢとⅣの褥瘡を生食ガーゼのウエットドレッシング群と同じケアに水治療法を加えた群間で比較したものである。褥瘡の面積と深さを計測し両群で比較したところ水治療法群の方が優位に改善率が高値であった。

図14 ハバードタンク

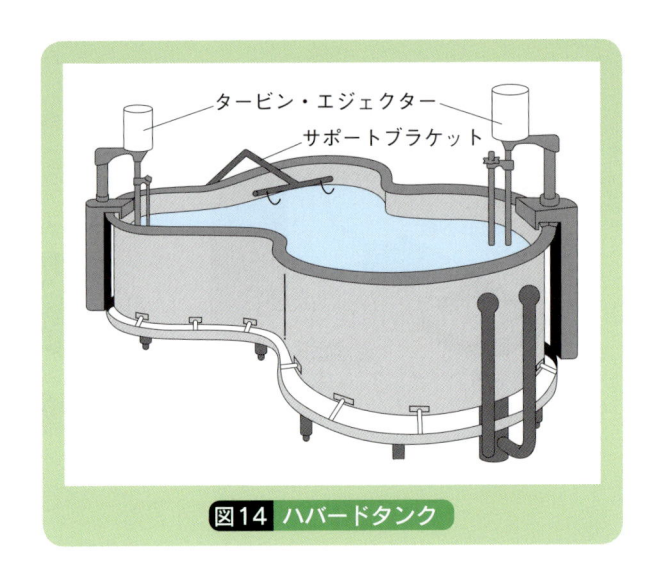

　実際の方法は水温は35.5〜36.6℃にし、肉芽が形成された後では肉芽への影響を考慮し、直接褥瘡面に渦流がかからないようにして、褥瘡周囲を1日20分間浸す。褥瘡の創部を浴槽に浸けることによって創部の感染が惹起されるかを検討した論文はない。正常皮膚では皮膚の細菌数は減少したことが報告されていること[11]や、静脈うっ血性潰瘍では最後に洗い流せばより細菌数が減ることが述べられていること[12]から、細菌数が増えることは考えにくい。

5 光線療法

　特定の波長の光線やレーザー光線を照射することにより褥瘡の治療を促進することを目的としている。作用としては光線の照射によってNOの増加、潰瘍周辺の血管拡張が得られることが考えられている。またレーザー光線は直接皮膚の線維芽細胞に作用して創傷治癒を促進する作用もあるという。

　さまざまな波長の研究があるが、現在有効であるとされているのは、956nmの近赤外線と637nmの赤色光の組み合わせである。1日9分間照射し、1週間ごとに漸減する方法である。生食ガーゼ法とのランダム化比較試験の報告があり、有意に効果が認められた[13]。わが国でも直線偏光近赤外線の治療報告がある[14]。

　紫外線に関してもランダム化で有効であるという報告がある[15]。一方レーザーに関してはランダム化比較試験が1つあるが、ここでは有効性は認められなかった[16]。欧米のガイドラインでは効果は概して否定的である。AHRQは8件の文献のレビュー結果はデータ数の不足、コントロールの取り方に不備が多く、効果は不明であるとしてい

る（推奨度C）[7]。EPUAPはデータ不足である（推奨度C）[8]。WOCN Clinical Practice Guideline 2003では効果は不明である（推奨度C）[5]。

6 ● 高圧酸素療法

　局所的あるいは全身的に高圧酸素療法を行う。かなり以前から適応が検討され、1970年前後に褥瘡への応用例が散発的に報告されたが、近年の報告は少ない。
　文献レビュー結果ではわが国での症例集積の報告があり、エビデンスレベルはVである[17]。他のガイドラインではAHRQは使用を勧める根拠はないとしている[7]。

7 ● 超音波療法

　創面に超音波を当てる方法である。作用は線維芽細胞や血管内皮細胞や白血球を活性化させる。殊に創傷治癒の早期にその効果が著しいとされている。
　文献レビューの結果ではシステマティックレビューがCochrane Libraryで2003年に行われており、エビデンスレベルIである[18]。この中で2000年7月集計の時点で超音波単独による治療促進効果はないと結論されている。他のガイドラインではAHRQは有用性はあってもわずかであり、使用を勧める根拠はないと述べている[7]。

8 ● 電磁波療法

　電磁波により褥瘡を治療する。文献レビューの結果ではシステマティックレビューがCochrane Libraryで2003年に行われており、エビデンスレベルIである[19]。2000年11月集計の時点で2件のRCTがあるが治療の有効性は得られないと結論している。

　外用薬やドレッシング材による治療の場合にも、物理療法を行う場合にも、褥瘡の局所の状態の説明と治療方法の選択の理由を説明する必要がある。陰圧閉鎖療法もかなり行われている状況であるが、このように一般に馴染みの少ない方法を採る場合には特に十分な説明の必要が生じる。今後在宅での治療も増えてくることが予想されるが、患者および家族への知識と同時に処置の実際の指導が重要である。

（館　正弘）

文　献

1) Argenta LC, Morykwas MJ : Vacuum-assisted closure ; a new method for wound control and treatment ; clinical experience. Ann Plast Surg 38 : 563-576, 1997.
2) Ford CN, Reinhard ER, Yeh D, et al : Interim analysis of a prospective, randomized trial of vacuum-assisted closure versus the healthpoint system in the management of pressure ulcers. Ann Plast Surg 49 : 55-61, 2002.
3) Wanner M, Schwarzl F, Strub B, et al : Vacuum-assisted wound closure for cheaper and more comfortable healing of pressure sores ; a prospective study. Scand J Plast Reconstr Surg Hand Surg 37 : 28-33, 2003.
4) Evans D, Land L : Topical negative pressure for treating chronic wounds (Cochrane Review). The Cochrane Library, Issue 3, 2003.
5) 真田弘美，舘　正弘（監訳）：WOCN による褥瘡の予防と管理のガイドライン．ケープ，神奈川，2005．
6) Gardner S, Frantz R, Schmidt F : Effect of electrical stimulation on chronic wound healing ; a meta-analysis. Wound Repair Regen 7 : 495-503, 1999.
7) http://www.ahcpr.gov/
8) http://www.epuap.org/gltreatment.html#top
9) Sussman C, Byl N : Electrical stimulation for wound healing. Wound Care ; A collaborative practice manual for physical therapists and nurses. Sussman C, Bates-Jensen BM (eds), pp357-388, Gaitherburg, MD, Aspen, 1998.
10) 倉本　秋，味村俊樹，山崎一樹：創傷治癒に必要となる局所環境因子；ドレッシング理論の変遷と展開．臨床外科 52：291-298，1997．
11) Niederhuber SS, Stribley RF, Koepke GH : Reduction of skin bacterial load with use of the therapeutic whirlpool. Phys Ther 55 : 482-486, 1975.
12) Bohannon RW : Whirlpool versus whirlpool rinse for removal of bacteria from a venous stasis ulcer. Phys Ther 62 : 304-308, 1982.
13) Schubert V : Effects of phototherapy on pressure ulcer healing in elderly patients after a falling trauma ; A prospective, randomized, controlled study. Photodermatol Photoimmunol Photomed 17 : 32-38, 2001.
14) 黒川正人，山田信幸，羽森由佳，ほか．褥瘡に対する直線偏光近赤外線治療．Geriat Med 40：1165-1170，2002．
15) Wills EE, Anderson TW, Beattie BL, et al : A randomized placebo-controlled trial of ultraviolet light in the treatment of superficial pressure sores. J Am Geriatr Soc 31(3) : 131-133, 1983.
16) Lucas C, van Gemert MJ, de Haan RJ : Efficacy of low-level laser therapy in the management of stage III decubitus ulcers ; a prospective, observer-blinded multicentre randomised clinical trial. Lasers Med Sci 18 : 72-77, 2003.
17) 桜木康晴，横田晃和，藤原恒弘，ほか：褥創に対する OHP の治療効果について．日本高気圧環境医学会雑誌 25：83-90，1990．
18) Flemming K, Cullum N : Therapeutic ultrasound for pressure sores (Cochrane Review). The Cochrane Library, Issue 3, 2003.
19) Flemming K, Cullum N : Electromagnetic therapy for treating pressure sores (Cochrane Review). The Cochrane Library, Issue 3, 2003.

14 Pressure Ulcers

褥瘡発症後のケア

1. 褥瘡発生に至った要因を見極める

　適切に薬剤・ドレッシング材を選択し、使用しても、または手術により創部を閉鎖した後も、褥瘡部の局所環境が整わなければ、治癒遅滞や再発を起こしかねない。特に褥瘡は熱傷や外傷と異なり、寝たきり状態、失禁、栄養不良などの原因が発生後も継続する。そのため発生後はまずその原因を取り除くことで治癒を促進する。つまり発生に至った原因をアセスメントすることで、有効な看護技術が提供できる。
　ここでは発生に至った原因や治癒遅滞する原因を患者の生活を含めた全身状態からアセスメントする技術、創局所に対する具体的な看護技術について述べる。

1● 全身状態のアセスメント

a. スケールによるアセスメント

　発生に至った原因を追求するには、第2章で述べられている褥瘡発生予測スケールを用いると、どの要因が発生に影響したのか、またどの要因を取り除くことが必要かアセスメントすることができる。いったん褥瘡が発生すると褥瘡局所にとらわれてしまうが、患者の生活環境を広くアセスメントするためにも、スケールの使用は必要である。

b. 全身状態を把握する

　褥瘡の治癒には、全身状態も大きく影響する。特に治癒に影響する基礎疾患として、血流に影響する糖尿病、動脈硬化症、末梢循環不全などがある。治療では、放射線療法

と化学療法などがある。放射線療法は、照射後年月が経っていても、その皮膚は永続的に萎縮しているために、極めて血流が不良となり、創傷治癒が障害される。化学療法後では白血球低下時期（好中球500/mm³以下）に、好中球の減少により炎症性サイトカインの産出低下が起こることで、炎症期が延長し治癒を遅滞させる。

栄養状態も創傷治癒過程に大きな要因を与える。創部は、蛋白同化作用によって損傷した組織を修復あるいは再生する。しかし、日本の褥瘡患者はるいそうが多く、PEM（protein energy malnutrition）状態であるために、治癒遅滞をきたしやすい。

2 ● 局所状態のアセスメント

a. 発生部位（図1）

褥瘡部位を観察することで、どの体位で発生したか判断できる。発生しやすい体位は、

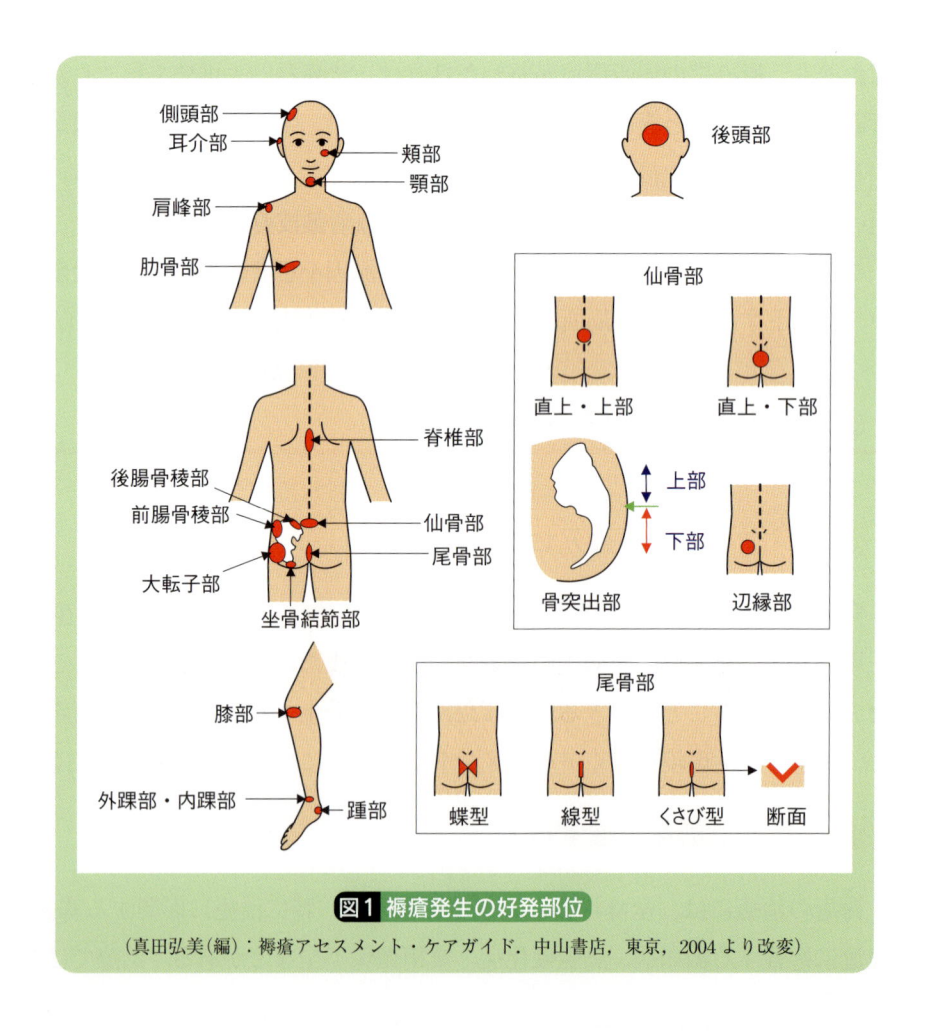

図1 褥瘡発生の好発部位

（真田弘美（編）：褥瘡アセスメント・ケアガイド．中山書店，東京，2004より改変）

①仰臥位、②座位、③側臥位、稀に腹臥位が挙げられる。

ⅰ．仰臥位時に発生する部位

仙骨部、踵部に発生することが多い。仙骨部はその中でも3部位に分けてアセスメントする（図1）。仙骨上部への発生は、円背や拘縮を伴う患者が多い。仙骨直上・下部の場合はギャッチアップによるずれと、尿や便による汚染が要因となり発生しやすい。踵部の場合は、末梢循環不全を伴う患者に多い。

ⅱ．座位時に発生する部位

尾骨部と坐骨結節部に発生することが多い。尾骨部は高齢者に多く、坐骨結節部は脊髄損傷者に多い。これには車椅子上のポジショニングが大きく影響している。尾骨部は姿勢の崩れ、坐骨結節部は除圧不足が原因に挙げられる。また車椅子上で姿勢が崩れやすい患者では、仙骨部に発生する場合もある。また円背を伴う患者では、脊椎部に発生する。脊椎の骨突出部が車椅子の背布から圧迫を受けることに起因する。

ⅲ．側臥位に発生する部位

肩峰部、腸骨稜部、大転子部、外果部が多い。肩峰部、大転子部、外果部、前腸骨稜部は90度側臥位の場合に発生する。一方、注意が必要なのは、後腸骨稜部である。この場合、仰臥位時の褥瘡と判断されることが多い。30度側臥位で発生する場合も多く、注意が必要である。

b．褥瘡の形状

褥瘡の形状は「圧力」「摩擦・ずれ」「湿潤」などの要因をアセスメントする指標となる。褥瘡の形状には「整形」と呼ばれる円・楕円形の褥瘡（図2）と、「不整形」と呼ばれる円・楕円形以外の地図状の褥瘡（図3）に分けられる。「整形」をした褥瘡は主に、骨突出部位

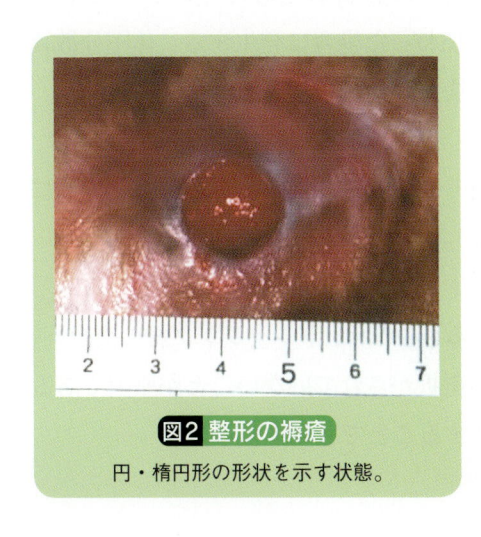

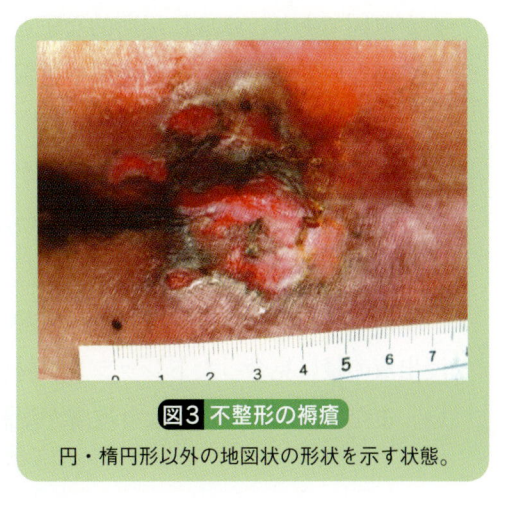

図2 整形の褥瘡
円・楕円形の形状を示す状態。

図3 不整形の褥瘡
円・楕円形以外の地図状の形状を示す状態。

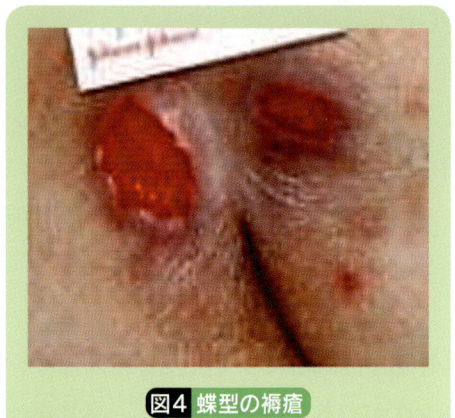

図4 蝶型の褥瘡
臀骨部の両側に対称に蝶が羽を広げた形状を示す状態。

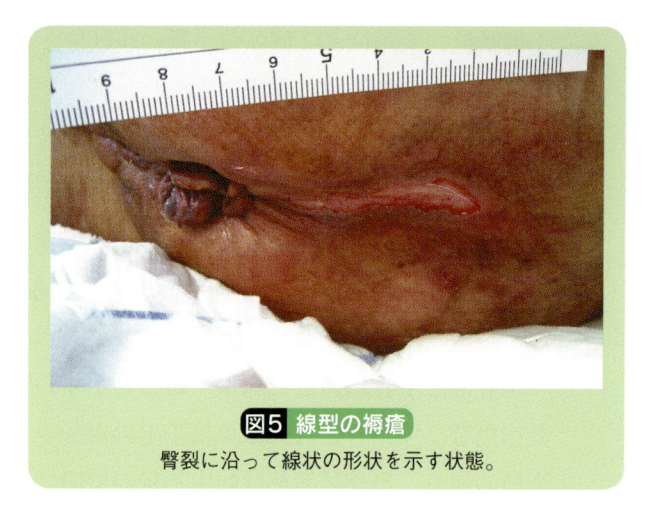

図5 線型の褥瘡
臀裂に沿って線状の形状を示す状態。

に均一な圧迫が加わり発生する。「不整形」をした褥瘡は、摩擦・ずれが加わった方向に傷害が拡がるため、歪んだ形状になる。この場合は主に地図状となる。その他、「不整形」には尾骨部に特有の「蝶型」(図4)・「線型」(図5)・「くさび型」といった尾骨部から臀裂にかけて特有の形状を呈する場合がある。これらは、座位姿勢や尿、汗による湿潤が影響している。しかし、発生時は不整形であっても、時間の経過とともに整形になるので、この形状のアセスメントは発生初期に用いるとよい。

c. 褥瘡状態

創部から発生に至った原因や治癒遅滞要因を推測することができる。

i．D in D（褥瘡の中の褥瘡）(図6)

肉芽の中に黒色のスポットが発生した場合にD in Dと呼んでいる[1]。これは肉芽の出血が原因であり、創底に局所的な圧迫が加わった場合に発生する。体圧分散寝具を使用していない、あるいはその使用や選択方法が問題となることが多い。

ii．肥厚 (図7)

創縁の表皮の過角化により、創縁が厚くなる状態である。これは、創縁部に持続した圧迫が加わることが原因といわれている[2]。

iii．浸軟 (図8)

創縁皮膚が厚くふやけている状態である。これは、ドレッシング材の交換回数不足や、浸出液の量に見合ったドレッシング材の選択がされていないことが原因である場合が多い。また尿漏れ、多汗により皮膚が湿潤することでも発生する。

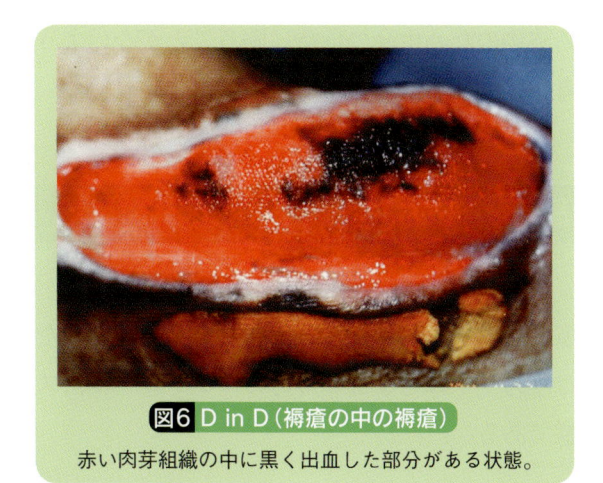

14. 褥瘡発症後のケア

図6 D in D（褥瘡の中の褥瘡）
赤い肉芽組織の中に黒く出血した部分がある状態。

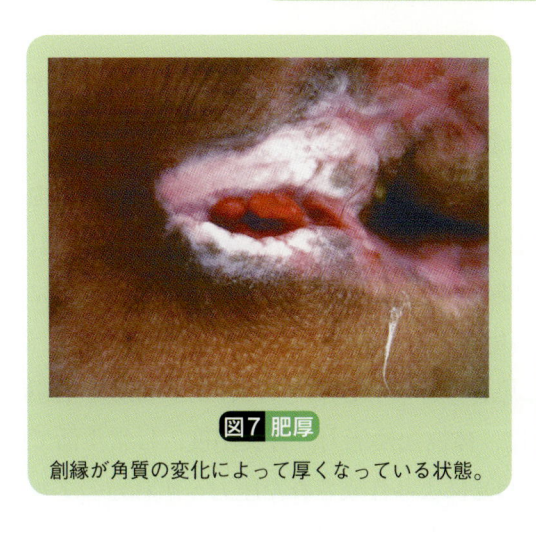

図7 肥厚
創縁が角質の変化によって厚くなっている状態。

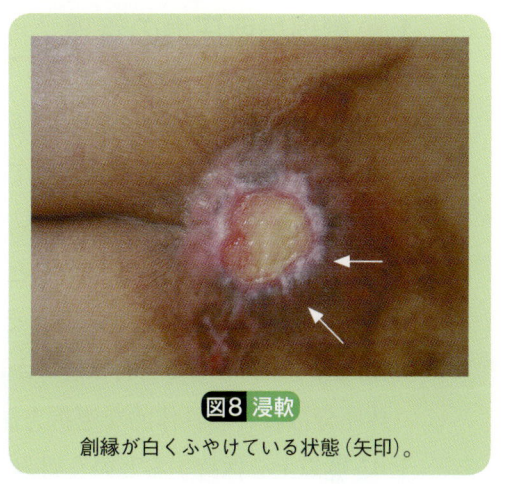

図8 浸軟
創縁が白くふやけている状態（矢印）。

2. 褥瘡の治療目標の設定

　褥瘡のケア計画を立案するために、治療目標を設定する。褥瘡の治療目標は、褥瘡状態の如何にかかわらず、基本的に患者の基礎疾患の治療方針に合致するように設定する。
　主に、治癒を目標にする場合と、治癒を目標にしない場合の2つに分けられる。
　治癒を目標にする場合は、基礎疾患のコントロールがよく、褥瘡治療・ケアによって患者のQOLに悪影響がもたらされない場合に設定する。この場合は積極的に発生要因の除去、栄養状態の改善、局所ケアを行う。一方、褥瘡の治癒を目標にしない場合は、主に終末期にある患者などであり、褥瘡治療・ケアが患者にとって苦痛をもたらし、QOLへ悪影響を及ぼす場合である。この場合は患者の安楽を最優先とするケアを行う。

また褥瘡による感染のため生命の危機に陥ることがないように、感染の予防と患者の安楽を最優先に考慮したケア計画を立案する。

3. 褥瘡の局所ケア方法

発生原因が取り除かれなければ、難治化しやすい。そのため、褥瘡発生後の褥瘡ケアのコンセプトは圧力・ずれ力などの外力のコントロール、スキンケア、栄養管理などの予防ケアと同様である。

1 ● 創部局所圧力の管理

褥瘡は避け難い局所組織への圧迫やずれ力に起因する虚血によって引き起こされる。そのため、適切な創処置が行われていても、局所の圧管理がなされなければ、血行は保たれず、創治癒遅滞を引き起こす。まず考慮することは、褥瘡とその周囲皮膚に圧力、ずれ力が加わらない体位を保つことである。しかし、患者によっては得手体位により同一体位をとり続ける場合がある。その場合、褥瘡局所への圧力を簡易体圧計で測定し、40mmHg以上[3]となる場合は速やかに患者の日常生活に合った体圧分散寝具を選択する。

体圧分散寝具の具体的な選択方法は、体位変換能力、骨突出度、日常生活で頭側挙上45度以上を保持するという組み合わせにより作成された圧力・ずれ力のアルゴリズムを使用し選択する（図9）。体圧分散寝具使用時も体位を安定させるクッションが褥瘡部を圧迫している場合もあるので、クッション使用時には創部の圧が取り除かれているか、手を入れて確認する。

また、仙骨部の褥瘡発生時には、褥瘡予防体位として推奨されている30度側臥位により、褥瘡の治癒遅滞を招くことがある。特にポケットのある場合は注意する[4]。これは高齢者では臀筋の萎縮による皮膚のたるみにより、創縁の位置がずれ、創内を圧迫するという現象が起きる（図10）。この場合は30度側臥位を避け、可能な限り90度側臥位を保持するようにする。なお、90度側臥位時には大転子部、外果部の発生が危惧されるので、皮膚の観察を十分に行い、体圧分散寝具の再検討を行う。

床面だけではなく、創部のガーゼ、ドレッシング材やおむつなどにより、圧迫されている場合もある。この場合には創部や創周囲のガーゼやドレッシング材の跡により判断できる（図11）。体圧分散寝具の効果を最大限に活かすために、ドレッシング材やおむつは薄くするように心がける。

14. 褥瘡発症後のケア

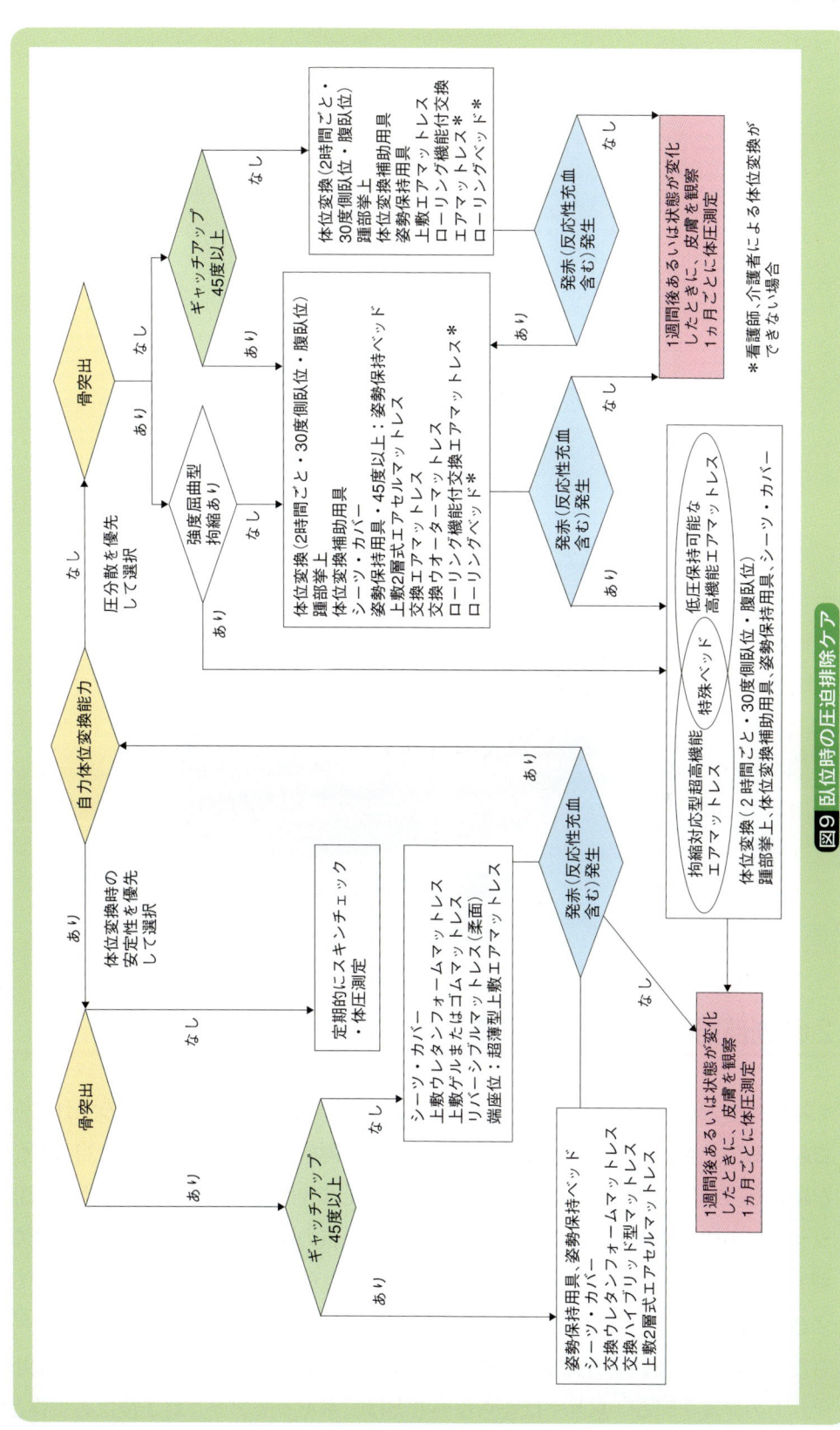

図9 臥位時の圧迫排除ケア

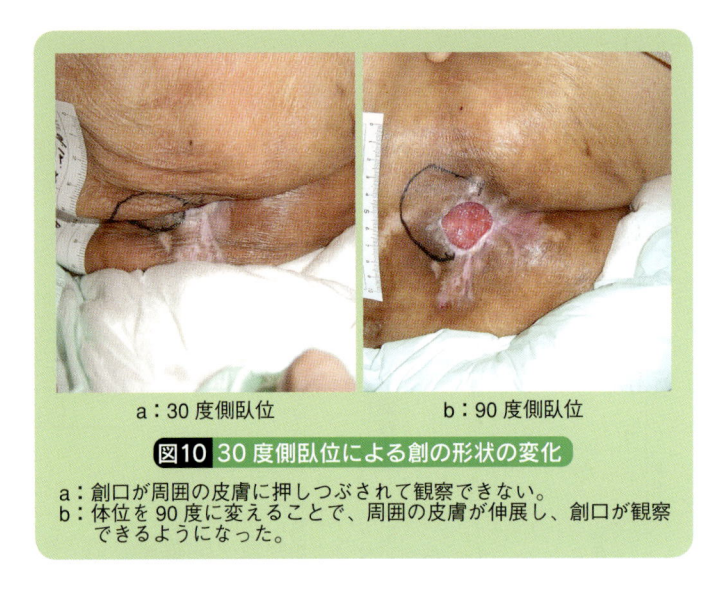

a：30度側臥位　　　　　　　　　b：90度側臥位

図10 30度側臥位による創の形状の変化

a：創口が周囲の皮膚に押しつぶされて観察できない。
b：体位を90度に変えることで、周囲の皮膚が伸展し、創口が観察できるようになった。

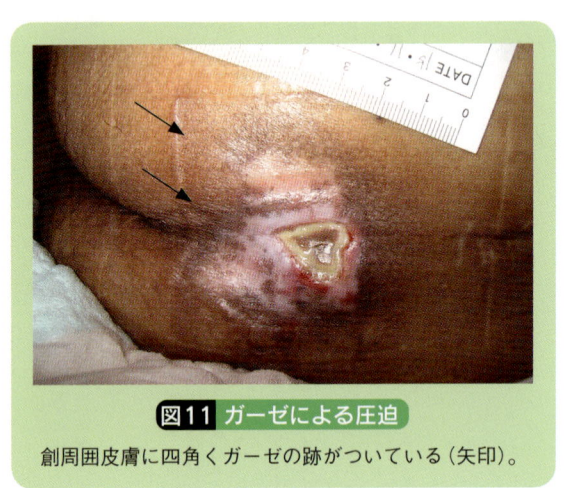

図11 ガーゼによる圧迫

創周囲皮膚に四角くガーゼの跡がついている（矢印）。

2 ● 創部局所のずれ力の回避

　特に尾骨部に発生したいびつな形の褥瘡は座位やギャッチアップ時のずれ力が原因で起こることが多い。具体的な座位時のケアは、褥瘡予防の項目と同様、自力座位可能な場合は、体位の崩れがないかを確認する。そして90度ルールを保つように適宜クッションや小枕を使用するなどして体位を整える。自力座位不可能な場合は、可能な限りギャッチアップを30度以下とし、創部へのずれ力がかからないようにする。やむを得ず30度以上のギャッチアップをする場合や30度以下でもギャッチアップを長時間とらなければならない場合には、2層式エアマットレスを使用（背上げモードを使用）し、ずれ力の軽減を図る。忘れてはならないことは、ギャッチアップ終了後は必ず背と床面

をいったん離すことで（背抜き）、創局所にかかったずれ力を解除する。

3 ● 創部局所の湿潤・汚染の防止

　便・尿・汗などの汚染が危惧される尾骨部などの褥瘡は、菌が定着し治癒遅滞を起こすことがある。さらに便や尿がドレッシング材の中にもぐり込み長時間放置されることにより、創部の感染を起こす危険性がある。もぐり込みを防止するためには、半透過性ポリウレタンドレッシングをカバードレッシングに使用する。失禁がある場合は、まず主治医と相談し、失禁のコントロールを行う。コントロールが困難な場合には、直接排泄物が創部にもぐり込まないように、男性の場合は陰茎固定型収尿器の装着（111頁図13）、女性の場合は会陰部にポリエステル綿を置く（110頁図11）。下痢が持続する場合は、肛門用装着具を使用し、パウチングを行う方法がある。最近では肛門に挿入するインターナルカテーテル（フレキシシール®、113頁図15）も発売されている。また軟便、下痢便に対応する機能を備えたおむつも発売された（Sケア軟便安心パッド®、大王製紙（株））。

4 ● 栄養状態の改善

　栄養状態が低下すると、肉芽組織が増殖せず表皮化も遅延する。肉芽組織の色が貧血様となり白っぽくなる場合がある。特に高齢者の褥瘡はPEMによるマラスムスが多いことから、十分な蛋白質とカロリーが摂取できるように援助する。さらに微量元素の投与により肉芽組織が増殖し、治癒促進したという報告[5]もあることから、第5章「褥瘡の栄養管理」を参照し、栄養状態の査定を行い、適切な補給を行う。

5 ● 局所のケア技術

a. 剥がす前にガーゼやドレッシング材を観察する

　局所ケア技術は、創処置前のガーゼやドレッシング材の状態を観察することから始める。ずれ力が局所に加わっている場合、ガーゼやドレッシング材はずれ力のかかった方向に剥がれたり、よれたりする。さらに便・尿・汗などによる汚染がある場合は、その方向、状態が示される。

b. ドレッシング材を剥がす

　ドレッシング材を剥がす場合は、テープによる二次傷害が発生しないように留意する。高齢者のような脆弱な皮膚はテープによる剥離刺激で容易にびらんを発生させる。傷害を起こしにくい除去方法は、テープと皮膚の角度を90度ぐらいに保ちながら、剥離部分に一番近い皮膚を軽く押さえ、ゆっくりと剥がす。剥がれにくい場合は、剥離剤や水を用い、刺激を最小限にする。

c. 褥瘡部の観察

　まず、創から剥がしたガーゼやドレッシング材を観察する。浸出液の量やよれの程度などからガーゼやドレッシング材の選択あるいは交換回数が適切であったかを評価する。次にDESIGNなどの創部アセスメントツールを用い、創部を詳しく観察する。可能な限り創部は写真撮影をし、前回の創と比較する。写真撮影時は、毎回同じ体位とし、メジャーなどを入れてサイズの確認ができるようにする。ポケットは、ポケットの被蓋部と創底の接着を阻害しないように愛護的に計測する。ポケットに綿棒などが入らないようであれば、計測は行わない。鑷子や綿棒のような硬い用具で測定していたが、ポケットの内部を傷つけてしまう危険性が高いので可能な限り使用しない。最近では、ポケットを安全に計測できる用具（ポケット測定器、Pライトsystem®、（株）越屋メディカルケア）（図12）が開発された。これを使用することでポケット内部を傷つけることなく、ポケットの盲端部が容易に同定でき、安全に測定できる。またチューブ自体はしなやかでどんな体位でも測定可能である。

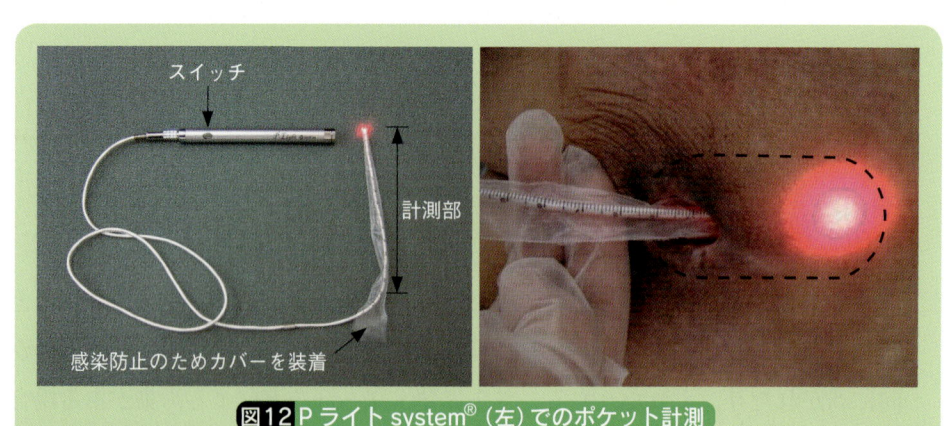

図12 Pライトsystem®（左）でのポケット計測

右のようにポケットの盲端部に挿入し、挿入できなくなったところでライトを点灯させると、ポケットの盲端部が赤く光り示される。

d. 褥瘡部の洗浄（図13）

　創洗浄は観察終了後に行う。創洗浄に用いる洗浄液は38℃の人肌程度の微温湯を用いる。先に創周囲の皮膚を皮膚洗浄剤で洗浄する。洗い過ぎは脱脂の可能性があるので、1日1回程度に留める。2回以上交換の場合は、2回目からは微温湯だけで十分に汚れを落とす。

　褥瘡創内の洗浄は、最近では水道水を用いても、生理食塩水と比べて感染率が変わらないという報告がある[6]。水道水、生理食塩水いずれを用いても、十分な水量を使用し、洗い流すことが重要である。特に水道水の場合には、洗浄直前に蛇口から出た微温湯を用いる。また使用するボトルの中を十分に洗浄し、菌の繁殖を防ぐ。ポケット内の洗浄は創底と被蓋部に間隙がある場合は、注射器にカテーテルをつけて十分に洗う。間隙が小さくなり、カテーテルが入りにくくなった場合は、圧をかけずに洗浄する。

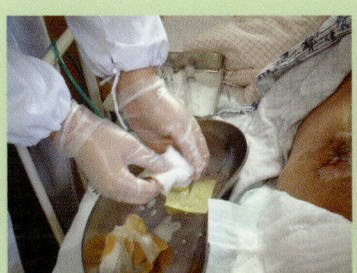

①皮膚洗浄剤をよく泡立てる。　②創周囲を優しく皮膚洗浄剤で洗浄する。　③皮膚洗浄剤を微温湯で洗い流す。

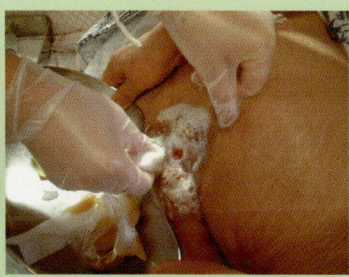

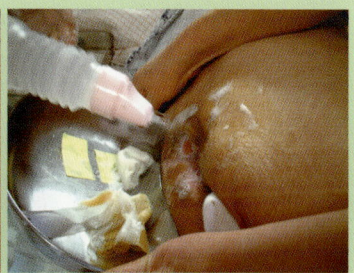

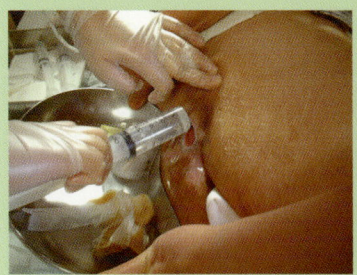

a：創周囲の皮膚洗浄剤での洗浄

①ポケットがある場合、ポケット内を洗浄する。　②創底を洗浄する。　③清潔なガーゼで拭き取る。

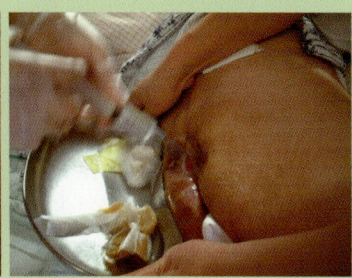

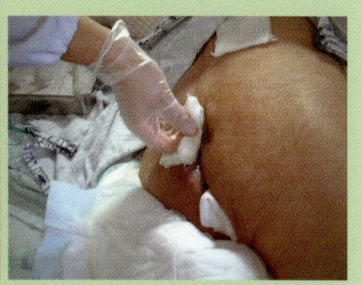

b：創内を生理食塩水で洗浄する

図13　創周囲と創部の洗浄方法

e. 薬剤・ドレッシング材を貼付する

　薬剤やドレッシング材の選択については他章に譲るが、ここでは貼付方法についてまとめる。

　失禁がある場合は、便や尿がもぐり込みにくい半透過性ポリウレタンドレッシング（テガダーム®、3M）などを選択する。半透過性ポリウレタンドレッシングの貼付方法として、特に臀裂に近い部分に貼付する場合は、①臀裂部分の水分をよく拭き取る、②フィルムドレッシングに切れ目を入れる、あるいは2枚に切り分け臀裂に沿うように貼付する、③貼付時は必ず臀裂部分を押さえ、浮かないようにする（図14）。汚染のない部位では、ガーゼやドレッシング材がずれないように、基本的にはサージカルテープなどで前面を覆う。また皮膚傷害を起こしやすいような脆弱な皮膚は、テープ貼付前に皮膜剤を使用する。

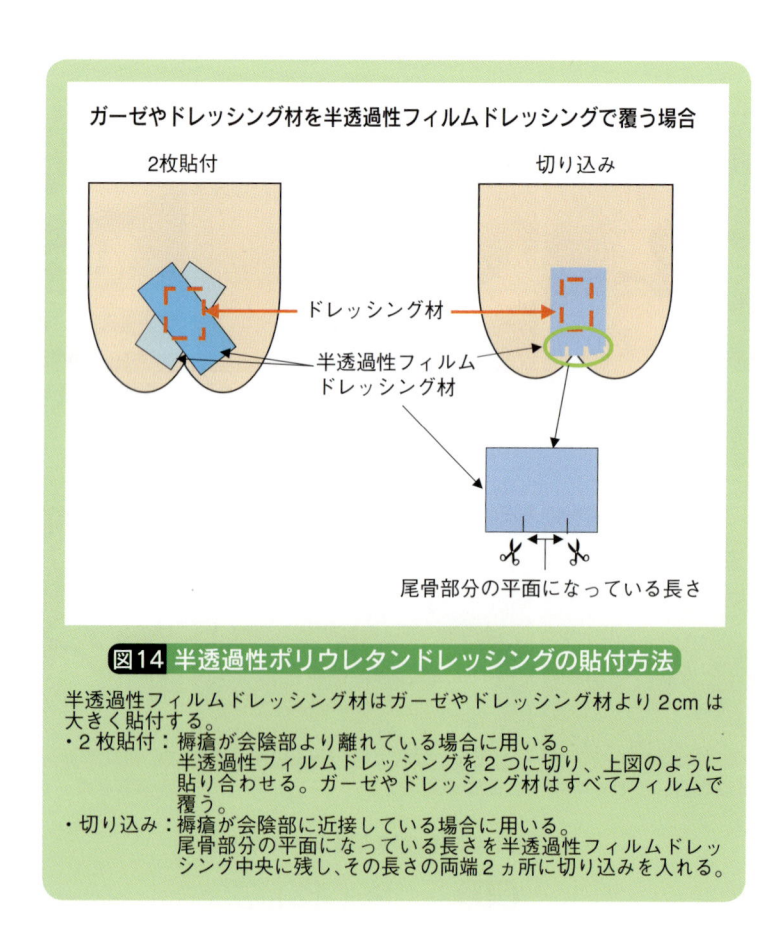

図14 半透過性ポリウレタンドレッシングの貼付方法

半透過性フィルムドレッシング材はガーゼやドレッシング材より2cmは大きく貼付する。
・2枚貼付：褥瘡が会陰部より離れている場合に用いる。半透過性フィルムドレッシングを2つに切り、上図のように貼り合わせる。ガーゼやドレッシング材はすべてフィルムで覆う。
・切り込み：褥瘡が会陰部に近接している場合に用いる。尾骨部分の平面になっている長さを半透過性フィルムドレッシング中央に残し、その長さの両端2ヵ所に切り込みを入れる。

14. 褥瘡発症後のケア

　褥瘡予防ばかりではなく、発生後の管理においても、除圧、ずれ力の軽減、湿潤の除去、栄養状態の管理といった基本的なコンセプトは同じである。しかし、いったん褥瘡が発生すると薬剤やドレッシング材の選択といった局所の処置に目が向けられてしまうことがある。褥瘡の治療は、予防に必要な看護技術を合目的的に行うことにほかならない。

〔北川敦子、真田弘美〕

文　献

1) 中村義徳，加藤恭郎，武田博士，ほか：褥瘡ケアにおける除圧不良の所見；いわゆる"D in D"の概念と臨床的応用について．日本ストーマリハビリテーション学会誌 11(3)：91, 1995.
2) Okuwa M, Sugama J, Sanada H, et al：Measuring the pressure applied to the skin surrounding pressure ulcers while patients are nursed in the 30 degree position. J Tissue Viability 15(1)：3-8, 2005.
3) 須釜淳子，真田弘美，中野直美，ほか：褥瘡ケアにおけるマルチパッド型簡易体圧測定器の信頼性と妥当性の検討．褥瘡会誌 2(3)：310-315, 2000.
4) 北川敦子，紺家千津子，表志津子，ほか：体位変換技術が褥瘡の形状と血流に及ぼす影響．褥瘡会誌 5(3)：494-502, 2003.
5) 表志津子，大江真琴，村田実穂，ほか：栄養リスクをもつ閉じこもり高齢者における二つの栄養介入モデルの効果．The Journal Club Journal Nutrition & Dietetics 7(1)：10-11, 2004.
6) Fernandez R, Griffiths R, UssiaC：wound cleansing with water does not differ from no cleansing or cleansing with other solutions for rates of wound infection or healing. EBN 6：81, 2003.

15 Pressure Ulcers

褥瘡のチーム医療－急性期病院を例に

　2002年10月より褥瘡対策チーム未実施減算が施行され、各病院では褥瘡対策チームによる褥瘡対策が急務となった。いわば行政に押し切られる形で形成された褥瘡対策チームではあったが、部門の壁を越えた横断的なネットワークが構築され、実態調査などをもとに迅速かつ的確な対応が可能となった。褥瘡対策チームが機能し始めて3年目に入り、大学病院のような上下関係が厳しい組織においても、それぞれの職種の専門性が発揮できる連携システムが確立してきている[1]。

　また2006年4月からは、診療報酬の改訂により、新たに褥瘡ハイリスク患者ケア加算（1回の入院につき500点）が新設されたが、加算の算定要件の中に、「特に重点的な褥瘡ケアが必要と認められる患者について、主治医、看護師、その他必要に応じて関係職種が共同して褥瘡の発生予防などに関する予防治療計画を個別に立案すること」と掲げられており、褥瘡ケアにおけるチーム医療の有用性が認められてきていると思われる。

　本章では、以下に京都大学医学部附属病院褥瘡対策チームの実例を挙げながら、褥瘡のチーム医療について考えてみたい。

1. 京都大学医学部附属病院の特徴

　京都大学医学部附属病院は1,240床、30診療科を有する特定機能病院である。中央手術部における年間手術件数は約5,000件であり、急性期病院としての役割を担っている。急性期病院では、長時間の手術や術後重症集中管理中の体位変換が十分にできないような患者に褥瘡を生じる場合が多い。またそのような状況下では術前に危険因子を保有しなくても褥瘡は生じ得る[2]。

　大浦[3]は危険因子を保有するかしないかにより褥瘡を起因性褥瘡と偶発性褥瘡の2つ

に分けているが、当院のような急性期病院に多くみられる褥瘡は後者の偶発性褥瘡に相当する。

2. 褥瘡対策チームの構成と運営

当院では2002年4月より褥瘡対策チームを立ち上げた。2005年4月時点のメンバー構成は以下の14名である。

- ・皮膚科医師：1名
- ・形成外科医師：2名
- ・医事課専門職員：1名
- ・WOCナース：1名
- ・看護師：5名
- ・薬剤師：1名
- ・管理栄養士：2名
- ・理学療法士：1名

褥瘡対策チームでは、毎月1回の定例会議を開催し、問題点の明確化と早急な対応を行っている。

各部署には、臨床経験5年目以上の褥瘡ケア経験者を褥瘡対策委員に任命し、定例会議で各部署における問題点を抽出して、その改善を図るべく検討を行っている。

そして毎月、院内褥瘡の実態調査を行い、褥瘡保有率、褥瘡発生率と褥瘡発生部位を明らかにし、発生原因を追究して、褥瘡発生予防対策に取り組んでいる[4]。

さらに毎週1回皮膚科外来に皮膚科医師とWOCナースによる褥瘡専門外来を設置し、院内の褥瘡回診および褥瘡を有したまま退院した患者の継続管理を外来で行っている。褥瘡患者および褥瘡発生危険因子を有する患者を在宅ケアに移行する際は、地域ネットワーク医療部と連携して、介護保険申請、体圧分散寝具の選択、必要に応じてヘルパーや訪問看護支援導入を行っている。

1 ● 褥瘡予防アセスメント

入院時および患者の状態の変化時に、「障害老人の日常生活自立度」（寝たきり度）を24時間以内に判定し、ランクB、Cの場合に、リスクアセスメントを行う。リスクアセスメントにはK式スケールに当院オリジナルのスクリーニング項目を追加してアセスメントを行っている（図1）。当院では、リスクを1つでも有する場合には、さらにハイリスクのスクリーニングを行い、褥瘡予防計画を立案している。

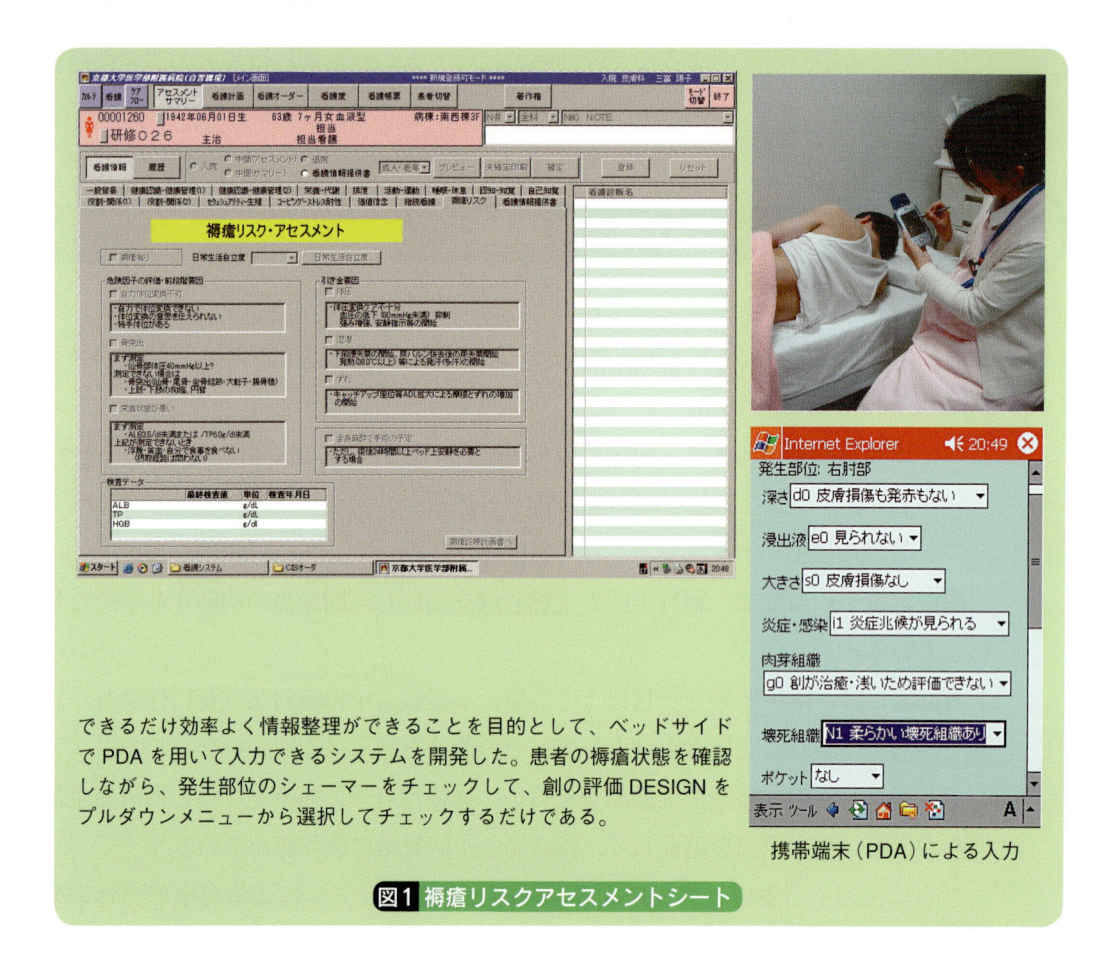

できるだけ効率よく情報整理ができることを目的として、ベッドサイドでPDAを用いて入力できるシステムを開発した。患者の褥瘡状態を確認しながら、発生部位のシェーマーをチェックして、創の評価DESIGNをプルダウンメニューから選択してチェックするだけである。

携帯端末（PDA）による入力

図1 褥瘡リスクアセスメントシート

2 ● 褥瘡診療計画書システム

　当院では2003年12月から褥瘡診療計画書を電子化した。患者の日常生活自立度を定期的に評価し、リスクアセスメント、予防計画を入力している。電子化することで、褥瘡発生率、有症率、どんなリスク項目をもつ患者に発生しているかなど、実態が迅速かつ的確に把握できるようになり、有効な対応策が早期に講じられるようになった[5),6)]。

3 ● 体圧分散寝具の選択基準

　ICUや外科病棟の術後急性期患者においては、術前に褥瘡発生危険因子（前段階要因）を保有していなくても褥瘡の発生リスクが高い。そのため、各外科病棟では術式別に体圧分散寝具選択基準と体圧分散寝具使用終了基準、標準予防マニュアルを作成して、術後の褥瘡予防対策を徹底している。表1～3に整形外科の基準を紹介する。

表1 標準予防対策

術式	予防策
THA（股関節置換術）	術後から可動域制限内でのプッシュアップを促す。体位変換は外内旋せず、外転位を保持するため、体位変換時は股間に枕を挿入し患肢を上にした介助が必要。体位変換は自立するまで看護師が介助で行う。
TKA（膝関節置換術）	術後から可動域制限内でのプッシュアップを促す。可能な範囲内で自己体交を促す。体位変換は自立するまで看護師が介助で行う。
脊椎術後	可能な範囲内で両膝立てをし、プッシュアップを促す。体位変換は自立するまで看護師が介助で行う。

表2 術後体圧分散寝具選択基準

術式別マットレス選択基準	術後平均離床可能日	骨突出	体圧分散寝具の種類
THA	2日目	有無ともに	交換型ウレタンマットレス
TKA	2日目	有	交換型ウレタンマットレス
		無	上敷きウレタンマットレス
脊椎術後（一般）	1～2日目	有	交換型ウレタンマットレス
		無	上敷きウレタンマットレス
脊椎術後	8日目	ハイリスク	高機能型エアマットレス
		一般	交換型ウレタンマットレス
皮弁術後	8日目	ハイリスク	高機能型エアマットレス
		一般	交換型ウレタンマットレス

・脊椎術後のハイリスクとは、術後髄液漏れの可能性があり安静を要する場合
・皮弁術後のハイリスクとは、皮弁定着させるために安静を要する場合

表3 術後体圧分散寝具使用終了基準

術式別マットレス選択基準	術後体圧分散寝具使用中止期（平均）	終了基準
THA	3～5日目	持続的硬膜外麻酔抜去後
TKA	3～5日目	
脊椎術後（一般）	2～3日目	離床後
脊椎術後	8～10日目	自力体位変換可能
皮弁術後	8～14日目	

その他の内科系の患者においては、患者の体位変換能力の有無、骨突出の有無、ベッド上でのギャッチアップの必要性の有無をもとにした院内体圧分散寝具選択基準に沿ってマットレスを選択する。

4 ● 体圧分散寝具の管理

褥瘡診療計画書システムにより、褥瘡患者およびリスク患者の情報はすべて電子化されているため、体圧分散寝具の使用状況および空き情報も電子システム上に公開することで管理している。

体圧分散寝具は、褥瘡リスク患者数に応じて各病棟に定数配置し、また一部中央管理することで有効活用を可能としている。

3. 京大病院における褥瘡対策の変遷

具体的な対策実施に先立ち、院内の褥瘡患者状況を把握すべく、院内の褥瘡患者数とリスクを有する患者数の調査、および体圧分散寝具の調査を行い、リスク患者数に応じた体圧分散寝具の必要台数を算定し購入した。さらに、褥瘡診療計画書とその作成マニュアル、ならびに体圧分散寝具選択基準を作成した。また褥瘡対策について基本的な知識と予防ケアが定着するように院内での年間研修プログラムを組み、毎年実施した(表4)。

2002年度は、「現場の医師、看護師が褥瘡を正しく評価できる」を褥瘡対策チームの短期目標に掲げ対策を推進した。対策当初は、褥瘡発生率がむしろ上昇したが、深達度

表4 褥瘡対策年間教育プログラム

1. 全体研修(スタッフ全員対象)：1時間30分×4回
   - 褥瘡予防と治療の実際
   - 褥瘡の創評価(DESIGN)トレーニング
   - 車椅子時の褥瘡予防
   - 褥瘡と栄養管理ー NST との連携
2. レベルアップ研修(臨床経験4年目以上の看護職対象)：2日間
   - 体圧分散寝具の種類と選択について：講義と実際に体圧を測定しながらの実習
   - 褥瘡ケアとスキンケアの実際：講義および褥瘡モデルを用いて、スキンケアや創洗浄、ドレッシング材貼付などの実習
3. 新採用者オリエンテーション(新採用者対象)：2時間×1回
   - 褥瘡のリスクアセスメントの必要性と方法について

15. 褥瘡のチーム医療—急性期病院を例に

の比率では、stage I（NPUAP分類）患者の届け出が急増していた。しかし、定点調査では、褥瘡保有率は2％前後を推移していたことから、以前は見逃されていたstage Iが正確に報告されるようになったと考えられた。

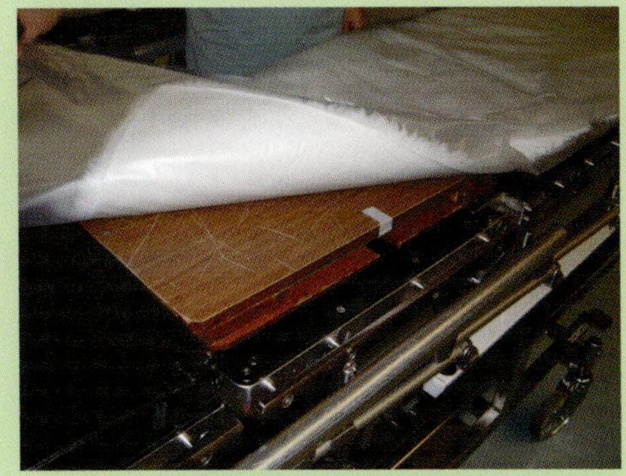

図2 改良前の手術台
肝臓切除術の際は、術中胆道造影のため、X線フィルム挿入できるよう板台を使用していた。

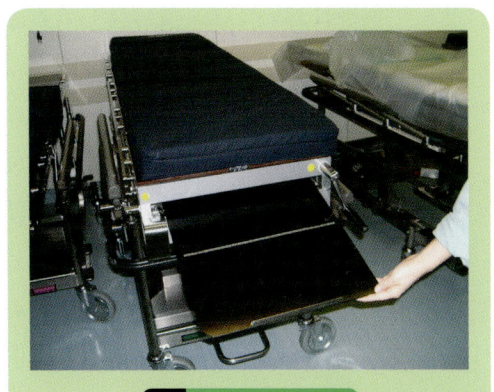

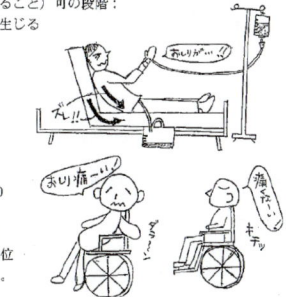

図3 改良後の手術台
手術台を改良し、胆道造影と除圧が可能な台に変更した。

図4 術前オリエンテーション用紙（褥瘡予防について）

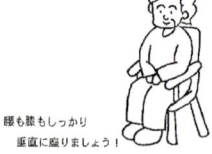

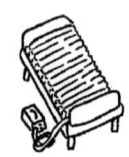

2003 年度は、手術室、ICU における対策に重点をおき、手術室では手術台および体圧分散寝具の改良を行い、また麻酔科医師による術中頭部除圧を徹底した（**図 2、3**）。ICU では高機能型エアマットレスの設置と高機能型エアマットレス使用時用にずれにくいシーツの改良を行った。

病棟においては、受け持ち看護師が術前オリエンテーション時に褥瘡予防のための体位変換や離床の必要性を説明するようにし、説明用のパンフレットを作成した（**図 4**）。また、退院時に在宅褥瘡予防ケアの継続が必要な患者用に、本人・家族用の褥瘡予防についてのパンフレット（**図 5**）を作成し、正しい体圧分散寝具使用方法などの退院指導をするようにした。その他、褥瘡予防教育ポスターを作成し（**図 6**）、院内の車椅子保管場所や褥瘡外来の待合室などに掲示し、看護師だけでなく、看護助手や患者および患者家族への正しい予防知識の普及に努めた。その結果、院内の褥瘡はⅠ、Ⅱ度の浅い褥瘡に留まり、深い褥瘡への進行を食い止められるようになった。

2004 年度は、病棟における術後急性期の対策と精神科における対策に取り組んだ。外科病棟では、術式別に体圧分散寝具を選択して、患者が自分でトイレ歩行が可能となるまでの間の体圧分散寝具の使用を徹底した。精神科では、摂食障害による低栄養、病

【座る時は】
座る時は深くしっかり座りましょう。自分で座っていられない方は、わきにクッション等を入れて支えるようにします。
また、お尻に圧力がかかるので、時々お尻をあげましょう。自分でできない方は体を傾けたり、前かがみになるだけでも効果があります。

【床ずれ予防用具（体圧分散寝具）の役目は？】
床ずれの原因である圧力に対して、体位変換は効果的ですが、実際に 2 時間に 1 回の体位変換をすることは介護者の負担を考えれば困難です。そこで床ずれ予防具の出番です。それぞれが圧力分散を考えて開発されていますので、使用していない状態に比べて体位変換の回数を減らすことができます。

【状態に応じた床ずれ予防用具を使いましょう】
床ずれ予防用具は色々な物があり、タイプ別によって長所・短所があります。ベッド用のマットレスだけでも空気の入ったエアマットや、スポンジタイプのウレタンマットなど数種類があります。使用する時は状態にあったものを選んで使用することが大切です。
床ずれ予防用具を選ぶ時は、ケアマネージャーさんや、介護保険適応外の方は京大病院地域ネット（外来 1 階：075-751-4542）にご相談ください。

【床ずれ予防用具は万能ではありません】
床ずれ予防用具を使用すれば体位変換をしなくてもよいと考えている人がいますが床ずれ予防用具は圧力を全くゼロにするわけではなく、床ずれ予防のお手伝いをするもので頼りきってはいけません。

エアマット

【介護保険制度の仕組み】
介護保険制度は、高齢者の介護費用を国・地方自治体と国民がそれぞれ負担し、社会全体で高齢者の介護を支える保険制度です。介護保険制度は、市町村が運営しており、京都市にお住まいの方は、原則として京都市（保険者）の被保険者となります。

【介護保険を利用できる人は？】
６５歳以上の方（第 1 号被保険者）
寝たきり、痴呆などで日常生活動作について、常に介護が必要な方
家事や身支度などの日常生活に支援が必要な方

４０歳以上６５歳未満の方（第 2 号被保険者）
特定疾患（初老期痴呆・脳血管疾患など、老化に伴う病気）が原因で介護・支援が必要な方

【どのように手続きするの？】
（申請）
お住まいの区の区役所の支所長寿社会課で、要介護認定の申請を行います。

（申請手続きを行う方）
本人または家族
指定居宅介護支援事業者（ケアプラン作成業者）や介護保険施設に依頼して申請代行してもらうこともできます。

（必要書類）
① 要介護認定申請書
② 介護保険被保険者証
③ 老人保健法医療受給者証付き健康手帳
④ 公費医療証
⑤ 医療保険被保険者証（第 2 号被保険者のみ）

＊③④⑤は写し可、③④はお持ちの方

《 手続きについては京大病院地域ネット（外来 1 階）にご相談ください 》

図 5 患者・家族用褥瘡予防についてのパンフレット

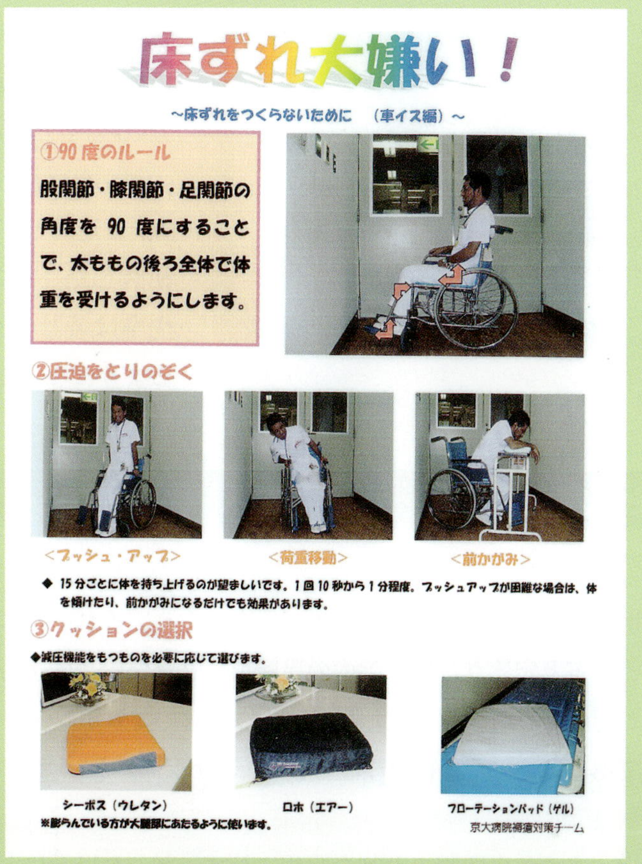

15. 褥瘡のチーム医療―急性期病院を例に

図6 褥瘡予防教育ポスター

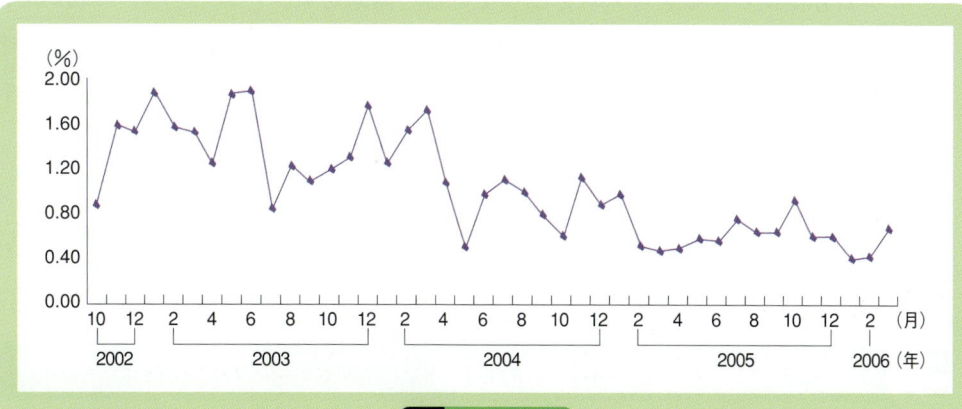

図7 褥瘡発生率

[算出式]
$$\text{褥瘡発生率}(\%) = \frac{\text{調査期間に褥瘡が発生した患者数（院内発生以外を除く）}}{{}^*\text{調査期間の実入院患者数}} \times 100$$

*調査期間の実入院患者数＝前月末日の在院患者数＋当該月新規入院患者数

図8 年平均褥瘡発生率

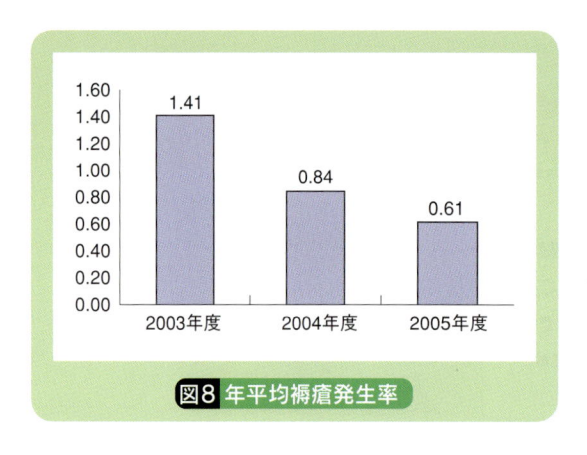

的骨突出のある患者、精神症状の悪化が原因で褥瘡を生じる場合があるため、そのような精神科患者用の体圧分散寝具の選択基準、NST（nutrition support team；栄養サポートチーム）と連携して栄養介入などの対策を検討した。その結果、院内の褥瘡発生率は著しく減少し、成果がみられるようになった（図7、8）。

4. チーム医療

　チーム医療とは、各医療専門職がチームをつくり、それぞれの専門性を活かしながら共同で行う医療と定義される。院内の異職種スタッフによるチーム医療が機能するためには、それぞれの専門性を尊重し問題解決に向けてコラボレーション（協働）していくことが重要である。そのためには相談体制（コンサルテーションシステム）の確立が必要である[7]。

　当院では、まず各専門職の役割を明確にして、どんな場合にどの専門職へ相談すべきかがわかるようにしている。また各専門職への共通の他科受診依頼システムを用いて、いつでも相談できるシステムをとっている。褥瘡対策チームとNSTにおいては、褥瘡診療計画書の情報をもとに各専門職種が、自分がかかわる必要のある患者の情報を自主的に得ることができるため、看護師もしくは主治医からのチームへの依頼だけでなく、チームから看護師もしくは主治医へケアや治療方針を確認しアドバイスするといった相互の方向からかかわりをもつようにしている。また院内で専任活動を行っているWOCナースと病棟看護師はコーディネーターとなり、専門職種間の調整役を担っている。

5. チーム内の各専門職の役割

1 管理栄養士

　当院では、NPUAP分類stage Ⅱ以上の褥瘡患者で血清Alb値が3.5g/dl以下の場

合には、必ずNSTが介入依頼できるシステムを構築している。褥瘡対策チームの管理栄養士とWOCナースはNSTメンバーでもあるため、両チーム間での密な連携が可能である。NSTでは、**表5**の項目に1項目以上当てはまる場合には介入対象としており、リスクを有する患者がいた場合は、主治医と病棟ナースの判断でNSTに介入依頼をしてい

表5 当院における栄養スクリーニング項目

- 褥瘡 (stage II 以上) がある
- 体重減少がみられる
- 現在食欲の低下がある
- 下痢・嘔吐がある
- BMI (Body Mass Index) 18.5 未満
- Alb3.5mg/dl 以下である
- 経管栄養中である

る。NSTは、チームを術後感染症チーム、咀嚼嚥下チーム、低栄養チーム、褥瘡チーム、といった4つの小チームに分けて、対象患者にかかわっている。現在はNST介入は対象者すべてには実施できていないので、今後はすべてにかかわっていけるように、NSTメンバーのレベルアップ、スタッフ教育に力を入れて取り組んでいる。

2 ● 薬剤師

褥瘡対策チームの薬剤師の役割としては、消毒薬、褥瘡治療に用いる外用薬、ドレッシング材に関して適性使用などを現場の医師や看護師とともに一緒に考え、担当者にわかりやすく説明している。治療薬の配合禁忌、MRSAのバイオフィルム対策などのアドバイスも行っている。薬剤部内においても、医薬品情報室、薬剤管理指導室と連携して資料を作成するなど、情報提供活動も行われている。

また当院では、創傷治癒に重要な微量金属である亜鉛を内服治療薬として使えるように倫理委員会に申請し、現在は特殊製剤として処方が可能となっている。そのため、褥瘡患者で血清亜鉛が低値の場合には、対策チームの薬剤師に硫酸亜鉛錠剤処方を依頼している。その際は、薬剤師が亜鉛を投与したときに血清亜鉛値が上昇しにくい薬剤を投与していないかなどの確認を行い、チーム内に情報提供している[8]。

3 ● 理学療法士

主にADLが低下し車椅子などでの座位保持姿勢に問題のある患者や、下半身麻痺がある患者に介入を依頼している。車椅子の選択および調整、除圧クッションの選択、移乗方法やプッシュアップなどの除圧指導を行っている。また、脊椎損傷患者の褥瘡治療の手術前後には、必ず車椅子と車椅子クッションの評価を行い、シーティング調整を行っている。

4 ● 形成外科医師

Stage Ⅲ以上の深い褥瘡で、筋皮弁などの手術適応の場合には形成外科医師に介入を依頼している。主に脊椎損傷患者の褥瘡治療が対象である。脊椎損傷患者の褥瘡治療の手術前後には、理学療法士、WOCナース、車椅子調整技師、形成外科医師が一緒に患者のシーティング調整を行っている。

5 ● 皮膚科医師

毎週1回、皮膚科外来に褥瘡専門外来を設置し、WOCナースとともに、院内の褥瘡回診および褥瘡を有したまま退院した患者の継続管理を行っている。患者の全身状態とともに褥瘡の局所評価を行い、必要な時期にデブリドマンやポケット切開を行っている。

6. チーム医療でかかわった事例紹介 (表6)

事例 ● 30代、男性、病名：悪性リンパ腫

a. 病歴

骨髄移植施行後ヘルペス脳炎を合併し、高次脳障害による廃用症候群のため、ADLは日常生活自立度B2の状態であったが、全身状態・症状ともに安定したため退院し、在宅療養していた。自宅は退院前にバリアフリーに改造し、70代の両親が介護していた。
・2004年4月
退院して3ヵ月後、気胸による呼吸困難のため救急搬送された。入院時には、在宅で発症した仙骨部褥瘡（NPUAP分類：stage Ⅳ）を認めた。

b. 入院前の日常生活状況

日中は車椅子上で過ごすことが多く、座位時間が5～6時間になっていた。また、自力座位保持は十分でなく、仙骨部に荷重がかかるような姿勢で座っていることが多かったうえ、自力でプッシュアップなどの除圧はほとんど行えていなかった。
ベッドから車椅子は両親による介助で移動し、薄型ウレタン型車椅子用クッションを

表6 褥瘡治療経過

	開始時	4週	8週	12週	20週
自立度	C2	C2	C1	B2	B2
体圧分散寝具	高機能型エアマットレス	高機能型エアマットレス	高機能型エアマットレス	高機能型エアマットレス	交換型ウレタンマットレス ゲル状車椅子用クッション
食事量(kcal)	2,100	2,300	2,600	2,400	2,400
Alb (g/dl)	3.2	3.8	3.8	4.0	3.9
CHE (IU/l)	122	152	162	202	194
Hb (g/dl)	8.5	11.3	10.4	10.9	11.2
DESIGN評価					
深さ	D4	D4	D4	D3	D0
浸出液	e2	e2	e2	e2	
大きさ	S3	s5	s4	s3	
炎症	i0	i0	i0	i0	
肉芽組織	G4	G3	g2	g1	
壊死組織	N2	N2	N2	n0	
ポケット	P4	P0	P0	P0	
DESIGN合計	19	16	14	9	0
褥瘡処置	カデックス®軟膏	ハイドロジェルドレッシング	ハイドロジェルドレッシング	プロスタンディン®軟膏	ハイドロコロイド材
回数	1回/日	1回/日	1回/日	1回/日	1〜2回/週
褥瘡治療経過写真					

使用していた。

c. 治療経過と看護ケア

・2004年4月

　入院後、両肺野気胸に対して、肺部分切除施行。その後、術後再気胸、膿胸となったため、再手術によって膿胸郭清し、ICUで重症集中管理を行った。

　褥瘡ケアは高機能型圧切替型エアマットレスで圧管理を重点的に行った。局所ケアは、全身状態が不安定だったので外科的なデブリドマンは行わず、感染防御と浸出液のコントロールを目的とし、カデキソマーヨウ素（カデックス®軟膏）による処置を1日

1回行った。

・2004年5月

　全身状態が安定し、病棟へ転科となった。しかし、ほとんどベッド上で自力では動けない状態（日常生活自立度C1）であった。食事は中心静脈栄養から経口摂取に移行。全面介助で摂取可能な状態であった。

d. 栄養アセスメント：褥瘡対策チーム管理栄養師の介入

ⅰ．身体計測

- 身長192cm、介入時体重49.0kg、病的骨突出あり、体重減少率1ヵ月−4％
- IBW（標準体重）81.1kg（％IBW　60.4％）
- AC（上腕周囲）19.6cm（％AC　68.4％）
- TSF（上腕三頭筋部皮下脂肪厚）7mm（％TSF　50.6％）
- AMC（上腕筋範囲）17.4cm（％AMC　71.4％）

　以上の結果から、中等度から高度の栄養障害である可能性が高いと判定した。

　投与エネルギーの決定は、Harris-Benedictの式を用いて基礎エネルギー消費量を算定し、これに活動係数（activity factor；1.0〜1.3）と侵襲因子（stress factor；1.0〜2.0）を乗じて1日の必要エネルギーとする方法を用いているが、今回の事例は、実体重と標準体重との差がかなり大きいため、介入当初は目標栄養量を低く設定し、徐々に目標値に近づけるよう栄養量を算定して、食事内容を決定した。また栄養士は病棟看護師から食事摂取状況を確認し、食事内容、食事形態が適切かどうかを週に1回評価した。褥瘡回診には栄養士も一緒に回り、他のチームメンバーと情報交換およびディスカッションをして栄養管理を行った。

ⅱ．食事内容

＜開始時＞

・栄養量

　食事：エネルギー2,100kcal、蛋白質70g、全粥と刻み食、水分約1,800m*l*

　輸液：210kcal、615m*l*

　補食：市販ゼリー食150kcal×2食、高カロリーゼリー（院内調合）100kcal×3食

　高利尿ホルモン不適合分泌症候群のため水分に制限が必要であったので、輸液を中止して輸液の分の水分を食事から摂取できるように移行した。ゼリーが好きであることを病棟看護師から栄養士へ情報提供し、好みのものを補食として提供できるよう考慮した。

＜4週＞
・栄養量
　食事：エネルギー2,600kcal、蛋白質95g、全粥と刻み食、水分約1,800mℓ、副食に粉末状蛋白補給食品、MCTオイル（中鎖脂肪酸）を添加。
　補食：市販ゼリー食300kcal×2食、高カロリーゼリー100kcal×3食

　褥瘡は深い状態であったため、創傷治癒を促すために、蛋白摂取量とエネルギー量を増やす必要があったが、水分制限があったため、補食には粉末状の補給食品を用いた。

＜8週以降＞
・栄養量
　食事：エネルギー2,400kcal、蛋白質85g、米飯食、水分制限解除
　補食：高カロリーゼリー150kcal×2食

　褥瘡は肉芽が形成し、浅くなってきていたので、エネルギー量と蛋白摂取量を減量した。

ⅲ．褥瘡ケア

＜開始時＞
　食事のときにギャッチアップで姿勢をとる必要があったため、高機能型エアマットレスで圧管理を行い、褥瘡のポケット部は外科的に切開した。また創面の厚い壊死組織は2週間に1回の割合で褥瘡対策チームが回診し、壊死部をデブリドマンした。創は生食洗浄後、カデックス®軟膏塗布。1日1回交換を行った。ガーゼは圧迫にならないように薄く当てて、浸出液は吸収パッドを使用して吸収した。食事介助などでギャッチアップ時は下肢から挙上し、ギャッチアップ時間をできるだけ制限してずれを減らすよう心がけた。

＜4～8週＞
　壊死組織も次第に除去されてきたため、ハイドロサイト®ジェルに変更し、自己融解を促しながら肉芽形成を促した。生食洗浄後に創面にたっぷりハイドロジェルを塗布して、ガーゼを薄く当て、上からフィルム材で密閉し、1日1回交換した。

＜12週＞
　創面の壊死組織が消失したので、プロスタンディン®軟膏処置に変更し、1日1回生食洗浄後に塗布した。
　この時期には、介助にてベッドから車椅子へ移乗を開始し、褥瘡対策チームの理学療法士とともに車椅子上での座位保持のため車椅子の調整と除圧クッション（ゲル型）を選択した。車椅子は自分用のものを作成し、車椅子の座面は固定板で固定してからクッションを設置した。自分でプッシュアップなどの除圧行動は不十分であったため、オーバーベッドテーブルを利用して、テーブルにもたれかかるようにしての除圧と、看護師もしくは家族で適宜除圧を行った。

＜16〜20週＞

　創は肉芽形成され、浸出液が少なくなってきたため、ハイドロコロイド材へ変更し、週2回の交換とした。その後、創は上皮化し治癒した。

e. 考察

　本事例は、入院時には全身状態が悪く、やせが著明であり、低栄養の状態であった。全身状態が不安定な時期には、なかなか積極的な褥瘡治療は行えない。感染予防と除圧をしっかり実施することが、急性期の時期には重要であると思われる。

　褥瘡対策チームの管理栄養士がかかわることにより、経口摂取で必要なエネルギー量と蛋白量を速やかに提供することができた。専門家の管理栄養士が食事内容を細かく設定して、状態に応じた対応が早期にできることは、創治癒にとても好影響を及ぼしたと思われる。また褥瘡回診に一緒に回ることで、栄養状態と創状態を合わせて評価し、チーム内でディスカッションできることは非常にメリットが大きい。

　ADLの拡大を図るときには、ずれや新たな圧迫を生じやすくタイミングが難しい。ADL拡大のためには、厚みのある高機能型エアマットレスは自力で動くことを妨げた。しかし本事例は、深い褥瘡であり、骨突出も著明であったため、褥瘡治療を優先しながら、ADLを高めていった。また、ADL拡大時には、理学療法士に介入してもらい、車椅子の選定、クッションの調整、リハビリプランを決定していった。本事例は192cmと身長が高く、特別に車椅子を作成する必要があった。また、車椅子の座面はたるまないよう固定板を敷き、クッションを置くように調整し、姿勢の崩れを起こしにくいように心がけた。

　最終的には、患者自身が日常生活を行ううえで褥瘡を再発させないことが目標である。そのために患者・家族・介護者が実践可能な具体的なケア方法を考えていく必要がある。

　本事例は、はじめの退院時に、在宅で褥瘡予防ケアが継続できるように退院調整が必要であったと反省している。

　チーム医療では、それぞれの専門職種が対等に専門性を尊重し合い連携することが成功の要である。お互いを尊重することで、それぞれのモチベーションが高まり、やりがいにつながっていくと思われる。また褥瘡をめぐる問題を、1つのテーブルで討議できることは、多角的に問題点を分析することができ、新たな気づきにつながっている。今後もこの気づきを大切にチーム医療を発展させていきたい。

〈三富陽子〉

文　献

1) 立花隆夫，ほか：褥瘡対策チームの構成と運営．褥瘡ケア完全ガイド，真田弘美（監修），pp132-136，学習研究社，東京，2004．
2) 立花隆夫，ほか：急性期病院における褥瘡対策チームの役割．変容する21世紀の褥瘡診療，宮地良樹（監修），pp88-93，診断と治療社，東京，2004．
3) 大浦武彦：わかりやすい褥瘡予防・治療ガイド．照林社，東京，2001．
4) 三富陽子：ケアにフィードバックできる褥瘡のデータ集計．エキスパートナース 21（8）：20-23，2005．
5) 大星直樹，ほか：PDAを出入力デバイスとする褥瘡診療計画書入力システムの開発と有効性の検討．医療情報学 24：99-109，2004．
6) 灘吉隆也，ほか：Webアプリケーションによる褥瘡支援システムの構築と導入．褥瘡会誌 7（1）：76-84，2005．
7) 佐藤エキ子：褥瘡患者へのチームアプローチ．よくわかって役に立つ褥瘡のすべて，宮地良樹，真田弘美（編著），pp176-181，永井書店，大阪，2001．
8) 岡村みや子，ほか：褥瘡対策チームにおける薬剤師の役割；特定機能病院．薬事 46（3）：65-69，2004．

16 Pressure Ulcers

在宅での褥瘡ケア―予防・治療・介護

　褥瘡は在宅でケアを受けている寝たきりの症例などでしばしばみられる疾患である。褥瘡は一度できると極めて難治性であり、予防こそ最大の治療とされる。褥瘡の増悪・軽快にはいろいろな要素が関与する。訪問看護を受けている在宅の褥瘡症例18例につき褥瘡の増悪・軽快因子を検討したところ、褥瘡の悪化を引き起こす要因としては、①誤嚥性肺炎・尿路感染症など発熱を伴う感染症（5例）、②褥瘡感染（3例）、③栄養不良（6例）、④糖尿病のコントロール不良（2例）、などがみられ、一方、褥瘡の軽快に関与する要因としては、①良好な栄養状態（6例）、②入浴（3例）、③意識レベル・筋力の向上、④本人の意欲、などが挙げられた。介護面では介護者の協力体制、妻や娘などによる献身的な介護が軽快に寄与し、介護者の疲労、介護力不足などが増悪の引き金となっていた。また、医療・福祉の連携の面では、主治医の無関心による連携困難、ショートステイをきっかけとした悪化（3例）などがみられた（図1）[1]。

　褥瘡の治療、予防のためのケアとしては、全身的には栄養管理、口腔ケア、維持リハビリテーション、局所的には褥瘡予防用具を用いた除圧および摩擦とずれの防止、スキンケアなどが重要であり、褥瘡を生じている症例では褥瘡の状態に応じた外用薬・ドレッシング材の選択、褥瘡感染のコントロールなどが大切である。さらに、在宅でケアを受けている症例では、褥瘡予防には十分な介護力の確保が是非必要であり、そのためにも介護者への適切な支援とケアチームの連携が大切である。

　本章では在宅での褥瘡ケアに焦点をおき、①栄養管理と食事の工夫、口腔ケア、②日常生活動作（ADL）の保持・拡大、③褥瘡処置とスキンケア、褥瘡感染への対応、④褥瘡予防用具の活用、⑤介護者への支援とケアチームの連携、などについて述べる。

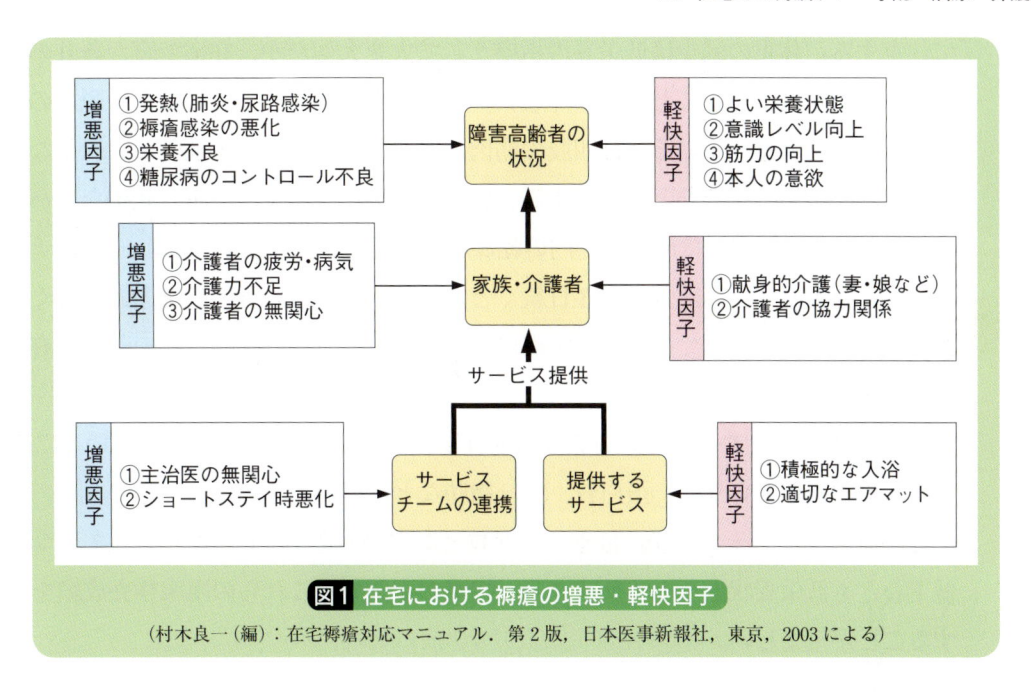

16. 在宅での褥瘡ケア—予防・治療・介護

図1 在宅における褥瘡の増悪・軽快因子

増悪因子		軽快因子
①発熱（肺炎・尿路感染） ②褥瘡感染の悪化 ③栄養不良 ④糖尿病のコントロール不良	障害高齢者の状況	①よい栄養状態 ②意識レベル向上 ③筋力の向上 ④本人の意欲
①介護者の疲労・病気 ②介護力不足 ③介護者の無関心	家族・介護者	①献身的介護（妻・娘など） ②介護者の協力関係
①主治医の無関心 ②ショートステイ時悪化	サービスチームの連携／提供するサービス（サービス提供）	①積極的な入浴 ②適切なエアマット

(村木良一(編)：在宅褥瘡対応マニュアル．第2版，日本医事新報社，東京，2003による)

1. 栄養管理と食事の工夫、口腔ケア

1 ● 栄養管理の目安

a. 在宅では低栄養状態に気づきにくい

　褥瘡の予防・ケアでは栄養管理が極めて重要である。栄養管理の詳細については第5章「褥瘡の栄養管理」(119頁)に述べられているが、在宅での注意点もいくつかある。
　高齢者、特に寝たきりの高齢者ではしばしば低栄養状態をきたす。しかし、在宅では家族も栄養不良に気づきにくい。高齢者の低栄養の原因としては加齢に伴う味覚など感覚の低下、歯牙の欠損や義歯不適合による咀嚼障害、唾液分泌量低下などによる嚥下障害などがあり、脳血管障害、便秘、うつ状態、急性感染症などの基礎疾患の影響、薬剤では向精神薬や利尿薬、気管支拡張薬、抗がん薬などの影響も無視できない。栄養管理にあたってはこれらの食欲不振や低栄養状態を引き起こす因子についてチェックする必要がある。

b. 栄養状態の評価

　栄養状態の評価として、身体所見では体重の減少、脱水の有無、浮腫、骨の突出など

に注意する。体重の減少は低栄養の指標として大変大切だが、在宅で寝たきりの高齢者では体重測定は困難なことも少なくない。体型、皮膚の状態、るいそうや脱水の有無などをチェックする。るいそうは四肢の筋肉の厚さの減少、腸骨・仙骨・大転子など骨突出部の骨の突出の状態などで判断する。脱水の評価には尿量、血圧・脈拍などバイタルサインに加え、腋窩の皮膚や口腔内の乾燥状態、皮膚の弾力性（ツルゴール）のチェックを行う。肺炎などで高熱が2～3日続くときには常に脱水の可能性を念頭におく必要がある。寝たきりの症例では浮腫は背部に生じやすい。貧血は眼瞼結膜の蒼白の有無でみる。

食事の摂取量のアセスメントでは簡易食物摂取状況調査票（図2）[2]を用いることで食事からの総摂取カロリー、蛋白質、糖、脂肪などの摂取量を簡便に推定できる。検査所見では血清アルブミン（Alb）量やヘモグロビン（Hb）量の低下、コリンエステラーゼの低下なども低栄養状態をよく反映する。在宅の症例でもこれらの臨床検査成績を参考にすることが望ましい。

c. 栄養管理の目安

栄養管理の目安のうち、必要エネルギー量（必要カロリー）は年齢、体重、全身状態などにより異なる。褥瘡の予防・治療のためには多くの文献では1日に25～30 kcal/kgが必要とされるが[3,4]、寝たきり状態では体重1 kgあたり22～25 kcal/kgでよいとする文献もある[5]。日本人の栄養所要量の基準値は50～69歳では男性で1,750 kcal、女性では1,450 kcal、70歳以上では男性で1,600 kcal、女性では1,350 kcalとされる[6]。寝たきりや拘縮が強く、身長や体重の測定が困難な例ではこれらを参考にしつつ個々の必要エネルギー量をとりあえず設定し、経過などに応じて変更する。蛋白質は体重1 kgあたり1～1.2 g必要とされる。大きな褥瘡や褥瘡の多発がある場合にはさらにカロリー、蛋白質を増やす必要がある。血清Albの量はできたら3.5 g/dl以上、最低でも3.0 g/dl以上が望ましく、Hbは11 g/dl以上になるように心がける。また、高齢者では淡泊な食事を好むため、ナトリウムや亜鉛、カルシウム、鉄、ビタミンAなども不足しがちとなり注意が必要である。

2 ● 栄養分を十分摂るために

高齢者世帯や独居高齢者では時に食事の確保は非常に困難なことがあり、配食サービスやヘルパーによる食事づくり、デイサービスやショートステイを利用して食事を確保する。

16. 在宅での褥瘡ケア─予防・治療・介護

次の質問に答え、集計した点数をそれぞれの栄養素の求め方の計算式に当てはめて下さい。

①主食は1回にどのくらい食べていますか。
　【朝　　食】　1．食べない　　2．ご飯　　　杯　3．パン　　　枚　4．めん類　　　杯
　【昼　　食】　1．食べない　　2．ご飯　　　杯　3．パン　　　枚　4．めん類　　　杯
　【夕　　食】　1．食べない　　2．ご飯　　　杯　3．パン　　　枚　4．めん類　　　杯
　【間食・夜食】1．食べない　　2．ご飯　　　杯　3．パン　　　枚　4．めん類　　　杯　1日の合計点　　　点

　　　　　　ご飯：茶碗に1杯につき3点　　パン：食パンとして1枚につき2点　　めん類：どんぶりで1杯につき4点

②パンには主に何をつけますか。①でパンの項目に記入した人だけ答えて下さい。
　【バター・マーガリン】　　　1．つけない（0点）　　2．普通につける（0.5点）　　3．厚くつける（1点）
　【ジャム・マーマレード・ハチミツ】　1．つけない（0点）　　2．普通につける（0.5点）　　3．厚くつける（1点）　　　点

③イモ類はどのくらい食べていますか。「普通に食べる」とはジャガイモ50g（卵大1個）くらいと考えて下さい。
　　1．ほとんど食べない（0点）　　2．普通に食べる（0.5点）　　3．好んで食べる（1点）　　　点

④料理に砂糖をどのくらい使用しますか。
　　1．ほとんど使わない（0点）　　2．少し使う（0.5点）　　3．普通に使う（0.7点）
　　4．たくさん使う（1点）　　　点

⑤1日にコーヒー・紅茶に砂糖を小さいスプーンで何杯使いますか。
　　1．使わない（0点）　　2．　　杯（1杯につき0.3点）　　　点

⑥甘い飲料（コーラ・ジュース）を飲みますか。
　　1．飲まない（0点）　　2．時々飲む（0.5点）　　3．毎日1本（1点）
　　4．毎日2本以上　　本（1本につき1点）　　　点

⑦菓子類はどのくらい食べますか。
　　1．ほとんど食べない（0点）　　2．時々食べる（0.5点）　　3．毎日食べる（1点）　　　点

⑧菓子類を食べる人は洋菓子と和菓子とどちらが多いですか。
　　1．和菓子（0点）　　2．どちらともいえない（0.5点）　　3．洋菓子（1点）　　　点

⑨果物は1日にどのくらい食べますか。「1個」とは中くらいのリンゴの大きさ程度と考えて下さい。
　　1．食べない（0点）　　2．半個（0.5点）　　3．1個（1点）　　4．2個以上（1個につき1点）　　　点

⑩卵は1日に何個食べますか。
　　1．食べない（0点）　　2．時々食べる（0.5点）　　3．1個（1点）　　4．2個以上（1個につき1点）　　　点

⑪魚は1日にどのくらい食べますか。1切れとは70g（刺身7切れ）くらい。
　　1．食べない（0点）　　2．時々食べる（0.5点）　　3．1切れくらい（1点）　　4．2切れくらい（2点）　　　点

⑫肉は1日にどのくらい食べますか。
　　1．食べない（0点）　　2．50gくらい（1点）　　3．100gくらい（2点）　　4．150gくらい（3点）　　　点

⑬豆腐・納豆は1日にどのくらい食べますか。豆腐1丁と納豆1包は同じと考えて下さい。
　　1．食べない（0点）　　2．時々食べる（0.5点）　　3．1/2丁くらい（1点）　　4．1丁くらい（2点）　　　点

⑭牛乳は飲んでいますか。乳製品のチーズ1切れとヨーグルト1本は牛乳1本と同じと考えて下さい。
　　1．飲まない（0点）　　2．時々飲む（0.5点）　　3．毎日1本（1.5点）　　4．2本以上（1本につき1.5点）　　　点

⑮炒め物・揚げ物・サラダ（マヨネーズ・ドレッシング）など油料理は1日に何品食べますか。
　　1．食べない（0点）　　2．1品（1点）　　3．2品（2点）　　4．3品（3点）　　　点

⑯脂の少ない肉と多い肉とどちらを多く食べますか。
　　1．脂の少ない肉（0点）　　2．どちらともいえない（0.5点）　　3．脂の多い肉（1点）　　　点

⑰野菜はどのくらい食べますか。
　　1．ほとんど食べない（0点）　　2．少し食べる（0.5点）　　3．普通に食べる（1点）
　　4．たっぷり食べる（1.5点）　　　点

該当する質問項目の合計点数を下記の式に記入して下さい。

摂取エネルギー量　　　　　　　　　蛋白質摂取量
　総合計点数　　　　　　　　　　　①＋③＋⑦　　　⑩＋⑪＋⑫＋⑬　　　⑭　　　⑰
　　　　　×80＝　　　kcal　　　　　　　　×2＋　　　　　　×9＋　　　×4＋　　　×5＝　　　g
　　点　　　　　　　　　　　　　　　点　　　　　　　　　点　　　　　点　　　点

図2　簡易食物摂取状況調査票

（中村丁次：食品・栄養評価法．日本医師会雑誌 105（13）：96-97，1991による）

> **表1** のどごしのよい食事の例
>
> 1. 時間をかけて軟らかく調理されたもの
> 2. ゼラチンや寒天などで寄せたもの
> 3. くず粉、かたくり粉でとろみをつけたもの
> 4. お茶、ジュース、汁ものなどにでんぷん、ゼラチン、増粘剤*などでとろみをつけたもの
> 5. 酸味のものはむせないよう薄めたもの
> 6. 和え物の衣は、衣の量を多くし、よくすり合わせ、とろみをつけたもの
> 7. 卵を使った軟らかい蒸し物など
> 8. やまいもやお粥などの粘りを利用したもの
> 9. 彩どりよく、食欲の起きるようなもの
>
> *市販の増粘剤(スルーソフト®、トロメリン®、トロミアップ®、シック＆イージー®)を用いると、冷たいものでも温かいものでも、個々に合わせて、ベッドサイドで食べる直前に簡単にとろみをつけることができる。
>
> (文献7)による)

a. 食材の工夫と、補助食品による栄養補給

寝たきりで褥瘡の発症の可能性がある症例では、蛋白質、エネルギーの補給を中心に時間をかけてゆっくりケアをしながら投与する。本人の嗜好を考慮しつつ、可能な限り口から食べることを心がける。通常の食事のみでは栄養補給が十分でないときには、牛乳やヨーグルトなどの乳製品やプリン、ゼリー、カステラなど糖分の多い食品などを副食として一品加えるか、おやつなどとして加えるとよい。食欲の低下があって十分な栄養が摂れないときには高蛋白質食品(プリン、ドリンク、粉末状などいろいろな形状がある)や濃厚流動食品[エンシュアリキッド®(ダイナボット)、ラコール®(EN 大塚)、アイソカル®(ブリストル・マイヤーズスクイブ)など]を用いる。

b. 調理方法の工夫

障害に応じた調理方法の工夫も大切である。食物を十分噛み砕く力のないときには飲み込みやすい白身魚の煮こごり、豆腐、卵料理などの食事とし、食品も小さく切る、よく煮るなどの工夫をする。但し、豆類、人参、胡麻などは刻み過ぎると気管に入りやすいため、とろみをつける。嚥下困難、むせりのあるときにはとろみをもたせるため、粘稠度を増す補助食品[トロミアップ®(ヘルシーフード)、トロメリン®(三和化学)、シック＆イージー®(プレゼニウスメディカルケアジャパン)など]を利用してとろみをつける。ベビーフードも上手に利用するとよい。うまく飲み込めないときやのどの奥に送り込めないときにはある程度水分を含んだものを選択する(表1)[7]。

表2 栄養管理、口腔ケアのための連携

	訪問看護師、栄養士、歯科衛生士の指導	家族、介護者によるケア
栄養管理	1. 栄養状態のチェック 2. 食物摂取状況のチェック 3. 調理方法の工夫、指導	1. 栄養補助食品の利用 2. 食事形態の工夫 3. 効果的な間食
食欲増進	食形態への配慮・指導 嗜好品の導入	嗜好品の追加 家族と一緒の食事
口腔ケア	口腔ケア、口腔清拭の指導	食後のうがい 義歯の洗浄 口腔清拭の実施

c. 食欲を増進させる工夫、環境づくり

食欲増進のための工夫としては、①高齢者の嗜好の重視、メニューには必ず好きなものを、②寝たきりの高齢者でも、家族と一緒に楽しく食べられる雰囲気づくり（介助で起座可能のときには車椅子を使ってでも食べる場所に移動させる）、③食事は見ながら食べられる体位で、④自助食器などの上手な利用で、自分の力で食べ物を口に、⑤五感に刺激を与えることで食欲が増進、食器の選択、きれいな盛りつけ、香辛料、ゆず、山椒などの香りなどの工夫も大切、⑥調理法の工夫で、時間をかけてゆっくりと、家族と同じ食事内容のものを、刻み食、とろみ食などにすることで介護負担軽減、などの点に留意する[8]。

これら栄養補給、食欲を増進させる献立づくりには栄養士の訪問指導や訪問看護師からのアドバイスが大変役に立つ（表2）。

3 口腔ケア

a. 口腔ケアはなぜ必要か

高齢者では、歯と歯の間のすき間が拡大し、それに伴ってむし歯や歯周病、歯牙の欠損などが生じやすい。また、唾液分泌の減少で口腔内が乾燥し、粘膜のアフタや口内炎の発生、咀嚼障害、食欲低下を引き起こす。さらに、意識障害などがある症例では食物の残りかすや口腔内分泌物の気道内への少量吸引を繰り返し、しばしば誤嚥性肺炎を生じる[9]。口腔ケアによる誤嚥性肺炎の予防については、11の施設で口腔ケアをしている集団［毎食後の清掃（自分でできない人は看護師などによる清掃）と清掃後のイソジン®

によるうがい、そして週1回の歯科医師による検査］は口腔ケアをしていない集団と比較して約40％肺炎の発生率が低下していたという報告がある[10]。誤嚥性肺炎は褥瘡悪化の引き金となるため、口腔ケアによる肺炎の予防は褥瘡ケアにおいてとても大切である。これに加え、口腔ケアは患者自身の食欲の確保、口腔疾患（むし歯・歯周病）の予防、食べる行動を自立へと促す支え、およびQOLの向上などいろいろな点でとても重要である。

b. 口腔ケアの実際

口腔ケアでは、食前および食後、歯のすき間や口腔前庭部に残った食物の残りかすなどの除去、歯垢（歯の表面に付着し増殖した口腔内細菌とその産生物；デンタルプラーク）・歯石の除去などを目標とする。実際には、水、お茶などによる食後の含嗽、歯磨き、義歯の洗浄（毎食後外して歯ブラシや義歯用ブラシで清掃）、口腔内の清拭などを行う。口腔内の清掃は歯ブラシでの清掃が最も望ましいが、歯ブラシによるブラッシングの行えないときには、軟らかいブラシ［スポンジブラシ；Toothatte®（井上アタッチメント（株））］や綿棒、ガーゼを利用して、口腔洗浄剤で口腔内を清拭する。歯茎と頬の間、口唇と歯茎の間、歯の裏側などの清拭にはスポンジブラシの使用が便利である。歯間空隙の清掃には歯間ブラシを用いる。歯ブラシなどによるブラッシングの後にはうがいを行う。意識障害のある患者では舌圧子や割り箸にガーゼを巻いて上下の歯の間から入れ、開口させてから、綿棒や巻綿子（綿を巻きつけたもの）などに含嗽剤をつけて口腔内を拭く[11]。また、口腔内乾燥の強い例では人工唾液や唾液分泌促進剤を用いる。口腔ケアのための道具もいろいろ出ているので本人に合ったものを探すとよい。寝たきりの症例などでもできるだけ座位あるいはそれに近い体位をとらせて行い、座位をとれない例では、麻痺側を上にして身体を横向きにさせ、誤嚥を防ぐ。また、意識障害のあるときには洗浄時少しずつ水を入れ、吸引器で吸い取りながら水で洗う。

c. 在宅での口腔ケア[12]

在宅においてはヘルパー、訪問看護師などの他人が入って患者の口を開けさせ、十分な口腔ケアをすることは極めて困難なことが多い。家族や本人ができる範囲のことをまめに行うこと、うがいだけでもお茶を飲むつもりで頻回に行うことが大切である。また、本人がいやがらない状態の体位をみつけることもケアの持続につながる。誤飲、誤嚥を防ぐためには特に食前に口腔ケアを行うことも大切である。寝たきりの高齢者への口腔ケアの仕方などは、歯科医師や歯科衛生士の訪問指導を受けるとよい。

2. 日常生活動作（ADL）、QOL 拡大のための工夫

1 ● ADL の拡大、リハビリテーションの必要性

a. 寝たきりでもリハビリテーションは必要

在宅では介護者が患者をどのように動かしてよいかわからず、そのまま寝かせきりにしてしまうことがよくある。寝たきりになった状態で、リハビリテーションなどを何もしないままでいると関節の拘縮、筋肉の萎縮、食欲不振などの廃用症候群を生じ、日常生活動作（activities of daily living；ADL）が低下する。関節の拘縮や屈曲、四肢の変形が起こると、体位変換も困難となり、褥瘡が発症しやすくなり、介護負担の増加を招く。これらの観点から、活動性の低い症例、寝たきりの症例でもリハビリテーションは積極的に行う必要がある[13]。寝たきりの状態が長く続き、ADL の面では効果が期待できないと思われる例でもリハビリテーションにより精神機能が活性化し、QOL が向上することがしばしばある。

b. リハビリテーションのメニューづくり

在宅での維持リハビリテーションでは、障害老人日常生活自立度（寝たきり度）判定基準（表3）により寝たきり度を正しく評価し、障害の程度・状態に応じた ADL、QOL

表3 寝たきり度判定基準［厚生省「障害老人日常生活自立度」（寝たきり度）判定基準］

生活自立	ランクJ	なんらかの障害などを有するが、日常生活はほぼ自立しており独力で外出する。 1. 交通機関などを利用して外出する。 2. 隣近所へなら外出する。
準寝たきり	ランクA	屋内での生活は概ね自立しているが、介助なしには外出しない。 1. 介助により外出し、日中はほとんどベッドから離れて生活する。 2. 外出の頻度が少なく、日中も寝たり起きたりの生活をしている。
寝たきり	ランクB	屋内での生活はなんらかの介助を要し、日中もベッド上での生活が主体であるが、座位を保つ。 1. 車椅子に移乗し、食事、排泄はベッドから離れて行う。 2. 介助により車椅子に移乗する。
	ランクC	1日中ベッド上で過ごし、排泄、食事、着替えにおいて介助を要する。 1. 自力で寝返りをうつ。 2. 自力では寝返りもうたない。

注：判定に際しては、「〜をすることができる」といった「能力」の評価ではなく、特に「移動にかかわる状態像」に着目して、日常生活の自立の程度を4段階にランク分けし評価するものとする。

拡大のためのリハビリテーションを行う。リハビリテーションのメニューをつくるにあたっては理学療法士（PT）や作業療法士（OT）に訪問リハビリテーションを依頼し、その指導を仰ぐことが望ましい。その際、家庭の生活環境を十分に踏まえた訓練が結局は長続きする。また、医師はリハビリテーションを阻害する因子（うつ状態、起立性低血圧、パーキンソン病、薬剤の影響など）の発見・治療にも心がける必要がある[13]。

2 ● 在宅でのリハビリテーション

　在宅ではケアのほとんどが介護者の手によるため、ADL、QOL の向上が褥瘡予防にいかに大切か十分理解してもらうことが是非必要である。介護者に一緒にケアに参加してもらい、体位交換や移動への援助がスムーズにできるようにする。また、近年、ベッドの高さが電動式に調節できる電動ベッドが多く出回っており、これらを導入することで介護者の負担がかなり減少する。車椅子への乗せ方などもきちんと介護者に教え、介護者が腰を痛めないよう十分注意する。家族が主体となるため本人の甘えが出やすい点にも注意を要する。

　寝たきりの症例では、寝返りや上体の挙上などから始めて座位に慣れさせる。ベッドではギャッチアップを徐々に図り、座位、端座位（ベッドの端に腰掛けた状態）へと ADL を拡大、座位での活動ができるようになったら車椅子などへの移乗を行う。寝たきりでなかなか車椅子への移乗までもっていけない症例でも関節可動域訓練による拘縮予防は是非必要である。

3. 褥瘡部の観察と処置、スキンケア、褥瘡感染への対応

　在宅の症例では褥瘡の処置、スキンケア、褥瘡感染への対応などに、主治医、訪問看護師、ケアマネジャー、家族・介護者の緊密な連携、褥瘡の状態の評価ときめ細かい対処がとても大切である（表4）。

1 ● 褥瘡部の観察・評価と局所のケア

　在宅での褥瘡治療・ケアにおいては創の状態を共通のスケールできちんと評価し、その情報を多職種で共有することが必要となる。日本褥瘡学会が提唱するアセスメントツール「DESIGN」はチェック項目があまり煩雑でなく、重症度と経過とが同じスケー

表4 褥瘡の処置、ケアのための連携

	医師による指示・処置	訪問看護師・保健師による評価と指導	介護者・家族によるケア
創の観察と処置	1. 創培養、臨床検査の指示 2. 外用薬の処方 3. 壊死組織デブリドマン 4. ポケット部切開	1. 褥瘡の観察と評価 2. 処置の指導 3. 外用薬塗布の実施と指導 4. 十分な洗浄 5. 黄色膿苔のブラッシング	1. 褥瘡表面の色、におい、ガーゼ浸出液の色の観察 2. 包交セットの準備 3. 処置前後の手洗い 4. 通常の褥瘡処置
褥瘡感染	1. 褥瘡感染の評価(創培養の指示) 2. 消毒薬・抗生剤の処方 3. 難治・増悪例での入院の判断	1. 褥瘡感染の観察・評価(創部のにおい、浸出液の性状チェック、創培養の実施) 2. 消毒薬外用の指導 3. 感染予防の指導	1. ケアの前後の手洗い 2. 消毒薬の外用 3. 汚染物の処理、廃棄 4. 環境整備(寝衣・寝具の乾燥、消毒)
スキンケア・清潔	1. スキンケアの指導 2. 外用薬(油脂剤)などの処方 3. 尿道カテーテルの適応判断	1. 皮膚の観察とスキンケアの指導 2. 清潔ケア(清拭、陰部洗浄、足浴など) 3. 積極的な入浴への介助 4. 失禁対策(尿失禁、便失禁)	1. こまめなおむつの交換、尿取りパッド・おむつの利用 2. 臀部、肛門周囲への油脂剤、皮膚保護剤の塗布 3. 寝衣・寝具の清潔保持

ルで評価できるなど褥瘡の状態評価に重宝なツールである[「DESIGN」の詳細は第7章「褥瘡の分類」(155頁)を参照]。また、「DESIGN」による評価に加えて、創周囲の皮膚の性状、ガーゼなどに付着する浸出液の性状などのきめ細かい観察も感染や炎症所見の推移を知るうえで役立つ。

さらに、デジタルカメラなどによる経過を追った写真撮影は病状の推移をよく反映し、訪問看護師と主治医、専門医、ケアマネジャーなどとの情報の共有、介護者や家族への激励の資料として大変重宝である。

この「DESIGN」による評価に基づき、局所のケアを行う。DESIGNの評価に基づく局所治療については、われわれはまず深さ(D/d)に注目し、d(真皮までの浅い褥瘡)の例ではドレッシング材の貼付、血流改善薬の外用などを行い、D(皮下組織より深部)の褥瘡では壊死組織の有無(N/n)、肉芽組織の性状(G/g)および感染(I/i)の有無に注目し、ケアの方針を決定している[1](図3)。NやGの所見(N/GやN/g、n/G)があるとき、壊死組織、不良肉芽の除去、感染のコントロールなど創傷環境の調整(wound bed preparation)を目標とし(第9章-1「Wound bed preparationのコンセプトと実際」176頁参照)、一方、nかつgの所見は良好な肉芽形成を反映しており、湿潤環境の保持を中心に局所治療を行っている(第9章-2「Moist wound healingのコンセプトと実際」193頁参照)。参考までにわれわれが在宅でよく用いる創傷環境の調整(wound bed preparation)を目標とした薬剤(表5)と肉芽形成の良好な創面に用いる湿潤環境

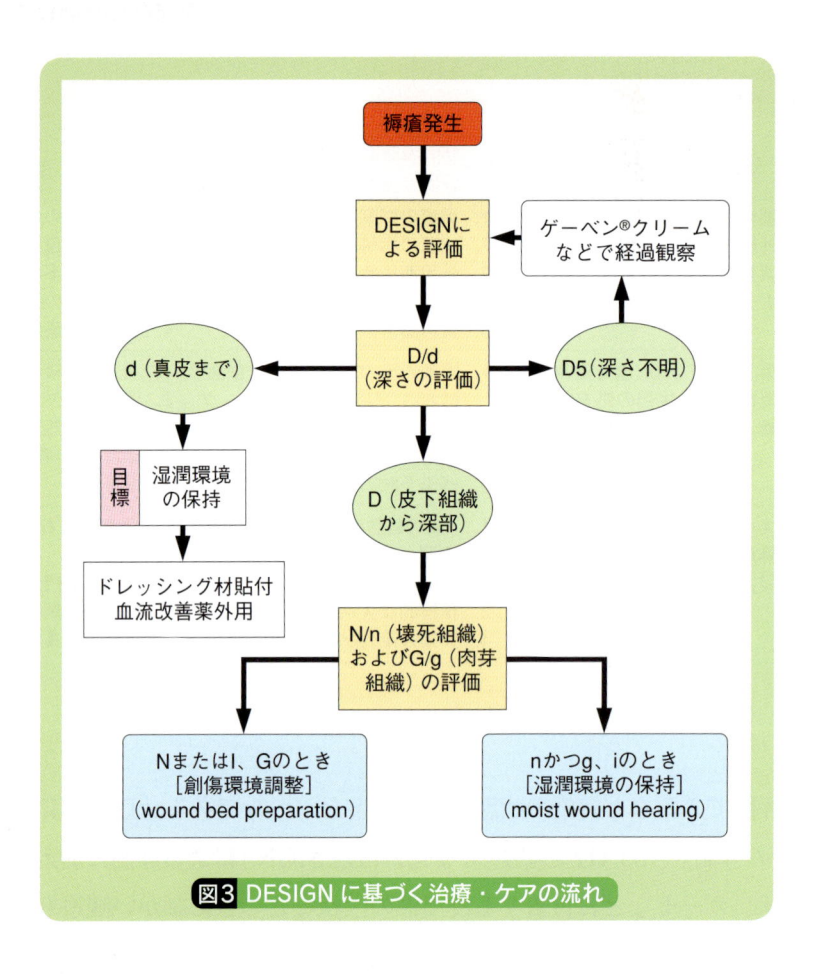

図3 DESIGN に基づく治療・ケアの流れ

　の保持のための薬剤(**表6**)とその特徴を示す。なお、DESIGNの評価に基づく局所治療の詳細については日本褥瘡学会編集の「褥瘡局所治療ガイドライン」を参照頂ければ幸いである[14]。

2 ● 褥瘡の処置、デブリドマン

　褥瘡の局所管理において褥瘡の状態に応じた適切な外用薬の処方、感染創や壊死組織の外科的デブリドマン、褥瘡がポケット状となっているときのポケット部の切開は医師が行い、通常の褥瘡処置は訪問看護師や介護者が行う。

a. デブリドマンとポケット部の切開

　在宅症例でデブリドマンや皮膚切開を行う場合、最も困るのが出血である。出血の防止にはデブリドマン時、①乾燥した硬い壊死組織はゲーベン®クリームなどであらかじめ浸軟させ、軟らかくしてから切除、②硬い壊死組織では辺縁部の少し内側に切開線を

16. 在宅での褥瘡ケア─予防・治療・介護

表5 創傷環境の調整を目標とした薬剤（感染あるいは壊死組織がある創）

褥瘡の状態	薬剤（商品）名	薬剤の特徴	備考・注意点
浸出液少量のとき、境界不明瞭な硬い壊死組織を伴う創	スルファジアジン銀（ゲーベンクリーム）[1]	乳剤性基剤。高い浸透性、銀による幅広い抗菌力。壊死組織が浸軟	バイオフィルム内の菌にも効果
浸出液中等量の創	スルファジアジン（テラジアパスタ）[1]	水溶性基剤（マクロゴール）。吸湿作用あり	ブドウ球菌、大腸菌に強い抗菌力
浸出液が特に多く、創面が湿潤しているとき	デキストランポリマー（デブリサン）	ポリマービーズで浸出液・膿などを吸収	交換時生理食塩水などでビーズを洗浄・除去。ポケットのある例、創面乾燥例には使わない。吸湿性が極めて高い
	カデキソマーヨウ素（カデックス軟膏）[1]	浸出液・膿などの吸収、持続的にヨウ素を放出し殺菌	
浸出液がかなり多い創、浮腫を伴う創	精製白糖・ポビドンヨード（ユーパスタ、ソアナースパスタ）[1]	白糖による浸出液吸収・浮腫軽減とイソジン®による殺菌	浸出液の少ない創では乾燥を増強。漫然と使うべきではない
多量の膿性・粘稠性の浸出液があるとき	ポビドンヨード（イソジンゲル）[1,2]	ゲル基剤で浸出液吸収。消毒作用が主体	肉芽形成作用はない
深いポケットで感染を伴う創	ヨードホルムガーゼ	血液や分泌液に溶けてヨードを遊離し、殺菌。ガーゼドレナージ	詰め込み過ぎないこと
感染はなく壊死組織主体の創	ブロメライン	水溶性基剤	周囲皮膚に付着すると皮膚炎を生じる
	フィブリノリジン・デオキシリボヌクレアーゼ（エレース末）	粉末、生理食塩水に溶解し使用	生理食塩水、ガーゼドレッシング治療を補強、使用直前に調整

[1]：ヨード過敏症の人には使用を避ける。また、甲状腺機能に影響を及ぼすことがあり、注意を要する。
[2]：消毒薬の外用は生体の組織傷害の点からすべきではないとの意見もあるが、経験上、この時期に膿性・粘稠性の浸出液のある例では壊死組織のデブリドマンと併用することで創の清浄化が急速に促進されることが多い。

（文献1）より改変）

表6 湿潤環境保持のための薬剤（感染や壊死組織がなく、肉芽形成が主体の創）

適した褥瘡の状態	薬剤（商品）名	薬剤の特徴	備考・注意点
肉芽形成期、浸出液がやや少ない創	トラフェルミン＜遺伝子組み換え＞（フィブラストスプレー）	線維芽細胞増殖因子（FGF）による肉芽促進	潰瘍面を洗浄後噴霧。必要に応じ壊死組織除去
肉芽形成の初期、浸出液の少ない創	トレチノイントコフェリル（オルセノン軟膏）	乳剤性基剤。肉芽形成作用が強い	浸出液が多い創では過剰肉芽を生じる
肉芽形成の初期、浸出液の少ない創	塩化リゾチーム（リフラップ軟膏）	乳剤性基剤。肉芽形成促進	線維素分解作用もあり
良好な肉芽の時期、浸出液が少ない創	アルプロスタジルアルファデクス（プロスタンディン軟膏）	油脂性基剤。PGE_1製剤。血流改善	上皮化促進、出血傾向のある例には不適
浸出液がやや多い創（良好な肉芽の時期に特に適する）	ブクラデシン（アクトシン軟膏）	水溶性基剤。強い吸湿性、血流改善。上皮化作用が強い	創の収縮作用が強い。吸湿性が高く、創を乾燥させやすい

（文献1）より改変）

入れ、少しずつ切開、③有鈎ピンセットやモスキートで摘みながら少しずつ切除する、などの工夫が必要である[14]。また、ポケット部の切開は出血を伴うため、ポケットの上層が真皮までか、あるいは皮下組織の浅層までの薄い例に限定することが多い。出血に対して迅速な処置が必要であり、訪問時小さなモスキートペアンと絹糸、アビテン®、スポンゼル®、トロンビン末などの止血剤を準備する。また、小型のバイポーラ型電気メス［ジュナスコアグレーター M70（ケイセイ医科工業）など］あるいは高周波メス［サージトロン EMC（エルマンジャパン）］などを携帯すると大変重宝である。

b. 通常の褥瘡処置

通常の褥瘡処置は訪問看護師の指導のもとに家族・介護者が行う。褥瘡処置に必要な物品としては医療機関などより提供される消毒薬、衛生材料に加え、①蓋付の空瓶、②ピンセットまたは割り箸、③滅菌綿棒または綿球、④アイロンがけ、あるいは滅菌したガーゼ、⑤シーツなど不要の布、⑥絆創膏（事務用のビニールテープが皮膚トラブルを起こしにくい）、⑦軟膏塗布のための木ベラ（アイスクリームのスプーン）やバターナイフ、⑧台所洗剤の空の容器、⑨ディスポーザブルの手袋、⑩紙おむつ、⑪消毒用エタノール、などがあると便利である[1]。

通常の褥瘡処置にあたっては、①処置前後の石鹸と流水による手洗い、②消毒したものはすべて清潔と考えて扱う。その他は不潔とみなし、消毒ガーゼや汚れたガーゼに直接手で触らない、③ガーゼ交換は通常1日1回行うが、尿や便による汚染があるとき、感染の徴候があるときには1日2回行う。④洗浄は医療用生理食塩水の入ったプラスチックボトルの先に18ゲージの注射針を付けて行うか、微温湯あるいは微温湯に食卓用食塩を少量入れたもの（100ccに小匙1杯弱）を用いる。特にポケットのあるときには必ず洗浄を行う。

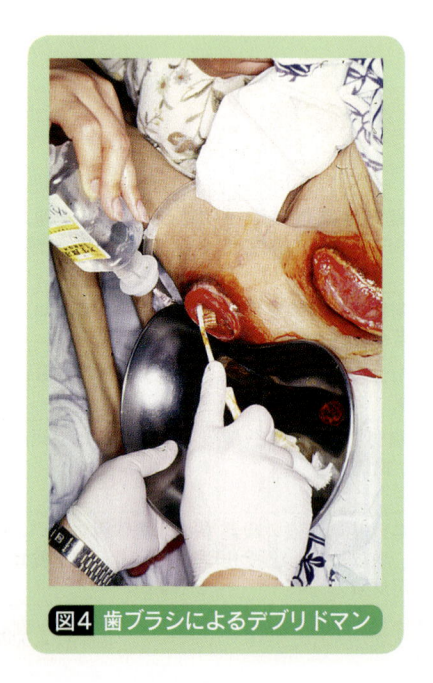

創の表面が黄緑色の苔状物質で覆われている（DESIGNでN1の状態）ときには生理食塩水、微温湯などをかけながら、軟らかい歯ブラシや綿棒などでブラッシングする（図4）。時に疼痛を伴うこともあるが出血もなく安全に行える。

図4 歯ブラシによるデブリドマン

3 ● 褥瘡感染への対応

a. 褥瘡感染の評価と原因菌の推定

　褥瘡感染が周囲組織に波及すると、蜂窩織炎、骨髄炎、敗血症などを生じるため、在宅では特に感染の早期発見と治療介入が大切である。褥瘡感染の評価にはまず「DESIGN」の炎症／感染（Inflammation/Infection）の項目を用いる（第7章「褥瘡の分類」155頁参照）。「DESIGN」の炎症／感染の項目は創の明らかな炎症徴候、感染徴候、感染の全身への波及などを簡単な項目で評価するよい指標である。ただ、この項目は炎症、感染徴候の完成した状態を表し、感染のごく初期や、感染症状に乏しい状態での評価にはやや難点がある。また、浸出液の評価の項目も量の評価のみとなっており、感染の評価には不十分である。筆者らはこの「DESIGN」の評価に加え下記のような創部の状態、浸出液の性状などについてもチェックしている[1]。

　①創周囲に発赤腫脹のあるi1の状態のときには、波動と創部の熱感をチェックし、皮下膿瘍や蜂窩織炎などの感染があるときには波動を触れる。

　②創表面の光沢、ぬめりは感染と炎症反応を反映する。感染があるときには創表面に光沢があり（図5）、感染が治まると光沢がなくなる（図6）。

　③創表面に白い苔のような物質が付着しているときにはカンジダ感染を疑う。カンジダ感染では創の表面に光沢を帯びた小さな白玉様の粘液様物質や白いフィブリン膜のような物質を認める[15]。

　④創部に当てたガーゼなどに付着する浸出液の性状も炎症・感染を反映する。炎症・感染を伴うときには浸出液は膿性あるいは粘稠性となり、肉芽形成が良好のときには淡

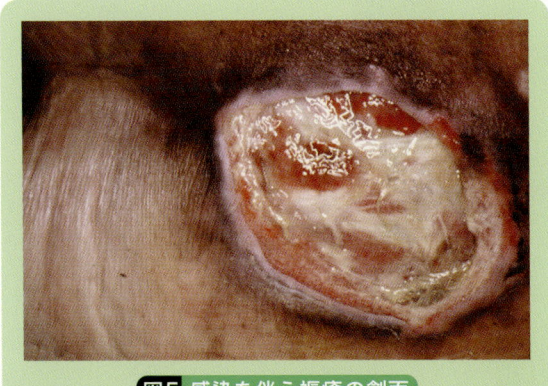

図5 感染を伴う褥瘡の創面
表面が湿潤して光沢・ぬめりがある。

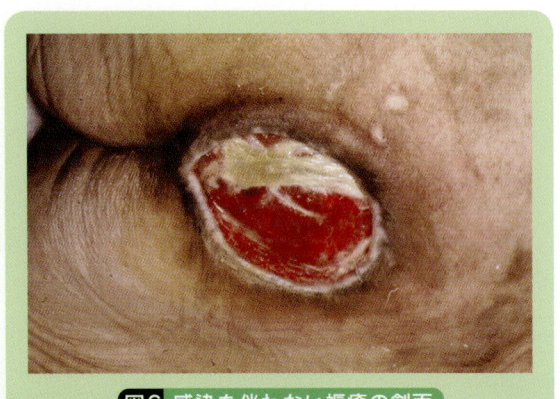

図6 感染を伴わない褥瘡の創面
表面が乾燥して光沢・ぬめりはない。

血性、または漿液性となる。

　⑤ガーゼに付着する浸出液の色、においは原因菌の推定に役立つことがある。表皮ブドウ球菌の感染のあるときには灰白色を（図7）、黄色ブドウ球菌では黄緑色（図8）、緑膿菌ではコバルトブルー（淡い緑青色）を呈し、甘酸っぱいにおいがする（図9）。嫌気性菌の混合感染があると茶褐色となり、腐ったようなにおいがする。これらの所見を参考に感染病原菌を推定し、培養で確認している。

　また、褥瘡の創面からはしばしば各種の細菌が検出されるが、その細菌の増殖が生体に害を及ぼし、炎症反応を引き起こす「感染」の状態か、細菌が存在しても炎症反応や創傷治癒の遅延を引き起こさない「保菌」の状態なのかの判断に迷うことも少なくない。感染を疑うべき所見としては、①壊死組織の下床の液体の貯留や深部からの排膿、②浸出液の性状（膿性あるいは粘稠性）、③創表面のぬめりや光沢、不良肉芽の形成、④浸出

図7 表皮ブドウ球菌感染時のガーゼ
灰白色を呈する。

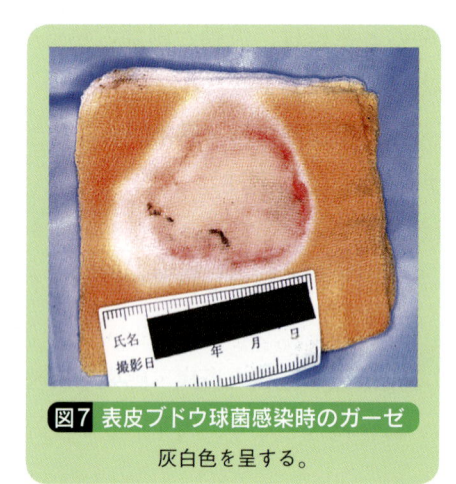

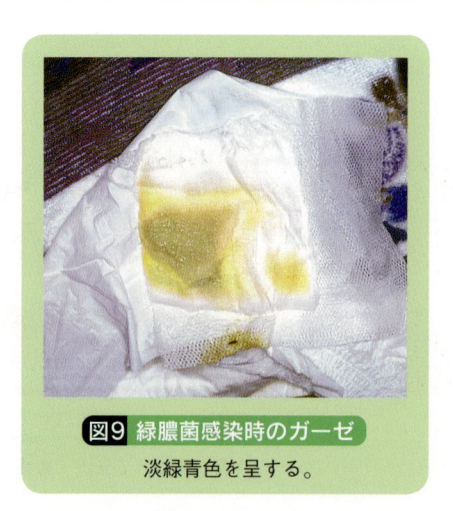

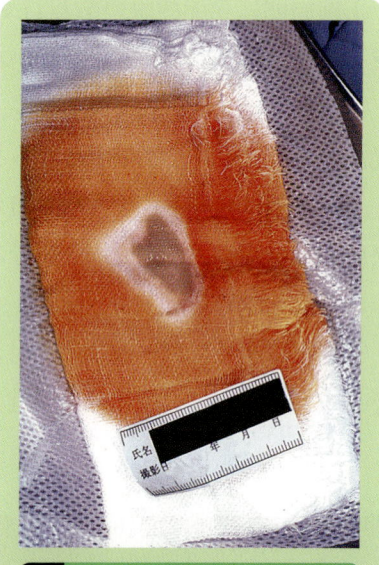

図8 黄色ブドウ球菌感染時のガーゼ
黄緑色を呈する（周囲の黄色はイソジン®ゲルの色）。

図9 緑膿菌感染時のガーゼ
淡緑青色を呈する。

液の量の増加やにおいの増強、⑤創の状態の急激な悪化、創傷治癒の極端な遅延、などが挙げられている[16]。

b. 褥瘡感染の治療

褥瘡感染の治療としては局所の治療が極めて大切で、急性期には切開・排膿、深部の膿瘍のときには排膿（ドレナージ）を行い、自壊し壊死組織で覆われているときにはデブリドマンを、ポケット状のときには洗浄を行う。また、局所の外用薬としては創傷環境の調整（wound bed preparation）を目標に薬剤を選択する。抗生剤の全身投与は蜂窩織炎、骨髄炎など周囲組織に感染が波及した例に行うが（**表7**）[17]、われわれは臨床的な目安として、①発熱などの全身症状を伴う例、②創周囲に発赤が強く蜂窩織炎が疑われる例、③多量の排膿・悪臭を伴う例、④褥瘡が深い例、⑤浸出液が膿性あるいは粘稠性で量が多い例、などでは早期より投与している。重症例では入院して抗生剤の全身投与を行わなければならない例もあり、入院の適応を早期に判断することも大切である。

また、感染創からの家族などへの感染を防ぐためには、ケアの前後の手洗い、汚染物の処理、寝衣・寝具の乾燥・消毒なども大切である。

c. 消毒について

感染を伴う褥瘡に消毒薬を使用すべきかどうかについては賛否両論がある。消毒薬は、その非特異的細胞毒性のため、生体防御に関与する細胞まで傷害してしまう点などから感染を伴う褥瘡創面に対しても消毒はすべきでなく、洗浄のみで十分であるとする

表7 褥瘡感染の重症度分類

重症度	感染の程度	症状・所見	治療法
軽症	褥瘡局所のコロニー形成 褥瘡治癒の遅延化	表在性の潰瘍形成 漿液性の浸出液 蜂窩織炎はないかあってもわずか 壊死組織はわずか 近接組織への波及なし	局所のデブリドマン 局所の汚染除去
中等症	明らかな感染があるが褥瘡の隣接組織に留まる	深部組織の潰瘍形成 膿性浸出液 蜂窩織炎 軽度―中等度の壊死組織	抗生剤の静脈投与 外科的デブリドマン
重症	骨病変を含む播種性病変 菌血症、敗血症	深部組織に及ぶ潰瘍形成 膿性浸出液、蜂窩織炎 壊死組織、壊疽 骨髄炎 菌血症、敗血症	抗生剤の静脈投与 外科的デブリドマン 輸液、全身管理

（文献17）による）

意見も少なくない。また、壊死組織があると消毒薬が失活することも知られている。アメリカ厚生省 Agency for Health Care Policy and Research（AHCPR）の褥瘡治療ガイドラインでは、褥瘡の創面にはポビドンヨード（イソジン®）などの消毒薬は細胞毒性のために原液では使用せず、白血球の viability と食菌作用が保たれる濃度まで希釈すべきであるとしている[18]。一方、適正な濃度で使用すれば人体への影響は少なく、消毒後にきちんと洗浄を行えば消毒を行っても差し支えないとする意見も少なくない。EPUAP ガイドラインでは創部の浸出液や膿苔が非常に多いときには消毒薬を使用してよいとされる[19]。このように消毒薬の褥瘡創面に対する使用についてはいまだ十分なコンセンサスは得られていない。これらを踏まえ、日本褥瘡学会のガイドラインでは「Iをiにする」（感染・炎症の制御）の項目において、「壊死組織除去と感染制御を目的とした時期といえども基本的には生理食塩水や蒸留水などによる洗浄のみで十分であるが、浸出液や膿苔が多いときなど、明らかな感染徴候を認めるときには洗浄前に創部の消毒を行ってもよい」とし、解説において感染創に対しては洗浄のみで十分とする報告と感染創に限ってのみ使用を認めるべきだという報告の両者があることを挙げている[14]。

　感染徴候を伴う褥瘡に対しては、前述の如く創傷環境の調整（wound bed preparation）を目標に、デブリドマンによる壊死組織の除去と生理食塩水や微温湯などによる洗浄が最も重要である。しかし、これらの処置でも感染創や壊死組織が十分除去できないこともしばしばある。消毒薬使用の適応は、創面の状態、全身状態、医療体制など状況に応じて慎重に決定すべきであろう。創面の状態については、褥瘡創面が黄緑色の軟らかい壊死組織で覆われている場合などには、デブリドマンや歯ブラシによるブラッシングに加え、その後に消毒を行うことでしばしば創の清浄化が急速に進行する。また、ポケットがあり、悪臭を伴う例でも消毒で悪臭がしばしば消失する。全身状態との関連では全身状態悪化例や低栄養状態の例、殊に進行癌でターミナルの症例や高度の意識障害があり自力での食事摂取不能の例などでは、褥瘡感染に対する生体の防御機構も著しく低下し、褥瘡の治癒機転もほとんど働かないため、消毒と殺菌・消毒作用のある薬剤の外用を行っている。在宅での褥瘡治療では訪問診療や訪問看護の回数が限られ、きめ細かな外科的デブリドマンなど褥瘡感染への迅速な対応が困難な場合も少なくない。

　これらの点から、在宅の褥瘡例のうち、明らかな感染徴候を伴い（I2 または I3）、創面が軟らかい黄緑色の壊死組織で覆われている例などには創面の消毒を行った方がよいと考えている[20]。

　消毒にあたっては消毒薬を創面に長時間接触させることは避け、消毒時間は1分間を目安とし、その後必ず洗浄して細胞毒性を最小限に食い止めること、壊死組織が残存し

ていると消毒薬が失活してしまうため、消毒の前にブラッシングなどにより十分壊死組織を除去すること、消毒薬による接触皮膚炎に注意すること、褥瘡の状態に応じて適切な消毒薬を選択することなどが大切である。

4 ● スキンケアについて

スキンケアの目的は清潔の保持、さまざまな環境因子からの皮膚の保護と皮膚の機能の低下を補うことにある。

a. 皮膚の清潔を保つこと

褥瘡があっても、激しい感染所見（壊死組織の存在、発赤、腫脹など）のない限り、早期より積極的に入浴、シャワー浴を行う。シャワーキャリーなどを利用した家庭内での入浴に加え、巡回入浴車、デイサービスなどの利用によりできるだけ入浴の機会を増やす。

褥瘡のあるときには入浴の際、浴槽につかるときには創部をドレッシング材でカバーし、入浴の最後にドレッシング材を外してシャワーによる創部の洗浄、創処置を行う。MRSA、緑膿菌などの創感染のあるときには介護者、各サービス提供者に十分情報を提供するとともに、ドレッシング材の貼付など、きちんとした対策をとる。湯の温度はあまり熱過ぎないようにし、石鹸は脱脂力の弱いものを用いる。手浴、足浴も末梢循環の改善に有効である。拘縮が強い例でも膝関節が30度ぐらい屈曲できれば広口の底の厚い洗面器を利用してベッド上で足浴できる。

入浴や足浴などの部分浴ができないときには清拭、陰部洗浄などを行う。清拭時、石鹸の使用は最小限とし、皮脂が過度に失われないようにする。清拭剤［スキナベーブ®（持田ヘルスケア）］の使用もよい。清拭後は必ず乾いたタオルで湿気を拭き取る。

b. 皮膚の保湿と保護

皮膚の清潔とともに失われた水分の補給と油脂分の塗布も大切である。入浴後や清拭後に、身体をよく拭いてから油脂剤、保湿剤、スキンローションを擦り込み、皮膚の水分喪失を補う。特に褥瘡のできやすい症例での褥瘡周囲、肛門周囲、骨突出部などに白色ワセリンをやや厚く塗布することは、局所の湿潤の防止の面からも、摩擦とずれの回避の点でも、極めて有効である。また、骨突出部などへのフィルムドレッシング材、ラップなどの貼付もよい。

c. 失禁対策

　尿失禁、便失禁などがあると局所の湿潤、尿・便の化学的刺激により肛門周囲の皮膚は浸軟し、容易に発赤、びらんを生じる。特に下痢便や水様便のある例では皮膚の傷害も激しい。おむつを使用しなければならない場合にはなるべく頻回のおむつ交換を行い、湿潤、摩擦などを防止する。陰部、臀部の洗浄には石鹸を使用してきれいに洗い流し、清拭時には皮膚清拭剤［ユニウッシュ®（ゼオンメディカル）、スキナクレン®（持田ヘルスケア）］などを用いる。また、おむつ交換時や洗浄、清拭後には、肛門、褥瘡の周囲に白色ワセリンや肛門周囲皮膚保護剤［サニーナ®（花王）、ユニサルブ®（ゼオンメディカル）］を塗布する[21]。

　下痢、軟便が続き、発赤、びらんが顕著のときには副腎皮質ホルモン薬の塗布（単純塗布、あるいは亜鉛華単軟膏との重層塗布）を行う。尿失禁に対しては尿取りパッド、おむつの併用などにより尿汚染、湿潤状態を防ぐが、拘縮が強くおむつ交換が困難で介護疲労が生じやすいときには、膀胱留置カテーテルの挿入を検討する。また、それぞれの患者の排便、排尿パターンを知り、それに合わせておむつやパッドなどを当てるとおむつの蒸れが減り、汚れも最小限で済む。

d. 血流の改善

　感染を伴う深い褥瘡には日光浴が有効である。晴天時20～30分行うが、強い日差しのときには短時間とする。日光浴により、血流の改善、殺菌の両方の効果が得られる。ただ、肉芽形成が良好になった状態からは乾燥し過ぎないよう注意する。

4. 褥瘡予防用具（エアマットレスなど）の活用

1 ● 褥瘡予防用具の必要性

　褥瘡発生には局所にかかる限局性の圧迫力が持続することが最も関与する。病院では2時間ごとの体位変換を原則としているが、在宅では介護者の負担も大きく、実際には特に夜間の体位変換は困難なことが多い。介護負担の削減の面でも褥瘡予防の面でも、寝たきりの高齢者、既に褥瘡のある症例などにはエアマットレスなど適切な褥瘡予防用具の導入が是非必要である。

　近年、介護保険制度の施行とともに、エアマットレスなどいくつかの褥瘡予防用具が

16. 在宅での褥瘡ケア―予防・治療・介護

介護保険の福祉用具貸与サービス（居宅サービスの1つ）の対象品目となり、在宅では通常1割程度の負担額でエアマットレスなどのレンタルが可能となった。エアマットレスは種類も多く、低圧での体重の保持が可能な高機能のエアマットレスもいくつか出回っている。介護保険の普及とともにこれらの高機能のエアマットレスもレンタルしやすくなってきたが、自力で体動が可能な例などに高機能エアマットレスを安易に使用すると、却って寝返りが困難となり、ADLの低下、拘縮の増強を招く可能性もある。除圧用具の選択にあたっては体圧の分散、介護者の体位変換の労苦の軽減とともに本人のADLに与える影響についても考慮する必要がある。

2 ● 褥瘡予防用具の選択

褥瘡予防用具を用いる目的は骨突出部など局所にかかる持続性の圧迫力を避けることだが、局所の圧迫による組織障害の強さは圧迫時の圧力の強さと圧迫時間の積によって決まり、この積が一定以上に達すると褥瘡発生の危険性が高くなる[1]。褥瘡予防用具による除圧も、①局所にかかる圧力の強さ（F）をできるだけ小さくする方法、②局所が連続的に圧迫を受ける時間（T）をできるだけ少なくする方法の2通りがある（図10）。

全身型予防用具として最もよく用いられるエアマットレスには上敷きマットレス（標準マットレスや布団の上に重ねて使う）、交換マットレス（標準マットレスや布団を使わず、入れ替えて使う）の2種類があり、除圧の機序からみると、①の圧力の強さ（F）を小さくするタイプのウレタンフォーム、静止型エアマットレスなどと、②の局所が圧迫を受ける時間（T）を少なくするタイプの圧切替型（波動型、交互膨縮型）の2種類がある。また、最近はマット厚が15cm以上もあり、低圧で保持可能な高機能のマットレス［ビッグセルEX®（ケープ）、アドバン®（モルテン）、ザ・グレース®（三和科研）など］やギャッチアップ機能に対応する機能をもつエアマットレスなども出てきている。在宅ケアで褥瘡予防用具を選択する際、高齢者の病態や活動性とともに、特に介護負担の軽減を十分考慮に入れることが大切である。また、電動ベッドとの併用なども考慮に入れておく。

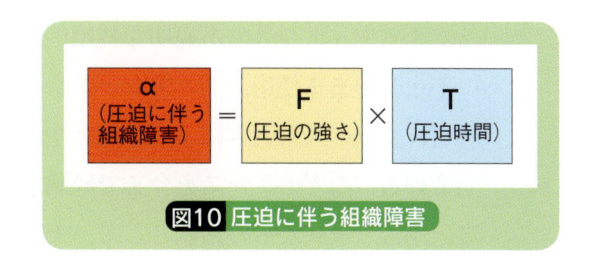

α（圧迫に伴う組織障害） = F（圧迫の強さ） × T（圧迫時間）

図10 圧迫に伴う組織障害

a. 褥瘡が発生していない例

自力でベッドからの離床や体位変換が可能な例では自力での運動を妨げないことを目

標に、圧力分散のよいウレタンフォームや比較的薄めのエアマットレス（静止型または圧切替型）を、自力での体位変換が困難な例ではより体圧分散能力が高い圧切替型エアマットレスを選択、特に強い拘縮や骨突出を伴う例でははじめからマットの厚みがある高機能マットレスを用いる。

b. 既に褥瘡のある例

高い体圧分散能力をもった用具を用いることも多い。骨突出や拘縮があまり強くない患者にみられるⅠ～Ⅱ度の褥瘡では一般の圧切替型エアマットレスやマットの厚みのあるウレタンフォームを用いるが、顕著なるいそう、拘縮や麻痺、強い骨突出がある例、治癒傾向が乏しいⅢ度の褥瘡例、Ⅳ度の褥瘡例などでは積極的に低圧保持可能な高機能のエアマットレスを用いる。

c. ギャッチアップを要する例

寝たきりの症例でもADLの拡大のためには、頭部を高くすることで上体を起こし半座位となるギャッチアップが大切だが、ギャッチアップにより臀部、特に尾骨部や仙骨下部に加重がかかり、摩擦・ずれも生じやすい。このようなときにはギャッチアップ機能付きの2層式エアセルマットレス［トライセル®（ケープ）］や、厚いウレタンフォームを用いる。

3 ● 褥瘡予防用具の使用にあたって

在宅での褥瘡予防用具の使用ではいくつか注意すべき点がある[1]。

1．エアマットレスを使用する場合も体位変換は不可欠であり、エアマットレスはあくまで体圧分散、除圧の一手段に過ぎない。
2．エアマットレスの不適切な使用例として、①空気は入っているが圧の設定・管理が不十分のまま使用、②エアマットレスの上に厚い布団が敷かれる、③空気の量が不適切、空気の入れ過ぎによる圧迫と空気不足による底付き、④電源が切れたままになっている、などのケースを今まで経験している。
3．本人や家族からの指摘として、モーターの音が気になる、ふわふわしていて寝心地が悪い、波動が気になり眠れない、などがあり、個々に応じた工夫が必要である。
4．エアマットレスを使用する際には、空気の入れ過ぎによる局所の圧迫、空気の不十分なための底付き（エアマットレスがつぶれ身体が床面についてしまった状態）に注意する。後者はエアマットレスと床との間に手を差し入れ、骨突出部の下で指が動く

16. 在宅での褥瘡ケア―予防・治療・介護

ゆとりがあるかどうかをみるとよい。

5. 在宅ケアでの介護者への支援と医療・福祉サービスの連携

　在宅でのケアでは、家族・介護者の状態、介護力をよく知り、介護者をきちんと支えること、また、予防・治療・ケアの目標をケアチームのメンバーがはっきりと認識し、上手に連携をとることがとても大切である。

1● 介護者への支援と配慮

　在宅での褥瘡ケアには十分な介護力の確保が是非必要であり、介護者の健康、患者とのよい家族関係、褥瘡に対する理解と意欲などが大きな影響を与える。とりわけ褥瘡が重度あるいは多発しているとき、日中独居、認知症のある例などや、介護者が高齢あるいは病弱のとき、家族に介護者を支援する体制がないときには、介護者の負担も大きく、精神的疲労や肉体的疲労も無視できない。

　はじめにも述べたように、介護者の疲労、介護力不足などが褥瘡増悪の引き金となることもしばしばみられる。ケアチームのメンバーは介護者の視点に立って介護者の疲労度、健康管理にも常に注意を払うことが大切であり、状況に応じて訪問看護、ホームヘルプサービス、ショートステイ、福祉用具の貸与などのサービスを早期より導入し、介護負担の軽減を図る。近年、介護力を評価するスケールがいくつか提唱されており、これらを用いることで家族介護のどの部分に問題があるのかが明瞭になる。われわれは簡便性の点から、**表8**に示すような介護能力の評価表を用いて問題点の把握、介護者の支援への手がかりとしている[5]。なお、白石らは在宅移行患者のADLや家族の介護力が

表8 介護力の評価（介護能力評価表）

介護能力	1	2	3
理解力と判断力	問題なし	だいたい大丈夫	あまりない
介護知識と技術	問題なし	だいたい大丈夫	あまりない
家族の体力・健康状態	十分ケアできる	休息をとればケアできる	ケアできない
時間的余裕	十分ある	時々無理なことがある	日中はない
介護意欲と実行力	十分ある	ある	あまりない
家族の介護協力	十分ある	ある	あまりない
高齢者と介護者・家族と介護者の関係	よい	だいたいよい	あまりよくない
経済力	十分ある	だいたい大丈夫	あまりない

（文献5）による）

褥瘡発生や生命予後に与える影響について報告している。そのうち、家族の介護力については判断・理解力、介護時間、介護意欲、実行力、健康状態、家族関係などのポイントで評価、褥瘡発生との関連を調べたところ、実行力の有無が褥瘡発生に影響していたとしている[22]。村山らは文献検索と自験例での検討から、①介護実行力（体位変換、栄養補給、減圧寝具の使用、皮膚の清潔保持）、②介護時間、③介護知識、④介護者の姿勢、⑤経済力、⑥社会資源の活用、の6項目からなる「褥瘡発生に関連する介護力評価スケール」を提唱しており、褥瘡予防面での今後の活用が期待される[23]。

2 ケアチームの連携の重要性

a. ケアチームの連携が実を結ぶために

在宅での褥瘡ケアには表9の如くたくさんの職種が直接的、あるいは間接的にかか

表9 在宅での褥瘡ケア：チームケアの連携

サービスチーム	評価、治療・ケア内容	連携方法
主治医	褥瘡の状態の観察と評価、血液検査、細菌培養、治療方法の決定	創傷治療専門医と積極的に連携、訪問看護師からの報告、介護者からの情報、訪問看護師、ケアマネジャーへの情報提供
創傷治療専門医	主治医からの紹介後診察、診断・治療方針（在宅継続、入院）、治療薬剤の選択、検査データ、以後必要に応じて訪問、経過観察	主治医、訪問看護師、ケアマネジャーへの情報提供とアドバイス（可能なら同行訪問）
ケアマネジャー	ケアチーム会議の開催、ケア目標・内容の統一、介護用品の選定（エアマットレスほか）、介護者の疲労に応じたサービスの調整	ケアチーム会議、サービス提供者・介護者からの情報、主治医、創傷治療専門医との連携
訪問看護師	褥瘡発生の危険度の評価、褥瘡の状態の評価、デジタルカメラによる経時的撮影、介護者の疲労チェック、介護指導（体位変換、関節拘縮予防、エアマットレス底付きチェック、入浴介助・清拭、口腔ケア、栄養管理）	主治医・創傷治療専門医に情報提供、ケアマネジャーへの情報提供、デイサービス・ショートステイ利用時にケアの実際を情報提供、連携ノート活用
歯科医師・歯科衛生士	歯科治療、口腔ケアの指導（サービス担当者、介護者）	ケアマネジャーを介して各サービス提供者への情報提供
栄養士	栄養状態の把握、食事内容の指導（家族訪問介護事業者）	ケアチーム会議、連携ノート活用
ホームヘルパー	清潔ケア、褥瘡ケアの介助、食事づくり、食事介助（必要時）、介護者の状態の観察	ケアチーム会議、連携ノート活用
デイサービス・ショートステイ	サービス利用時のケア	ケアマネジャー・訪問看護師からの情報提供

【目的】褥瘡治療において医療・福祉の連携により家族介護者を支援する。
＊連携ノートを使用して連携を図るとよい。

（文献1）より改変）

わっている[14]（図11）。在宅での褥瘡の予防・ケアが実を結ぶためには、サービスチームを構成するこれらの職種のメンバーが、①それぞれの専門性と役割の尊重、②十分な情報の共有化、③ケアプランに沿った目標、支援の方針の確認、共有化、などが必要である[24]。

このためには緊密な情報や意見の交換が重要であり、その手段として連絡ノートや電話、ファクス、インターネットによるメール交換などが用いられる。また、家族の了解を得たうえでのデジタルカメラの写真も、情報として有用である。

在宅での褥瘡ケアではサービスチームのうち、主治医、訪問看護師、およびケアマネジャーが重要な役割を担う。

b. 主治医の役割

i. 患者の状況に応じた主治医の役割

在宅ケアにおいて高齢者はしばしば褥瘡の発生や増悪の危険にさらされる。また、在宅に特有の困難な点として、①寝たきりの症例では廃用症候群を生じやすい、②急性期にデブリドマンなどの外科的処置が行いにくい、③褥瘡感染への対応が遅れがち、④感染症などに伴う脱水、栄養不良などへの対応が遅れ、褥瘡が悪化、などが挙げられる。

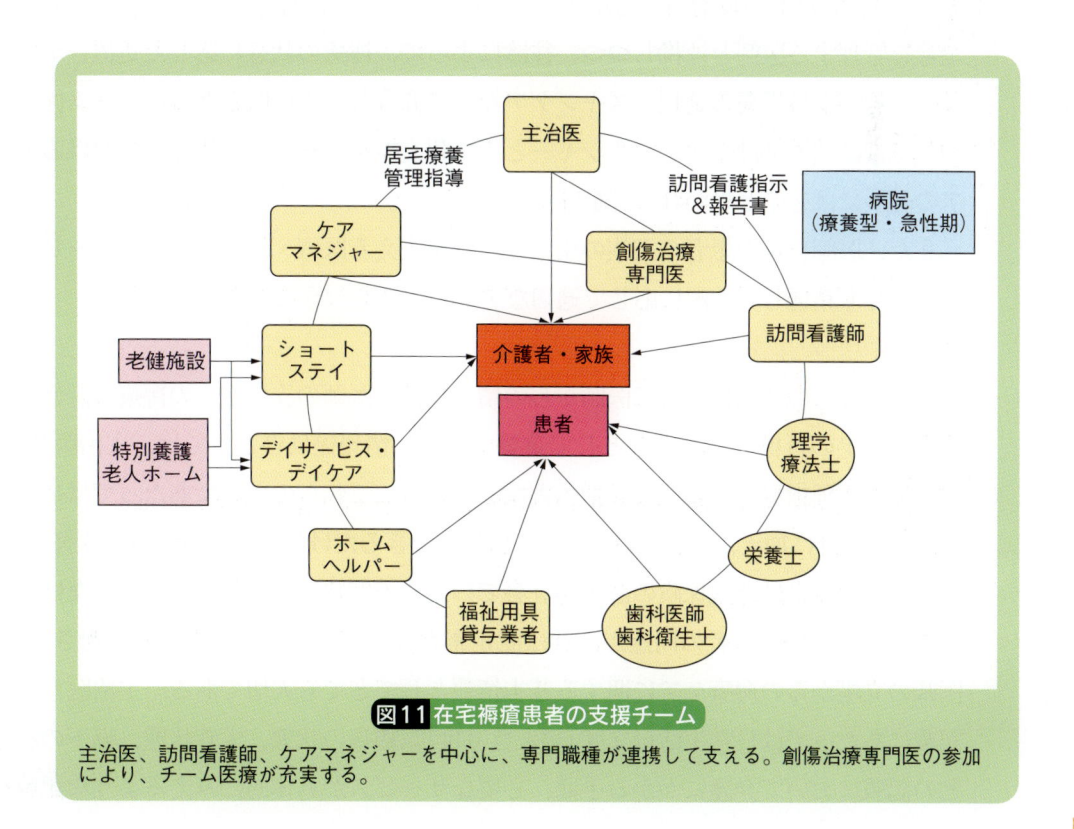

図11 在宅褥瘡患者の支援チーム

主治医、訪問看護師、ケアマネジャーを中心に、専門職種が連携して支える。創傷治療専門医の参加により、チーム医療が充実する。

表10 いろいろな場面での主治医、訪問看護師の役割

問題点	対策	医師の役割	訪問看護師・保健師の役割
褥瘡・廃用症候群の危険	危険因子の除去 ADLの拡大	訪問看護などの依頼 リハビリの指導・依頼	褥瘡発生危険因子の評価、 リハビリの指導
低栄養状態	栄養状態の把握 低栄養の改善	臨床検査の指示 経口栄養剤の処方 経管栄養、胃瘻造設、 IVHなどの適応決定	栄養状態の評価、報告 家族への栄養、口腔ケアの指導
急性増悪時	増悪の原因検索 増悪因子の除去	全身状態の把握、補液、 全身管理、対症療法、 入院適応の決定	全身状態、経過の報告 （全身感染症、循環障害のチェック）
重症例、難治例	栄養管理の強化 手術療法	入院適応・手術適応の 決定	全身状態、褥瘡の状態、経過の報告
介護疲労	介護負担の軽減	家族への配慮、声かけ ケアマネジャーとの連携	家族へのケア、訪問回数の増加 ケアマネジャーとの連携

(文献25)による)

　主治医は、褥瘡、廃用症候群を防ぐための日常生活動作（ADL）の拡大、増悪因子の除去、低栄養状態への対策、褥瘡感染時、褥瘡悪化時、難治例など、それぞれの状況に応じた対応が必要である（**表10**）[25]。近年、皮膚科医、形成外科医の褥瘡ケアへの関心も高まり、往診に応じる皮膚科医も増えてきている。これら、創傷治療を専門とする医師が、全身を管理する医師と連携しつつ、往診によって、褥瘡の状態に応じた処置、デブリドマン、適切な外用薬の選択、スキンケアなどに介入し、主治医とともにチーム医療に参加して、訪問看護師やケアマネジャーとの情報交換を行うことも、在宅における褥瘡ケアの発展には必要と思われる（**図11**）。

　また、医師自身が患者や家族の生活やそれを支える医療・保健・福祉のサービスなどについても精通し、状況に応じて適切なアドバイスを行うことも大切である。

ⅱ．医師からの情報提供[1]

　ケアチームの連携にとって医師からの情報提供は医師の立場からの褥瘡の評価、治療指針、ケアの目標を示すものとして重要である。情報提供書としては、主治医意見書、居宅療養管理指導書、訪問看護指示書などがある。これらの記載にあたっては病状の推移、治療方針に加え、相手が必要とする情報をできるだけ的確に記載するよう努力する。

　主治医意見書は介護保険の認定審査会での要介護度判定の資料として重要なばかりでなく、医師、要介護者の同意があれば認定審査後のケアプラン作成にも利用される点、医師の立場からの褥瘡ケアに関する基本情報としてとても大切である。主治医意見書の記載にあたっては日常生活自立度（寝たきり度）、褥瘡の状態、栄養状態、嚥下の状態などの記載において介護にかかる手間、必要なサービスが具体的にみえるような記載を心

がける[1]。特に褥瘡に関しては「心身の状態に関する意見」の項目の中の「身体の状態」には「部位と程度」の記載しかないため、「その他特記すべき事項」にも褥瘡の大きさ、部位、ポケットの有無、褥瘡感染の有無と程度を書き加え、医学的管理や処置（洗浄やデブリドマン）のための訪問診療、訪問看護の必要性（例：感染がありデブリドマンのため週3回の訪問看護が必要、など）、移動、体動困難の程度や褥瘡予防にかかる手間（状態によっては必要な体圧分散用具の種類も）なども記載するとよい。

居宅療養管理指導書は主に主治医からケアマネジャーへの情報提供書で、ケアプラン作成のフォロー、病状変化に応じたフォローアップなどに反映される。具体的には日常生活自立度に加え、病状変化、精神状態、移動、摂食、入浴、清潔その他の注意点、処方内容、利用者への指示などを記載する。褥瘡ケアとの関連では主治医意見書と同様、栄養状態、日常生活自立度（寝たきり度）、褥瘡の状態、褥瘡感染の有無などを含め、ケアマネジャーにわかる言葉で病態と治療方針、必要なサービスの種類と量について記載する。

訪問看護指示書・特別訪問看護指示書は褥瘡の状態、基礎疾患・合併症、麻痺や拘縮の有無など主治医からみた褥瘡、全身状態の評価と治療指針を示す文書として重要である。指示書では医療処置の内容、療養上の留意事項につき明確に記載する。褥瘡の評価に関しては治療経過、血清 Alb 値や Hb 値、褥瘡部の感染の程度や細菌培養結果なども併記するとよい。訪問看護指示書は病状が安定し週3回までの訪問看護で治療が可能な場合に、特別訪問看護指示書は終末期や状態が急激に悪化したときなど週4回以上の訪問看護を必要とするときに書く。また、訪問看護開始後も患者の状況の正確な把握とともに状態変化時の電話やファクスなどによるきめ細かな連携も大切である。

c. 訪問看護師の役割

訪問看護師は在宅での褥瘡の予防・ケアの中核として大きな役割をもつ。褥瘡発生の危険のある高齢者に対してはブレーデンスケールやK式スケール（金大式スケール）などを用いた危険因子の評価と対応を、褥瘡発生例では褥瘡の観察、評価、記録（DESIGNなどによる評価およびデジタルカメラによる経時的撮影）、全身状態の評価と対応、現場での褥瘡処置（ポケットの洗浄、創の状態に応じた褥瘡治療薬の外用など）と家族への指導、外科的デブリドマン、手術・入院などを必要とする状況の判断と主治医への報告、その他、表10に示すようないろいろな場面で主治医と連携をとりながら対応する必要がある。

他職種との連携に関しては上述の如く、主治医や皮膚科・形成外科など創傷治療の専門医ときめ細かく連携をとるとともに、ケアマネジャーとの密接な連携、他の医療・福

祉サービスへの情報提供が大切である。

d. ケアマネジャーの役割

　在宅での褥瘡の予防・ケアには、サービスチームを構成するいろいろな職種の密接な連携が必要不可欠であり、ケアマネジャーは連携の要として大変重要な役割を担っている。このためケアマネジャーは褥瘡の病態と治療、予防のための全身・局所の管理（栄養管理、維持リハビリテーション、スキンケア、褥瘡予防用具など）について適切な知識をもつとともに、ケアプランの作成、モニタリングにおいても褥瘡の予防、ケアを念頭においてマネジメントしていくことが大切である[1]。

　他の職種との連携では特に主治医、訪問看護師との連携が重要である。積極的に主治医や皮膚科・形成外科の専門医などときめ細かく連絡をとり、医療的ニーズの必要性について認識を深めるとともに、介護者、家族にも理解してもらうよう努力する。訪問看護師との連携では、可能なら一度は訪問看護師と同行訪問し、褥瘡の評価、予防用具の選び方、必要なサービスなどについて訪問看護師からのアドバイスを受けるとよい。また、褥瘡・全身状態などが増悪したときなどには訪問看護師などとの密接な連携が必要である。

　ショートステイの利用にあたっては施設のケア担当者とこまめに連携をとるとともに、できるだけショートステイ入所中の要介護者を訪問し、褥瘡の状態を把握する。また、在宅で使用していたエアマットレスをショートステイの施設に持ち込むなど、ケアの継続性を図る工夫も必要であろう。

　福祉用具事業所との連携では、介護保険制度の改定に伴い要介護度2以上および寝返りなどが困難な要支援、要介護度1の方では居宅サービスとして福祉用具の貸与にも保険給付が受けられ低額の自己負担でエアマットレスなどのレンタルが可能である。レンタルの際には、エアマットレスなどの素材、特徴、機能をよく知り、要介護者の病態、介護状況に合わせて褥瘡予防用具を使い分ける必要があり、適切な褥瘡予防用具を供給できる事業所を知っておくことが望ましい。

　また、いろいろな専門職種との連携もサービスの質の向上に有益で、維持リハビリテーションプログラムの作成や福祉用具の選定にはPT、OTによる訪問リハビリテーションの導入、主治医と連携をとりつつ、居宅療養管理指導書に基づく歯科医師、歯科衛生士による口腔ケア、栄養士による栄養管理指導などもサービスに組み込むとよい。

　また、ケアマネジャーとしてかかわっている要介護者が入院したときには入院中に一度は要介護者や家族に面会し、退院の予定が決まった段階で在宅のプランを検討、可能なら退院指導の機会に同席するとよい。

e. 介護保険制度の改定に伴って

　2000年にスタートした介護保険制度の急速な普及とともに高齢者の在宅ケアには医療系、福祉系のいろいろなサービスが利用できるようになり、褥瘡の予防・ケアにも介護保険制度が大きな役割を果たしている[25]。2006年4月に行われた介護報酬の改定は、いくつかの点で今後の褥瘡ケアにも影響を及ぼすと考えられる[26]。

1．要支援認定者（今までの要支援および要介護1のかなりの部分）については地域包括支援センターで介護予防ケアマネジメントを行う。このため、要支援認定者では地域包括支援センターのケアマネジャーや保健師と主治医、訪問看護師との密接な連携が必要となってくる。

2．要支援および要介護1認定者に対する、特殊寝台および特殊寝台付属品、床ずれ防止用具・体位変換器、車椅子の貸与は介護保険による給付の対象外となる。但し、寝返りが困難な者に対する特殊寝台、床ずれ防止用具などの貸与、歩行困難な者に対する車椅子の貸与は給付の対象となる。このため、貸与が給付対象外となる要支援および要介護1認定者では、主治医、訪問看護師と地域包括支援センター、あるいはケアマネジャーとが密接な連携をとり、誤嚥性肺炎など褥瘡発生の危険性が高まったらすぐに床ずれ防止用具などの導入のための手立て（評価の見直し、区分変更など）をとることも大切になってくる。

3．運動器の機能向上、栄養改善、口腔機能の向上などが、要支援・要介護になる恐れの高い方に対する介護予防事業サービス、および介護予防通所介護（デイサービス）、通所リハビリテーションの選択メニューとして加えられており、これらを上手に活用することが褥瘡の発生防止などに大きく寄与すると考えられる。

f. 地域の中で多職種による褥瘡ケアの学びの場をつくること

　在宅で褥瘡を有する高齢者は基礎疾患や合併症、介護環境がそれぞれ異なり、各人固有の問題点をもっている。また、褥瘡の予防・治療・ケアにはエアマットレスや車椅子など予防用具の選び方、栄養補助食品、経腸栄養剤の種類と使い分け、局所治療時の外用薬やドレッシング材の使い方などさまざまな分野の知識が必要となる。地域の中でいろいろな職種のメンバーが集まり、褥瘡ケアについて多角的に学ぶことにより、より広い視野で褥瘡をみる手がかりとなる。

　土浦では国立病院機構霞ヶ浦医療センターにおいて1995年より月1回「褥瘡ケア研究会」を開いて相互研鑽を行っている[27]。参加メンバーとしては医師、病院や老人保健施設の看護師、訪問看護師、栄養士、ケアマネジャー、褥瘡関連のメーカー（外用薬、

栄養食品、エアマットレスなどの予防機器)、福祉用具取り扱い業者などテーマによって異なるが多彩である。研究会では在宅や施設の褥瘡症例の検討と専門的な立場からの小講義を行っている。症例検討では個々の症例をいろいろな立場の方が多方面から検討することで新しい解決の糸口がみつかることもしばしば経験する。小講義は外用薬やドレッシング材、試食を含めた栄養食品の話、エアマットレスや車椅子の話など多岐にわたる。このような研究会を通して、各職種が褥瘡ケアに対して共通の認識を得られ、また、メーカーも含めた職種間の連携が深められた。このような地域での学びの会は核になる人材がいればどこでも開け、地域での褥瘡ケアの連携づくりには有意義だと思われる。

（村木良一、矢口美恵子）

文献

1) 村木良一(編)：在宅褥瘡対応マニュアル．第2版，日本医事新報社，東京，2003.
2) 中村丁次：食品栄養評価表；食事指導のABC．日本医師会雑誌 105 (13)：80-87, 1991.
3) 美濃良夫：全身管理の重要性．褥瘡の予防・治療ガイドライン，厚生省老人保健福祉局(監修)，pp37-51，照林社，東京，1998.
4) 足立香代子：栄養管理．創傷・褥瘡ケア最前線，中條俊夫(編)，pp90-97，メヂカルフレンド社，東京，2001.
5) 松崎政三：摂食嚥下障害を持つ患者の栄養管理．介護食ハンドブック，手嶋登志子(編)，pp23-25，医歯薬出版，東京，1999.
6) 厚生省保健医療局健康増進栄養課(監修)：日本人の栄養所要量；食事摂取基準．第六次改定，pp11-13，第一出版，東京，1999.
7) 手嶋登志子：介護食とは何か．介護食ハンドブック，手嶋登志子(編)，pp23-25，医歯薬出版，東京，1999.
8) 中村了次：栄養・摂食障害．日本医師会雑誌 118 (9)：183-187，1997.
9) 佐々木英忠，山口　智，中川琢磨，ほか：高齢者の誤嚥性肺炎とその対策．Journal of clinical Rehabilitation 4：762-765，1995.
10) Yoneyama T, Yosida M, Matsui T, et al：Oral care and pneumonia. Lancet 354：515, 1999.
11) 松山洋子：意識障害者の口腔ケア．口腔ケアQ%A，施設口腔保健研究会(監修)，p196，中央法規出版，東京，1996.
12) 牛山京子：在宅訪問における口腔ケアの実際．医歯薬出版，東京，1998.
13) 村井淳志：寝たきり状態の高齢者．日本医師会雑誌 118 (9)：251-256，1997.
14) 日本褥瘡学会(編)：科学的根拠に基づく褥瘡局所治療ガイドライン．照林社，東京，2005.
15) 古田勝経：感染を合併した褥瘡；真菌による問題症例．治りにくい褥瘡へのアプローチ，

褥瘡なおそう会（編），pp110-113，照林社，東京，2001.
16) 福井基成：褥瘡の予防・治療・管理．皮膚科医のための最新褥瘡治療，Monthly Book Derma No.44，pp25-31，全日本病院出版会，東京，2001.
17) Craft JC：Antimicrobial Therapy. The Decubitus Ulcer in Clinical Practice, Parish LC, et al (eds)，pp169-178, Springer-Verlag, Berlin, 1997.
18) Bergstrom N, et al：Treatment of Pressure ulcers, Clinical Practice Guideline. No15, Rockville M (ed), pp50-53, US Department of Health and Human services, Public health Service, AHCPR Pub, USA, 1994.
19) European Pressure ulcers Advisory Panel Pressure Ulcer treatment guidelines. EPUAP business（日本褥瘡学会（編）：科学的根拠に基づく褥瘡局所治療ガイドライン．照林社，東京，2005による）．
20) 村木良一：感染を伴う褥瘡に対する消毒剤の使用適応について．Visual Dermatology 2 (6)：622-625, 2003.
21) 尾崎晴美：尿・便失禁時のスキンケアの応用．よくわかるスキンケア・マニュアル，エキスパートナース Mook15，pp86-92，照林社，東京，1993.
22) 白石由里：全体に介護力を評価する．この一冊で在宅患者の主治医になれる，飯島克巳（編），改訂第2版，pp86-92，南山堂，東京，2002.
23) 村山志津子，大江真琴，真田弘美，ほか：褥瘡発生に関連する介護力評価スケールの作成と信頼性に検討．褥瘡会誌 6 (4)：647-651, 2004.
24) 久保川真由美：主な職種ならびに連携の仕方．日本医師会雑誌 118 (9)：63-75, 1997.
25) 村木良一：介護保険は褥瘡ケアを変えたか．褥瘡患者の看護技術；最近の知識と看護のポイント，真田弘美（編），臨床看護セレクション 13，pp91-99，へるす出版，東京，2002.
26) 厚生労働省：介護保険制度改革の概要；介護保険法改正と介護報酬改定．pp1-27, 2006.
27) 難病と在宅ケア編集部：多職種による褥瘡ケアの学びと実践．難病と在宅ケア 7 (1)：51-56, 2001.

17 Pressure Ulcers

患者家族の教育

1. 褥瘡ケア教育の意義

　　患者家族を対象とした褥瘡ケア教育は、褥瘡を予防したり、褥瘡の状態をよくするうえで効果がある。在宅ケアでは患者を抱える家族にとって、そのケアの知識があれば症状も改善し、援助も楽になる。しかし中には、社会資源を知らなかったり、相談もすることなく、自分たちだけで負っている家族もある。患者や家族への教育は、褥瘡ケアの予防や処置の方法を教えるだけでなく、患者や家族が本当に学ぶ必要を感じ、効果があると認識して初めて成功したといえる。対象はさまざまな背景をもっており、経験の質や量は対象によって異なり、医療従事者はそのことを理解し、対象に合わせたケアの方法を選択するべきである。また、患者家族は最も必要な褥瘡ケアチームの一員であり、褥瘡治療上の意思決定に彼ら自身も参加してもらい、褥瘡があっても今までの生活習慣を維持し、クオリティの高い生活ができるようにすることである。

2. 患者と家族のアセスメント

　　褥瘡ケアの教育を行うにあたっては、個々の患者や家族の状況を知って、対象に適した指導をすることが必要である。教育する目的は褥瘡部位のケア方法を修得してもらうだけでなく、患者の満足感を高め家庭でも実践可能なケア方法を提示し、病院から退院しても継続して行ってもらうことが必要であり、効果的な指導を行うための情報を収集する。患者、家族の身体的・心理的・社会的な側面から、①データベース、②褥瘡の状態、③褥瘡の発生要因、の3つの視点で情報収集する。

1 ● 入院中データベースの収集

a. 患者のアセスメント

①疾患の有無：癌、皮膚のアレルギー疾患・炎症性疾患、動脈硬化症、静脈血栓症、糖尿病、高血圧、腎不全、免疫不全、AIDSなど。

②治療：放射線療法、化学療法、薬物治療。

③栄養状態：検査データ（血清アルブミン、血清総蛋白、ヘモグロビン、空腹時血糖、第XIII因子、血清鉄、血清亜鉛、血清銅、ビタミンC、ビタミンA、血清ナトリウム、血清カルシウムなど）、食事摂取量、静脈栄養・経管栄養の場合の栄養量。

④排泄状況：臀部の汚染度、尿・便回数、発汗の有無、紙おむつ使用の有無、皮膚の乾燥か湿潤か、カテーテル挿入の有無。

⑤セルフケアの程度：身体の可動域、視力・聴力・読み書きの能力、コーピングの方法、病気に対する認知度、ケアへの理解度や意欲。

⑥社会的立場：過去（または現在）の職業や社会的役割、ボランティア活動、趣味などの社会的活動。

⑦指導に対するニード：何について知りたいと思っているか、病気の説明や検査の結果・治療などを理解し納得できたか、セルフケアを維持していくのに難しいことは何か、セルフケアの技術に自信がもてるか、家庭で褥瘡をもって生活することを具体的にイメージできたか。

b. 家族のアセスメント

①家庭での状況とサポート体制：家族構成と介護状況、経済状態、住宅事情、家族の思いやり、介護保険・医療保険の利用状況、近くの利用できる在宅ケアの施設、往診の状況。

②指導に対するニード：何について知りたいと思っているか、病気の説明や検査の結果・治療などを理解し納得できたか、家族ケアを維持していくのに難しいことは何か、家族ケアの技術に自信がもてるか、家庭で褥瘡をもって生活することを具体的にイメージできたか。

2 ● 褥瘡・褥瘡周辺の皮膚の状態の観察

局所の褥瘡の状態、深達度（DESIGN）、周辺の皮膚の性状などを観察する。
①皮膚の観察：色、温度、湿潤、肌のきめ。
②褥瘡の部位：（図1）
③皮膚の変化：発赤、発疹、浸軟した（乾燥した）皮膚、腫脹、びらん、潰瘍、黒く（痂）変色、臭気、浸出液（水溶性、膿性、血性）、痛み、深掘れ（ポケット形成）。
④褥瘡の大きさ・深さ：縦径（cm）、横径（cm）、深さ（cm）。

3 ● 褥瘡の発生要因の確認

対象患者の特徴的な要因を知る。例えば尾骨部に褥瘡があればギャッチアップ時の座位によってできた褥瘡である。また、大転子にできれば側臥位によって骨突起部位が圧迫されてできたものであることがアセスメントできる。このような発生の機序を得手体位などから推測し、予防的ケアをするための情報を収集する。
①圧迫：かかる強さ、かかる時間。
②ずれ：ギャッチアップ時、ベッドや車椅子移動時。
③摩擦：寝具の交換、体位変換。
④皮膚の浸軟：便失禁・尿失禁、汗、おむつ使用。
⑤栄養状態：食事摂取不良

4 ● 記　録（図1）

この記録の目的は、入院中に医療者が活用するためと、退院時に引き継ぎし、退院後家族が活用できるものとして作成した。

褥瘡は再発する危険が高いことから、褥瘡治療のために入院することも少なくない。家庭での予防的なケアが継続されるように指導をする必要がある。

図1を活用して行う家族への説明は、褥瘡処置の方法、リスク要因、使用している褥瘡ケア用品について、個別的な特徴を踏まえて指導する。

17. 患者家族の教育

記　録

■ 入院時の褥瘡
位置の番号　　DESIGN（点）

■ 退院時の褥瘡
位置の番号　　DESIGN（点）

■ 退院時の褥瘡処置
使用材料　・薬品（薬品名）
　　　　　・ドレッシング材（商品名）
　　　　　・その他
処置方法

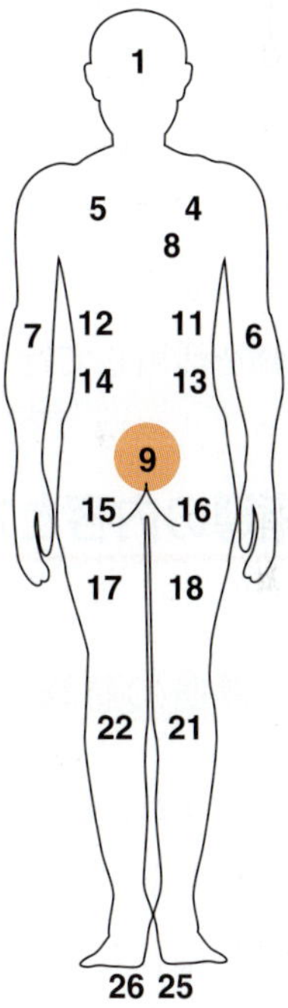

■ 最近の褥瘡のリスク要因
活動量の低下	①ベッドに拘束	②椅子に拘束
可動性の減退	①自分で位置を変えられる	②できない
栄養状態の低下	摂取量（　　　　　）	
尿失禁	①カテーテル挿入　②コンドームカテーテル	③紙おむつ
便失禁	①パウチを使用　②紙おむつ	
精神状態の低迷		
五感の低下		
慢性の疾患		
その他		

■ 現在使用している褥瘡ケア用品（商品名）
ウレタンフォーム（　　　）　　羊毛パッド
エアーマットレス（　　　）　　踵プロテクター
ゲル状マットレス（　　　）　　椅子用クッション
ウォーターマットレス（　　）　その他

■ その他の問題点
このチャートの中で褥瘡のリスクが高い皮膚や
弱った全身の体組織の問題点が認められるか？
☑ はい
☐ いいえ

■ アセスメントとケアの実施

記録者名：_____　　病棟名：_____

＜褥瘡の状態＞　　月　日

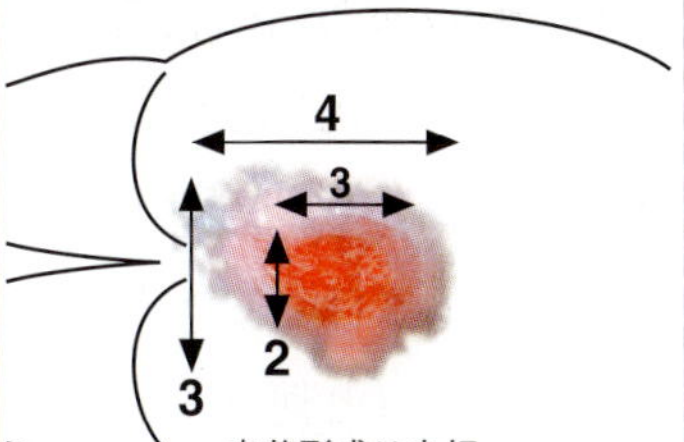

肉芽形成は良好。
中心は鮮紅色で表面は平坦。
浸出液は少ない。

＜外観番号＞

図1　記録
局所状況は、「褥瘡の状態」と「外観番号」を参考に書く。

343

3. 患者家族の教育

1 ● セルフケア（家族ケア）を進めるうえで、医療者が理解しておくこと

　患者にとって、状態がよくなり、サポート体制が整えられれば、最も人間らしい生活が送れる場は自宅である。しかし、看護者の中には、ケアが完璧にできなかったり、同じ方法をずっと何ヵ月も続けているのに、本人や家族にケアの方法を教えなかったり、看護者の難しい方法や教え方の未熟さによって、家族があまりにも専門的なケアで、できないと判断したりすることもある。患者家族が「自分たちにもできる」と思えるようなケアの方法や内容で行うことが必要である。当然、セルフケアを進めるうえでは、褥瘡の状態が安定し、一定の予防や処置の方法が確立され、病院でなくても管理できる方法でセルフケアが可能になったときを確認して行うべきである。そして、1日でも早く、本人や家族がケアに参加できるようになるためのサポート体制として、訪問看護ステーションや病院併設の在宅医療部との連携、創傷ケア外来でのフォローアップなどを**図1**の記録物を活用して行うことでより効果的となる。

2 ● 指導の内容と方法

a. 褥瘡の意味

　褥瘡は床ずれ、圧迫潰瘍ともいわれ、ベッドや車椅子に接する部位（踵、臀部、背中、骨のでっぱり部分）を圧迫することで、その部分の血行が悪くなり発生する。特に臀部が尿や便で湿っていて、座位時の姿勢が保持できない場合には、身体が前方にずり落ちていき臀部の皮膚がつっぱったような状態になってずれが発生し、褥瘡発生のリスクが高まる。
　図や写真などを使用して「褥瘡の好発部位」を示しながら、説明する。

b. 褥瘡の原因の理解

　褥瘡の原因について透明のガラスコップを利用して、圧迫によって血液の流れが悪くなり、解除するとまた血行がよくなることを説明する（**図2**）。
　皮膚が圧迫され、血流が遮断されて皮膚や身体の組織に酸素や栄養が供給されないこ

とが原因で起こる。一定の圧迫を加えれば、指の腹は血管が圧迫されて白く血色がなくなる。圧迫を解けば、反射的に充血が指の腹に起こる（**図2**）。

2時間以上圧迫されていると血液の流れが悪くなり、充血した状態で皮膚が赤くなってくる。この圧迫を取り除くため、身体の向きを左右交互に変えて圧迫を取り除くことが必要になってくる。また体位を変えるときは、寝具を引っぱらないで持ち上げて身体の向きを交換する方法や、ずれやしわを予防できる熱放散性のある体位変換マットレス（タイカンマット®、山田製作所）などを使用すると効果的である。

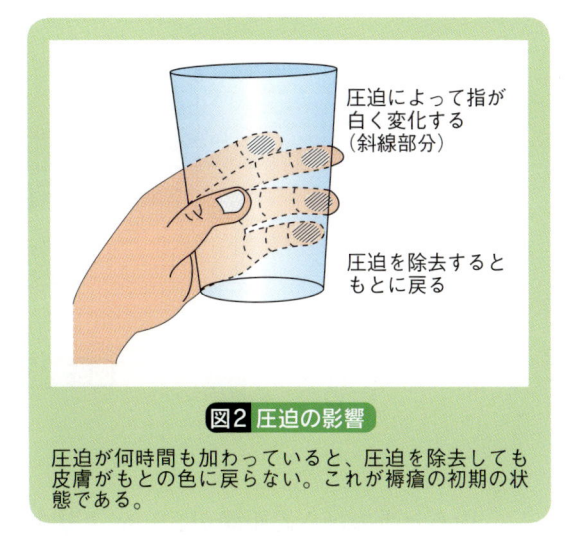

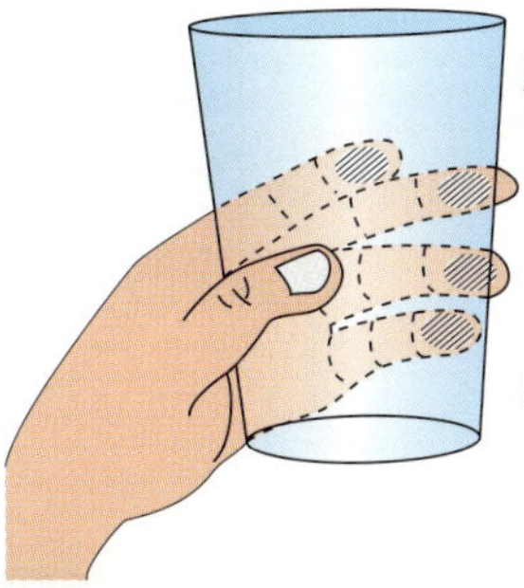

図2 圧迫の影響
圧迫が何時間も加わっていると、圧迫を除去しても皮膚がもとの色に戻らない。これが褥瘡の初期の状態である。

c. 圧迫の軽減

i. ベッド臥床時の指導内容

・体位変換や除圧/減圧用具の使い方

エアマットレスなどの除圧用具を用いて圧の軽減を行う。ベッド臥床の場合は、できるだけ頭部の持ち上げは30度以下に抑えた方が、ずれを予防できる。そして膝窩のギャッチを上げたり足側にフットボードを置くと、ずり落ちるのを防ぐことができる。上半身のギャッチアップをしているときは、徐々に下がってくることでずれが生じる。すべりのよい材質のシーツを選択することで、摩擦力は軽減し、ずれが予防できるが、あまりすべると身体が下に下がってくるので、絹などの素材のものはよくない。摩擦力が高い場合は、腰を少し浮かせてあげることでずれ・摩擦力は解除できる。膝窩のみに支えを置くと、血流を阻害するので行わない。円座も当たっているところに圧迫が加わるので使用しない。体位変換時は臀筋で支えるようにクッションを使用する。このときに浮いた側の臀部皮膚の観察を行う。肩、大転子、腸骨、踵などの骨突出部には小型のクッションを左右交互に入れて軽く傾ける程度で除圧すると不快感は少ない。

ベッドから移動するときには、摩擦力を減らすためにナイロン製の移動用シートを用いるとずれが少なくて済む。

体圧分散寝具を使用している場合は、体圧調整がうまくできているか、圧迫部位の下に手を入れさせて確認する。手のひらは上向きにし指は伸ばしている必要がある。圧の

図3 底付き現象の確認方法

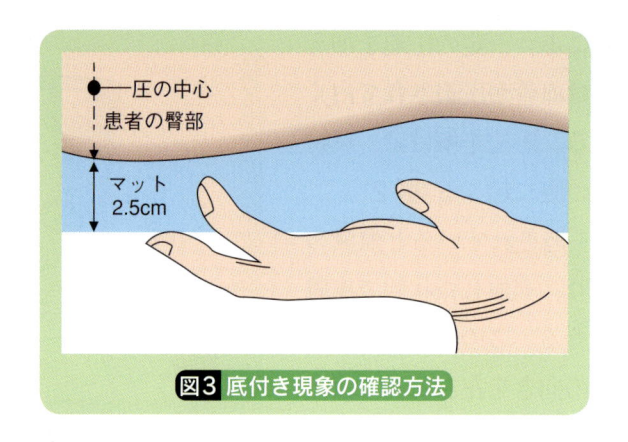

中心と手のひらの距離が2.5cmより少ない場合は十分な支持がとれてるとはいえない（図3）。

ⅱ．車椅子使用時の指導内容

数時間座位に耐えられるようにする。

①圧迫を除去するために患者にはプッシュアップの訓練や傾く練習を頻繁に行ってもらう。上半身を鍛える。

②タイマーを利用し、30分ごとに圧迫除去の活動をすることに気づいてもらうようにする。

③30分ずつ座っている時間を増やしていく。

④ベッドに入る前に皮膚のチェックを家族が行い、骨の突起部位の発赤がないか確認しておく。

⑤車椅子は身体寸法や角度が適合しないと姿勢が崩れてくる。褥瘡を予防するためには、高齢者は座位保持が困難な場合が多く、高さや角度調整、各種部品が取り付けられる車椅子を選択した方がよい。

⑥車椅子専用のクッションを使用する。クッションを入れることで、座の高さが高くなり不安定になるので、座位保持を考慮したものを選ぶ。

⑦底付きチェックを尾骨部（骨の突出部）で確認する（図3）。

⑧オーバーテーブルなどを使用して前傾姿勢になると尾骨部が除圧できる。

⑨自分で位置を変えることができない人は、介助者によって姿勢を直す。

d．栄養摂取の指導

褥瘡の発生要因に栄養不良がある。また、新しい身体の組織ができるためには、栄養摂取、特に蛋白質、ビタミン、無機質、カロリーが必要である。それが不足すると創部

感染や縫合不全、合併症にもかかりやすくなる。抵抗力をつけ、褥瘡の治癒が進むためにも、徴候を早目にみつけ、体重減少、食欲不振、脱水など観察する。好きなものから食べるよう勧めたり、栄養補助食品の紹介や経腸栄養なども検討する。

医師や栄養士との連携を図り、定期的に栄養の評価を行うように指導する。

e. 褥瘡の処置

ⅰ．褥瘡処置の指導

①観察：褥瘡のサイズ、創の色、創の部位、排液、腫れなどをみる。

創の色が赤い肌色のときは、血液の供給があることを示す。クリーム色や薄いグリーンの線維質の組織は取り除いた方がよい。これは、湿った壊死組織で、これが乾燥すると黒色の痂皮になる。これを取り除くのは専門の医師に依頼する。排液がある場合は、色、混濁、血液の混入、膿が出ていないか、汚染の量、においを嗅ぐ。その周囲が腫れている場合は、熱をもっていないか、硬くなっていないかなど手の甲でみる。

②治癒傾向のアセスメントの視点：創が小さくなる、排液が少なくなる、新生した明るいピンク色の組織ができてくる。

③以下の徴候がみられたり、前日と違う変化がある場合は、病院（かかりつけ医）に相談する。

・2～4週間経っても治癒傾向がみられない創
・排液が多い創
・圧迫しても止まらない出血
・においのある排液や膿性の排液
・周囲の熱感や発赤部位の増加
・発熱
・注意力の低下や活動の低下
・食欲不振

④処置

・ドレッシング材の除去：皮膚を押さえてゆっくり愛護的に取り除く。ポリウレタンドレッシング材を取り除くときは、ドレッシング材を伸ばしながら剥がしていくと、皮膚の角質の損傷が少ない。
・創周囲の清拭・洗浄：褥瘡からの浸出液、ドレッシング材の溶けたもの、排泄物などがあり、弱酸性石鹸を使用し、軽くお湯で流しながら洗浄する。
・創の洗浄：人肌程度に温めたお湯や生理食塩水（創の大きさによって量は異なる）で圧をかけて洗浄する。生理食塩水は1,000ml に9gの食塩を入れて沸騰させ、冷ました

ものを使用してもよい。
・創の計測：創の一番長いところの縦径、横径をものさしや巻尺で測定し、変化を観察する。
・ドレッシングの交換：清潔な湿っていない皮膚に貼付する。テープは緊張をかけない

到達度の基準：ドレッシングチェンジ/創の手当て

＊下線の箇所に氏名イニシャルと日付を記入　ナースの初回指導日　患者の実施日

1. 患者がドレッシングチェンジの必要性・理由および行うべき頻度（周期）を口に出して言える
2. ドレッシング材の正しい大きさとタイプを選べる
3. ドレッシングチェンジの技術に関して意見を言える
　　（例えば清潔、洗浄について）
4. ドレッシングチェンジと創の手当ての各ステップを行える
　　a．手を洗い、新しいドレッシング材を用意する
　　b．古いドレッシングを取り除く
　　c．再び手を洗う
　　d．褥瘡部位と周囲の皮膚をお湯か生理食塩水で洗浄をする
　　e．創の大きさを計る
　　f．正しい手順でドレッシングチェンジを行う
　　　《使用するドレッシングのタイプ：✓をつける》□パウダー　□ペースト　□ガーゼ　□創傷被覆材
　　　□その他（具体的に記入）
　　g．古くなったドレッシングを適切に処分する
5. 家でどのようにドレッシングチェンジしようと考えているか言える
　　a．座って行うドレッシングチェンジ
　　b．立ったまま行うドレッシングチェンジ
　　c．鏡を使って行うドレッシングチェンジ
　　d．寝た状態で家族が行うドレッシングチェンジ
6. ドレッシング用品をどこで手に入れるか
7. どんな徴候や症状が出たとき医師や看護師に連絡しなければならないか言える
　　a．創の色
　　b．創からの排液の色、におい
　　c．創の周りの組織の色
　　d．悪寒、熱、痛み、腫れ、創のもろさ
8. 医師に診てもらえる所とその日時を言える

コメント

患者氏名　イニシャル　　　ナース(1)氏名/職位　イニシャル　　　ナース(2)氏名/職位　イニシャル
　　　　　（　　）　　　　　　　　　　　　　（　　）　　　　　　　　　　　　　（　　）

図4 ドレッシングチェンジ（交換）と創の手当て：到達度チェックリスト

で自然に身体の線に沿わせて貼る。

ii. 褥瘡処置の方法

①処置の説明→処置をやれるかどうかの確認→デモンストレーション→実践（2～3回）の方法で進める。

・ドレッシング材の交換や創の処置：家族に創の処置を行ってもらう場合は、2～3回、家族が行うのを見てアドバイスをする。処置の準備からドレッシング材の除去、創の洗浄、創のアセスメント、ドレッシング材貼用について指導する。

②実践するときは、図4の用紙を使って、家でも記入してもらう。病棟で使用していた記録（図1）を、退院時に渡して継続してもらう。

（田中秀子）

参考文献

1) Joann M, Mary S : Pressure Ulcer Guidelines for Prevention and Nursing Manegement. p80, pp225-244, p267, Springhouse Corporation, USA, 1996.
2) Giloth BE : Managing Hospital-Based Patient Education. America Hospital Association Company, Chicago, 1993.
3) 田中秀子：褥創ケアガイダンス．pp158-166，日本看護協会出版会，東京，1999．
4) 田中秀子：特集褥瘡管理は進歩したか；リスクアセスメントと看護介入に焦点をあてて．EB NURSING 5（4）：62-66，2005．
5) Wound Ostomy and Continence Nurses Society : Guideline for Prevention and Management of Pressure Ulcers. pp11-14, USA, 2003.
6) キャサリン K ギニー：The Aims and Methods of Nursing Education. 1966［稲田八重子（訳）：看護教育の目的と方法．医学書院，東京，1986］．
7) 遠藤恵美子：マーガレット・ニューマンの健康の理論から捉え直す患者への教育と支援．インターナショナルナーシングレビュー 83：20（5），1997．
8) 氏家幸子，阿曽洋子：基礎看護技術Ⅱ．pp254-257，医学書院，東京，1995．
9) ナンシー I ホイットマン，ほか：ナースのための患者教育と健康教育．安酸史子（監訳），医学書院，東京，1996．

18 Pressure Ulcers
褥瘡患者のクリニカルパス

1. クリニカルパスとは

　クリニカルパス（以下、パス）は、医療の効率化と質の保証を目的として米国で開発された管理手法である。すなわち米国においては、医療の質を落とさずに業務の効率化を図り、在院日数をいかに短縮させるかがパス導入の最大の目的であった。パスのルーツは製造業における工程管理技法であるクリティカルパスに由来する。複雑な工程管理を視覚的にわかりやすく表現したうえで、最も納期上のネックになる工程を「クリティカルパス（臨界経路）」と呼んだ。しかし実際に医療現場に応用されたのは、工程管理技法のうちでも工程計画表であるガントチャート（時間を横軸に、各工程を縦軸にして一覧にした工程管理図）の様式であり、今日わが国で広く普及しているオーバービュー形式のパスはこれに当たる。パスは医療の現場で独自に発展を遂げ、単に業務の効率化や在院日数短縮を目的とした管理手法ではなくなった。日本クリニカルパス学会が行ったアンケート調査においても、パス導入の目的はインフォームド・コンセント、医療ケアの標準化、チーム医療の推進などが上位に挙げられている。

　パスは、医療計画を時系列に書式化した詳細な診療計画書と位置づけられている。しかしこれはあくまで様式だけのものであり、パスの本質を示すものではない。松島はアウトカム設定のないパスは単なる予定表であり、評価改善の概念のないものもパスとはいえないと述べている[1]。つまり具体的なアウトカム設定のない予定表のようなパスを作成して、ただ単に使用するだけではわずかなメリットしか得られないのである。パス活用の本質は、アウトカムマネジメント（結果に着目した行程の管理と改善）により医療の質の向上を図ることにある。アウトカムマネジメントを行うには、計画（Plan）を立て、これを実行（Do）し、その達成を評価（Check）し、それに基づいて計画の改善

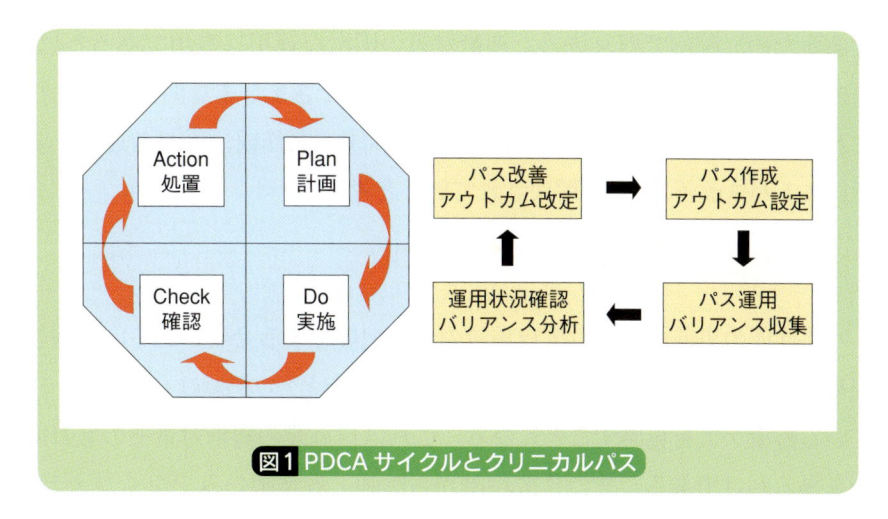

図1 PDCA サイクルとクリニカルパス

（Action）を繰り返すサイクル（PDCA サイクル）が必要である。すなわちパスを作成し、実際に使用したら、バリアンス（アウトカムからのずれ）の分析を行い、それに基づきケア内容の修正とアウトカムの改定を繰り返すことで、継続的にパスの改善が図られ、同時に医療の質が向上していくのである（図1）。

2. 褥瘡対策にクリニカルパスを導入する意義

　褥瘡予防や治療において優れた成果（アウトカム）を出すには、医師、看護師、栄養士、理学療法士などの各専門職が協力したチーム医療によるトータルケアが必要である。さらに病院全体に質の高い褥瘡対策が提供されるには、システム化された組織横断的な体制の整備も必要である。組織横断的な活動を実践していくうえにおいて、チームスタッフに対して褥瘡対策にかかわる共通認識とともに褥瘡リスクアセスメントやケア基準などさまざまな院内基準が求められる。しかしこれらの院内基準は、使用するタイミングや各職種のかかわりも明示（書式化・成分化）されていなければ、実際の運用において支障をきたす。

　パスは各職種の果たすべき医療介入行為が時系列で書式化されたもの

表1 医療現場における褥瘡予防・治療の問題点

■医療従事者の認識・知識不足
・医師の関心の低さ
・治療責任の境界が不明瞭
・科学的根拠の欠如（経験と勘に頼ったケア）
■病院組織体制の未整備
・組織横断的な体制がシステム化されていない
・人的資源（管理栄養士など）の活用不足
・目標設定（アウトカム）が不明確
■コストマネジメントの欠落
・ドレッシング材に対する誤った認識
・体圧分散マットレス導入への消極性

であるため、院内で取り決めた褥瘡対策の円滑な運用に有用であると思われる。また、医療現場では褥瘡予防・治療を行っていくうえでさまざまな問題点を抱えており（**表1**）、これらは褥瘡パス導入における3つの側面（①パス作成、②パス運用、③バリアンス分析によるパス改善）により解決されていくと考える。

a. パス作成

パス作成の事前準備として自施設の現状把握をする必要がある。自施設の褥瘡発生状況や褥瘡ケア用品（体圧分散マットレス保有数など）の把握はもとより、自分たちの行っている褥瘡ケアを見直すことになる。これは自施設の褥瘡対策そのものを再検討する機会を得るわけである。また作成段階から医師、看護師のみでなくコメディカル（管理栄養士、薬剤師、理学療法士など）が参加することにより、各専門職の目標と役割が明確となり、チーム医療による褥瘡トータルケアの実践がスムーズに移行可能となる。

b. パス運用

パス運用によりチーム医療の推進、褥瘡教育の充実、患者参加型医療の実践などがもたらされる。従来の医療は、医師が直接患者に医療行為を行うか、またはスタッフに指示を出して初めて医療行為が行われる「指示待ち医療」であった。松島はパスが医療現場に浸透することで従来の指示待ち医療から、スタッフが計画の段階から主体的に参加したパス中心の「計画的なチーム医療」へパラダイムシフトが起こると述べている[1]。また昨今の医療情勢から考えると、褥瘡の悪化や治療内容そのものが医療訴訟の対象になる可能性は高く、パスの運用はリスクマネジメントツールともなり得ると考える。

c. バリアンス分析によるパス改善

問題症例（バリアンス症例）の分析によるパスの改善は、自施設の褥瘡対策の医療レベルを向上させるとともに費用対効果の検証も可能とし、体圧分散マットレスなどの褥瘡対策物品の新規購入のためのデータともなり得る。

反面、パス作成の事前準備をせずに他施設の褥瘡パスをそのまま使用すると、実際の運用において支障をきたし、結果として使われなくなる危険性を伴う。あくまで参考資料として取りあげるべきである。既に述べたような事前準備の下に正しい作成過程を経てできた褥瘡パスであれば、施設間でその内容に違いがあっても大きな問題ではない。むしろパスの本質はPDCAサイクルを回しながら施設における褥瘡対策の質を継続的に向上させることにあるので、自施設での運用を想定して作成されたパス、すなわち「臨床現場で実際に使えるパス」であることが重要である。

3. 褥瘡クリニカルパスの作成

　パス導入による多くのメリットは褥瘡対策におけるさまざまな問題を解決し得ると考える。しかしながら褥瘡パスはあまり普及しておらずその作成も容易ではない。なぜなら褥瘡患者は基礎疾患や背景因子がさまざまであるため、パス作成の基本である時間軸やアウトカム設定が難しく、治癒過程における個人差も大きいからである。特に深い褥瘡を発生した症例では、褥瘡の治癒経過に応じた柔軟な治療選択が可能なパスでないと実際には有効な運用はできないと考える。

　本邦では病院での使用を前提としたわれわれの褥瘡パスのほか、阿部ら[2]やその改良版の岡田ら[3]のものがある。阿部らのパスは、褥瘡のケア内容は既に広く浸透しているケアアルゴリズムに沿ったものになっており、一面表示で見やすく書式の複雑化を回避している。また褥瘡の治療経過を具体的に評価するためにDESIGNを採用することで、治癒状態のアウトカム評価もできるようになっている。田中は阿部の褥瘡パスはシンプルにできている分、上手に運用していくには、その前提となる各種スケールやケアアルゴリズムの熟知、局所治療法選択の判断力が必要であると述べている[4]。

　当院ではチーム医療によるトータルケア推進と患者参加型医療を目的に1999年1月より褥瘡パスの運用を開始した。作成当初は参考となる文献はほとんどなく、運用開始後も褥瘡パスは修正の繰り返しで今日に至っている。われわれは褥瘡パスの導入により褥瘡発症率低下、悪化率（浅い褥瘡から深い褥瘡への移行率）低下、退院後の再発率低下、患者参加型医療の提供などの成果を得た[5]。その経験をもとに褥瘡パス作成のポイントとして挙げられるのは、①作成前準備、②適応基準、除外基準の設定、③アウトカム設定の工夫、④時間軸設定の工夫、⑤プロトコールやアルゴリズムの内包、⑥記録一体型の書式、の6項目である。

a. 作成前準備

　先に述べたようにパスは作成段階において、自分たちの行っている褥瘡ケアを見直し、院内基準を作成していくことになる。この過程には、褥瘡パスにかかわる各専門職が参加し十分な時間を割いて討論するべきであり、自施設での実際の運用を想定したものでなければならない。

b. 適応基準、除外基準の設定

褥瘡を保有しているすべての患者に一律にパスを適用する必要はない。むしろ適応・除外基準を設定することにより、パス適用症例を明確にするべきである。例えば癌末期患者に発生した深い褥瘡症例では、褥瘡治療パスを適用し積極的に局所治療を行うことが必ずしも患者のQOL向上につながるとは限らないからである。

c. アウトカム設定の工夫

アウトカム設定に重点をおいたパス作成を意識することでバリアンス分析は容易になり、その後のパス改善やアウトカム改定を根拠（データ）に基づいて行うことができる。アウトカムは大きく介入アウトカム（医療スタッフが主語）と患者アウトカム（患者が主語）の2つに分けることができる。介入アウトカムはパス上に配置されたタスク、いわゆる医療介入やケアそのものを指す。褥瘡治療においては、介入アウトカムを確実に実施し積み上げていくことがよい成果（患者アウトカム）に直結すると考える。パス上に配置された各種のスケールやケア計画の実施をアウトカム達成としてチェックすることで、その確実な実施を促すとともにカルテに正確な記録を残せる。逆にタスクが実施されなかった場合は、「なぜそれが実施できなかったか？」を検証（人手不足、ケア用品不足、スタッフの理解不足など）する手がかりとなり得る。患者アウトカムは患者の具体的な達成目標であり、各職種が理解できるようわかりやすい表現が望まれる。褥瘡の場合、必ずしも治癒が退院とは限らないことや再発・悪化の可能性が高いため、患者自身と介護者の褥瘡に対する知識の獲得は大切な患者アウトカムといえる。また褥瘡の治癒過程を評価したり、褥瘡の悪化を早期に発見したりするためのアウトカム設定も重要である（表2）。褥瘡患者の場合、「退院をいつにするのか？」「何をもって退院とするのか？」が不明確になりやすいと考える。これも退院基準（＝最終アウトカム）を設定し、それを満たせば退院とすることでスタッフ側と患者側に共通の目標をもたせることが可能となる。

表2 褥瘡クリニカルパスにおけるアウトカム設定

■介入アウトカム
- 正しくアセスメントを行う
  - 褥瘡リスクアセスメント
  - 褥瘡局所アセスメント
  - 栄養アセスメント
- アセスメントに基づいたケア計画の立案
  - ケア基準
  - 体圧分散マットレス選択基準
  - 局所治療選択基準
- ケア計画の実施

■患者アウトカム
- 治癒経過
- 褥瘡ケア・治療への参加
- 褥瘡に対する理解と自覚

d. 時間軸の設定

　浅い褥瘡の場合は、早期に適切な介入がなされると多くの症例で期待された（予想された）日数でアウトカムが達成される。したがって浅い褥瘡のパスの時間軸は病理学的な創傷治癒過程に基づいて作成することが可能である。脱落する症例のほとんどは深い褥瘡への移行例であるため、その時点で深い褥瘡用のパスに移行すればよいと考える。反対に深い褥瘡の場合は、褥瘡ケアが確実に行われていても基礎疾患の増悪などにより褥瘡局所の悪化を招くなど治癒過程の個人差が大きいため、病理学的な創傷治癒過程に基づいて時間軸を設定すると臨床現場では非常に使いにくい。これらの事項に柔軟に対応するためにはステップ式を導入したり、褥瘡回診システムに合わせたりした時間軸の設定の工夫が必要である。

e. プロトコールやアルゴリズム

　褥瘡パスの中にプロトコールやアルゴリズムのようなツールを組み込むことでバリアンスが吸収され、実際の臨床の現場で「使える」有用なパスとなる。特に褥瘡局所の状態に応じて柔軟に治療方針や外用薬・ドレッシング材が選択できるようになんらかのツールを組み込むべきである。このようなツールを組み込むことでパスは格段に使いやすくなるとともに教育的な側面を発揮するようになる。

f. 記録一体型の書式

　褥瘡パスではできる限り書式を増やさず、有効かつ効率的な記録様式にする工夫も重要である。われわれの経験からは以下のような記載をパス上でできると便利であった。すなわち検査値などのデータや各アセスメントの結果、タスクやケア計画の実施チェック、治療法などの指示、処置者のサイン、褥瘡局所悪化時の具体的所見や対応などの記載である。

4. 褥瘡クリニカルパスの実例

　褥瘡パスはステージ別（NPUAP分類）に、ステージⅠ用（図2）、ステージⅡ用（図3）およびステージⅢ・Ⅳ用の3種類作成している。浅い褥瘡であるステージⅠやⅡは、前述の如く、時間軸を病理学的な創傷治癒過程に基づいて作成することが可能であるため、期待値（治癒期間）も設定可能である。しかしながら、浅い褥瘡の発見は通常、褥瘡

患者様氏名　　　　　　　様、(ID：　　　　　　)　　　　　　主治医：
入院主疾患　#1.　　　　　　　#2.　　　　　　　　　　　　　担当看護師：

月　日	発見日（　／　）	3～4日目（　／　）	7～10日目（　／　）
アウトカム	褥瘡発生の危険要因が明らかとなる 褥瘡の状態と発生要因を査定する 褥瘡局所のケア計画ならびに褥瘡発生要因除去のためのケア計画を立案・実施する	発赤が軽減し、褥瘡が治癒傾向となる 創が軽快傾向にあることを確認できる 局所ならびに全身に対するケアが計画通りに行われているかについて評価する	発赤が消失し、褥瘡が治癒する 褥瘡の再発予防のための対処ができる 創が治癒したことを確認できる 新たな褥瘡発生を予防するためのケア計画を立案・実施する
観察・評価項目	□ブレーデンスケール：点数をつける 　知覚の認知（　）可動性（　） 　栄養状態（　）活動性（　） 　摩擦とずれ（　）湿潤（　） 　　合計（　） □全身状態 　体重（　）kg 体温（　）℃ 　血圧（　／　）mmHg □血液検査値 　WBC（　）Hb（　）CRP（　） 　TP（　）Alb（　） □栄養状態初期評価 　栄養スクリーニング・NST介入（必要・不必要） 　摂取経路（　）摂取内容（　）	□ブレーデンスケール：点数をつける 　知覚の認知（　）可動性（　） 　栄養状態（　）活動性（　） 　摩擦とずれ（　）湿潤（　） 　　合計（　） □全身状態 　体重（　）kg 体温（　）℃ 　血圧（　／　）mmHg	□ブレーデンスケール：点数をつける 　知覚の認知（　）可動性（　） 　栄養状態（　）活動性（　） 　摩擦とずれ（　）湿潤（　） 　　合計（　） □全身状態 　体重（　）kg 体温（　）℃ 　血圧（　／　）mmHg □血液検査値 　WBC（　）Hb（　）CRP（　） 　TP（　）Alb（　） □栄養状態再評価 　栄養スクリーニング・NST介入（必要・不必要） 　摂取経路（　）摂取内容（　）
褥瘡の状態および処置	□褥瘡発生届提出：部位（　） □大きさ計測（発赤部分　×　cm） □褥瘡処置 　□テガダーム　□デュオアクティブET 　□その他 　ドレッシング材の貼付状況 　　はがれやずれ有り⇒ずれ対策 　□褥瘡ならびに周囲の表皮剥離の予防	□大きさ計測（発赤部分　×　cm） □褥瘡処置 　□テガダーム　□デュオアクティブET 　□その他 　ドレッシング材の貼付状況 　　はがれやずれ有り⇒ずれ対策 　□褥瘡ならびに周囲の表皮剥離の予防	□大きさ計測（発赤部分　×　cm） □褥瘡処置 　□テガダーム　□デュオアクティブET 　□その他 　ドレッシング材の貼付状況 　　はがれやずれ有り⇒ずれ対策 　□褥瘡ならびに周囲の表皮剥離の予防
ケア計画 原則毎日実施 圧迫・ずれの排除 スキンケア その他	□圧迫・ずれの排除 　□体圧分散寝具選定基準に従い 　　（　　　　　）を選択 　□体位変換スケジュールの調整 　　（　）時間毎　禁忌の体位（　） 　□坐位時体圧分散用具使用（要　不要） 　　□シーポス　□ロホクッション 　□坐位スケジュールの調整 　　（　）分／回、（　）回／日 　□臥位時30°ルール確認 　□坐位時90°ルール確認 　□ポジショニングピロー（要　不要）挿入位置確認 □スキンケア 　□保清スケジュール（週　回　入浴　清拭） 　□皮膚乾燥（有　無）：有は保湿クリーム剤使用 　□失禁（便　尿　両方）： 　　便の性状（水様　泥状　固形） 　　□失禁ケア時に洗浄および撥水剤の使用 　□リネン・寝具類の整え（発汗　有　無） 　　□発汗有は湿潤対策要 　□排泄ケア・介助　留意点（　） □栄養状態改善 　□栄養状態のチェック（頻度：　） 　□食事摂取量のチェック（　） 　□誤嚥（有　無）：有は主治医報告、ST依頼 □リハビリテーション 　□拘縮の評価と用具使用（　） 　□PT/OTによる可動域評価と訓練計画 　□リハビリ内容の定期カンファレンス 　　（次回　） □患者・家族教育 　□疾患についての説明・教育 　□必要物品に関する説明 □その他 　□床上環境の整備 　□精神的不安の確認 　□褥瘡治療に対する意欲の確認	□圧迫・ずれの排除方法の再評価 　□体圧分散マットレスの再検討（継続　変更） 　□体圧分散マットレスの正しい使用状況評価 　□体位変換スケジュールの再検討（継続　変更） 　　（　）時間毎　禁忌の体位（　） 　□坐位時体圧分散用具の再検討（要　不要） 　　□シーポス　□ロホクッション 　□坐位スケジュールの再検討（継続　変更） 　　（　）分／回、（　）回／日 　□臥位時30°ルール再確認 　□坐位時90°ルール再確認 　□ポジショニングピロー（要　不要）挿入位置確認 □スキンケア　再検討（継続　変更） 　□保清スケジュール（週　回　入浴　清拭） 　□皮膚乾燥（有　無）：有は保湿クリーム剤使用 　□失禁（便　尿　両方）： 　　便の性状（水様　泥状　固形） 　　□失禁ケア時に洗浄および撥水剤の使用 　□リネン・寝具類の整え（発汗　有　無） 　　□発汗有は湿潤対策要 　□排泄ケア・介助　留意点（　） □栄養状態改善　再検討（継続　変更） 　□栄養状態のチェック（頻度：　） 　□食事摂取量のチェック（　） 　□誤嚥（有　無）：有は主治医報告、ST依頼 □リハビリテーション　再検討（継続　変更） 　□拘縮の評価と用具使用（　） 　□PT/OTによる可動域評価と訓練計画 　□リハビリ内容の定期カンファレンス 　　（次回　） □患者・家族教育 　□疾患についての説明・教育　理解・認知度の把握 　□必要物品に関する説明　理解・認知度の把握 □その他 　□床上環境の再整備 　□精神的不安の確認 　□褥瘡治療に対する意欲の再確認	□圧迫・ずれの排除方法の再評価 　□体圧分散マットレスの再検討（継続　変更） 　□体圧分散マットレスの正しい使用状況評価 　□体位変換スケジュールの再検討（継続　変更） 　　（　）時間毎　禁忌の体位（　） 　□坐位時体圧分散用具の再検討（要　不要） 　　□シーポス　□ロホクッション 　□坐位スケジュールの再検討（継続　変更） 　　（　）分／回、（　）回／日 　□臥位時30°ルール再確認 　□坐位時90°ルール再確認 　□ポジショニングピロー（要　不要）挿入位置確認 □スキンケア　再検討（継続　変更） 　□保清スケジュール（週　回　入浴　清拭） 　□皮膚乾燥（有　無）：有は保湿クリーム剤使用 　□失禁（便　尿　両方）： 　　便の性状（水様　泥状　固形） 　　□失禁ケア時に洗浄および撥水剤の使用 　□リネン・寝具類の整え（発汗　有　無） 　　□発汗有は湿潤対策要 　□排泄ケア・介助　留意点（　） □栄養状態改善　再検討（継続　変更） 　□栄養状態のチェック（頻度：　） 　□食事摂取量のチェック（　） 　□誤嚥（有　無）：有は主治医報告、ST依頼 □リハビリテーション　再検討（継続　変更） 　□拘縮の評価と用具使用（　） 　□PT/OTによる可動域評価と訓練計画 　□リハビリ内容の定期カンファレンス 　　（次回　） □患者・家族教育 　□疾患についての説明・教育 　□必要物品に関する説明 □その他 　□床上環境の整備 　□精神的不安の確認 　□褥瘡治療に対する意欲の確認
パスからの逸脱・脱落		褥瘡治癒　　　　　　　　（　／　） 治癒前に退院　　　　　　（　／　） ステージⅡ以上に増悪　　（　／　）	褥瘡治癒　　　　　　　　（　／　） 治癒前に退院　　　　　　（　／　） ステージⅡ以上に増悪　　（　／　）

図2 褥瘡クリニカルパス：ステージⅠ（トヨタ記念病院版）

18. 褥瘡患者のクリニカルパス

患者様氏名　　　　　様、（ID：　　　　）　　　　　　　　　主治医：＿＿＿＿＿＿＿＿＿＿
入院主疾患　#1.　　　　　　　#2.　　　　　　　　　　　　担当看護師：＿＿＿＿＿＿＿＿

月　日	発見日（　／　）	炎症／感染期（～1週）：（　／　）	表皮形成期（1～2週）：（　／　）	上皮化完了（2～3週）：（　／　）
アウトカム	褥瘡発生の危険要因が明らかとなる 褥瘡の状態と発生要因を査定する 褥瘡局所のケア計画ならびに褥瘡発生要因除去のためのケア計画を立案・実施する	壊死組織が除去され、浸出液のコントロールができる 褥瘡の増悪予防のための対処ができる 創が軽快傾向にあることを確認できる 局所ならびに全身に対するケアが、計画通りに行われているかについて評価し、必要に応じケア内容を変更する	創の湿潤環境の維持が適切にできる 褥瘡の増悪予防のための対処ができる 創が軽快傾向にあることを確認できる 局所ならびに全身に対するケアが、計画通りに行われているかについて評価し、必要に応じケア内容を変更する	創の上皮化が完了し、褥瘡が治癒する 褥瘡の再発予防のための対処ができる 創が治癒したことを確認できる 新たな褥瘡発生を予防するためのケア計画を立案・実施する
観察・評価項目	□ブレーデンスケール：点数をつける 　知覚の認知（　）可動性（　） 　栄養状態（　）活動性（　） 　摩擦とずれ（　）湿潤（　） 　　　合計（　） □全身状態 　体重（　）kg 体温（　）℃ 　血圧（　／　）mmHg □血液検査値 　WBC（　）Hb（　）CRP（　） 　TP（　）Alb（　） □栄養状態初期評価 　栄養スクリーニング： 　NST介入（必要・不必要） 　摂取経路（　）摂取内容（　）	□ブレーデンスケール：点数をつける 　知覚の認知（　）可動性（　） 　栄養状態（　）活動性（　） 　摩擦とずれ（　）湿潤（　） 　　　合計（　） □全身状態 　体重（　）kg 体温（　）℃ 　血圧（　／　）mmHg □血液検査値 　WBC（　）Hb（　）CRP（　） 　TP（　）Alb（　） □栄養状態初期評価 　栄養スクリーニング： 　NST介入（必要・不必要） 　摂取経路（　）摂取内容（　）	□ブレーデンスケール：点数をつける 　知覚の認知（　）可動性（　） 　栄養状態（　）活動性（　） 　摩擦とずれ（　）湿潤（　） 　　　合計（　） □全身状態 　体重（　）kg 体温（　）℃ 　血圧（　／　）mmHg □血液検査値 　WBC（　）Hb（　）CRP（　） 　TP（　）Alb（　） □栄養状態初期評価 　栄養スクリーニング： 　NST介入（必要・不必要） 　摂取経路（　）摂取内容（　）	□ブレーデンスケール：点数をつける 　知覚の認知（　）可動性（　） 　栄養状態（　）活動性（　） 　摩擦とずれ（　）湿潤（　） 　　　合計（　） □全身状態 　体重（　）kg 体温（　）℃ 　血圧（　／　）mmHg □血液検査値 　WBC（　）Hb（　）CRP（　） 　TP（　）Alb（　） □栄養状態初期評価 　栄養スクリーニング： 　NST介入（必要・不必要） 　摂取経路（　）摂取内容（　）
褥瘡の評価および処置	□褥瘡発生届提出：部位（　） □DESIGN評価 初診日：（　／　） 　深さ（d・D）（　）浸出液（e・E）（　） 　大きさ（s・S）（　） 　炎症/感染（i・I）（　）肉芽組織（g・G）（　） 　壊死組織（n・N）（　）ポケット（P）（　） 　総点（　） □褥瘡処置 　□デュオアクティブET □アクトシン軟膏 　□プロスタ軟膏 　□その他（　）	□DESIGN評価（　／　） 　深さ（d・D）（　）浸出液（e・E）（　） 　大きさ（s・S）（　×　cm） 　炎症/感染（i・I）（　）肉芽組織（g・G）（　） 　壊死組織（n・N）（　）ポケット（P）（　） 　総点（　） □褥瘡処置 　□デュオアクティブET □アクトシン軟膏 　□プロスタ軟膏 　□その他（　） □褥瘡周囲の皮膚トラブルの予防	□DESIGN評価（　／　） 　深さ（d・D）（　）浸出液（e・E）（　） 　大きさ（s・S）（　×　cm） 　炎症/感染（i・I）（　）肉芽組織（g・G）（　） 　壊死組織（n・N）（　）ポケット（P）（　） 　総点（　） □褥瘡処置 　□デュオアクティブET □アクトシン軟膏 　□プロスタ軟膏 　□その他（　） □褥瘡周囲の皮膚トラブルの予防	□DESIGN評価（　／　） 　深さ（d・D）（　）浸出液（e・E）（　） 　大きさ（s・S）（　×　cm） 　炎症/感染（i・I）（　）肉芽組織（g・G）（　） 　壊死組織（n・N）（　）ポケット（P）（　） 　総点（　） □褥瘡処置 　□デュオアクティブET □アクトシン軟膏 　□プロスタ軟膏 　□その他（　） □褥瘡周囲の皮膚トラブルの予防
ケア計画 原則毎日実施 圧迫・ずれの排除 スキンケア その他	□圧迫・ずれの排除 　□体圧分散寝具選定基準に従い 　　（　）を選択 　□体位変換スケジュールの調整 　　（　）時間毎 禁忌の体位（　） 　□坐位時体圧分散用具使用（要・不要） 　　□シーポス □ロホクッション 　□坐位スケジュールの調整 　　（　）分／回、（　）回／日 　□臥位時30°ルール再確認 　□坐位時90°ルール確認 　□ポジショニングピロー（要・不要）挿入位置確認 □スキンケア 　□保清スケジュール（週　回　入浴　清拭） 　□皮膚乾燥（有　無）：有は保湿クリーム剤使用 　□失禁（便　尿　両方）： 　　便の性状（水様　泥状　固形） 　□リネン・寝具類の整え（発汗 有　無） 　　□発汗有は湿潤対策要 　□排泄ケア・介助 留意点（　） □栄養状態改善 　□栄養状態のチェック（頻度：　） 　□食事摂取量のチェック（　） 　□誤嚥（有　無）：有は主治医報告、ST依頼 □リハビリテーション 　□拘縮の評価と用具使用（　） 　□PT/OTによる可動域評価と訓練計画 　□リハビリ内容の定期カンファレンス 　　（次回　　） □患者・家族教育 　□疾患についての説明・教育 　□必要物品に関する説明 □その他 　□床上環境の整備 　□精神的不安の確認 　□褥瘡治療に対する意欲の確認	□圧迫・ずれの排除方法の再評価 　□体圧分散マットレスの再検討（継続 変更） 　□体圧分散マットレスの正しい使用状況評価 　□体位変換のスケジュールの再検討（継続 変更） 　　（　）時間毎 禁忌の体位（　） 　□坐位時体圧分散用具の再検討（要・不要） 　　□シーポス □ロホクッション 　□坐位スケジュールの再検討（継続 変更） 　　（　）分／回、（　）回／日 　□臥位時30°ルール再確認 　□坐位時90°ルール再確認 　□ポジショニングピロー（要・不要）挿入位置確認 □スキンケア 再検討（継続　変更） 　□保清スケジュール（週　回　入浴　清拭） 　□皮膚乾燥（有　無）：有は保湿クリーム剤使用 　□失禁（便　尿　両方）： 　　便の性状（水様　泥状　固形） 　　□失禁ケア時に洗浄および撥水剤の使用 　□リネン・寝具類の整え（発汗 有　無） 　　□発汗有は湿潤対策要 　□排泄ケア・介助 留意点（　） □栄養状態改善 再検討（継続 変更） 　□栄養状態のチェック（頻度：　） 　□食事摂取量のチェック（　） 　□誤嚥（有　無）：有は主治医報告、ST依頼 □リハビリテーション 再検討（継続 変更） 　□拘縮の評価と用具使用（　） 　□PT/OTによる可動域評価と訓練計画 　□リハビリ内容の定期カンファレンス 　　（次回　　） □患者・家族教育 　□疾患についての説明・教育 理解・認知度の把握 　□必要物品に関する説明 理解・認知度の把握 □その他 　□床上環境の再整備 　□精神的不安の再確認 　□褥瘡治療に対する意欲の再確認	□圧迫・ずれの排除方法の再評価 　□体圧分散マットレスの再検討（継続 変更） 　□体圧分散マットレスの正しい使用状況評価 　□体位変換のスケジュールの再検討（継続 変更） 　　（　）時間毎 禁忌の体位（　） 　□坐位時体圧分散用具の再検討（要・不要） 　　□シーポス □ロホクッション 　□坐位スケジュールの再検討（継続 変更） 　　（　）分／回、（　）回／日 　□臥位時30°ルール再確認 　□坐位時90°ルール再確認 　□ポジショニングピロー（要・不要）挿入位置確認 □スキンケア 再検討（継続　変更） 　□保清スケジュール（週　回　入浴　清拭） 　□皮膚乾燥（有　無）：有は保湿クリーム剤使用 　□失禁（便　尿　両方）： 　　便の性状（水様　泥状　固形） 　　□失禁ケア時に洗浄および撥水剤の使用 　□リネン・寝具類の整え（発汗 有　無） 　　□発汗有は湿潤対策要 　□排泄ケア・介助 留意点（　） □栄養状態改善 再検討（継続 変更） 　□栄養状態のチェック（頻度：　） 　□食事摂取量のチェック（　） 　□誤嚥（有　無）：有は主治医報告、ST依頼 □リハビリテーション 再検討（継続 変更） 　□拘縮の評価と用具使用（　） 　□PT/OTによる可動域評価と訓練計画 　□リハビリ内容の定期カンファレンス 　　（次回　　） □患者・家族教育 　□疾患についての説明・教育 　□必要物品に関する説明 □その他 　□床上環境の整備 　□精神的不安の確認 　□褥瘡治療に対する意欲の確認	□圧迫・ずれの排除方法の再評価 　□体圧分散マットレスの再検討（継続 変更） 　□体圧分散マットレスの正しい使用状況評価 　□体位変換のスケジュールの再検討（継続 変更） 　　（　）時間毎 禁忌の体位（　） 　□坐位時体圧分散用具の再検討（要・不要） 　　□シーポス □ロホクッション 　□坐位スケジュールの再検討（継続 変更） 　　（　）分／回、（　）回／日 　□臥位時30°ルール再確認 　□坐位時90°ルール再確認 　□ポジショニングピロー（要・不要）挿入位置確認 □スキンケア 再検討（継続　変更） 　□保清スケジュール（週　回　入浴　清拭） 　□皮膚乾燥（有　無）：有は保湿クリーム剤使用 　□失禁（便　尿　両方）： 　　便の性状（水様　泥状　固形） 　　□失禁ケア時に洗浄および撥水剤の使用 　□リネン・寝具類の整え（発汗 有　無） 　　□発汗有は湿潤対策要 　□排泄ケア・介助 留意点（　） □栄養状態改善 再検討（継続 変更） 　□栄養状態のチェック（頻度：　） 　□食事摂取量のチェック（　） 　□誤嚥（有　無）：有は主治医報告、ST依頼 □リハビリテーション 再検討（継続 変更） 　□拘縮の評価と用具使用（　） 　□PT/OTによる可動域評価と訓練計画 　□リハビリ内容の定期カンファレンス 　　（次回　　） □患者・家族教育 　□疾患についての説明・教育 　□必要物品に関する説明 □その他 　□床上環境の整備 　□精神的不安の確認 　□褥瘡治療に対する意欲の確認
パスからの逸脱・脱落		褥瘡治癒　　　　　　　　（　／　） 未治癒のまま退院　　　　（　／　） ステージⅢ以上に増悪　　（　／　）	褥瘡治癒　　　　　　　　（　／　） 未治癒のまま退院　　　　（　／　） ステージⅢ以上に増悪　　（　／　）	未治癒のまま退院　　　　（　／　） ステージⅢ以上に増悪　　（　／　）

図3 褥瘡クリニカルパス：ステージⅡ（トヨタ記念病院版）

発生直後から1週間以内がほとんどであり、その取り扱いには注意が必要である。すなわち褥瘡局所治療ガイドラインに述べられている急性期褥瘡の概念[6]を取り入れた視点がパス運用上必要となる。ステージⅠとⅡ用では、褥瘡発生要因の追求とその除去のためのケア計画立案・実施、および局所病態の悪化を早期に発見するための注意深い観察とその対処が何よりも重要なアウトカムとなる。またステージⅡのバリアンス分析において、初発例と比較して同一部位における再発例では治癒期間が大きく延長するばかりでなく、局所治療方針も単純にはいかないことが多いと判明した。そのためステージⅡと判定した浅い褥瘡でも、再発症例ではステージⅢ・Ⅳ用を適用している。

　褥瘡パス運用の実際は、深い褥瘡（ステージⅢ・Ⅳ）用パスを例にとって説明する。このパスは初回用（図4）と継続用（図5）の2種類あるが、基本的な構造は同じである。上段にアウトカム、左側に各種のアセスメントとケア計画、右側に局所処置指示と日々の記録（処置者サイン、悪化徴候など）が配置されている。初回用は深い褥瘡の発見日（浅い褥瘡からの移行、持ち込み褥瘡）から定期の褥瘡回診日前日まで使用し、継続用は定期の褥瘡回診日ごとに更新していく。ブレーデンスケール（当院では入院時に大浦・堀田スケールによる初期評価を行っている）はリスクアセスメントツールであるが、褥瘡発生要因把握とケア計画作成のためこれによる評価を行う。当院独自の簡易栄養スクリーニングツールを用いて栄養アセスメントを行い、評価結果によってNST（栄養サポートチーム）介入となる。ケア計画（体圧分散寝具選定基準に従った適切なマットレス選択を含む）を作成するとともに患者・家族教育も行う。所定の褥瘡発生届けに必要項目を記載し提出する。褥瘡回診者はDESIGNによる局所評価を行うとともに、褥瘡版TIME表（TIMEコンセプトとDESIGNスケールの融合）から局所の治療方針と具体的な処置法を指示する。この表は4つの創傷治癒遅延要因別に臨床アウトカムが設定され、各々の治療方針からDESIGN評価に基づいた具体的な処置法と外用薬・ドレッシング材が選択できるようになっている[7]。

　このようなツールがパスに組み込まれることで、医師はある程度の裁量権を保持しつつ褥瘡局所の状態に即した治療法の選択が可能となり、看護師は指示された治療法の方向性と目的が理解しやすくなり、治療経過の長い褥瘡治療に柔軟に対応することができると考える。日々の担当看護師は作成されたケア計画と指示された局所処置の確実な実施とともに褥瘡悪化徴候を見逃さないことが重要なアウトカムとなる。

　継続用のアウトカムに「褥瘡回診前に患者様の状態やデータを把握できている」がある。これは褥瘡回診をスムーズに進める目的もあるが、1週間のまとめをする意味合いが強い。褥瘡の治癒傾向は、褥瘡版TIME表の臨床アウトカムの達成具合とDESIGNの定期的な採点により評価することができる。この評価に基づき局所治療方針やケア計

18. 褥瘡患者のクリニカルパス

患者様氏名 ＿＿＿＿＿様、(ID：＿＿＿＿＿)　　　主治医：＿＿＿＿＿＿＿＿
入院主疾患　＃1.＿＿＿＿＿＿　＃2.＿＿＿＿＿＿　担当看護師：＿＿＿＿＿＿＿

月　日	発見日（　／　）	受診翌日から次回回診日前日（　／　～　／　）
アウトカム	褥瘡発生の危険要因が明らかとなる褥瘡の状態と発生要因を査定する 褥瘡局所のケア計画ならびに褥瘡発生要因除去のためのケア計画を立案実施する	・褥瘡悪化の早期発見と対処ができる ・局所治療方針（TIME 表）を理解している ・指示に従った局所治療を行えた 局所ならびに全身に対するケアが、計画通りに行われているかについて評価し、必要に応じてケア内容を変更する
観察・評価項目	□ブレーデンスケール：点数をつける 　知覚の認知（　　）　可動性（　　） 　栄養状態（　　）　活動性（　　） 　摩擦とずれ（　　）　湿潤（　　） 　　　　　合計（　　） □全身状態 　体重（　　）kg　体温（　　）℃ 　血圧（　　／　　）mmHg □血液検査値 　WBC（　）Hb（　）CRP（　） 　TP（　）Alb（　） □栄養状態初期評価 　栄養スクリーニング： 　　　　NST 介入（必要 ・ 不必要） 　摂取経路（　　　　） 　摂取内容（　　　　）	[褥瘡局所処置指示] （部位）：（洗浄法など）→（薬剤・ドレッシング材）→（カバードレッシング）を（回／日） ①（　　）：（　　　　）→（　　　　）→ 　（　　　　）を（　　） ②（　　）：（　　　　）→（　　　　）→ 　（　　　　）を（　　） ③（　　）：（　　　　）→（　　　　）→ 　（　　　　）を（　　） その他の指示（　　　　　　　　　　　） [悪化徴候観察項目] 組織血行不良・壊死を疑う：黒色壊死組織の出現、肉芽が暗赤色調 感染を疑う：周囲皮膚の発赤や熱感、悪臭、膿性の浸出液 その他：周囲皮膚のびらん
褥瘡の評価	□褥瘡発生届提出：部位（　　　） □DESIGN 評価　受診初診日：1（　／　） 　深さ（d・D）（　）　浸出液（e・E）（　） 　大きさ（s・S）（　）（　×　cm） 　炎症／感染（i・I）（　）肉芽組織（g・G）（　） 　壊死組織（n・N）（　）ポケット（P）（　） 　　　　　総点（　　） □褥瘡局所治療方針：TIME 表参照 　（T　　I　　M　　E　）丸印をつける	日付　　処置者サイン　　　悪化徴候 2（　／　）（　　　　）無・有（所見：　　） 対応（　　　　　　　　　　　　　　　） 特記事項（　　　　　　　　　　　　　）
ケア計画 原則毎日実施 圧迫・ずれの排除 スキンケア その他	□圧迫・ずれの排除 　□体圧分散寝具選定基準に従い 　（　　　　　　　　　）を選択 　□体位変換スケジュールの調整 　（　）時間毎　禁忌の体位（　　） 　□坐位時体圧分散用具使用（要　不要） 　　□シーポス　□ロホクッション 　□坐位スケジュールの調整 　（　）分／回、（　）回／日 　□臥位時30°ルール確認 　□坐位時90°ルール確認 　□ポジショニングピロー（要　不要）挿入位置確認 □スキンケア 　□保清スケジュール（週　回　入浴　清拭） 　□皮膚乾燥（有　無）：有は保湿クリーム剤使用 　□失禁（便　尿　両方）： 　　便の性状（水様　泥状　固形） 　　□失禁ケア時に洗浄および撥水剤の使用 　□リネン・寝具類の整え（発汗　有　無） 　　□発汗有は湿潤対策要 　□排泄ケア・介助　留意点（　　　） □栄養状態改善 　□栄養状態のチェック（頻度：　　） 　□食事摂取量のチェック（　　　） 　□誤嚥（有　無）：有は主治医報告、ST 依頼 □リハビリテーション 　□拘縮の評価と用具使用（　　　） 　□PT/OT による可動域評価と訓練計画 　□リハビリ定期カンファレンス（次回　／　） □患者・家族教育 　□疾患についての説明・教育 　□必要物品に関する説明 □その他 　□床上環境の整備 　□精神的不安の確認 　□褥瘡治療に対する意欲の確認	3（　／　）（　　　　）無・有（所見：　　） 対応（　　　　　　　　　　　　　　　） 特記事項（　　　　　　　　　　　　　） 4（　／　）（　　　　）無・有（所見：　　） 対応（　　　　　　　　　　　　　　　） 特記事項（　　　　　　　　　　　　　） 5（　／　）（　　　　）無・有（所見：　　） 対応（　　　　　　　　　　　　　　　） 特記事項（　　　　　　　　　　　　　） 6（　／　）（　　　　）無・有（所見：　　） 対応（　　　　　　　　　　　　　　　） 特記事項（　　　　　　　　　　　　　） 7（　／　）（　　　　）無・有（所見：　　） 対応（　　　　　　　　　　　　　　　） 特記事項（　　　　　　　　　　　　　）
パスから脱落	褥瘡治癒　　　　　　（　／　） 未治癒のまま退院　　（　／　）	

図4 褥瘡クリニカルパス：ステージⅢ・Ⅳ初回用（トヨタ記念病院版）

| 患者様氏名 _____ 様、(ID: _____) | 主治医: _____ |
| 入院主疾患 #1. _____ #2. _____ | 担当看護師: _____ |

月　日	褥瘡回診日　1（　／　）	回診翌日から次回回診日前日（　／　～　／　）
アウトカム	褥瘡回診前に患者様の状態やデータを把握できている（報告できるよう準備ができている） 局所ならびに全身に対するケアが計画通りに行われているかについて評価し、必要に応じケア内容を変更する	・褥瘡悪化の早期発見と対処ができる ・局所治療方針（TIME 表）を理解している ・TIME 表の臨床アウトカム ・指示に従った局所治療を行えた 局所ならびに全身に対するケアが、計画通りに行われているかについて評価し、必要に応じケア内容を変更する
観察・評価項目	□ブレーデンスケール： 　２週間に一度評価し点数をつける 　知覚の認知（　　）　可動性（　　） 　栄養状態（　　）　活動性（　　） 　摩擦とずれ（　　）　湿潤（　　） 　　　　　　合計（　　） □全身状態 　体重（　　）kg　体温（　　）℃ 　血圧（　　／　　）mmHg □血液検査値 　WBC（　　）Hb（　　）CRP（　　） 　TP（　　）Alb（　　） □栄養状態評価（目安は２週間に一度） 　栄養スクリーニング： 　　　　NST 介入（必要　・　不必要） 　摂取経路（　　　　　　　　） 　摂取内容（　　　　　　　　）	[褥瘡局所処置指示] （部位）：（洗浄法など）→（薬剤・ドレッシング材）→ （カバードレッシング）を（回／日） ①（　　　　）：（　　　　）→（　　　　）→ 　（　　　　）を（　　　　） ②（　　　　）：（　　　　）→（　　　　）→ 　（　　　　）を（　　　　） ③（　　　　）：（　　　　）→（　　　　）→ 　（　　　　）を（　　　　） その他の指示（　　　　　　　　　　　　　　　　） [悪化徴候観察項目] 組織血行不良・壊死を疑う：黒色壊死組織の出現、肉芽が暗赤色調 感染を疑う：周囲皮膚の発赤や熱感、悪臭、膿性の浸出液 その他：周囲皮膚のびらん
褥瘡の評価	□DESIGN 評価　受診初診日：1（　／　） 　深さ（d・D）（　　）浸出液（e・E）（　　） 　大きさ（s・S）（　　　×　　　cm） 　炎症／感染（i・I）（　　）肉芽組織（g・G）（　　） 　壊死組織（n・N）（　　）ポケット（P）（　　） 　　　　　総点（　　） □褥瘡局所治療方針：TIME 表参照 　（　T　I　M　E　）丸印をつける	日付　　処置者サイン　　　　　悪化徴候 2（　／　）（　　　　）無・有（所見：　　　　） 対応（　　　　　　　　　　　　　　　　　　　） 特記事項（　　　　　　　　　　　　　　　　　）
ケア計画 原則毎日実施 圧迫・ずれの排除 スキンケア その他	□圧迫・ずれの排除方法の再検討 　□体圧分散マットレスの再検討（継続　変更） 　□体圧分散マットレスの正しい使用状況評価 　□体位変換スケジュールの再検討（継続　変更） 　　（　　）時間毎　禁忌の体位（　　　　） 　□坐位時体圧分散用具の再検討（要　不要） 　　　□シーポス　　□ロホクッション 　□坐位スケジュールの再検討（継続　変更） 　　（　　）分／回、（　　）回／日 　□臥位時 30°ルール再確認 　□坐位時 90°ルール再確認 　□ポジショニングピロー（要　不要）挿入位置確認 □スキンケア　再検討（継続　変更） 　□保清スケジュール（週　回　入浴　清拭） 　□皮膚乾燥（有　無）：有は保湿クリーム剤使用 　□失禁（便　尿　両方）： 　　便の性状（水様　泥状　固形） 　　　□失禁ケア時に洗浄および撥水剤の使用 　□リネン・寝具類の整え（発汗　有　無） 　　□発汗有は湿潤対策要 　□排泄ケア・介助　留意点（　　　　） □栄養状態改善　再検討（継続　変更） 　□栄養状態のチェック（頻度：　　　） 　□食事摂取量のチェック（　　　　） 　□誤嚥（有　無）：有は主治医報告、ST 依頼 □リハビリテーション　再検討（継続　変更） 　□拘縮の評価と用具使用（　　　　） 　□PT/OT による可動域評価と訓練計画 　□リハビリ定期カンファレンス（次回　　／　　） □患者・家族教育 　□疾患についての説明・教育　理解・認知度の把握 　□必要物品に関する説明　理解・認知度の把握 □その他 　□床上環境の再整備 　□精神的不安の再確認 　□褥瘡治療に対する意欲の再確認	3（　／　）（　　　　）無・有（所見：　　　　） 対応（　　　　　　　　　　　　　　　　　　　） 特記事項（　　　　　　　　　　　　　　　　　） 4（　／　）（　　　　）無・有（所見：　　　　） 対応（　　　　　　　　　　　　　　　　　　　） 特記事項（　　　　　　　　　　　　　　　　　） 5（　／　）（　　　　）無・有（所見：　　　　） 対応（　　　　　　　　　　　　　　　　　　　） 特記事項（　　　　　　　　　　　　　　　　　） 6（　／　）（　　　　）無・有（所見：　　　　） 対応（　　　　　　　　　　　　　　　　　　　） 特記事項（　　　　　　　　　　　　　　　　　） 7（　／　）（　　　　）無・有（所見：　　　　） 対応（　　　　　　　　　　　　　　　　　　　） 特記事項（　　　　　　　　　　　　　　　　　）
パスから脱落	褥瘡治癒　　　　　　　　（　　／　　） 未治癒のまま退院　　　　（　　／　　） その他の理由（　　　　　　　　　　）	

図5　褥瘡クリニカルパス：ステージⅢ・Ⅳ継続用（トヨタ記念病院版）

画の継続や見直しを行っていくことが重要である。

（岡本泰岳）

文　献

1) 松島照彦：クリティカルパスとは．クリティカルパス最近のシンポ 2003, pp9-18, じほう, 東京, 2003.
2) 阿部俊子：褥瘡対策に関する診療計画書と褥瘡クリニカルパス．褥瘡対策のすべてがわかる本, 真田弘美（編）, pp15-21, 照林社, 東京, 2003.
3) 岡田晋吾：褥瘡クリニカルパスの活用とケアの根拠．エビデンスに基づく褥瘡ケア, 真田弘美（編著）, pp120-128, 中山書店, 東京, 2003.
4) 田中マキ子：褥瘡クリティカルパス．褥瘡ケアガイドブック, pp41-55, 日総研出版, 名古屋, 2003.
5) 岡本泰岳：褥瘡クリニカルパスの導入とその効果．Progress in Medicine 23（10）：52-56, 2003.
6) 日本褥瘡学会（編）：急性期褥瘡の治療．科学的根拠に基づく褥瘡局所ガイドライン, pp15-16, 照林社, 東京, 2005.
7) 岡本泰岳：Wound bed preparation の考え方と TIME コンセプト．エキスパートナース 10：55-57, 2005.

19 Pressure Ulcers

褥瘡ケアの質の保証

　近年、わが国では、国民のヘルスケアニーズの多様化や増大する医療費の抑制政策などを背景に、ケアの質の保証への関心が急速に高まってきている。ケアの質の保証に向けては、その前提としてケアの質の評価が必要であるが、Donabedian モデルは、このケアの質の評価の古典として知られる枠組みである。

　Donabedian は、ケアの質とはケアのあるべき姿（norm）であるとし、その接近法として、「構造（structure）」「過程（process）」「成果（outcome）」の 3 側面の評価を提唱した（図 1）。本章ではこのモデルに基づき、褥瘡ケアの質の保証を模索したい。

構造（structure）の評価 ＜ケアの場の構造と機能＞	過程（process）の評価 ＜ケアの提供過程＞	成果（outcome）の評価 ＜ケアの成果＞
1. 物的環境 　建物、設備、器具などの設置と機能 など 2. 法人格 　設立主体、認定水準、地域連携機能 など 3. 管理組織 　管理組織体系と機能、管理者の資格・水準 など 4. 職員組織 　職員組織体系、数、資格、教育、審査機構 など 5. 財務環境 　施設規模、種別、診療報酬、投資規模 など 6. 地域的環境 　地域特性、立地環境、設立形態 など	1. スクリーニング 　ハイリスク者の同定が日常的に行われているか否か など 2. 診断 　適切な検査に基づいた妥当な診断が行われているか否か など 3. 治療 　予防的管理やモニタリングが継続的に行われているか否か など 4. コンサルテーション・照会 　専門家への相談・照会が適切に行われているか否か など 5. 調整・継続ケア 　必要に応じて多領域のヘルスケアの調整が行われているか否か など 6. 社会資源活用（地域連携） 　地域の社会資源が十分に活用されているか否か など	1. 健康関連指標 ・発生率 ・死亡率 ・合併症発生率 ・障害発生率 ・事故発生率 ・治癒率 ・延命率 ・社会復帰率 など 2. 満足度指標 　患者/家族/介護者/地域住民/ケア提供者/政府 など 3. ケア提供指標 ・対象特性別提供規模（年齢、疾患、病態、など） ・ケア特性別提供規模（種類、提供者、部門、など）

図1 Donabedian モデルに基づいたケアの質の評価モデル

（Donabedian A：The Definition of Quality；Explorations in quality assessment and monitoring. Vol. 1, Health Administration Press, Michigan, 1980 をもとに作成）

1. ケアの構造（structure）

1 ● 構造とは

「構造」とは、ケアの場における人的、物的、財源的各資源の有無と配置の在り方である。褥瘡ケアの場における資源と配置の在り方についての検討は、現状では、国内外をみても必ずしも活発とはいえないように思われるが、本段階が次なるケアの過程を生み出す前提要件であることを考えれば、検討する意義は十分にある。

2 ● 構造の質評価

構造の質は、各資源の存在と配置の在り方を問う形式で評価し、「～はあるか」「～はいるか」という表現を用いる。褥瘡ケアに特化した構造の質指標は、例えば、褥瘡対策チーム（委員会）はあるか、体圧分散寝具（用具）は適切な数、種類が設置されているか、褥瘡ケア基準は設置されているか、などが挙げられよう。

3 ● 構造の質評価の課題

構造上優れた施設にあっても、旧態依然としたケアであれば、質が高いとはいえない。すなわちどのような構造からどのような過程が生み出されるかに評価を連動させることが重要である。また、この構造は、成果に対しては間接的な関係となりやすく、構造―過程―成果の相互の関係を検討することが必要である。

2. ケアの過程（process）

1 ● 過程とは

「過程」とは、ケアの提供過程（予防、診断、治療、リハビリテーション、フォローアップ）を構成する内容であり行為である。褥瘡におけるケアの提供過程は、患者個別のニーズに由来するものであり、標準化は実効性が薄いという考え方もあるかも知れない。し

かしながら、ケアの提供過程のばらつきは対象のニーズに基づくものだけとは限らない。同じ状態の患者であっても、施設や提供者が異なることによってケアの提供過程が異なり、また、その結果として、ケアの成果が異なる可能性も否定できない。このような相違は標準化すべきである。

2 ● 過程の質評価

　過程の質は、誰が、いつ、どのように、その行為を行うのかを問う形式で評価する。UCLA および RAND 研究所の共同研究 Assessing Care of Vulnerable Elders（ACOVE）プロジェクトは、虚弱高齢者における重要な 22 の病態（状態）におけるケアの過程の質指標を策定したものである。指標は「(IF) ～ならば」「(THEN) …すべきである」と表現され、IF でその指標を適用する対象の基準を定義し、THEN でその対象に保証されるべきケアの標準を提示している。「IF」の条件のときには「THEN」とするべし、とするガイドラインの遵守率は、対象者の特性の補正なしに質指標となり得る利点がある。

　ACOVE プロジェクトにより策定された褥瘡ケアの質指標（quality indicator）を **表1** に示す。Quality indicator 1 では「集中治療室、内科病棟、外科病棟に入院している、自身で姿勢保持が困難な、あるいは姿勢保持能力が制限されている虚弱高齢者」が質指標を適用する対象の基準であり、「入院時の褥瘡リスクアセスメントの実施」がその対象に保証されるべきケアの標準である。この例では、質指標の遵守率、すなわち基準に合致する虚弱高齢者の何％に入院時の褥瘡リスクアセスメントが実施されているかを測定することにより、その施設のケアの質が評価されることになる。

3 ● 過程の質評価の課題

　ACOVE プロジェクトによるケアの質指標は**表2**に示す4基準、すなわち、①有効性、②倫理性、③重要性、④実施の可能性、について、最新の研究成果ならびに専門家パネルによる討議に基づき策定されたものであるが、局所管理に重きがおかれ、かつ指標により推奨度に差異がある。今後は、わが国において、わが国の特性も加味したエビデンスに基づいた褥瘡ケアの過程の質指標の開発が待たれる。

表1 ACOVE プロジェクトによる褥瘡ケアの質指標

Quality Indicator 1（リスクアセスメント）
　IF　：虚弱高齢者が集中治療室、内科病棟、外科病棟に入院し、自身による姿勢保持が困難か、姿勢保持能力が制限されている場合
　THEN：入院時に褥瘡のリスクアセスメントを行うべきである

Quality Indicator 2（姿勢保持と減圧）
　IF　：虚弱高齢者が褥瘡発生のリスクが高いと判断されたり、褥瘡リスクアセスメントによってリスクがあると示唆された場合
　THEN：姿勢保持と減圧（または組織負荷の管理）に関する予防的介入を12時間以内に策定しなければならない

Quality Indicator 3（栄養）
　IF　：虚弱高齢者が褥瘡発生のリスクがあると同定され、低栄養（1年以上の不随意な10％以上の体重減少、もしくは、低アルブミンか低プレアルブミン）がある場合
　THEN：栄養的介入もしくは食事に関するコンサルテーションを策定するべきである

Quality Indicator 4（褥瘡評価）
　IF　：虚弱高齢者に褥瘡がある場合
　THEN：褥瘡の部位、深度、ステージ、サイズ、壊死組織の存在についてアセスメントするべきである

Quality Indicator 5（全層損傷の褥瘡管理）
　IF　：虚弱高齢者が清潔な全層損傷の褥瘡を有しており、治療後4週間経ってもなんの改善もみられない場合
　THEN：治療プランの適切性と蜂巣炎（蜂窩織炎）もしくは骨髄炎の存在をアセスメントするべきである

Quality Indicator 6（部分層損傷の褥瘡管理）
　IF　：虚弱高齢者が部分層損傷の褥瘡を有しており、治療後2週間経ってもなんの改善もみられない場合
　THEN：治癒プランの適切性をアセスメントするべきである

Quality Indicator 7（褥瘡のデブリドメント）
　IF　：虚弱高齢者に、壊死残屑か痂皮に覆われた仙骨部または大転子部の全層損傷の褥瘡がある場合
　THEN：シャープデブリドメント、機械的デブリドメント、酵素デブリドメント、自己融解デブリドメントを診断後3日以内に行うべきである

Quality Indicator 8（褥瘡管理：洗浄）
　IF　：虚弱高齢者がステージⅡ以上の褥瘡を有している場合
　THEN：局所的な消毒剤を創部に使用するべきでない

Quality Indicator 9（全身感染時の褥瘡のデブリドメント）
　IF　：全層損傷の褥瘡を有している虚弱高齢者に、発熱、白血球増加、混乱、不隠など、感染の全身的な症状、徴候がみられ、それらが他の原因によるものでない場合
　THEN：12時間以内に褥瘡の壊死組織をデブリドメントするべきである

Quality Indicator10（全身感染時の褥瘡の培養）
　IF　：全層損傷の褥瘡を有している虚弱高齢者に、発熱、白血球増加、混乱、不隠など、感染の全身的な症状、徴候がみられ、それらが他の原因によるものでない場合
　THEN：12時間以内に組織生検もしくは針吸引を行い、培養し、感受性テストを行うべきである

Quality Indicator 11（局所的なドレッシング）
　IF　：虚弱高齢者が清潔な全層損傷もしくは部分層損傷の褥瘡を有している場合
　THEN：局所的なドレッシングを使用して創部を湿潤環境にするべきである

（文献2）による）

> **表2 ACOVE プロジェクトによるケアの質指標の条件**
>
> 1. そのケア行為を行うことが、行わない場合に比べて患者に有効な改善をもたらす確率を増すこと（有効性があること）
> 2. 現時点の水準に則りそのケア行為を行うことが、行わないことよりも質の高いケアと考えられること（倫理的であること）
> 3. 医師（ケア提供者）や施設によって、現実的に差があって評価に値すると考えられること（評価の意義があること）
> 4. カルテやレセプトなど、現存する情報源から評価が可能であること（実施の可能性があること）

（文献3）による）

3. ケアの成果（outcome）

1 ● 成果とは

「成果」とは、構造および過程によって患者、家族、介護者、地域住民、ケア提供者、保険者、政府、国家などにもたらされた経時的な結果（状態）である。褥瘡ケアにおける成果については、患者の褥瘡そのもの（局所）の経時的な結果（状態）における検討が活発であるが、褥瘡ケアの包括的な質の保証の観点からは、褥瘡そのものの結果（状態）のみならず、患者や家族、あるいはケア提供者に各々もたらされた結果（状態）などを多様な観点から捉える必要がある。

2 ● 成果の質評価

a. 成果の質指標

ケアの成果の質は、①病態（事象）の発生率や治癒率などの健康関連指標、②患者、家族、介護者、地域住民、ケア提供者、保険者、政府、国家など各々における満足度指標、③提供したケア時間やコストなどのケア提供指標（対象特性別、ケア特性別など）、から評価する。これらの成果の質を測定するための指標の開発は容易なことではないが、ケアの構造および過程との論理的関連があり、かつ構造および過程の変化に敏感である褥瘡ケアに特異的な成果の質指標が求められる。

b. 成果の質指標の実際

ⅰ. 褥瘡発生率（罹患率）

　褥瘡ケアの成果の質として、褥瘡発生率（罹患率）は、ケアの構造および過程との論理的関連からみて最たる指標であり、臨床上も把握しやすく有用な指標である。

　褥瘡発生率（罹患率）とは、「あるコホートにおける、ある一定の観察期間での褥瘡の発症頻度の率」であり、次式により求める。

$$\text{褥瘡発生率（罹患率）Incidence} = \frac{\text{観察期間における新規発生数}}{\text{観察期間の中央時点におけるコホート人口}}$$

　褥瘡有病割合とは、「あるコホートにおける、ある一時点での褥瘡を有している人の割合」であり、次式により求める。本指標は、しばしば有病率として誤用されるが、率とは本来、速度単位であり、厳密には有病割合が適切である。有病割合は用いやすい指標ではあるが、褥瘡の新規発生を表すものではないことに留意する必要がある。

$$\text{褥瘡有病割合 Prevalence} = \frac{\text{ある観察時点における褥瘡保有者数}}{\text{ある観察時点におけるコホート人口}}$$

ⅱ. 人時（年）法による褥瘡発生率（罹患率）

　あるコホートにおける、ある一定期間の褥瘡発生を観察すると、途中、対象者の転出、死亡、拒否などによるコホートからの脱落や、新規の対象者の転入がしばしばみられる。これを追跡偏り（follow-up bias）という。Follow-up bias は、発生率（罹患率）の結果に歪みを生ずる重大な要因となるため、正確な把握のためには、この follow-up bias を補正したうえで算出する人時（年）法（person-time method）が推奨される。

　人時（年）法は、観察された対象者数と観察期間の両者の積（観察人時）の総和を分母とし、当該事象（疾患）の新規発生数を分子として算出する。例えば、5年間の観察期間に20人を観察したとすると観察人時（年）は100人年となる。このコホートにおいて当該事象（疾患）の新規発生数が10人であるとすると、その発生率（罹患率）は、0.1（単位：人年）となり、これは1年間あたり0.1人の新規発生（罹患）があったことを意味する。

　観察期間中に、対象者の転出、死亡、拒否などによるコホートからの脱落がみられたり、または新規の対象者の転入がみられたりした場合は、観察期間の中央にそれらの事件があったと考え、観察人時を1/2と換算する。本法の観察期間の単位としては、年単

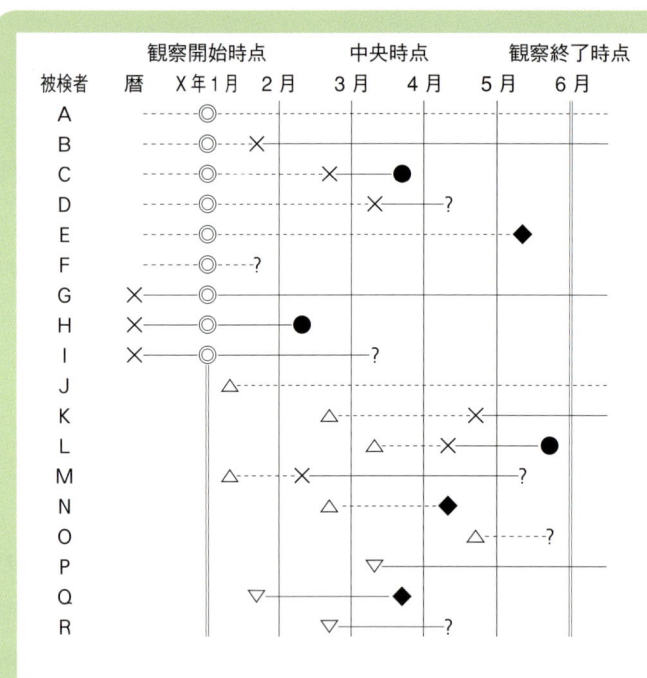

被検者	暦	観察開始時点 X年1月 2月	中央時点 3月 4月	観察終了時点 5月 6月

被検者	発生率の場合	死亡率の場合
A	5.0	5.0
B	0.5	5.0
C	1.5	2.5
D	2.5	3.5
E	4.5	4.5
F	0.5	0.5
G	0	5.0
H	0	1.5
I	0	2.5
J	4.5	4.5
K	2.0	3.5
L	1.0	2.0
M	1.0	4.0
N	2.0	2.0
O	1.0	1.0
P	0	2.5
Q	0	2.0
R	0	2.0
観察人・月	26.0	53.5

------○ 観察開始時点で褥瘡の非罹患者
×——○ 観察開始時点で褥瘡の罹患者
△ 観察期間の途中で対象となった者で褥瘡の非罹患者
▽ 観察期間の途中で対象となった者で褥瘡の罹患者
× 褥瘡の発生時点
● 褥瘡による死亡時点
◆ 褥瘡以外による死亡時点
? 以後追跡不能の時点（転出・拒否など）
------ 褥瘡の非罹患期間
——— 褥瘡の罹患期間（発生以降）

$$\text{褥瘡の人・月発生率} = \frac{6(B+C+D+K+L+M)}{26.0}$$

$$\text{褥瘡の人・月死亡率} = \frac{3(C+H+L)}{53.5}$$

図2 人時（月）法による褥瘡発生率

位が多いため、人年法と呼ばれることも多いが、月、日、週であれば、各々の人時は、人月（person-month）、人日（person-day）、人週（person-week）となる。図2の人時（人月）法による褥瘡発生率の算出方法も参照されたい。

人時（年）法では、さらに図3のように、二分表（2×1表）を作成する。通常は全集団における人時発生率（罹患率）を用ればよいが、複数の観察コホートにおいて褥瘡発生（罹患）のリスク要因保有者と非保有者の分布に偏りがある場合、あるいは単一の観察コホートにおいてもリスク要因保有者と非保有者における褥瘡発生（罹患）の差異に関心がある場合などは、当該リスク要因の保有（曝露）の有無に応じた人時発生率（罹患率）を用いればよい。

褥瘡リスク比（risk ratio；RR）とは、相対危険度、比較危険度と同義で、リスク要

> 1. 尺度
>   要因X 曝露群X(＋)における褥瘡人・時発生率：$I'_e = A/N_1$
>   要因X 非曝露群X(－)における褥瘡人・時発生率：$I'_u = C/N_0$
>   全集団における褥瘡人・時発生率：$I'_t = (A+C)/(N_1+N_0) = M/T$
>
> 2. 指標
>   褥瘡リスク比　　(risk ratio；RR) ＝ I'_e / I'_u
>   褥瘡リスク差　　(risk difference；RD) ＝ $I'_e - I'_u$
>
> 3. 統計学的関連の検定(参考)
> $\chi^2 = \dfrac{(AN_0 - CN_1)^2}{MN_1 N_0}$
>   自由度 $\phi = 1$
>
> 但し、$M = A + C$、$T = N_1 + N_0$
>
> 二分表（2×1表）

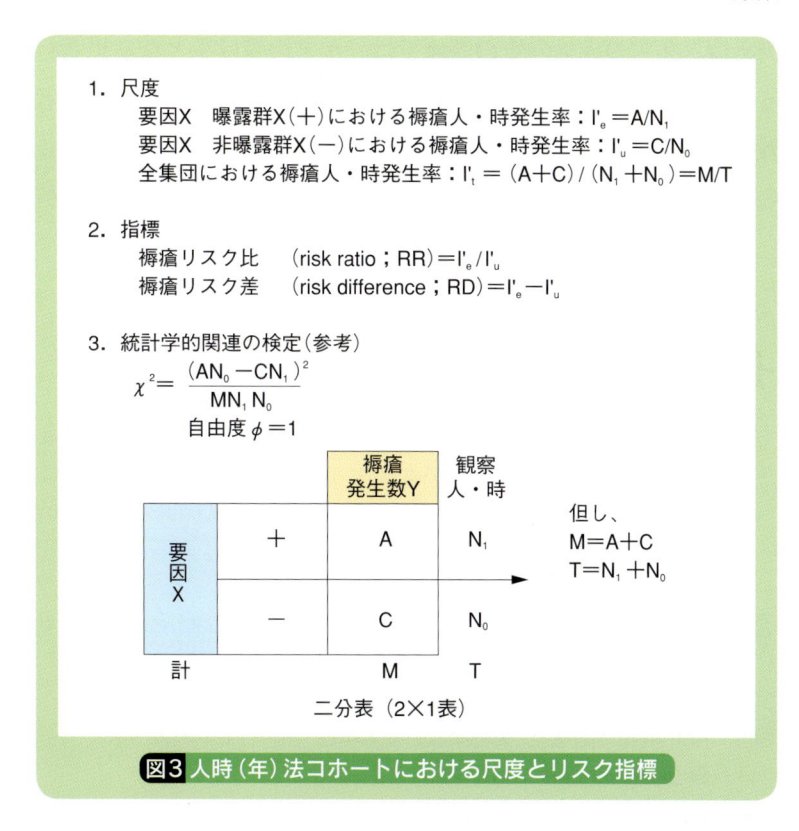

図3 人時(年)法コホートにおける尺度とリスク指標

因と褥瘡発生(罹患)との関連の強固さを示す指標である。数値は、リスク要因Xの非保有(非曝露)者における褥瘡発生率(罹患率)に比して、保有(曝露)者における褥瘡発生率(罹患率)は何倍になるかを示す。

褥瘡リスク差(risk difference；RD)とは、寄与危険度、帰属危険度と同義で、リスク要因における褥瘡発生(罹患)への寄与の程度を示す指標である。数値は、リスク要因Xの対策を行うとすると、同リスク要因保有者(曝露者)において、どれくらい褥瘡発生率(罹患率)が減少するかを示す。

成果の質指標の実際は、上述してきたように、褥瘡発生にかかる指標を1つ取りあげてみても、さまざまな指標があるといえる。しかし重要なことは、各々の指標の意義や性質、具体的評価方法を正確に理解し、かつ評価の目的や状況に即して適切に選択して用いることである。

3 ● 成果の質評価の課題

褥瘡ケアの成果では、これまでのところ、患者の褥瘡そのもの(局所)の結果(状態)に比して、それ以外の側面への結果(状態)に関する報告が極めて少ないように思われ

る．例えば、ケアの成果の質の評価では、ケアの受け手となる患者自身の視点が不可欠であるとする考えは近年ますます強くなっており、褥瘡を有する患者自身や家族の視点も例外にはならないだろう．今後は褥瘡ケアによりもたらされた結果（状態）を多様な観点から検討し、褥瘡ケアの成果の質指標の枠組みを発展させることが課題といえよう．

（田髙悦子）

参考文献

1) Donabedian A：The Definition of Quality；Explorations in Quality Assessment and Monitoring. Vol. 1, Health Administration Press, Michigan, 1980
2) Bates-Jensen BM：Quality Indicators for the Prevention and Management of Pressure Ulcers in Vulnerable Elders. Ann Inter Med 135：744-751, 2000（邦訳：東京大学大学院医学系研究科・医学部老年看護学教室）．
3) Shekelle PG, et al：Assessing care of vulnerable elders；methods for developing quality indicators. Ann Inter Med 135：647-652, 2001（邦訳：東京大学大学院医学系研究科・医学部老年看護学教室）．
4) Rothman KJ（著），矢野栄二，橋本英樹（訳）：ロスマンの疫学；科学的思考への誘い．篠原出版新社，東京，2004．
5) 田中平三：疫学入門演習．第3版，南山堂，東京，1998．

20 Pressure Ulcers
褥瘡をめぐる今後の展望

　褥瘡が社会的に注目されてきているが、この理由は日本褥瘡学会が設立されて以来、会員の増加とともに褥瘡に関する研究論文、症例報告などが急速に増加して褥瘡に対する関心も高まったからである。さらに2002年10月に厚生労働省（以下、厚労省）から「褥瘡対策未実施減算」の指針が出て拍車をかけ、にわかに病院の経営者、医師、看護師が褥瘡に注目するようになってきている。2004年に実施された実態調査では、褥瘡数は有意に減少していることが明らかになった。さらに、2006年には急性期病院における褥瘡ハイリスク加算と重度褥瘡処置の新設があり、今後、ますます褥瘡治療の質の向上が期待される。ここでは日本におけるこの褥瘡治療の現状と今後の展望について述べる。

1. 褥瘡治療の現状

1 ● 褥瘡が治ることを医療スタッフが認識し始めた[1]

　日本は高齢化社会に突入し褥瘡の増加が懸念されていたが、褥瘡は治らなかったので、なすすべがなかった。そのとき日本褥瘡学会が設立され、多くの意見が公表され、出版書が出されて、褥瘡が治ることが一般に知られるようになった。それまでは治癒を諦め、仕方なしに褥瘡の治療を毎日行っていた医師、看護師が、褥瘡は治るということがわかってからは、急に褥瘡治療に興味をもち情熱を燃やすようになってきている。この間、WOC/ETナースが中心となって適切な褥瘡治療の普及に努めたことにより、急速に褥瘡治療レベルが向上してきている。この結果、日本褥瘡学会会員数は年々増加し、2003年は減算の指針が出された翌年ということもあり、急激な伸びを示している。2004年6月には約4,300人に達した。ここで特徴的なのは、会員のうち医師が1/3を

占めることで、これは欧米の学会では例をみない(図1)。近年目立っているのは栄養士とリハビリテーションの人々の増加である。

　褥瘡に対する新しい考え方として、トータルケアの必要性が強調されて、医療スタッフの意識を鼓舞したことも、褥瘡が注目されるようになった大きな要因である[2)](図2)。すなわち、褥瘡は創のみをみて治療するのではなく、褥瘡危険要因、体圧分散マットレ

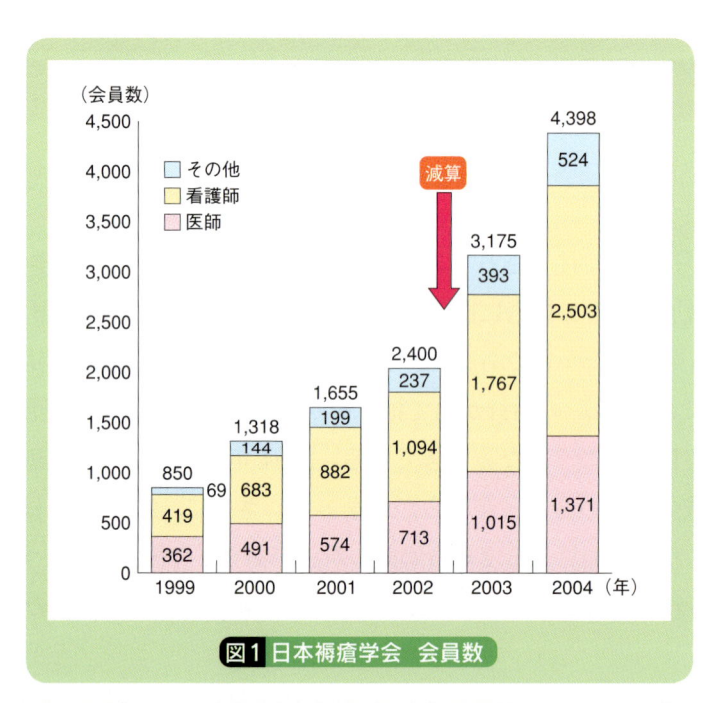

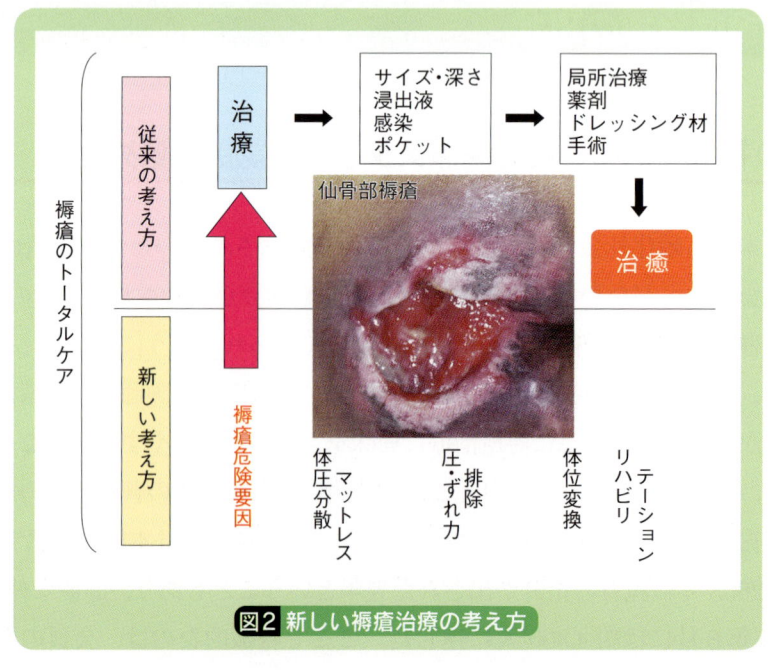

図1 日本褥瘡学会　会員数

図2 新しい褥瘡治療の考え方

ス使用、体位変換、栄養の状態を整えて初めて褥瘡の創の治療の効果が上がるが、もしこれらをインフラ整備しなければ、褥瘡は再発・悪化を繰り返すこととなり、治らない。したがって、褥瘡治療においては医療スタッフ全員によるトータルケアが必要であるが、医療スタッフがこれを意識し、褥瘡治療に積極的に参加し始めたことが注目される大きな理由の1つと考えられる。

2 ● 本邦の褥瘡危険要因と創の見方、DESIGN

a. 本邦における褥瘡危険要因（図3、表1、2）

3年間の厚労省の研究の結果[3)-5)]、日本における褥瘡危険要因とその保有の程度による

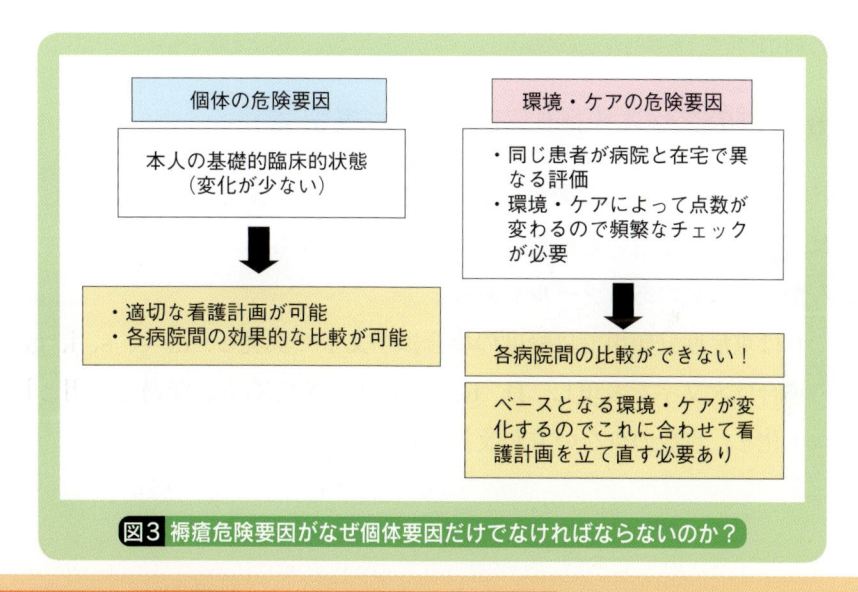

図3 褥瘡危険要因がなぜ個体要因だけでなければならないのか？

表1 褥瘡危険要因点数表 OHスケール（厚労省様式5の完成版）

		できる 0点	どちらでもない 1.5点	できない 3点
1	自力体位変換（麻痺・安静度）意識状態の低下（麻酔覚醒、薬剤）	できる 0点	どちらでもない 1.5点	できない 3点
2	病的骨突出（仙骨部）*1	なし 0点	軽度・中程度 1.5点	高度 3点
3	浮腫*2	なし 0点	あり 3点	
4	関節拘縮*3	なし 0点	あり 1点	

OHスケール

合計点数	レベル
1〜3点	軽度レベル
4〜6点	中等度レベル
7〜10点	高度レベル

*1：簡易単測定器を当てて測定する
*2：下肢、背中などにおいて圧痕の程度で判定する
*3：関節可動制限の有無で判定する

褥瘡発症確率が検出された。すなわち、自力体位変換能力低下、病的骨突出、浮腫、関節拘縮の4つの危険要因と栄養ならびに湿潤の警戒要因である。それに加えてレベルごとの褥瘡治癒期間の違いも検証されている。

したがって、厚労省様式5（以下、様式5）の危険因子にOHスケール（第2章-2「リスクアセスメントスケール各論」41頁）の点数を加えることにより完成されたスケールとなり、看護・治療計画をより詳細に立てることができる。すなわち、実際に治療計画を立てるときは各危険因子の程度をチェックし、危険要因レベル（OHスケール）を決めて治療・看護計画を立てるべきである（OHスケールの利用）[6)-8)]。

表2 危険要因レベル別褥瘡発症確率と治癒期間

危険要因レベル	褥瘡発症確率	治癒期間
軽度（1〜3点）	約25%以下	40日
中等度（4〜6点）	約26〜65%	57日
高度（7〜10点）	約66%以上	173日

b. 創のアセスメント、DESIGN[9)]（表3、4）

日本褥瘡学会学術教育委員会で提案されたDESIGN-Pは、これも様式5に取り入れられており、広く用いられている。またこの名前もユニークで覚えやすく適切であるところから、人気のあるツールである。

これは重症度分類用では軽度の場合は小文字で表現し、d、e、s、i、g、nとなり、重度の場合は大文字で表現し、D、E、S、I、G、Nである。経過評価用としては病態部をスコア化し、点数の少ない方が改善傾向を示すこととなる。

表3 創の評価 DESIGN-P

- 重症度分類用
  病変部を軽度と重度に区別する
  軽度の場合は小文字で表現する ➡ d、e、s、i、g、n
  重度の場合は大文字で表現する ➡ D、E、S、I、G、N
- 経過評価用
  病態部をスコア化する
  点数の少ない方が改善傾向を示す
  DESIGNの経過評価は、1〜2週間に1回

（日本褥瘡学会学術教育委員会）

表4 DESIGN-Pの有用性

1. 適切なケアプランの作成可能
2. 情報の共有化可能
   （チーム医療に貢献する）
3. 症例の比較が可能となった
4. 創の見方のトレーニングに最適
   （創を注意してみるようになる）

3 ● 減算システムの影響

　行政に対する働きかけは学会設立の目的の１つであったので、設立当初より厚労省に働きかけ、なんらかの形で診療報酬の中に褥瘡を入れてもらうよう、提案を行った。日本褥瘡学会としては、褥瘡対策を行った病院に加算されることを要望したのであるが、残念ながら「減算システム」として施行された。

　しかし、減算システムになったことで全国の病院では褥瘡対策をせざるを得ず、褥瘡の何かを知らない病院長や看護師が褥瘡学会に殺到して未曾有な混雑した学術集会となった次第である。減算システムがこれらの人々に褥瘡の治療を知らせるきっかけとなったことも事実である。

4 ● 大規模実態調査[1]

　減算システムが施行され約２年になるので学会として今回大規模な実態調査を行った。ここでは日本褥瘡学会誌掲載の調査とは分析方法が異なるが、その一部を報告する。
　対象は5,000病院でQ&Aの回収率は51.6％であった。

a. 病院規模別褥瘡有病率：全褥瘡数（図4）

i. 全病院における褥瘡有病率の推移

　減算システム施行前4.26％が１年後に3.64％と少なくなり、0.62％の有意な減少がみられた。

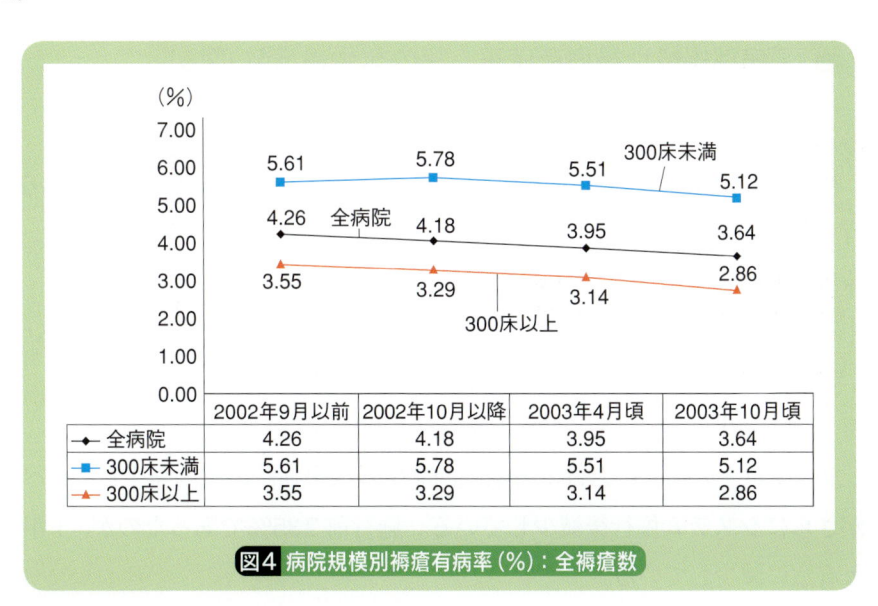

	2002年9月以前	2002年10月以降	2003年4月頃	2003年10月頃
全病院	4.26	4.18	3.95	3.64
300床未満	5.61	5.78	5.51	5.12
300床以上	3.55	3.29	3.14	2.86

図4 病院規模別褥瘡有病率（％）：全褥瘡数

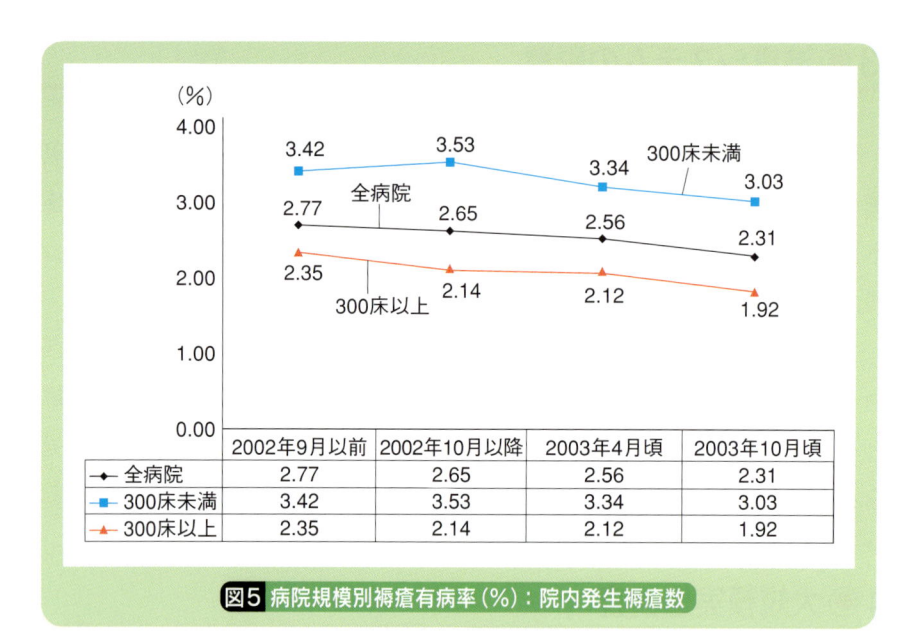

	2002年9月以前	2002年10月以降	2003年4月頃	2003年10月頃
全病院	2.77	2.65	2.56	2.31
300床未満	3.42	3.53	3.34	3.03
300床以上	2.35	2.14	2.12	1.92

図5 病院規模別褥瘡有病率（%）：院内発生褥瘡数

ⅱ．300床未満の病院における褥瘡有病率の推移

300床未満の病院の有病率は全病院における褥瘡数に比べて5.61%とかなり高かった。この数字はシステム施行後減少し1年後には5.12%となり、0.49%が有意に減少している。

ⅲ．300床以上の病院における褥瘡有病率の推移

300床以上の病院の有病率は全病院の有病率に比べて低い。これがさらにシステム施行後減少し3.55%であったのが、1年後2.86%となり、0.69%が有意に減少している。

b．病院規模別褥瘡有病率：院内発生褥瘡数（図5）

ⅰ．全病院における院内発生褥瘡数の推移

褥瘡の院内発生数は施行前2.77%からシステム施行後1年で2.31%となり、0.46%の有意な減少をみている。

ⅱ．300床未満の病院における院内発生褥瘡数の推移

300床未満の病院においては、全病院に比べて高く3.42%であったが、システム施行1年後、3.03%となり、0.39%が有意に減少している。

ⅲ．300床以上の病院における院内発生褥瘡数の推移

300床以上の病院における褥瘡院内発生数は全病院の院内発生数に比べて低い。これがさらにシステム施行後減少している。施行前2.35%であったのが、1年後には1.92%と有意に減少している。

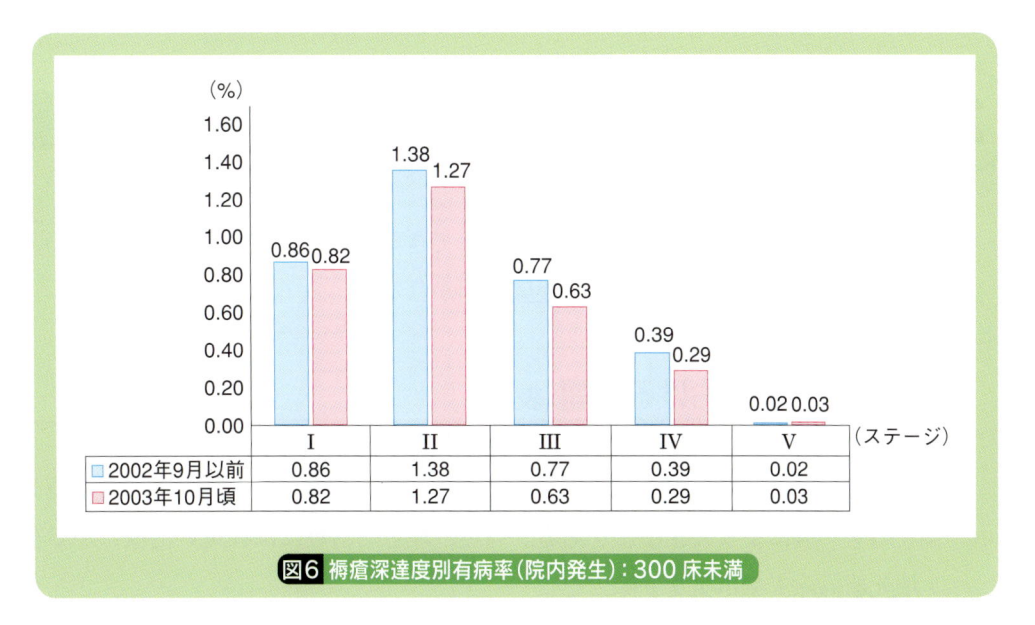

図6 褥瘡深達度別有病率（院内発生）：300床未満

ステージ	I	II	III	IV	V
2002年9月以前	0.86	1.38	0.77	0.39	0.02
2003年10月頃	0.82	1.27	0.63	0.29	0.03

c. 褥瘡深達度別有病率（院内発生）（図6）

深達度別院内発生褥瘡数は300床未満の病院において施行前にステージIIIで平均0.77％であったが1年後に平均0.63％になり、ステージIVでは平均0.39％が0.29％と有意に減少している。

5 ● 褥瘡ハイリスク患者加算

2006年4月に診療報酬の改正があり、褥瘡ハイリスク患者ケア加算の新設と重度褥瘡処置の新設があった。特に、申請資格として「褥瘡ハイリスク患者ケアに従事した経験5年以上有する看護師等であって、褥瘡等の創傷ケアに係る適切な研修を終了した者を褥瘡管理者として専従で配置していること」が決められたことは褥瘡治療に従事するものにとっては福音であり、WOC/ETナースにとっても病院における職責が明らかとなり、ポジションの獲得につながるものと考えられる。

2. 今後の展望

日本褥瘡学会は急速な発展を遂げ充実してきているが、現在学会が抱えている課題があり、これらを乗り越えて初めて展望が開かれる。

1● 在宅医療における問題 (表5)[10)〜12)]

在宅ではマンパワーの不足、看護・介護チーム不在などの問題があって治療レベルは個々のケースにより大きな差がある。当然、理想的治療には程遠い治療しかできない。

壊死組織除去やポケット除去を誰が担当するのか、圧や"ずれ力"測定をできる人をどのように教育するのか、さらにドレッシング材の問題、創治療材料、例えば、ガーゼまで本人に買わせなければならないなどの創治療材の料金問題など在宅医療では問題が多い。

したがって、在宅の現状や現行法の条件に合った在宅のための褥瘡治療法の確立が必要である。

表5 在宅褥瘡治療：現在の問題点

1. マンパワーの不足
   老老介護
2. 看護・介護チーム不在
   病院・施設と異なり看護・介護の組織がない（ケアマネジャーの才量）
3. 理想的な医療ができにくい
   ①制度上の問題
   ②壊死組織除去やポケット除去
   ③ドレッシング材が使えない
4. 組織機構の確立

⇒ 在宅の条件に合った褥瘡治療法の確立

2● 栄養と褥瘡 (表6)

栄養と褥瘡に関連があることは多くの報告があるが、その関係はそれほど強くないと考えられる。

厚労省の研究データをグラフィカルモデルにして、栄養と褥瘡との関連の程度を検討してみたところ、種々の要因を介しての関係であることがわかる。栄養と褥瘡についての今後の課題としては、適切な研究デザインによる栄養の介入と褥

表6 栄養と褥瘡

1. 統計的に褥瘡と栄養は有意に関係がある。
   但し、それほど強くない。
2. 栄養の改善により褥瘡が改善されたという症例報告は多い。
   但し、褥瘡治癒に強く影響を及ぼす要因の排除or一定化したうえでの報告は少ない。

図7 手術と褥瘡

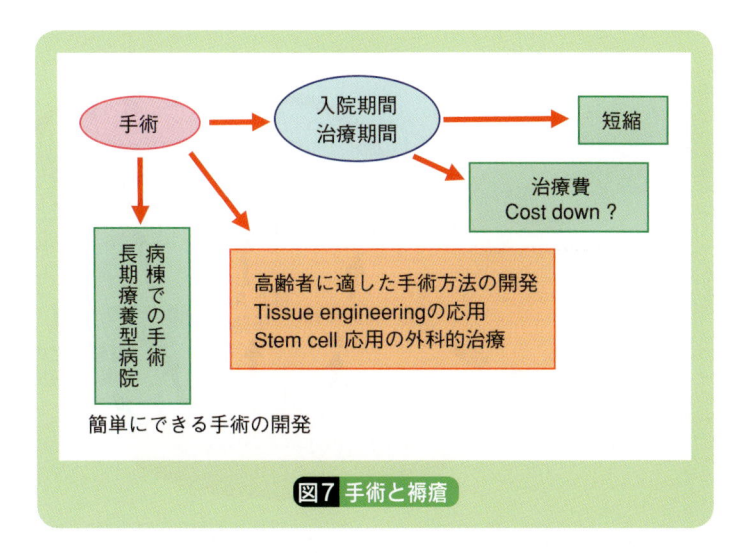

瘡の経過やcase-control studyを行って栄養と創傷治癒の直接の関係を調べる必要に迫られている。

3 ● 手術と褥瘡（図7）

　褥瘡は、保存的な治療でも治ることがわかってきたが、手術を行った方が入院期間も治療期間も短縮される。これは、患者の幸福につながることはもとより、医療費の抑制にもつながるのであり、早急にプロジェクトチームを立ち上げ、エビデンスに基づいたデータをつくる必要がある。

　その他、高齢者に適した手術方法の開発、stem cell利用による治療方法の確立、tissue engineeringの応用による手術方法の開発なども期待されている。

4 ● リハビリテーションとの連携（図8）

　褥瘡とリハビリテーションとは非常に強いかかわりがあるにもかかわらず、今までお互いに積極的な提携をしていなかった。日本における褥瘡危険要因、例えば、患者の自立能力低下予防、関節拘縮予防、病的骨突出予防などはリハビリテーションの協力がなければ解決されない。特に寝たきり老人をつくらないためにリハビリテーションを中心として予防がもっと積極的に行われることを期待していたが、それほど効果が上がっているとは思えない状況である。

　また寝たきり老人の国際比較がなされてかなりの年数が経過しているが、日本にお

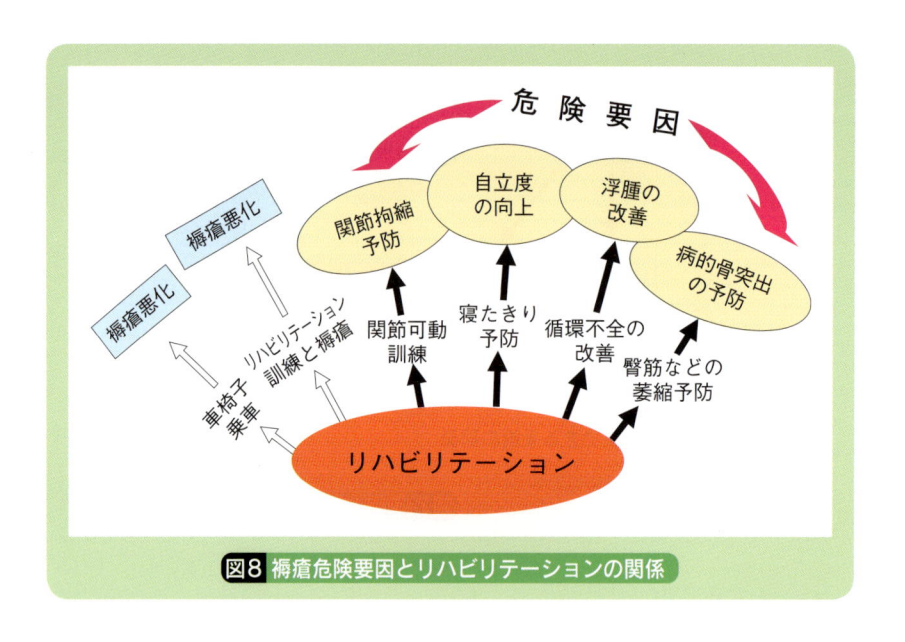

図8 褥瘡危険要因とリハビリテーションの関係

ける寝たきり老人の数と割合が一向に減っていないのが問題である。褥瘡は寝たきりとなってから発症することが多いので、寝たきり老人を予防することには大賛成である。

また、これとは別にリハビリテーションの関係でよくあるケースとしては、リハビリテーションを始めてから褥瘡が発症したり悪化したというケースである。車椅子についても同様なことがあり、リハビリテーションのPT、OTと密な連携をとり褥瘡を予防、治療する必要がある。

以上のような課題を乗り越えて初めて褥瘡ゼロに近づけることができる。

（大浦武彦）

文献

1) 大浦武彦：日本褥瘡学会のあゆみと今後の課題．褥瘡会誌 7 (1)：1-9, 2005.
2) 大浦武彦 (編著)：わかりやすい褥瘡予防・治療ガイド．照林社，東京，2001.
3) 大浦武彦，近藤喜代太郎，真田弘美，ほか：厚労省長寿科学総合研究事業；褥瘡治療・看護・介護．介護機器の総合評価ならびに褥瘡予防に関する研究 (H10- 長寿 -012), 厚労省平成 10 〜 12 年度長寿科学総合研究報告書, 2001.
4) 大浦武彦：高齢者における褥瘡危険要因．褥瘡会誌 4 (3)：397-405, 2002.
5) 大浦武彦：寝たきり高齢者における褥瘡危険要因；体圧分散マットレスの重要性の検証．褥瘡会誌 5 (3)：459-471, 2003.
6) 宮地良樹，真田弘美：褥瘡発生要因の抽出とその評価によせて．褥瘡会誌 4 (2)：192, 2002.
7) 大浦武彦，岡本泰岳，菅原　啓，ほか：看護計画を立てる際の褥瘡危険要因を評価する大

浦・堀田スケールの用い方；定山渓病院・トヨタ記念病院における検討．エキスパートナース 20（4）：128-137，2004．
8) 大浦武彦，堀田由浩：全患者版褥瘡危険要因スケール（大浦・堀田スケール）のエビデンスとその臨床応用．褥瘡会誌 7（4）：761-772，2005．
9) 大浦武彦，宮地良樹，真田弘美，ほか：褥瘡状態評価法 DESIGN のつけ方，使い方．大浦武彦（監修），照林社，東京，2003．
10) 金川克子，斉藤恵美子，田髙悦子，ほか：在宅療養者の褥瘡有症率と関連する特性について．日本公衛誌 45：758-767，1998．
11) 大浦武彦：本邦における褥瘡の現状と問題点．褥瘡会誌 1（2）：201-214，2000．
12) 大浦武彦，堀田由浩：在宅褥瘡診療と OH スケールの拡大活用．日本人の褥瘡危険要因「OH スケール」による褥瘡予防，大浦武彦，堀田由浩（編著），pp106-123，日総研出版，名古屋，2005．

和文索引

あ

アームレスト　74
　――高さ　78
アウトカム　354
　――設定　354
　――マネジメント　350
アシドーシス　124
アセスメント　154, 341
　――（家族）　341
　――（患者）　341
　――（局所状態）　282
　――（全身状態）　281
　――ツール　154
アポクリン汗腺　93
アルギン酸塩　215, 222
　――ドレッシング　212
アルブミン　126
アレルギー性接触皮膚炎　97, 99
亜鉛　128, 134
浅い潰瘍　171, 196
浅い褥瘡（d）　152, 171, 177, 196
圧の管理　69, 263
圧縮応力　12, 17, 50
圧迫　345
　――の管理　258
安静時エネルギー消費量　120

い

インターナルカテーテル　289
インターフェース　83
インテグリン　143
イントラサイト・コンフォーマブル®　225
萎縮性瘢痕　147
意識障害　124
一次治癒　145
陰圧閉鎖療法　175, 219, 269
陰茎固定型収尿器　111, 289

え

エアマットレス　66, 106, 328

エクリン汗腺　94
エネルギー　129
エビデンスレベル　199
エフェクターT細胞　97
壊死組織　158, 161, 162, 179
　――の除去　173, 177
栄養　119, 125, 148, 378
　――アセスメント　120, 125
　――管理　7, 119, 125, 174, 311
　――サポートチーム　7, 302
　――摂取基準　129
　――投与ルート　123
液体　80
炎症/感染　158, 160, 162
炎症性サイトカイン　97
炎症性細胞　144
塩化ベンザルコニウム　187
塩分　132
嚥下困難　138

お

オストメイト　205
応力　4, 12, 17, 50
　――の種類　12
嘔吐　135
大浦スケール　41, 119
大浦の分類　153
大きさ　158, 160, 162

か

カデキソマー・ヨウ素　184, 188
カルシウム　132
ガーゼ　194
化学的デブリドマン　181
加齢　6
荷重分散　16
顆粒層　90
臥位　48
介護　310
　――者への支援　331
　――保険制度　337
　――力の評価　331

外用薬（推奨度）　199
外力　12, 13, 17
　――の種類　13
角層　90
活動係数　121
紙おむつ　110
汗腺　93
患者教育　266
間質液流　20
間接熱量測定計　121
感染　243
　――（対処法）　244
　――対策　185
　――徴候　243
　――の制御　174
緩衝組織量　119
簡易食物摂取状況調査票　312, 313
簡易体圧測定器　38, 69
観血的創閉鎖　196

き

キチン　212, 215
ギャッチアップ　57, 58, 105
ギャッチダウン　59
起因性褥瘡　294
基礎エネルギー消費量　120
基礎疾患　8
基底細胞層　90
基底膜　91
　――の構造　91
急性期　152, 164
　――病院　1
急性期褥瘡　164
　――の治療　164
急性呼吸器不全　140
居宅療養管理指導書　335
虚血壊死　18
虚血再灌流障害　19
協働　302
凝固系の異常　148
局所洗浄用ノズル　188
局所皮弁　251
近代ドレッシング　201

筋線維芽細胞　145

く

くさび型　284
クリニカルパス　350
　——運用　352
　——改善　352
　——作成　352, 353
　——ステージⅠ用　355, 356
　——ステージⅡ用　355, 357
　——ステージⅢ・Ⅳ用　358, 359, 360
クレアチニン　128
グリコアルブミン　127
グリコヘモグロビン　127
グルコン酸クロルヘキシジン　187
空気　80
偶発性褥瘡　294
車椅子　74, 106

け

ケアチーム　332
ケアマネジャー　336
ケロイド　147
ゲル　80
下痢　122, 123, 138
外科的治療　246
外科的デブリドマン　178, 196, 237
経過評価　159
経腸栄養　123
　——剤　122, 138
経皮的酸素分圧　17
経皮内視鏡的胃瘻造設術　248
経鼻栄養チューブ　123
血流阻害　13
血行障害　149
血清鉄　129
血糖値　127
減算システム　375

こ

コラーゲン　92, 120
　——合成阻害　20
コラボレーション　302
コリンエステラーゼ　126
コンサルテーションシステム　302
ゴスネルスケール　22
呼吸困難　124
誤嚥性肺炎　135, 315
口腔ケア　315
光線療法　278
好発部位　3
抗菌薬の投与　188
肛門パウチング　263
拘縮　72
後大腿皮弁　257
厚生労働省危険因子評価　43
　——（項目）　7, 45
紅斑　167, 171
高圧酸素療法　279
高血糖　122
高濃度流動食　122
膠原線維束　143
合成系皮膚保護材　205
黒色痂皮　178
骨突起　12
骨盤　76, 77
　——の傾斜　77
　——の後傾　76

さ

サイトカイン　193
座位　74
　——保持　82
座位能力　84
　——分類　84
座角度　78
再建方法　251
再循環症候群　14
再生組織工学　199
再発予防　265
細菌感染　234
細胞外基質　143, 240
細胞障害　20
細胞成長因子　199
細胞増殖因子　147
在宅医療　378

酸素の供給異常　149

し

シーティングチェック　266
死腔　237
脂質　131
脂肪乳剤　122
自己融解　182, 233
持続性圧迫　1
色素細胞　90, 91
失禁　7, 328
湿潤　7, 102
　——環境　193
　——ケア　115
湿潤予防　108
　——ケアのアルゴリズム　109
膝屈曲筋皮弁　255
社会支援　8
車軸位置　78
手術　246, 260
　——後管理　258
　——後の看護　262
　——時期　248
　——手技　250
　——前管理　248
　——前の看護　260
　——創の管理　258
　——適応　246
　——療法　246, 260
主治医　333
　——意見書　334
周囲皮膚炎　224
周囲皮膚との段差　240
周手術期　1
重症度分類　156
循環不全　122
除圧　262
　——動作　81
消化態栄養剤　138
消毒　185, 325
　——薬　150, 185
踵部の褥瘡　242
上前腸骨棘　86
上皮系幹細胞　144
上腕筋部皮下脂肪厚　125
静脈栄養　124

褥瘡
　　──感染　323
　　──危険要因　373
　　──局所治療ガイドライン　170, 186, 190, 193, 217
　　──処置　322
　　──深達度別有病率　377
　　──対策チーム　294
　　──対策未実施減算　10
　　──の疫学　9
　　──の介護　310
　　──の軽快因子　310
　　──の増悪因子　310
　　──の中の褥瘡　284
　　──の難治化　231
　　──の発生部位　3
　　──の深さ　247
　　──の分類　152
　　──ハイリスク患者加算　377
　　──発症機序　1
　　──発生の要因　281
　　──発生率　296, 367
　　──有病率　375
　　──有病割合　367
　　──罹患率　367
　　──リスク差　369
　　──リスク比　368
褥瘡ケア　362
　　──教育　340
　　──の過程　363
　　──の構造　363
　　──の質　362
　　──の成果　366
褥瘡治療　310
　　──のコンセプト　164
褥瘡の形状　283
　　──（整形）　283
　　──（不整形）　283
褥瘡予防　310
　　──（臥位）　48
　　──（座位）　74
　　──アセスメント　259
　　──用具　328
侵襲　122
浸出液　122, 158, 160, 161
　　──の管理　189
　　──の制御　174

浸軟　240, 241, 284
真皮　18, 92
　　──の構造　92
　　──縫合　146
　　──を越えない褥瘡　229
深達性皮膚障害　176
人時（年）法　367
腎機能障害　140

す

ずれ　6, 13, 57, 102, 170, 232
　　──の管理　258
　　──の予防　103
　　──量　13
　　──力　13, 288
スキンケア　89, 102, 111, 114, 115, 327
　　──・グッズ　115, 116, 117
ストーマ　112, 205
　　──ケア　205
　　──保有者　205
　　──用粉状皮膚保護材　112
ストレス　264
　　──係数　121
スリングシート　74
スルファジアジン銀クリーム　184, 189
頭蓋内圧亢進　137
水分　135
　　──貯留　139
　　──の投与量　122
水疱　171, 196
座り心地の低下　75

せ

セルフケア　341
背角度　78
背抜き　60, 105, 237
生体反応　17
清潔　96
整形　283
脊髄損傷　265
切開　174, 236
接触阻害　20
接触皮膚炎　97

　　──の分類　98
仙骨座り　76
仙骨部褥瘡　219, 236
洗浄　187
剪断応力　12, 17, 50, 52
線維芽細胞　143
線型　284

そ

阻血性壊死　1
咀嚼困難　138
組織壊死　14
組織灌流　33
組織障害　18
相談体制　302
創　262
　　──洗浄　291
　　──内の異常　149
　　──のアセスメント　374
　　──の管理　262
　　──の縮小　174
　　──の清浄化　262
　　──の治療材料　201
　　──の評価　262
創縁の処理　191
創傷　142, 150, 193, 201
　　──環境の調整　326
　　──被覆材　194
創傷治癒　142, 150
　　──（再生）　143
　　──（修復）　143
　　──環境整備　201
　　──阻害因子　120
　　──理論　193
創辺縁の変化　240
　　──（原因）　240
　　──（対処法）　241
総エネルギー必要量　120
総コレステロール　127
側彎　77
底付き　81
　　──チェック　346

た

体圧分散　64
　——ケア　72
体圧分散寝具　2, 62, 286, 296
　——選択基準　67
　——の管理　70
　——の原理　62
　——の構造　63
　——の分類　64
体位変換　2, 48, 53, 103
　——（ポジショニングとの関係）　49
　——計画表　53
　——の必要性　50
体幹の垂直位保持機能　76
体脂肪　125
耐糖能障害　127
大腿筋膜張筋皮弁　254
大転子部の褥瘡　242
大臀筋穿通枝皮弁　253
大臀筋皮弁　251
脱水　139
脱毛　139
単純縫縮　251
蛋白質　129
弾性線維　143

ち

チーム医療　302
中心静脈栄養　123
中心静脈カテーテル　123
超音波療法　279
蝶型　284

つ

つぶれる力　86
包み込み　80

て

ティルト　81, 84
デキストラノマー　184
デキストリン　135

デブリドマン　320
デモンストレーション　349
低栄養　7, 119
　——状態　120, 311
低カルシウム血症　123
低蛋白血症　126, 139
低マグネシウム血症　123
低摩擦性褥瘡予防用ドレッシング材　107
低リン血症　123, 124
堤防状隆起　240
電解質の投与量　122
電気刺激療法　274
電磁波療法　279
臀部　111, 114
　——形状　80
　——のスキンケア　111, 114

と

トラフェルミン　198
トランスファー　80
トリグリセリド　122
トレチノイントコフェリル　197
ドライスキン　6, 94
　——ケア　95
ドレーン　262
　——の管理　262
ドレッシング材　195, 201, 347
　——（低摩擦性褥瘡予防用）　107
糖質　131
糖尿病　140, 149
床ずれ　52
床づめ　52
床用蓄尿袋　111

な

ナトリウム欠乏型脱水　122
内力　12, 17
難治性褥瘡　231

に

二次治癒　145
日本褥瘡学会　326

　——の全国調査　10
肉芽　120
　——組織　145, 158, 160, 162
肉芽形成　173, 196
　——期　196
肉芽形成促進　173
　——薬　197
日常生活動作　317
尿失禁　108
　——ケア用具　110
尿素窒素　128, 139
尿道皮膚瘻　250

ぬ

布おむつ　110

の

ノートンスケール　22
脳血管障害　121, 141

は

ハイドロコロイド　182, 214
　——材　228
　——ドレッシング　112, 206, 209
ハイドロサイト®　273
　——キャビティ®　220
ハイドロジェル　184, 214, 218, 224
　——ドレッシング　210
ハイドロファイバー®　215, 221
　——ドレッシング　210
ハイドロポリマー　215
　——ドレッシング　213
ハプテン　97
ハムストリングス　76
バイオフィルム　186
　——対策　303
バリアンス分析　352
パッチテスト　99
パッド　84
肺疾患　140
排泄のコントロール　263
排膿　174
箱型　80

白血球　128
発汗　114
撥水性クリーム　111
薄筋皮弁　255
反応性充血　70
半消化態流動食　139
瘢痕　145, 146

【ひ】

びらん　171, 196
ビタミン　122, 132
　――A　132
　――B_1　132
　――C　120, 132
引っ張り応力　12, 17, 50
皮下膿瘍　177
皮脂　94
　――欠乏性湿疹　96
　――腺　93, 94
皮膚　89, 142
　――洗浄剤　111
　――の構造　142
　――の生理機能　142
　――保護材　205
肥厚　284
　――性瘢痕　146
肥満　141
非接触性・常温療法　276
非蛋白熱量　121
　――の配分　121
微小循環閉塞　18
微量栄養素の投与量　122
微量元素　120, 122
　――の欠乏　122
必須脂肪酸欠乏　131
必要エネルギー量　312
必要水分量　122
必要蛋白量の算出　121
表皮細胞　90
表皮の構造　90
貧血　139

【ふ】

フィブリノリジン・デオキシリボヌクレアーゼ　181

フィブロネクチン　143
フォームドレッシング　273
フットレスト　76
　――長さ　78
ブクラデシンナトリウム　190, 197
ブレーデン・Q・スケール　24, 30, 31
　――（褥瘡発生予測点）　34
　――の項目　32
ブレーデンスケール　23, 24, 26, 27
　――（褥瘡発生予測点）　30
　――の項目　26
ブロメライン　181
プッシュアップ　346
プラスチックフォーム材　78
　――の劣化　79
プロスタグランジンE_1　198
プロテオグリカン　143
不整形　283
　――（くさび型）　284
　――（線型）　284
　――（蝶型）　284
不良肉芽　179, 238
　――（原因）　238
　――（対処法）　239
付属器の構造　93
浮腫　139
深い褥瘡（D）　152, 172, 177, 196
　――用クリニカルパス　358
深さ　156, 159, 161
福井の分類　154
腹満感　123
物理的デブリドマン　184
物理療法　196, 268

【へ】

ヘモグロビン　128
ベルト　84
閉鎖型ドレナージシステム　113
閉鎖性ドレッシング材　206
便失禁　112
　――ケア用具　113
便秘　139

【ほ】

ポケット　158, 161, 162, 231, 250
　――（外科的処置法）　235
　――（保存的処置法）　234
　――形成　191
　――切開　197
　――測定器　290
　――の解消　175
ポジショニング　48
　――（体位変換との関係）　49
ポビドンヨード　186
ポリウレタンドレッシング　292
ポリウレタンフィルム　182, 215
　――ドレッシング　204, 207
ポリウレタンフォーム　191, 215
　――材　219, 223, 226
　――ドレッシング　211
ポリエチレンフィルム　204
補酵素　120
訪問看護指示書　335
訪問看護師　335
蜂窩織炎　177
発赤　167, 171, 196

【ま】

マラスムス型低栄養状態　120, 126
摩擦　6, 57, 102
　――・ずれ防止ケアのアルゴリズム　104
　――の予防　103
末梢静脈栄養　123, 126
末梢総リンパ球数　127
慢性栄養不良　120
慢性期　152, 164
　――病院　1
慢性期褥瘡　170
　――の治療　170
慢性閉塞性肺疾患　140

【み】

味覚異常　139

水治療法　277

め

メラニン　91
メラノサイト　143

も

毛器官　93

や

薬物　149

ゆ

有棘細胞癌　239
有棘細胞層　90
有限要素法　14
遊離植皮術　251

よ

抑制　75

ら

ラミニン　143
ランゲルハンス細胞　90，91，143

り

リクライニング　84
　——角度　76
リスクアセスメント　23
リハビリテーション　265，317，379
リンパ球　120
リンパ流　20
力学　12
硫酸フラジオマイシン・トリプシン　181

ろ

瘻孔　236

欧文索引

30度側臥位　56

A

ACOVE（Assessing Care of Vulnerable Elders）プロジェクト　364
ADL（activities of daily living）　317
AHCPR（Agency Health Care Policy Research）のガイドライン　246
Alb　126
autolysis　182，233

B

BEE　120
BMI（body mass index）　125，303
Braden scale　26，119
BUN　128，139

C

Ca　132
Campbell 分類　153
ChE　126
contact inhibition　20
COPD　140
Cr　128
critical colonization　243
Cuzzell 分類　154
CVC（central venous catheter）　123

D

D in D　284
Daniel 分類　153，247
dead space　231，237
depth　156，159，161
DESIGN　155，167，199，318，374
Donabedian モデル　362
dry wound healing　193

E

EN（enteral nutrition）　123
EPUAP（European Pressure Ulcer Advisory Panel）　23
ET（enterostomal therapist）ナース　206
exudate　122，158，160，161

F

Fleming　203

G

GA　127
Galen　203
Goldstein　18
granulation tissue　145，158，160，162
Guttmann　14

H

Harris-Benedict の式　120, 129
Hb　128
HbA₁c　127

I

IAET（International Association for Enterostomal Therapy）分類　153
inflammation/infection　158, 160, 162

K

K 式スケール　24, 35, 119, 295
　　──の項目　36

L

Landis　14
Lister　203

M

maceration　240, 241, 284
marasumus　120, 126
moist wound healing　193
　　──理論　201

N

necrotic tissue　158, 161, 162, 179
Norton　22
NPC（non-protein calory）　121
NPUAP（National Pressure Ulcer Advisory Panel）　155
　　──ステージⅢ以上の褥瘡　217, 226
　　──分類　153, 167, 247
NST（nutrition support team）　7, 302

O

OH スケール　41, 119
OH スコア　42

P

Pare　203
Pasteur　203
PDCA サイクル　351
PEM（protein-energy malnutrition）　120
person-time method　367
PN（parenteral nutrition）　124
pocket　158, 161, 162, 231, 250
PPN（peripheral parenteral nutrition）　123, 126
PSST（Pressure Sore Status Tool）　154
PUHP（Pressure Ulcer Healing Process）　155
PUSH（Pressure Ulcer Scale for Healing）　154

Q

QOL　199, 201

R

RD（risk difference）　369
REE　120
refeeding syndrome　123, 124
Rogers　14
RR（risk ratio）　368
RYB color concept　154

S

Shea 分類　153, 268
size　158, 160, 162

T

TC　127
TIME　177
TLC　127
TPN（total parenteral nutrition）　123

V

VAC（vacuum-assisted closure）　234

W

WBC　128
wet to dry dressing　184
wheelchair seating　78
WOCN（Wound Ostomy and Continence Nurses Society）　23
　　──ガイドライン　188, 249
wound bed preparation　176, 193, 326
wound colonization　243
wound contaminatoin　243
wound infection　243

索引 vii

よくわかって役に立つ 新・褥瘡のすべて
ISBN978-4-8159-1761-6　C3047

平成18年 8 月10日	第 1 版発　行
平成18年11月 1 日	第 1 版第 2 刷
平成19年 7 月25日	第 1 版第 3 刷

編　　著 ―――	宮　地　良　樹
	真　田　弘　美
発　行　者 ―――	松　浦　三　男
印　刷　所 ―――	株式会社　真　興　社
発　行　所 ―――	株式会社　永　井　書　店

〒553-0003 大阪市福島区福島 8 丁目21番15号
電話(06)6452-1881(代表)/Fax(06)6452-1882
東京店
〒101-0062 東京都千代田区神田駿河台2-10-6(7F)
電話(03)3291-9717(代表)/Fax(03)3291-9710

Printed in Japan　　　© MIYACHI Yoshiki, SANADA Hiromi, 2006

・本書の複製権・翻訳権・上映権・譲渡権・公衆送信権（送信可能化権を含む）は
　株式会社永井書店が保有します．
・ JCLS ＜㈱日本著作出版権管理システム委託出版物＞
　本書の無断複写は著作権法上での例外を除き禁じられています．複写される場合
　には，その都度事前に㈱日本著作出版権管理システム(電話03-3817-5670，FAX
　03-3815-8199)の許諾を得て下さい．